DICTIONNAIRE

DES ALTÉRATIONS ET FALSIFICATIONS

DES SUBSTANCES

ALIMENTAIRES.

CORBEIL, typogr. et lithogr. de CRÉTÉ.

L'éditeur dit avoir déjà donné les 10 planches.

DICTIONNAIRE

DES ALTÉRATIONS ET FALSIFICATIONS

DES SUBSTANCES

ALIMENTAIRES

MÉDICAMENTEUSES ET COMMERCIALES

AVEC L'INDICATION

DES MOYENS DE LES RECONNAITRE

PAR

M. A. CHEVALLIER

Pharmacien-chimiste, Membre de la Légion d'honneur, Professeur adjoint à l'École de Pharmacie,
Membre des Académies nationales de médecine de Paris et de Belgique,
des Conseils de salubrité de Paris et de Bruxelles, du Conseil d'administration de la Société d'encouragement
pour l'Industrie nationale; Membre correspondant des Académies de Bordeaux, de Reims, de Rouen,
de diverses Sociétés savantes de l'Allemagne, d'Anvers, de la Bavière, de Bruges,
de Liége, de Lisbonne, de Londres, de Turin, etc., etc.

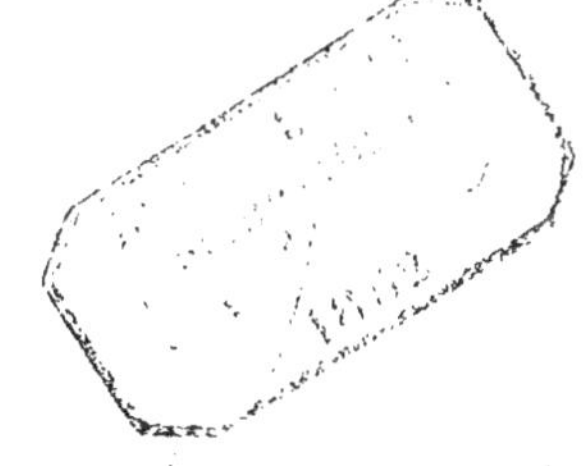

TOME SECOND.

PARIS

BÉCHET JEUNE, LIBRAIRE-ÉDITEUR,

Rue Monsieur le Prince, 22

ET DEVANT PLACE DE L'ÉCOLE DE MÉDECINE.

1852

DICTIONNAIRE

DES

ALTÉRATIONS ET FALSIFICATIONS

DES SUBSTANCES ALIMENTAIRES,

MÉDICAMENTEUSES ET COMMERCIALES.

L

LABDANUM OU LADANUM.

Cette résine est sécrétée par les feuilles et les rameaux du *cystus creticus*, arbrisseau de l'île de Crète. On en connaît deux sortes dans le commerce, le *labdanum en masses* et le *labdanum in tortis*.

Le premier est en masses noires, solides, tenaces et peu sèches, ayant l'apparence de la poix. Sa cassure grisâtre noircit promptement à l'air. Il se ramollit avec facilité sous les doigts et y adhère. Il développe une odeur particulière très-forte et balsamique, analogue à celle de l'ambre gris. Cette sorte est très-rare dans le commerce.

Le labdanum *in tortis* est sec, dur, en petits pains formés d'une pâte roulée en spirale, d'une couleur grise et d'une odeur résineuse.

Le labdanum est presque entièrement soluble dans l'alcool.

D'après M. *Guibourt*, cette résine contient : *résine et huile volatile*, 86 ; *cire*, 7 ; *extrait aqueux*, 1 ; *matière terreuse et poils*, 6.

Usages. — Le labdanum est employé en parfumerie. Il entre aussi dans la composition de quelques préparations pharmaceutiques.

Falsifications. — Le labdanum est rarement pur ; on le falsifie souvent avec de la *cendre*, de la *terre* ou du *sable*, et des *résines communes* auxquelles on donne la forme de *tortillons*.

Ce faux labdanum est gris ou noir foncé, à cassure terne, pierreuse, et offrant çà et là des points micacés ; son odeur est peu aromatique ; il craque fortement sous la dent, et brûle à peine sur les charbons. *Pelletier* y a trouvé jusqu'à 72 % de sable.

LACTATE DE FER.

Le lactate de fer est un sel blanc légèrement verdâtre, d'une saveur qui se rapproche de celle de l'encre. Il cristallise en petites aiguilles contenant 18 % d'eau. Il est soluble dans ce liquide plus à chaud qu'à froid. Sa dissolution s'altère promptement au contact de l'air ; le sel sec se conserve sans altération.

Usages. — Ce sel est employé comme médicament, sous forme de tablettes, de pastilles, ou en solution.

Falsifications. — Le lactate de fer pulvérulent (1) est quelquefois additionné de *sulfate de protoxyde de fer desséché*, de *sucre de lait* ou *lactine* (2), d'*amidon*.

Le sulfate de fer se reconnaîtra au précipité blanc, insoluble dans l'acide nitrique, que formera le chlorure de baryum ou le nitrate de baryte dans la solution aqueuse du sel suspect ; en outre, elle donnera un précipité blanc verdâtre avec l'ammoniaque, tandis que ce dernier est brun lorsque le lactate est pur.

S'il contient du sucre de lait, on le transformera en acide mucique, à l'aide d'un traitement par l'acide nitrique.

(1) Il est plus convenable de n'acheter ce sel qu'en plaques cristallines.

(2) M. *Pelletier*, de Doué, a trouvé, dans le commerce, un prétendu lactate de fer en poudre, composé de 25 % de sulfate de protoxyde de fer et de 75 % de sucre de lait.

D'après M. *Louradour*, on chauffe 2 grammes du lactate suspect avec 30 gr. d'acide nitrique jusqu'à ce que le tout soit réduit à 6 ou 7 gr. Si le sel est pur, la liqueur reste claire après le refroidissement ; s'il est impur, il s'y formera un dépôt blanc d'acide mucique, dont on constatera les propriétés (1).

La teinture d'iode développera une coloration bleue avec le lactate qui renfermera de l'amidon. D'ailleurs, en traitant le sel par une petite quantité d'eau froide, on pourra déceler la présence du sucre de lait et de l'amidon, qui sont peu ou point solubles dans ce liquide.

LAINE. — V. ÉTOFFES.

LAIT.

Le lait est un liquide opaque, d'un blanc mat légèrement jaunâtre, sécrété par les glandes mammaires des mammifères femelles, vers la fin de la gestation et après la naissance du petit. C'est un liquide émulsif composé d'une dissolution mucilagineuse de *matière caséeuse* (*caséum* ou *caséine*), de matière sucrée appelée *sucre de lait* (*lactine*, *lactose*), et de *sels* en quantité variable dans beaucoup de circonstances. Cette dissolution tient suspendue une matière grasse, constituant le *beurre*, divisée sous forme de très-petits globules isolés et sphériques, parfaitement homogènes, transparents, brillants, à contours très-nets.

Le lait est une sécrétion *alcaline*, mais qui devient acide, à l'air, en très-peu de temps. Cette acidité est due à la formation spontanée d'une petite quantité d'acide lactique (2).

(1) L'acide mucique est une poudre blanche, cristalline, craquant sous la dent ; d'une saveur acidule ayant quelque analogie avec celle de la crème de tartre. Il est inaltérable à l'air, insoluble dans l'alcool, presque insoluble dans l'eau froide, un peu plus soluble dans l'eau bouillante ; cette solution aqueuse rougit faiblement le tournesol. L'acide sulfurique concentré le dissout et prend une teinte rouge cramoisi qui brunit par la chaleur ; à chaud, l'acide nitrique le convertit en acide oxalique.

(2) On rencontre des laits de vache alcalins et des laits *acides*. L'acidité du lait est attribuée au séjour plus ou moins prolongé des vaches dans les étables ; cependant beaucoup de ces animaux, soumis aux

Le lait de *vache*, dont nous nous occupons ici exclusivement, a une densité qui varie, suivant M. *Quevenne*, entre 1,029 et 1,033.

Le lait a une saveur douce et légèrement sucrée, une faible odeur qui se dissipe par la chaleur.

Si on le filtre, la matière caséeuse, insoluble, et les globules de matière grasse, restent sur le filtre ; il passe une dissolution claire, qui se trouble ou se coagule par la chaleur, suivant les proportions d'albumine qu'elle contient, et qui est ensuite précipitable par l'acide acétique ; ce dernier sépare la matière caséeuse soluble. Ce lait filtré a une densité qui ne varie pas d'une manière sensible, quelle que soit la différence que présentent les laits eux-mêmes avant d'être filtrés ; ce qui prouve que l'élément gras, suspendu sous forme de globules, et séparé ici par le filtre, fait seul varier la pesanteur spécifique de ce liquide.

Soumis à l'ébullition, le lait se recouvre de pellicules membraneuses qu'on peut enlever, et qui constituent la *frangipane*.

Si, après la traite, on abandonne le lait à lui-même, il se sépare bientôt en deux couches distinctes : la première est onctueuse, jaunâtre : c'est la *crème*, formée des plus gros globules de la matière butyreuse mêlée avec du lait ; au-dessous est un liquide d'un blanc mat, qui a reçu le nom de *lait écrémé ;* il retient encore une portion assez considérable de matière butyreuse.

La densité de la crème est peu différente de celle du lait ; c'est pourquoi elle se sépare avec lenteur.

Le lait écrémé a pour densité moyenne 1,033 ; si on l'abandonne à lui-même sous l'influence de la matière caséeuse agissant comme ferment, il s'y développe des acides acétique et lactique qui se combinent à la matière caséeuse et la coagulent. Il s'en sépare un liquide d'un jaune clair, d'une saveur sucrée : c'est le *sérum* ou *petit-lait.*

Les acides très-étendus, comme les acides acétique, tartrique, lactique, chlorhydrique, sulfurique, etc., coagulent le

mêmes habitudes et à la même nourriture, ont donné, les uns du lait acide, les autres du lait alcalin.

lait chauffé à 75° environ ; la caséine est précipitée et entraîne avec elle la matière grasse. Quelques gouttes d'acide suffisent souvent pour coaguler une quantité considérable de lait.

L'alcool, le tannin, un grand nombre de sels, coagulent aussi le lait.

Beaucoup de plantes jouissent de cette propriété, et agissent ordinairement par les acides qu'elles renferment.

Mais de tous les corps qui coagulent le lait, la *présure* ou membrane muqueuse de l'estomac des jeunes veaux exerce l'action la plus énergique ; 1 p. de présure coagule, en effet, 30,000 p. de lait.

Un litre de lait fournit 100 gr. de *caillé* ou fromage.

Les alcalis ne coagulent pas le lait ; bien plus, ils rendent au lait caillé ses propriétés premières.

Le tableau suivant donne les divers résultats d'analyses du lait de vache :

	LAIT DE VACHE.									
	Van Stiptrian Luiscius et Bondt.	Berzelius (1).	Chevallier et O. Henry.	Lebel et Boussingault (2).	Quevenne (3).	Lecanu (3).	Haidlen (4).	F. Simon.	Herberger.	Poggiale (3).
Caséum, albumine et sels insolubles.	8,9	2,6	4.5	3,6	3,6	5,6	5,1	7,0	6,8	3.8
Beurre.	2,7		3,1	4,0	3,4	3,6	3,0	3,9	3,8	4.4
Sucre de lait (lactine, lactose).	[illegible],7	3.5	4.8	5,0	5.8	4,0	4.6	3,5	2,9	5,2
Sels solubles.		1.0	0.6						0.7	0,3
Eau.	82,7	92,9	87,0	87,4	87,2	86,8	87,3	85,6	85.8	86,3
Matière sèche pour 100 de lait.	17,3	7,1	13,0	12,6	12,8	13,2	12,7	14,4	14,2	13,7

Il résulte de ces diverses analyses que le lait de bonne qualité renferme, en moyenne, 12 à 13 % de matières solides ; 3 %, 6 de beurre ; 3 %, 9 de caséum, et 5 à 6 % de sucre de lait et de sels.

(1) L'analyse de *Berzélius* a été faite sur du lait écrémé.

(2) Lait de Bechelbronn (Bas-Rhin).

(3) Lait de Paris.

(4) Lait de Giessen (duché de Hesse-Darmstadt).

Les sels contenus dans le lait varient suivant la nature des aliments. *Berzélius* trouva les sels suivants pour 100 de lait :

Extrait alcoolique et lactate	0,600
Chlorure de potassium	0,170
Phosphate alcalin	0,025
Phosphate de chaux, chaux combinée au caséum, magnésie et traces d'oxyde de fer	0,230

Suivant M. *Quevenne*, le lait renferme les matières salines suivantes :

Lactates alcalins, et souvent acide lactique libre.
Sels à base d'ammoniaque.
Phosphates de potasse et de soude.
Chlorures de potassium et de sodium.
Phosphate de magnésie.
Phosphate et carbonate de chaux.
Fluorure de calcium.
Phosphate de fer.
Silicate de fer (?).
Soufre (?).
Alcali libre ou combiné avec les matières organiques du lait.

D'après M. *Haidlen*, les sels contenus dans le lait de vache sont :

Phosphate de chaux	0,231	0,344
— de magnésie	0,042	0,064
— de fer	0,007	0,007
Chlorure de potassium	0,144	0,183
— de sodium	0,024	0,034
Soude	0,042	0,045
	0,490	0,677

MM. *Pfaff* et *Schwartz* ont trouvé que 1,000 p. de lait fournissaient 3,697 de cendres, qui consistaient en :

Phosphate de chaux	1,805
— de magnésie	0,170
— de fer	0,032
— de soude	0,225
Chlorure de calcium	1,350
Lactate de soude	0,115
	3,697

La quantité de crème renfermée dans le lait est très-variable ; nous verrons plus bas quelles sont les causes de ces variations.

Suivant les analyses de *Berzélius*, la crème contient :

Beurre obtenu par le barattage	4,5
Caséine obtenue par la coagulation du lait de beurre (1)	3,5
Sérum ou petit-lait..............................	92,0
	100,0

Usages. — Le lait entre pour une large part dans l'alimentation ; il fait la base d'une foule de produits alimentaires d'un usage général (2).

Altérations. — Ainsi que nous l'avons déjà dit, le lait est sujet à s'altérer soit à l'air, soit qu'il provienne de vaches affectées de maladies. L'altération spontanée du lait est favorisée par la température et l'électricité ; ainsi il s'altère plus promptement en été qu'en hiver, plus promptement aussi dans les temps d'orage où l'air est plus chargé d'électricité. Une température de 18 à 20° est une cause d'altération du lait ; au contraire, une température de 7 à 8° est très-favorable à sa conservation. Quand le lait n'est pas frais, qu'il commence à s'altérer, il *tourne* par l'ébullition.

Pour retarder cette altération (acidité), on a eu recours à l'addition de 0 °/₀, 25 de *bicarbonate de soude* (3), ou à l'*ébullition*. Pour s'assurer que l'on a ajouté du bicarbonate de soude au lait, on traite ce liquide par son poids d'alcool à 40°, distillé sur de la magnésie. L'alcool sépare le caséum du sérum, qui, seul, passe à travers le filtre. La liqueur filtrée, de même que le caséum, ramène au bleu le papier de tournesol rougi par un acide. Si l'on évapore le sérum, il laisse un résidu qui fait effervescence avec les acides. Le lait pur, traité de la même manière, ne manifeste rien de semblable. La petite quantité de bicarbonate de soude ajouté au lait ne lui communique pas de sa-

(1) Le *lait de beurre* est le lait dont on a séparé le beurre par l'opération du barattage.

(2) On débite journellement, à Paris, plus de 100,000 litres de lait.

(3) Ce bicarbonate alcalin, saturant les acides acétique et lactique au fur et à mesure qu'ils se forment, s'oppose à leur combinaison avec le caséum, et empêche le lait de *cailler*.

veur sensible; mais une proportion de ce sel dépassant 0 °/₀, 50 lui donnerait une saveur saline désagréable. Cette addition ne présente d'ailleurs rien de nuisible à la santé des consommateurs.

Le lait bouilli est moins estimé que celui qui n'a pas subi l'ébullition ; il laisse monter une crème aussi riche en beurre, mais beaucoup moins volumineuse ; elle s'est seulement tassée davantage à la surface. On peut distinguer le lait bouilli soit par l'odeur et le goût particulier qu'il possède, soit au moyen de la présure. Ce dernier moyen, indiqué par M. *Quevenne*, est fondé sur la différence d'action de la présure sur le lait normal ou sur le lait bouilli. La présure ne coagule le lait bouilli ni aussi promptement ni aussi complétement que le lait normal, placé dans les mêmes conditions. L'essai consiste à mettre une goutte de présure liquide (présure de veau macérée dans l'alcool faible) dans 10 gr. de lait, et à exposer le mélange à une température de 18 à 21°c, en opérant comparativement avec du lait pur. Si, au bout de 12 heures, l'échantillon de lait pur est pris en gelée ferme, tandis que l'échantillon suspect est resté liquide, on en conclura que ce dernier a bouilli ou qu'il est de mauvaise qualité et anormal ; car rien ne prouve que d'autres causes que l'ébullition ne puissent faire perdre au lait la propriété de se coaguler par la présure. S'il était très-étendu d'eau, par exemple, il ne ferait plus que déposer des flocons au lieu de se prendre en masse.

Outre l'ébullition, plusieurs moyens ont été successivement proposés pour la conservation du lait. MM. *Braconnot*, *Appert*, *Grimaud* et *Calais*, de *Villeneuve*, *Robinet*, ont imaginé des procédés pour le conserver, soit en nature, soit à l'état de pâte ou de tablettes sucrées. Ces procédés ont présenté des inconvénients qui paraissent avoir été évités dans une méthode récente de conservation que l'on doit à M. de *Lignac*. Il emploie d'abord du lait de très-bonne qualité (celui qu'on obtient depuis le printemps jusqu'à l'automne), provenant de traites presque simultanées ; il y dissout du sucre blanc, dans la proportion de 75 à 80 gr. par litre, puis, à l'aide d'une circulation de vapeur, il opère la concentration du lait dans un vase à fond plat, de manière que l'épaisseur de la couche ne dépasse point $0^m,02$ à $0^m,03$; en outre, le liquide est sans cesse agité avec une spatule, ce qui empêche la formation des pellicules qui ensuite ne se délayeraient plus. Lorsque le lait est réduit au 1/5 de son volume primitif, on le verse dans des boîtes cylindriques en fer-blanc, de la contenance de 1 litre ou 1/2 litre, que l'on traite suivant la méthode d'*Appert*.

On doit proscrire, pour conserver le lait, l'emploi de vases de *cuivre*, de *plomb*, ou de *zinc*.

L'altération du lait provenant de vaches affectées de la maladie connue sous le nom de *cocotte* peut se reconnaître, d'après M. *Donné*, par l'observation microscopique ou au moyen de l'ammoniaque. Examiné au microscope, ce lait altéré présente toujours des globules agglutinés, muriformes, soit muqueux, soit purulents.

Si l'on mélange à ce lait morbide, mis dans un verre de montre, environ moitié d'ammoniaque concentrée, après agitation, et au bout de cinq à dix minutes, on voit se former une multitude de petits grumeaux liés entre eux par une matière filante visqueuse, et dont toute la masse est bientôt remplie, si l'altération du lait est assez considérable.

Par suite de maladies accidentelles ou épidémiques des animaux, le lait peut aussi contenir du *pus ;* l'examen microscopique permet de constater cette altération. Les globules de pus présentent une surface pointillée, des bords inégaux et marginés ; ils sont insolubles dans l'éther, solubles dans une solution de soude caustique ; tandis que les globules laiteux, solubles dans l'éther et insolubles dans la soude caustique, offrent une surface unie et transparente, un cercle terminal régulier.

M. *Herberger* a examiné le lait provenant de vaches affectées d'une *maladie des sabots*. Dans la première phase de cette maladie, le lait était alcalin et incomplétement coagulé par la présure ; les globules butyreux étaient confus et n'offraient pas de contours nets. Dans la deuxième phase, le lait, imparfaitement coagulé par la présure, était visqueux et avait une odeur et une saveur putride désagréables. Il contenait du carbonate d'ammoniaque, et une proportion de sels double de celle que l'on trouve dans le lait normal.

On a observé dans du lait provenant d'animaux sains une autre altération qui consiste dans une modification de sa couleur ; parfois il passe au *bleu* ou au *jaune*. D'après M. F. *Fuchs*, ces colorations sont dues à la présence d'infusoires particuliers : le *vibrio Cyanogenus* pour le lait bleu ; et le *vibrio xanthogenus* pour le lait jaune. Ces animalcules paraissent être incolores, et peuvent, suivant l'espèce, bleuir ou jaunir le lait avec lequel on les met en contact. Ils peuvent se multiplier et se conserver pendant longtemps dans une infusion de guimauve ; l'emploi du sel marin paraît obvier à l'état particulier qui produit ces phénomènes de coloration.

M. *Lepage*, de Gisors, a observé un lait d'un *rose* assez foncé, rendu par une vache qui ne paraissait atteinte d'aucune affection. Ce lait devait sa couleur à du sang qui s'y trouvait mélangé. La présence du sang dans le lait sera facile à découvrir au moyen du microscope, qui permettra de distinguer la couleur jaunâtre de ses globules, leur forme aplatie en disque, leur noyau central.

Falsifications. — Le lait passant par plusieurs mains avant d'arriver au consommateur (1) est souvent l'objet de fraudes

(1) Le lait passe dans trois mains avant d'arriver au consommateur :

1° Les fermiers qui le produisent ;

2° Les marchands en gros qui ont un service établi pour le faire arriver en poste à Paris ;

3° Les crémiers ou les laitiers des rues.

Le lait qui se consomme journellement à Paris peut se diviser en trois classes ou qualités :

1° Le *lait des nourrisseurs*, vendu à 40 cent. le litre ; il est fourni par les nourrisseurs qui ont des vaches dans Paris même, et qui le débitent sur place au moment de chaque traite. On peut le regarder comme formant la première qualité du lait consommé à Paris.

2° Le *lait à 30 cent. le litre*, venant des environs de Paris ou des campagnes plus éloignées, à 48 ou 60 kilom. (12 à 15 lieues). Le lait de ces grandes distances arrive en poste dans des voitures suspendues et disposées exprès, ou par les chemins de fer. Il est fourni par des vaches placées à peu près dans les mêmes conditions que celles de Paris, c'est-à-dire qu'elles sont nourries à l'étable et ne sortent pas ou à peine, genre de vie qui paraît plus favorable à la production du lait, quant à sa quantité et à sa richesse, mais non quant à sa qualité. Ce lait peut être considéré

dont la plus fréquente consiste à *enlever* une certaine proportion de *crème* et à *ajouter de l'eau* au lait ainsi écrémé. C'est alors que, pour dissimuler cette manipulation, le falsificateur introduit dans le lait des substances étrangères, destinées soit à augmenter la densité ou à relever la saveur plate de ce liquide étendu d'eau, soit à simuler la crème qui a été enlevée en donnant la consistance et l'opacité convenables, ou à masquer la teinte bleuâtre que prend le lait allongé d'eau (1). Parmi les premières, on a trouvé : le *sucre de canne* ou *de fécule*, la *farine*, l'*amidon* ou la *fécule* (2), la *dextrine*, les *infusions de matières amylacées* (*riz*, *orge*, *son*, etc.) ; parmi les secondes, les *matières gommeuses* (*gomme arabique*, *gomme adragante*), les *jaunes d'œufs*, le *blanc d'œuf*, le *caramel*, la *cassonade* (3), la *gélatine*, l'*ichthyocolle*, le *jus de réglisse*, les *carottes cuites au four*.

comme formant la deuxième qualité du lait de Paris, qualité qui se rapproche beaucoup de la première.

3° Le *lait à 20 cent. le litre*, qui n'est jamais pur, contient toujours une certaine quantité d'eau ($^2/_{10}$, $^3/_{10}$, $^4/_{10}$, quelquefois, mais rarement, $^5/_{10}$) ; de plus, ce lait est privé de la moitié ou des $^2/_3$ de sa crème. C'est la qualité du lait ordinaire qui se vend dans les rues.

Outre ces divers prix, il y en a d'intermédiaires qui varient plutôt selon les marchands et les quartiers que suivant la qualité réelle du lait.

Enfin, le lait vendu par adjudication, à certains établissements, est fourni à un prix tellement bas qu'on ne peut pas l'avoir pur.

(1) En 1844, le tribunal de simple police de Rouen condamna, chacun à 10 francs d'amende et aux frais, des marchands de lait des deux sexes, accusés d'avoir vendu du lait allongé d'eau. L'excuse de l'un d'eux, fournisseur des hospices, consistait à établir que *la mortalité des malades était plus grande depuis qu'on leur fournissait du lait sans eau.*

En 1845, le tribunal de la même ville condamna à cinq jours de prison, à 10 francs d'amende et aux frais, le sieur D......, condamné déjà plusieurs fois pour avoir baptisé son lait ; ce qu'il faisait, disait-il, *dans l'intérêt de ses pratiques.*

(2) En 1846, un commissaire de police de Rouen, M. L....., fit répandre sur le pavé du Marché-Neuf, la crème mise en vente par la femme P. D..., de Caudebec, que M. *Girardin* avait reconnue être falsifiée à l'aide de la fécule.

(3) Il y a près de vingt ans, il a été à notre connaissance qu'un laitier des environs de Paris, qui avait quatorze vaches dans ses étables, ajoutait à chaque *traite* : 1° un seau d'*eau* de la contenance de 16 litres ; 2° 500 grammes de *cassonade* ; 3° plusieurs *blancs d'œufs* battus avec du lait, pour former une mousse à laquelle les consommateurs donnaient le nom de *crème*.

Quelques auteurs prétendent qu'on a employé, pour frauder le lait, des matières albumineuses comme le *sérum du sang*, des *cervelles d'animaux*, notamment celles des chevaux abattus à Montfaucon, préalablement triturées et délayées ; des *émulsions de graines oléagineuses* (*chènevis*, *amandes douces*). Ces falsifications, si tant est qu'elles aient eu lieu, ce qui n'est pas à notre connaissance, nous paraissent très-peu probables, à cause de la facilité avec laquelle on peut les reconnaître. En tous cas, nous indiquerons plus bas les moyens qui permettraient de les constater.

L'existence de la farine ou de toute autre matière féculente dans le lait ou la crème sera démontrée par la teinture d'iode. Quelques gouttes de celle-ci versées dans le liquide après son ébullition préalable lui communiqueront une teinte bleue d'autant plus foncée que les substances féculentes seront en plus grande quantité. Dans le cas où la proportion d'amidon serait très-petite (1), il faudrait recourir à l'emploi du microscope, avec lequel on distingue par la teinture d'iode les globules d'amidon des globules laiteux, les premiers prenant une belle couleur bleue intense. On pourrait aussi coaguler le lait, et faire agir la teinture d'iode sur le petit-lait refroidi.

Le lait additionné d'amidon brûle facilement sur le fond du vase dans lequel on le fait bouillir ; mais le lait non falsifié et éprouvant un commencement d'altération peut aussi présenter ce caractère. Le signe le plus simple qui fasse soupçonner de prime abord la présence de l'amidon est fourni par les petits grumeaux diaphanes que l'on aperçoit sur les parois d'un vase transparent.

Les décoctions de son, de riz, etc., seraient signalées indirectement, et en raison de la fécule qu'elles introduisent dans le lait.

Les matières gommeuses donneraient de la viscosité au lait ; pour les découvrir, il faudrait avoir recours à l'analyse du lait par l'un des procédés indiqués plus bas. D'après M. *Quevenne*, il ne faudrait pas moins de 90 gr. de gomme

(1) On ne peut ajouter dans le lait qu'une faible proportion de fécule, à cause de la propriété qu'elle possède d'épaissir considérablement les liquides dans lesquels on la fait bouillir.

arabique sur un litre d'eau pour lui donner une densité de 1,030, poids du lait normal; or, le prix de la gomme arabique ne permettrait pas de pratiquer cette fraude avec avantage.

Quand on coagule du lait pur avec un peu d'acide acétique, et que l'on verse de l'alcool dans le sérum filtré, il se forme des flocons peu abondants, très-légers, diaphanes et d'un blanc bleuâtre. Si l'on fait la même expérience avec un lait qui renferme de la gomme arabique, le précipité est plus abondant, d'un blanc mat et opaque.

La gomme adraganthe (1), signalée comme ayant été ajoutée au lait pour le rendre plus mousseux par l'agitation, n'en changerait pas, pour ainsi dire, la densité, à la dose à laquelle on peut l'employer. Un lait additionné de gomme adraganthe, et traité comme précédemment, fournit un précipité peu abondant, sous forme de flocons légers qui se réunissent en longues traînées filandreuses.

La dextrine ajoutée dans le lait pourrait se reconnaître en précipitant le caséum par l'acide acétique, puis le sérum filtré par l'alcool, et traitant le précipité par un peu d'eau qui dissoudrait la dextrine, dont la présence serait manifestée par la teinture d'iode, avec laquelle elle prend une teinte rouge vineux.

Cette falsification a été tentée, il y a peu de temps, avec une solution de dextrine marquant 5° Baumé. L'eau iodée peut servir à la reconnaître. Nous avons constaté, en effet, que cette solution de dextrine, mêlée par moitié en volume avec du lait, donnait une couleur *bleue violacée foncée* avec l'eau iodée; qu'un mélange de 10 % de dextrine avec le lait donnait par le même réactif une couleur *lie de vin;* qu'un mélange de 2 ou 4 % donnait une couleur *lilas* plus ou moins claire; qu'un mélange de 1 % ne donnait pas avec l'eau iodée de coloration bien sensible.

M. *Ch. Lamy* a répété ces expériences dans le but de savoir si cette falsification ne pourrait pas être décelée à l'aide de l'appareil de polarisation ou saccharimètre de M. *Soleil* (V. art. *Sucres*), d'après la rotation à *droite* que la dextrine

(1) M. *Lassaigne* a eu à examiner divers échantillons de lait vendu soit à Paris, soit à Alfort, et sophistiqué avec un mucilage de gomme adraganthe.

communiquerait au sérum provenant d'un lait avec lequel on l'aurait mélangée. Il a pris chez M. *Poinsot*, nourrisseur, du lait de première qualité, et a fait des mélanges dans la proportion de 33 % en volume, de 10 %, 5 %, et 1 %, avec une solution de dextrine marquant 5° Baumé. Ces divers laits mélangés ont été coagulés à chaud par quelques gouttes d'acide acétique, puis filtrés. Les petits-laits, essayés d'abord avec l'eau iodée, ont donné les résultats suivants :

Sérum avec	33 %	de dextrine,	coloration	bleue foncée.
—	10 %	—	—	bleue violacée.
—	5 %	—	—	bleue violacée claire.
—	1 %	—	—	rouge jaunâtre.
Sérum sans dextrine			—	jaune clair.

Ces liquides, bien limpides, introduits dans des tubes d'observation de 0m,20 de longueur, placés sur le saccharimètre de M. *Soleil*, ont donné les rotations suivantes :

	Rotation.	
Petit-lait pur	+ 21° ⇴ (1)	(moyenne de 3 observ.)
Solution de dextrine à 5° Baumé	+153° ⇴	id.
Petit-lait contenant 33 % de dextr.	+ 70° ⇴	id.
Petit-lait — 10 % —	+ 35°,5 ⇴	id.
Petit-lait — 5 % —	+ 29°,5 ⇴	id.
Petit-lait — 1 % —	+ 22° ⇴	id.

Ces expériences portent à croire que le saccharimètre peut aussi servir à reconnaître l'addition de la dextrine au lait.

Le sucre de canne ou de fécule (*glucose*), signalé, en premier lieu, par MM. *Raspail* et *Barruel*, comme agent de falsification du lait, n'est ajouté qu'en très-faible proportion, car 1/100 de sucre donne déjà au lait un goût sucré anormal, et 2/100 lui donnent une saveur sucrée très-prononcée. Le sucre de fécule, moins sucré, serait plus difficile à reconnaître au goût. Mais, dans les deux cas, on ajoute au lait suspecté 10 % environ de levure de bière, et on expose le tout à une température de 25 ou 30°; s'il y a eu addition de sucre de

(1) Rotation due au sucre de lait. D'après les expériences de M. *Poggiale*, 21° correspondent à 42gr., 4, environ, de sucre de lait par litre de petit-lait.

canne ou de fécule, la fermentation alcoolique s'établit au bout de deux ou trois heures ; il y a un dégagement de gaz rapide et abondant. Le lait pur, au contraire, ne fermente ni aussi promptement, ni d'une manière aussi franche. Le résultat de la fermentation est encore rendu plus sensible en coagulant préalablement le lait pour opérer sur le sérum, qui, en raison de sa limpidité, laisse mieux voir le phénomène.

Les blancs et les jaunes d'œufs pourraient être manifestés, s'il y en avait une forte proportion, par les grumeaux et flocons, plus ou moins abondants, fournis après l'ébullition du lait, préalablement filtré sur un double filtre de papier serré, afin d'opérer sur le sérum normal. Mais comme des laits de très-bonne qualité contiennent de l'albumine, le caractère de coagulation par la chaleur serait insuffisant pour conclure à l'addition de substances albumineuses, à moins que le dépôt floconneux ne fût très-abondant.

La présence de la gélatine, et celle de l'ichthyocolle, signalée par M. *Morin* dans du lait vendu à Rouen, pourrait être constatée par le précipité que l'infusion de noix de galle formerait avec le sérum du lait ainsi falsifié.

La matière cérébrale délayée en très-petite quantité dans le lait écrémé, peut y simuler la crème. L'observation microscopique, qui fait apercevoir un grand nombre de débris de membranes de vaisseaux sanguins, la manière dont se fait l'ascension de la crème, l'aspect de celle-ci, pourraient servir à faire soupçonner la présence de la cervelle dans le lait. Mais le meilleur mode consiste dans l'essai chimique basé sur la réaction de l'acide phosphorique produit par la graisse phosphorée que renferme la matière cérébrale, ou de l'acide sulfurique provenant du soufre qu'elle contient également.

On traite par l'éther pur le résidu d'évaporation à siccité du lait, ou le coagulum sec provenant de sa coagulation par un volume de solution saturée de sel marin ; le liquide éthéré ayant été évaporé, on fait bouillir la matière grasse isolée dans de l'eau aiguisée d'acide sulfurique pur. La solution, refroidie et filtrée, donne, avec les réactifs, les caractères de l'acide phosphorique, c'est-à-dire, avec le nitrate d'argent, un précipité blanc, soluble dans l'acide nitrique ; précipité blanc avec l'eau de chaux, l'eau de baryte, les sels de magnésie et d'ammoniaque. Ou mieux, on charbonne directement la matière grasse isolée par l'éther, et si elle contient de l'huile phosphorée, elle donne un charbon acide, qui, lavé avec quelques gouttes d'eau distillée, fournit une solution rougissant le papier bleu de tournesol, précipitant en blanc le nitrate d'argent.

Ce procédé, dû à MM. *Soubeiran* et *O. Henry*, peut être remplacé par le suivant : la matière grasse, isolée par l'éther, est mêlée avec du nitrate de potasse pur, et le mélange chauffé dans un creuset fournit un résidu dont la solution donne, par agitation, avec le chlorure de baryum, un précipité blanc, insoluble dans l'acide nitrique.

Les émulsions de graines oléagineuses, telles que les émulsions de graines de chènevis, d'amandes douces, que, selon *Barruel*, on aurait ajoutées au lait pour simuler la crème, sans en altérer la couleur et l'opacité, seraient facilement constatées. Disons d'abord que cette falsification est d'autant moins probable qu'elle accélérerait l'altération du lait.

Les gouttes huileuses que présenterait la crème ou les pellicules qui se forment à la surface du lait que l'on fait bouillir, n'offriraient pas un indice certain de falsification ; en effet, M. *Quevenne* a observé qu'en été, le lait qui a éprouvé un battage par suite de son transport, contient des flocons ou grumeaux de beurre séparés, et laisse former, quand on le chauffe, des gouttes huileuses à sa surface.

Barruel a indiqué, comme moyen de reconnaître cette falsification, le caractère qui distingue le caséum obtenu du lait pur de celui du lait mélangé d'émulsion. Ce dernier, après son expression, mis sur du papier blanc, abandonne, au bout d'un ou deux jours, de l'huile qui en humecte et graisse toute la surface.

Pour reconnaître l'émulsion d'amandes, en particulier, il suffirait d'ajouter à 1 ou 2 gr. de lait soupçonné quelques centigr. d'amygdaline en poudre fine ; au bout de quelques instants, si le lait contient de l'émulsion d'amandes, il se développe une odeur d'essence d'amandes amères très-prononcée.

En résumé, nous pensons que l'addition de substances

étrangères au lait n'est pas aussi fréquente que bien des auteurs l'ont prétendu. Il faut, en effet, que cette substanc étrangère, pour procurer de l'avantage aux falsificateurs, réunisse les conditions suivantes : qu'elle soit à bas prix dans le commerce; qu'elle soit insipide et inodore; qu'elle ne puisse faire tourner le lait par l'ébullition; qu'elle augmente assez fortement la densité de l'eau en s'y dissolvant.

La véritable falsification du lait consiste dans la soustraction d'une partie de la crème, et dans l'addition d'une plus ou moins grande quantité d'eau (1). Pour arriver à la reconnaître, on déterminera approximativement les proportions de crème à l'aide du *lactomètre* ou *crémomètre* de MM. *Dinocourt* et *Quevenne*, ou du *lactoscope* de M. *Donné*, et on prendra la densité du lait soit avec le *galactomètre centésimal* de MM. *Chevallier*, *O. Henry* et *Dinocourt*, soit avec le *lactodensimètre* de M. *Quevenne*.

Le lactomètre ou crémomètre (*mesure du lait*, *de la crème*) consiste en une éprouvette à pied de $0^m,14$ de hauteur, et de $0^m,038$ de diamètre intérieur, divisée en 100 parties depuis le trait supérieur, qui est le 0^0 de l'échelle, jusqu'au fond. On y laisse reposer le lait pendant vingt-quatre heures; par l'effet du repos dans un lieu frais, la crème monte à la surface; on note alors le nombre de centièmes qu'elle occupe; cette détermination sera facilitée par la différence de nuance caractéristique de la crème, qui est toujours d'un blanc jaunâtre. Le bon lait ne doit pas donner au-dessous de 10 % de crème (2).

(1) L'addition d'eau, plus encore que la soustraction de la crème, diminue la qualité du lait, détériore ses principes sapides.

(2) D'après les expériences de M. *Quevenne*, le lait pur du commerce, à Paris, provenant toujours du mélange de celui de plusieurs vaches, doit marquer de 10 à 14 degrés au crémomètre; et le lait provenant d'une seule vache doit marquer de 7 à 20 degrés. Comme on le voit, la quantité de crème renfermée dans le lait est extrêmement variable ; aussi les renseignements fournis par le crémomètre ne peuvent-ils être considérés que comme très-approximatifs.

Parmentier, *Deyeux*, et, depuis, MM. *Donné*, *Quevenne* et *J. Reiset*, ont observé que le lait recueilli à la fin de la traite est toujours plus riche en crème que le lait recueilli au commencement. Toutefois, cette différence ne s'observe que quand le lait a séjourné plus de quatre heures dans son réservoir naturel; la proportion de beurre qui s'accumule dans la dernière portion du lait est d'autant plus grande que le séjour est

Le lactoscope est destiné à donner la richesse du lait en beurre. Il est basé sur l'opacité que les globules de matière grasse communiquent au lait, et sur ce fait, qu'il faut une couche de ce liquide d'autant plus épaisse pour produire le même degré d'opacité, qu'il y a moins de globules en suspension, et *vice versâ*. En d'autres termes, plus le lait est opaque, et plus, en même temps, il est riche en partie grasse ou en crème; le plus ou moins d'opacité du lait étant en rapport avec sa qualité principale (sa richesse en crème), la mesure de cette opacité peut donc donner indirectement la mesure de la richesse de ce liquide.

L'instrument consiste en une sorte de lorgnette composée de deux tubes entrant l'un dans l'autre et munis de deux glaces parallèles, pouvant s'éloigner et se rapprocher à volonté, ou être mises en contact l'une avec l'autre. Un petit godet destiné à recevoir le lait est placé à la partie supérieure; au côté opposé est adapté un manche servant à tenir l'instrument. L'une des glaces est fixe, l'autre est montée sur un pas de vis assez fin pour qu'un tour entier corresponde à une épaisseur d'un demi-millimètre. Le tube qui se visse dans l'autre, ou l'oculaire, porte un cercle divisé en 50 parties égales constituant les degrés; chaque degré équivaut donc à $^1/_{106}$ de millimètre. On verse un peu du lait à essayer dans l'espace vide laissé entre les deux glaces, on place l'instrument entre l'œil et une bougie allumée, placée à un mètre en avant; on opère dans l'obscurité. On éloigne ou l'on rapproche les glaces, de manière à augmenter ou à diminuer l'épaisseur de la couche de lait interposée, jusqu'à ce que l'opacité soit telle

plus prolongé. Ce qui semblerait prouver que la matière grasse, cause de ces différences, se sépare dans les mamelles de la vache, comme dans un vase inerte.

M. *Reiset* a vu, en outre, que le lait pris au milieu de la traite se rapproche généralement davantage, par sa composition, du lait reçu au commencement de cette même traite.

La crème pure, désignée par les crémiers sous le nom de *crème double*, n'est vendue qu'en petite quantité; mais ce que l'on vend sous le nom de *crème* ou de *crème à café* (à 60 cent. le litre), n'est ordinairement que du lait pur ou additionné d'un peu de crème véritable; quelquefois même c'est du lait légèrement additionné d'eau.

La crème à café doit marquer de 18 à 25 degrés au crémomètre.

que l'on cesse d'apercevoir la bougie. Si le lait est pauvre en globules gras, c'est-à-dire en crème, il faudra, pour cesser de voir la bougie, éloigner les glaces, c'est-à-dire rendre plus considérable la couche du lait; s'il est,riche, au contraire, on sera obligé de rapprocher les glaces, c'est-à-dire d'amincir la couche de liquide. L'épaisseur de la couche de lait ou sa richesse est indiquée par le cercle divisé de l'oculaire, auquel répond un tableau marquant la proportion de crème pour chaque division de l'instrument. Un bon lait doit marquer environ 34 degrés au lactoscope.

Voici un tableau indiquant la richesse de divers laits, d'après le degré qu'ils marquent au lactoscope :

	Quantité de crème.	Degrés marqués au lactoscope.
Lait de vache léger	5	40 à 35
— ordinaire	5 à 10	35 à 30
— assez riche	10 à 15	30 à 25
— très-riche	15 à 20	25 à 20
— excess. riche (dern. traite)		20 à 15
— très-faible (prem. traite)		150 ou 3 tours de l'oculaire.

Cet instrument donne rapidement, dans la pratique, des indications utiles et approximatives, comme on peut le voir, d'après l'inspection du tableau suivant, dû à M. *Reiset*, qui renferme,les résultats comparatifs fournis par l'analyse et par le lactoscope :

Résidu sec pour 100 de lait.	Indications fournies par le lactoscope pour le lait analysé.
10,52	109 degrés.
10,96	36
11,65	38
11,89	40
13,14	21
13,65	23
13,89	19
14,26	25
16,66	11
17,17	15
19,20	10
10,88	94 (1)

(1) Les cinq derniers nombres ont été recueillis par un autre observateur dont la vue était différente.

10,96	56
12,13	25
13,72	20
20,00	10

Le galactomètre centésimal (du grec γάλα, γάλακτος lait, et μέτρον mesure; mesure du lait) est un aréomètre de forme ordinaire; son échelle est divisée en deux parties; l'une coloriée partiellement en *jaune* (dix degrés sont alternativement blancs et jaunes), sert à peser le lait avec sa crème; l'autre partiellement coloriée en *bleu* (dix degrés sont alternativement blancs et bleus), sert à peser le lait écrémé. Le premier degré en haut de l'échelle est marqué 50 (1); la division est poussée jusqu'à 136 pour le lait non écrémé, et jusqu'à 124 pour le lait écrémé. Chaque degré, à partir de 100, en remontant jusqu'à 50, représente 1/100 de lait pur; ainsi 70° indiquent 70/100 de lait pur et, par conséquent, une addition de 30/100 d'eau. Il en résulte que le nombre complémentaire de 100, ajouté au nombre de centièmes indiqués par le galactomètre, indiquera la quantité d'eau ajoutée au lait éprouvé. Au delà de 100, les degrés donnent les différentes densités du lait pur. L'évaluation des degrés est semblable pour l'échelle du lait écrémé. Ces degrés pourront être comparés facilement avec la densité du lait, en se rappelant que 50 de l'échelle du galactomètre correspond juste à 1014 du densimètre de M. *Colardeau* (à 15°c), et que chaque dixième de l'échelle du galactomètre vaut 3 degrés du densimètre; par conséquent, chaque degré du galactomètre vaut 3/10 de degré du densimètre; ainsi 50 correspondant à 1014, 85 correspond à 1024; 100 à 1029; c'est-à-dire qu'un litre de lait marquant 50 au galactomètre pèse 1014 gr.; marquant 85, il pèse 1024 gr.; marquant 100, il pèse 1029 gr.

Les précautions à prendre, dans les déterminations avec le galactomètre, sont les mêmes qu'avec les autres espèces d'aréomètres. Le galactomètre étant gradué à 15°c, si le lait à éprouver est à cette température, le degré trouvé sera le degré réel. Si la température est inférieure ou supérieure

(1) Le 0 correspond à l'eau distillée; on a supprimé les 50 premiers degrés qui auraient allongé, sans utilité, la tige de l'instrument.

à 15°c, on fera la correction nécessaire en se servant des tables construites par M. *Dinocourt* (1), ou, à défaut de ces dernières, en se rappelant que l'on doit retrancher ou ajouter au degré trouvé autant de centièmes qu'il y a de degrés de température au-dessous ou au-dessus de 15°c. Ainsi 106 degrés du galactomètre, à 18°c, correspondent à 109 à 15°c ; 106 degrés au galactomètre, à 12°c, correspondent à 103 degrés à 15°c. Après avoir pris avec le galactomètre le degré du lait non écrémé, on évalue la quantité de crème avec le lactomètre ou crémomètre, puis on écrémera le lait, et on prendra le degré du lait écrémé avec le galactomètre ; les corrections à faire sont absolument les mêmes.

Ces trois essais successifs indiqueront si le lait essayé était écrémé ou non, pur ou additionné d'eau.

En général, le lait pur, non écrémé, marque de 105 à 115 degrés au galactomètre.

Le lactodensimètre (mesure de la densité du lait) est un aréomètre qui indique de suite la densité du lait essayé. Celle de l'eau étant 1000, la densité moyenne du lait pur est 1031 ; celle du lait écrémé 1033 : c'est-à-dire qu'un litre d'eau pesant 1000 gr., 1 litre de lait pur pèse 1031 gr., 1 litre de lait écrémé pèse 1033 gr. Ce poids en grammes est indiqué sur la tige du lactodensimètre ; on a seulement, pour plus de facilité, supprimé les deux chiffres de gauche (ou 10). Ainsi 25 ou 30° du lactodensimètre indiquent une densité de 1025, de 1030, ou qu'un litre de lait pèse 1025 gr., 1030 gr. ; la tige de l'instrument porte une échelle de 28 divisions; la première marquée 14 (ou 1014), est à la partie supérieure, et la dernière marquée 42 (1042) est à la partie intérieure.

De chaque côté de cette échelle, se trouvent placées des accolades ; celles de droite, coloriées en jaune, sont destinées aux pesées du lait non écrémé ; celles de gauche, coloriées en bleu, aux pesées du lait écrémé. Dans chaque série d'accolades, la première indique si le lait est pur, et les suivantes s'il y a 1/10, 2/10 d'eau ajoutée. Un dixième d'eau ajouté à du lait pur fait tomber l'indication de 3 degrés ; la

(1) *Instruct. pour l'usage du galactom. centésimal et du lactom.*, par H. Dinocourt, 1846.

même addition à du lait écrémé ferait tomber le degré de 3 1/4. Toutes ces indications sont exprimées sur la tige du lactodensimètre, et se rapportent toutes à la température de 15°c. Dans le cas où on opère à une température supérieure ou inférieure à 15°c, on fait la correction qu'indiquent des tables dressées à cet effet par M. *Quevenne* (1); dans les cas ordinaires, on peut se dispenser de ces tables, il suffit de se rappeler que le lait augmente ou diminue d'un degré environ au lactodensimètre, par chaque variation de 5 degrés de température.

Après avoir pesé le lait avec le lactodensimètre, on détermine la proportion de crème, à l'aide du crémomètre, pour savoir si l'on a opéré sur du lait écrémé ou non, puis on procède à une troisième opération contrôlant en quelque sorte les deux premières : la pesée du lait écrémé. On remplit de lait une petite terrine, ou un vase de forme basse et évasée (comme une tasse à chocolat, un pot à confitures), dans lequel la crème monte plus parfaitement et plus également; après 24 heures de repos, on enlève avec soin la crème rassemblée à la surface, et on pèse le lait ainsi écrémé.

Ex. : un lait non écrémé pèse 30 à + 15°c; au crémomètre, il marque 10 degrés; écrémé, il pèse 33 1/2 à + 15°c; on en conclut que le lait examiné est pur.

Un lait non écrémé pèse 29,5 à + 15°c, au crémomètre, il marque 6 degrés; écrémé, il pèse 31; en examinant sur l'échelle de l'instrument la série d'accolades correspondant au lait écrémé, on voit que le lait contient 1/10 d'eau ; dans ce cas, la troisième opération a changé en certitude le soupçon qu'inspiraient sur la qualité de ce lait les résultats des deux premières opérations.

Le degré minimum que le lait pur de Paris, pris dans le commerce, doit marquer à + 15°c au lactodensimètre, est pour le lait non écrémé 30 degrés; pour le lait écrémé, 33 degrés 1/2. Le lait pur provenant d'une seule vache, doit marquer au moins 29 degrés avec sa crème, 32 degrés 1/2 après avoir été écrémé.

Dans ces derniers temps, M. *Poggiale* a proposé de déter-

(1) *Instruct. pour l'usage du lactodensim.*, par Quevenne, 1842.

miner la richesse du lait, en dosant le sucre de lait d'après la méthode des volumes. La quantité de sucre de lait est donnée par la proportion de sel de cuivre que ce sucre a réduit. La liqueur d'épreuve, semblable à celle qu'emploie M. *Barreswil* dans son procédé d'essai des sucres (V. art. *Sucres*), est faite dans les proportions suivantes : sulfate de cuivre cristallisé, 10 gr.; bitartrate de potasse cristallisé, 10 gr.; potasse caustique, 30 gr.; eau distillée, 200 gr. Le liquide étant filtré est limpide et d'un bleu intense ; 20 centim. cubes de cette liqueur correspondent à 0gr,20 de petit-lait.

On prépare d'abord le petit-lait en ajoutant quelques gouttes d'acide acétique à 50 ou 60 gr. de lait, et chauffant à 40 ou 50°, puis, filtrant ; on a une liqueur transparente ; on en remplit une burette dont chaque division égale 1/5 de centim. cube ; d'un autre côté, on introduit dans un petit ballon 20 centim. cubes de liqueur d'épreuve ; on porte à l'ébullition, puis, avec la burette, on fait tomber le petit-lait goutte à goutte dans la liqueur, en l'agitant continuellement et en la chauffant après chaque addition de petit-lait. On continue jusqu'à ce que la teinte bleue ait complétement disparu ; il se forme un précipité jaune de protoxyde de cuivre hydraté, qui ne tarde pas à devenir rouge et se précipite au fond du ballon. L'opération terminée, on lit sur la burette la quantité de petit-lait qui a été employée, et, au moyen d'une proportion, on détermine le poids du sucre de lait contenu dans 1000 gr. de petit-lait ; sachant, d'après les expériences de M. *Poggiale*, que 1000 gr. de lait renferment 52gr,7 de sucre de lait, et fournissent 923 gr. de petit-lait, d'où 1000 gr. de petit-lait renferment environ 57 gr. de sucre. M. *Poggiale* dose aussi le sucre de lait, au moyen de l'appareil de polarisation ou saccharimètre de M. *Soleil* ; on prépare d'abord le petit-lait, on y ajoute quelques gouttes d'acétate de plomb qui déterminent un précipité assez abondant ; en filtrant, on a un liquide très-transparent que l'on introduit dans un tube d'observation de 0m,20 de longueur, placé sur l'appareil. M. *Poggiale* a dressé une table, depuis 1 jusqu'à 100°, qui fait connaître la quantité de sucre contenue dans un litre de petit-lait, d'après le nombre de degrés que l'on obtient avec le saccharimètre. Voici quelques-uns de ces chiffres :

Degrés trouvés.	Quantité de sucre dans un litre de petit-lait.
18	36,34
19	38,36
20	40,38
21	42,39
22	44,41
23	46,43
24	48,45
25	50,47
26	52,49
27	54,51
28	56,53
29	58,55
30	60,57
31	62,58
32	64,60

A défaut de cette table, la proportion suivante permet d'arriver au même résultat : 100° : 201gr,90 :: d : x. 100° est la déviation produite par un litre d'eau pure contenant en dissolution 201gr,90 de sucre de lait; d, le nombre de degrés marqués par le saccharimètre; x, la quantité de sucre de lait contenu dans 1000 gr. de petit-lait; si, par exemple, $d = 25°$, on a : $x = \frac{201{,}90 \times 25}{100} = 50^{gr},475$, c'est-à-dire que 1000 gr. de petit-lait marquant 25° au saccharimètre, renferment 50gr,475 de sucre de lait.

D'après les observations de M. *Poggiale*, le lait vendu dans le commerce ne marque au saccharimètre que 19 à 23°, ce qui fait de 38gr,36 à 46gr,44 de sucre de lait par litre de petit-lait.

L'emploi de l'un ou de l'autre des instruments dont nous venons de parler, ou de tous concurremment, suivant les circonstances, permettra de constater si le lait est de bonne qualité. Comme complément, on fera entrer la dégustation au nombre des moyens d'essai (1).

(1) A Bruxelles, à Anvers, des agents de police examinent, au moyen de *lactomètres* (pèse-lait), la nature du lait, et requièrent la saisie de ce liquide altéré ou allongé d'eau.

Dans quelques villes d'Allemagne, on essaye, dit-on, le lait à l'aide d'un instrument en fer poli ayant la forme d'un pilon : on juge de la pureté de ce liquide, à la manière dont il *humidifie* l'instrument. Si le lait

Mais lorsqu'on veut avoir un degré rigoureux de certitude, il faut avoir recours à l'analyse chimique proprement dite, qui fait connaître la proportion des éléments contenus dans le lait, savoir : le beurre, la caséine, le sucre de lait et les sels solubles.

Plusieurs méthodes ont successivement été indiquées : celle de M. *Peligot* consiste à évaporer au bain-marie une certaine quantité de lait ; lorsque le résidu cesse de perdre de son poids, on le pèse, puis on le traite par un mélange d'alcool et d'éther qui enlève toute la matière grasse ; le résidu est desséché et pesé, la différence des deux poids fait connaître celui du beurre. Ce dernier résidu est soumis à des lavages à l'eau froide qui laissent la caséine et dissolvent le sucre de lait et les sels solubles, que l'on peut séparer ensuite à l'aide de l'alcool, dans lequel le sucre de lait est insoluble.

Suivant la méthode de M. *Lecanu*, on coagule le lait par l'alcool faible ; le caséum, ainsi séparé, est débarrassé de toute matière grasse au moyen de l'éther. La liqueur évaporée (1) fournit le sucre de lait et les sels, que l'on sépare à l'aide de l'eau froide et de l'alcool. Pour doser lé caséum, on peut saturer le lait de sel marin et le filtrer : la liqueur limpide, coagulée par l'acide acétique ou par l'alcool, fournit le caséum.

M. *J. Haidlen* a proposé, en dernier lieu, un procédé d'analyse qui repose sur l'emploi d'une quantité convenable de sulfate de chaux pour coaguler le lait. On agite ce liquide avec 1/5 de son poids de plâtre hydraté et réduit en poudre fine, et on chauffe à 100° ; le lait se coagule complétement. En évaporant à siccité au bain-marie, on obtient une masse facile à réduire en poudre fine, dont le poids donne celui des matières solides, déduction faite du poids du plâtre employé. On épuise cette masse successivement par l'éther pour extraire le beurre, et par l'alcool à 0,85 pour enlever le sucre de lait et les sels solubles. Le résidu in-

est reconnu impur ou allongé, on laisse tomber cette sorte de pilon dans le vase en terre qui renferme le liquide ; justice est faite : le vase est brisé et le lait répandu sur le sol.

(1) L'évaporation doit être faite dans le vide sec, afin d'avoir un résidu tout à fait incolore (*Dumas*).

soluble renferme la caséine à l'état de caséate de chaux, et l'excès de plâtre. En défalquant du poids de ce résidu celui du sulfate de chaux employé, on a la proportion de caséine. Par l'évaporation et la combustion du résidu d'une nouvelle portion du même lait, on obtient la somme des sels; on les sépare, au moyen de l'eau, en sels solubles et en sels insolubles.

On peut déterminer le beurre, en faisant bouillir le lait, fortement acidulé par l'acide acétique; après refroidissement, on l'agite deux ou trois fois avec son volume d'éther, qui lui enlève le beurre.

Un procédé rapide et commode, qui détermine assez approximativement la quantité de beurre, et qui en fait connaître en même temps la qualité, consiste à battre le lait préalablement porté à l'ébullition pendant cinq minutes; on l'introduit dans une petite baratte ou dans un flacon, on le laisse refroidir jusqu'à 20°; on bouche le flacon, et on le secoue jusqu'à ce que le beurre soit bien séparé; on passe au travers d'un linge fin; on lave le beurre, on en fait sortir l'eau autant que possible par la pression, et on le pèse (1).

M. *Quevenne* a aussi extrait le beurre par la dessiccation de la crème sur le plâtre. La crème est placée sur un linge fin; le tout est étendu sur du plâtre en poudre ou nouvellement gâché, et on l'y laisse pendant vingt-quatre heures. Au bout de ce temps, on trouve à la place de la crème un gâteau dur, jaune, qu'on triture avec un peu d'eau; celle-ci devient blanche, et le beurre, rassemblé en masse, est lavé à la manière ordinaire.

Petit-Lait. — Le sérum normal du lait, ou petit-lait, obtenu naturellement, marque en moyenne 28 au lactodensimètre, c'est-à-dire à une densité de 1028.

Le petit-lait des pharmacies est obtenu par la coagulation à chaud, soit à l'aide du vinaigre, de l'acide acétique ou de la présure; soit, d'après le codex, à l'aide d'une solution étendue d'acide tartrique (eau 8, acide 1), puis on le clarifie au blanc d'œuf; il marque moyennement 26 au lactodensimètre, c'est-à-dire à une densité de 1026.

(1) Un litre de lait de bonne qualité fournit, en moyenne, 35 gr. de beurre.

Le petit-lait des pharmacies a une couleur légèrement ambrée, une saveur butyreuse, une odeur fade; sa fluidité est moindre que celle de l'eau; il marque 5° au pèse-sirop. Agité dans un flacon, il se perle et reste mousseux pendant longtemps; abandonné à lui-même, il s'aigrit, se trouble et contracte une odeur de fromage. Évaporé au bain-marie, il laisse un résidu jaune, glutineux, soluble dans l'eau, faisant effervescence avec les acides, et qui, projeté sur des charbons ardents, répand l'odeur du lait brûlé, en même temps que beaucoup de fumée.

Le petit-lait clarifié n'éprouve aucun changement au contact des acides sulfurique, chlorhydrique, acétique. L'eau de chaux, la potasse caustique, l'ammoniaque, le nitrate d'argent, lui donnent un aspect laiteux; l'infusion de noix de galle le trouble, puis le précipite. Le nitrate acide de mercure y forme un abondant précipité.

Usages. — Le petit-lait est employé dans l'économie domestique et dans les arts. En médecine, il est ordonné, comme boisson, dans les cas d'irritation, de fièvre bilieuse ou inflammatoire (1).

Altérations. — Quelques personnes ont reconnu que les vases servant à la préparation du petit-lait pouvaient influer sur sa pureté. Ainsi on a observé du petit-lait qui contenait des *sels de cuivre*, provenant de l'action de ce liquide sur des vases de cuivre ou de plaqué défectueux. Le cyanure jaune, une lame de fer décapée, etc., feraient reconnaître cette altération.

Falsifications. — Sous le nom de *petit-lait factice* ou *artificiel*, on a quelquefois substitué au petit-lait une solution dans laquelle entraient du *sucre de lait*, *quelques sels* (*sel marin*, *alun*, *nitre*) plus ou moins analogues à ceux du lait, du *vinaigre* pour l'aciduler, et du *sirop de nerprun* pour la colorer.

Cette solution se reconnaît facilement en ce qu'elle n'est nullement troublée par l'infusion de noix de galle. Le résidu

(1) Quelques médecins ordonnent le petit-lait préparé avec l'*alun*. Ce liquide donne avec l'ammoniaque un précipité d'alumine, et avec le chlorure de baryum, un précipité blanc, insoluble dans l'acide nitrique.

de son évaporation dégage, par la chaleur, des vapeurs acides et une odeur de caramel, différente de celle que présente le véritable petit-lait dans les mêmes circonstances.

Souvent aussi, ce résidu disparaît en entier par l'incinération, parce qu'on n'a fait entrer en dissolution que du sucre de lait.

Par une économie mal entendue, on a préparé le petit-lait avec l'*acide sulfurique*. Un pareil sérum donnerait, avec le chlorure de baryum, un précipité blanc abondant, insoluble dans l'acide nitrique.

LAUDANUM.

Il y a deux sortes de laudanum :

Le *laudanum de Sydenham* ou *vin d'opium composé*, préparé avec l'opium de Smyrne, le safran, la cannelle, le girofle et le vin de Malaga ;

Le *laudanum de Rousseau* ou *vin d'opium par fermentation*, préparé avec l'opium de Smyrne, le miel blanc, l'eau tiède et la levure de bière fraîche.

D'après M. *Guibourt*, le laudanum de Sydenham doit peser 1060 et marquer 8 à 9° à l'aréomètre de Baumé ; il doit être assez foncé en couleur, avoir une odeur safranée, et fournir par l'ammoniaque un abondant précipité de morphine. 1 gr. de ce laudanum représente 0gr,10 d'opium brut ou 0gr,05 d'extrait d'opium.

Le laudanum de Rousseau doit peser 1046 à 1052 et marquer 6 à 7° à l'aréomètre de Baumé. Il doit être brun foncé et peu visqueux, avoir une odeur vireuse d'opium, et fournir avec l'ammoniaque un magma blanchâtre, soluble d'abord par l'agitation, puis reparaissant par une addition d'eau. 1 gr. de ce laudanum représente 0gr,14 d'extrait d'opium.

Usages. — Le laudanum est un médicament souvent employé en médecine.

Falsifications. — On trouve souvent des laudanums mal préparés ; par exemple, des laudanums de Sydenham, marquant 2 à 3°, au lieu de 8 à 9°, à l'aréomètre de Baumé, ce qui indique que le médicament n'est pas préparé avec du vin de Malaga (1), et qu'il ne renferme pas les proportions voulues d'opium et de safran. D'autres fois, la fraude est poussée plus loin ; le laudanum est préparé, soit avec de l'*opium d'Égypte* ou *de Constantinople*, et un liquide coloré par les *fleurs de carthame* (carthamus tinctorius); soit avec un mélange d'*eau*, de *sucre* et d'*alcool*, soit avec du *vin blanc ordinaire*, édulcoré d'une suffisante quantité de *sirop de sucre*, ou avec des *vins blancs du midi de la France*; soit enfin avec des *opiums extrêmement humides*. Dans le laudanum de Rousseau, le miel doit être complétement détruit par la fermentation, et comme il pourrait marquer le degré voulu, 6 à 7° (Baumé), à l'aide d'une addition de *miel non fermenté* ou de toute autre substance, il est indispensable d'essayer ce laudanum avec l'ammoniaque. Lorsque la fermentation est incomplète, ce laudanum peut marquer 11, 15°, et même plus, à l'aréomètre de Baumé.

M. *Stanislas Martin* a indiqué deux moyens pour reconnaître si le laudanum de Sydenham a été bien préparé. Le premier consiste à remplir du liquide suspect une fiole de forme allongée ; on en bouche l'orifice avec le pouce et on la plonge dans un verre d'eau. Si le laudanum est fait avec l'eau alcoolisée et le sucre, ou avec du vin blanc ordinaire sucré, il se fait, par le repos, une séparation entre la matière sucrée qui se précipite et l'alcool qui monte à la partie supérieure. Ce phénomène n'aura pas lieu pour le laudanum fait avec du Malaga de bonne qualité.

Le second moyen consiste à faire évaporer le laudanum au bain-marie jusqu'à consistance de sirop épais, et à l'abandonner plusieurs jours à lui-même. S'il a été préparé avec de l'eau alcoolisée et du sucre ou avec du vin sucré, il se forme des cristaux de sucre candi ; tandis que le résidu de l'évaporation du laudanum préparé avec du vin de Malaga, reste sous forme de magma souvent grumelé.

Le laudanum préparé avec des vins blancs du Midi non additionnés de sucre, sera comparé avec un autre lauda-

(1) Suivant M. *Guibourt*, le vin de Malaga qui sert d'excipient au laudanum de Sydenham, a une densité de 1,029 à 1,036 et marque 4 à 5° à l'aréomètre de Baumé; l'opium et le safran augmentent sa densité.

num parfaitement fait, et on verra qu'il est moins onctueux, plus limpide, moins coloré et plus fluide que celui qui n'est pas falsifié.

LEVURE DE BIÈRE.

Matière organisée, qui se produit pendant la fermentation de la bière. Elle est formée de globules ou corpuscules légèrement ovoïdes de 1/100 de millim. de diamètre. C'est une espèce de végétal globuliforme, se développant et se reproduisant, comme par boutures, au sein de la bière en fermentation.

La levure de bonne qualité est d'un blanc jaunâtre, tirant sur le chamois; lorsqu'on la brise elle doit se rompre nettement, sans exhaler d'odeur aigre.

Usages. — La levure de bière est un ferment très-employé dans l'économie domestique, dans les arts, notamment dans la boulangerie, où elle sert à faire lever la pâte. On s'en sert aussi en pharmacie.

Falsifications. — La levure de bière a été falsifiée avec *la fécule, la craie (carbonate de chaux), et la farine de fèves.*

La falsification par la fécule, signalée par M. *Payen* (1), se reconnaîtrait de la manière suivante : on délaye 20 gr. de levure dans un litre d'eau, on verse le tout dans un vase de forme conique, et on laisse reposer pendant une demi-heure. La fécule se dépose, on lave le dépôt à plusieurs reprises avec 200 ou 300 gr. d'eau, et on laisse reposer chaque fois ; lorsque l'eau décantée est claire, on jette la fécule sur un filtre, on la fait bien égoutter et on en détermine le poids. La fécule est facile à reconnaître à ses caractères ordinaires : insolubilité dans l'eau ; conversion en empois par l'eau bouillante ; coloration bleue au contact de l'eau iodée.

La farine de fèves sera reconnue par le même procédé que la fécule.

La levure contenant de la craie, préalablement délayée dans cinq fois son poids d'eau distillée, fera, avec l'acide chlo-

(1) M. Payen a trouvé 35 % de fécule dans des échantillons prélevés sur des levures qui devaient être livrées aux distillateurs.

M. *Coste*, distillateur aux Moulineaux, a reçu des levures qui contenaient environ 67 % de fécule.

rhydrique, une effervescence d'autant plus vive que la proportion de craie sera plus forte. La liqueur filtrée donnera un précipité blanc d'oxalate de chaux avec l'oxalate d'ammoniaque (1).

LIMAILLE DE FER. — V. FER.

LIN. — V. ÉTOFFES.

LIN D'ISLANDE.

Le lin d'Islande étant vendu au poids et en paquets, on a eu quelquefois recours au *mouillage* pour augmenter son poids. Il est alors exposé à s'échauffer.

Dans le même but, l'intérieur des paquets, est garni de *cailloux*, de *sable*.

Ces fraudes ont été nuisibles au commerce des lins d'Islande, et ont été la cause de leur dépréciation. On leur a préféré les autres lins étrangers, expédiés avec plus de propreté et de régularité.

L'examen attentif des paquets et la dessiccation sont les seules recherches à faire pour s'assurer de ces fraudes.

LITHARGE.

La litharge ou *protoxyde de plomb* a reçu plusieurs noms suivant son état d'agrégation. L'oxyde provenant de la calcination du plomb à l'air est le *massicot*, pulvérulent, d'un jaune sale, facilement fusible au rouge brun, en une masse cristalline rougeâtre. Exposé à l'air, il en attire lentement l'acide carbonique.

Le protoxyde de plomb renferme : *plomb*, 92,83; *oxygène*, 7,17.

Le protoxyde de plomb, provenant des usines où l'on traite les minerais de plomb argentifères, est fondu et cristallisé; il porte le nom de *litharge*.

La litharge est tantôt en petites écailles brillantes, micacées, d'une couleur rougeâtre assez vive; on l'appelle alors

(1) Nous avons vu dans une fabrique de levure bien connue, des barils de *fécule* destinée à la falsification de la levure. Sur la demande que nous avons faite de l'usage de cette fécule, on nous répondit que c'était pour mêler à la levure.

litharge d'or; celle qui est d'une couleur plus pâle, se rapprochant de celle du massicot, porte le nom de *litharge d'argent*.

Dans le commerce, on rencontre trois sortes de litharge : la *litharge d'Allemagne* ou *de Hambourg*, la *litharge de France* et la *litharge anglaise*.

Usages. — La litharge a de nombreuses applications dans les arts ; elle entre dans la composition du cristal, elle sert à rendre l'huile de lin plus siccative, etc.

En pharmacie, elle sert à faire un grand nombre de préparations, telles que les emplâtres, les acétates de plomb, etc.

Altérations. — La litharge du commerce, comme celle de Hambourg, contient souvent des *oxydes de fer* et *de cuivre*, de la *silice*, du *carbonate de plomb* (1) ; ces substances étrangères proviennent de la fabrication même de la litharge.

Il est important, pour le fabricant de cristal et le pharmacien, de pouvoir reconnaître leur présence, et en purifier la litharge. Ces oxydes métalliques peuvent, en effet, donner au premier, des cristaux colorés ; au second, des emplâtres grenus et colorés, un extrait de saturne également coloré.

La litharge anglaise, préférée pour la préparation des emplâtres, et qui ne contient que peu ou point d'oxydes de fer et de cuivre donne un emplâtre bien blanc, ayant la consistance et le liant que l'on recherche.

La litharge de Hambourg donne un emplâtre grenu coloré, dépourvu du liant et de la consistance du précédent ; les oxydes étrangers et la silice se combinent mal, et restent interposés au milieu de la masse.

Pour constater la pureté de la litharge destinée à la préparation de l'emplâtre simple, le procédé le plus direct est de préparer une petite dose de ce dernier ; s'il est blanc et de bonne consistance, la litharge peut être considérée comme suffisamment pure.

Le procédé chimique consiste à traiter la litharge par l'acide nitrique étendu de 7 à 8 fois son poids d'eau ; on évapore la liqueur à siccité, afin de chasser l'excès d'acide ; on reprend

(1) M. *Herzog* a constaté que la litharge renferme quelquefois jusqu'à 14 % de carbonate de plomb.

par l'eau ; tout se dissout, sauf la silice qui est en résidu ; on filtre la liqueur et on y verse du sulfate de soude qui précipite le plomb à l'état de sulfate ; une partie de la liqueur filtrée, traitée par un excès d'ammoniaque, donnera un précipité brun jaunâtre, indiquant la présence du fer, et prendra une coloration bleue, s'il existe du cuivre. Le cyanure jaune, versé dans l'autre portion de liqueur, donnera un précipité de bleu de prusse, s'il existe du fer, et une coloration ou un précipité brun chocolat, s'il y a du cuivre ; dans le cas de la présence simultanée de ces deux oxydes métalliques, le précipité est d'un vert bleuâtre, mais d'une teinte très-variable, suivant leurs proportions respectives. Le cuivre pourra aussi être précipité à l'état métallique, à l'aide d'une lame de fer bien décapée, que l'on plonge dans la liqueur, préalablement acidulée.

On pourra, en recueillant et pesant le sulfate de plomb, connaître le poids de l'oxyde ; peser l'oxyde de fer après l'avoir calciné : la couleur bleue plus ou moins foncée des liqueurs pourra faire juger de sa quantité.

M. *Ledoyen* a proposé de triturer tout simplement 2 gr. de litharge, en poudre très-fine, avec 32 gr. d'acide sulfurique étendu de 11 à 12 fois son poids d'eau ; on laisse déposer, on décante et on soumet la liqueur à l'action des réactifs. L'inconvénient de ce procédé est de donner lieu à du sulfate de plomb, dont la formation peut empêcher le contact de l'acide avec les oxydes de fer et de cuivre, surtout s'ils sont contenus en très-faible proportion dans la litharge à essayer.

Pour apprécier la quantité d'acide carbonique et, par suite, celle du carbonate de plomb que renferme une litharge, le procédé de M. *Herzog* consiste à placer 15 gr. de la litharge à analyser, dans une fiole munie d'un tube à chlorure de calcium et pesée à l'avance ; on y verse 30 gr. d'acide nitrique étendu de son poids d'eau, puis on remet le tube à chlorure destiné à la condensation de l'eau qui, sans cette précaution, s'échapperait avec l'acide carbonique ; quand la saturation est terminée, on pèse de nouveau : la différence de poids exprime celui de l'acide carbonique dégagé et par suite celui du carbonate de plomb contenu dans la litharge.

Falsifications.—La litharge est quelquefois falsifiée avec un *sable rougeâtre micacé*, de la *brique pilée*, du *sulfate* de *baryte*.

En dissolvant un peu de cet oxyde dans l'acide nitrique ou l'acide acétique faible, tout se dissoudra, sauf les substances étrangères qui resteront pour résidu; celui-ci sera ensuite examiné.

LUZERNE (GRAINE DE).

Les graines de luzerne vieilles ont été quelquefois soumises à des manipulations particulières pour leur donner l'apparence de graines de bonne qualité.

Les graines de *luzerne blanche* ont été légèrement humectées et passées à la *vapeur de soufre* : elles étaient très-acides; et leur eau de lavage accusait, avec l'eau de baryte, le chlorure de baryum, la présence d'une certaine quantité d'acide sulfurique, en donnant avec ces réactifs, un précipité blanc, insoluble dans l'acide nitrique.

Les graines de *luzerne rouge* ont été enfermées dans des sacs avec une petite quantité *d'indigo en poudre*, ou trempées dans une préparation liquide de *campêche*, additionnée d'un peu de *couperose bleue* (sulfate de cuivre), ou de *vert-de-gris* (sous-acétate de cuivre).

Les graines traitées par l'indigo, frottées sur du papier blanc, lui communiquaient une couleur bleue.

Les graines traitées par le campêche, étaient rouges, passaient au violet par les alcalis, au jaune par les acides; elles précipitaient en bleu avec le cyanure jaune.

Ces graines, ainsi travaillées, ayant été semées, levèrent dans la proportion de 5 à 10 0|0, tandis que les graines de bonne qualité lèvent dans la proportion de 80 à 90 0|0.

LYCOPODE.

Le lycopode est une poudre jaunâtre, impalpable, fournie par le *lycopodium clavatum*, plante cryptogame de la famille des lycopodiacées. Il est insipide, inodore, très léger, inaltérable à l'air sec ou humide; il prend feu avec la rapidité de la poudre lorsqu'on le projette à travers une flamme. Jeté dans l'eau froide, il n'en est pas mouillé, et remonte immédiatement à la surface ; dans l'eau bouillante, au contraire, les granules de lycopode se laissent pénétrer et tombent bientôt au fond du liquide, tandis que l'eau acquiert une légère teinte jaunâtre et une saveur fade.

D'après les recherches de M. *Ducom*, le lycopode est un corps *azoté*, formé d'une matière organisée particulière, qu'il a appelé *lycopodine*, et qui est comme imprégné d'une petite quantité de *substance oléo-résineuse*.

Le lycopode nous vient principalement de la Suisse et de l'Allemagne.

Usages. — Le lycopode est employé, en pharmacie, pour rouler les pilules; on s'en sert pour prévenir les excoriations qui se forment sur les diverses parties du corps des enfants ou des personnes chargées d'embonpoint. On l'emploie aussi dans la pyrotechnie.

Falsifications. — Le lycopode est souvent altéré par le *talc* ou *craie de Briançon*; la *fécule*; la *sciure de bois*; la *fleur de soufre*; le *chromate de plomb*; les *poudres de bryone* et *de buis*; les *pollens des conifères*, du *noyer*, du *typha latifolia* (1).

La falsification par le talc (2) se reconnaît en triturant une partie de la poudre suspecte avec de l'eau froide; le lycopode surnage et le talc gagne le fond; il peut être recueilli par décantation, lavé, séché et pesé. Le même moyen pourra être employé pour décéler la présence de la poudre de bryone, du chromate de plomb. On peut encore avoir recours à la calcination pour reconnaître les substances minérales qui resteront seules en résidu, après la destruction de la matière organique.

La présence de la fécule, signalée par M. *Lebourdais* qui en trouva jusqu'à 30 et 40 0/0, sera rendue sensible en traitant une petite quantité du lycopode par de l'eau bouillante, et filtrant. Le liquide clair se colorera, par la teinture d'iode, en bleu ou bleu noirâtre, selon la quantité de fécule qui s'y trouvera : rien de pareil ne se manifeste avec le lycopode pur.

La poudre ou sciure de bois sera décélée par un tamisage au tamis de soie le plus fin; le lycopode passera en raison de son extrême ténuité, et le bois restera sur le tamis; tel est

(1) On a aussi falsifié le lycopode avec la *chaux* et le *carbonate de chaux*; mais les fraudeurs ont renoncé à l'emploi de ces substances qui altèrent la couleur du lycopode.

(2) Ce mélange se fait ordinairement dans la proportion de 6 à 10 %; on a trouvé des lycopodes qui renfermaient jusqu'à 25 % de talc.

le moyen indiqué par M. *Mouchon*, de Lyon, qui a, le premier, mentionné ce mélange frauduleux.

M. J. *Ruspini*, de Bergame, a proposé un autre procédé pour découvrir cette falsification : on applique la poudre suspecte sur le côté plat d'un microscope à lentille continue, tel que le microscope de *Stanhope* (1) ou celui de M. *Gaudin* (2) ; on voit que chaque molécule de la poudre est opaque et d'une forme parfaitement ronde; on fait tomber ensuite sur cette poudre, avec la pointe d'une épingle, une goutte d'acide sulfurique; les petits granules de lycopode, qui se trouvent peu à peu en contact avec l'acide, se rompent en éclatant ; il en sort une humeur visqueuse; le tégument qui reste et conserve encore sa forme sphérique, devient transparent. Par contre, aucun des grains de la poudre de bois, vu au microscope, n'a la forme sphérique et n'est rendu transparent par l'action de l'acide sulfurique.

La falsification du lycopode par la fleur de soufre, signalée d'abord par MM. *Caventou* et *Kappeler*, est aujourd'hui très-rare (3) : elle se reconnaîtrait à l'odeur d'acide sulfureux, exhalée par le lycopode projeté sur des charbons incandescents. Ce dernier, en outre, traité par une lessive de potasse ou de soude caustique, donnerait un liquide possédant l'odeur d'œufs pourris, et qui dégagerait de l'hydrogène sulfuré au contact des acides.

L'adultération du lycopode par le pollen d'autres plantes est contestée par M. *Wichmann*, d'abord à cause de la difficulté de se procurer le pollen des autres végétaux à aussi bon compte que le lycopode. En outre, ce pharmacien a constaté que s'il se rencontre dans le commerce du lycopode, qui se laisse mouiller

(1) Ce microscope consiste en une seule lentille cylindrique qui a une amplification de 80 diamètres ou 6400 fois en surface.

(2) C'est une petite lentille en cristal de roche ou en crown glass fondu, ayant un grossissement variable depuis 50 jusqu'à 400 diamètres (2500 jusqu'à 160000 fois en surface).

(3) Nous avons examiné un échantillon de lycopode qui contenait de 30 pour 100 de fleur de souffre; sa couleur était d'un jaune plus intense que celle du lycopode non falsifié. Cette fraude peut produire des effets irritants, lorsqu'on applique le lycopode sur la peau, à cause de l'*acide sulfurique* que retient presque toujours la fleur de soufre du commerce.

par l'eau et se précipite au fond de ce liquide, on devait attribuer cette particularité à ce que le lycopode avait été récolté avant le degré de maturité convenable. Il a reproduit, en effet, cette différence, en essayant, par l'eau, du lycopode ainsi récolté et partagé en deux portions : l'une séchée lentement à l'air, et l'autre desséchée rapidement à l'étuve. Cette dernière se comportait comme le lycopode sophistiqué, tandis que la première, qui avait acquis le degré de maturité convenable pendant la dessiccation lente, offrait toutes les qualités du lycopode pur (?).

Dans tous les cas, si on a l'habitude du microscope, une observation attentive permettra de distinguer les grains de pollen de certains végétaux, des granules de lycopode. Ceux-ci se présentent constamment sous forme de globules hérissés de papilles très-marquées, tandis que les grains de pollen du typha latifolia, par exemple, se présentent sous forme sphéroïdale, avec des bords arrêtés et une surface complètement lisse ; les grains de pollen des conifères ont la forme d'un rein. (Voy. *planches* à la fin du volume).

M.

MAGISTÈRE DE BISMUTH. — V. Blanc de fard.

MAGISTÈRE DE SOUFRE. — V. Soufre.

MAGNÉSIE BLANCHE. — V. Carbonate de magnésie.

MAGNÉSIE CALCINÉE.

La magnésie calcinée ou *oxyde de magnésium, magnésie caustique*, est une poudre blanche, très-légère, inodore, d'une saveur un peu alcaline. Sa densité est 2, 3. Elle est infusible au feu de forge. Exposée à l'air, elle en attire peu à peu l'eau et l'acide carbonique; c'est pourquoi il faut la conserver dans des flacons bien fermés.

Elle est très-peu soluble dans l'eau, et verdit le sirop de violettes. Peu à peu elle se combine avec l'eau, et se change en hydrate. Elle se dissout sans effervescence dans les acides étendus.

Sous le nom de *magnésie anglaise*, *magnésie de Henry*, on vend, dans le commerce, une magnésie très-dense, possédant une grande cohésion qui la rend insoluble à froid, dans les acides étendus.

Usages. — La magnésie est employée, en médecine, comme purgative, absorbante, et contre les aigreurs d'estomac. Elle fait la base de plusieurs préparations pharmaceutiques. Délayée dans l'eau, elle sert comme antidote de l'acide arsénieux (1).

Altérations. — La magnésie provenant d'un carbonate ferrugineux peut contenir un peu de *fer*, dont la présence sera signalée par le précipité blanc jaunâtre qu'une solution acide de cette magnésie donnera avec l'ammoniaque.

La magnésie préparée dans des vases en fer acquiert une belle couleur rose, une dissolution de cette magnésie accuse la présence du fer avec le cyanure jaune.

Falsifications. — La magnésie est quelquefois mélangée avec de la *silice*, de l'*alumine*, de la *chaux*, du *carbonate* et du *sulfate de magnésie*; elle est falsifiée par l'*eau* (2).

En dissolvant la magnésie dans l'acide chlorhydrique, la silice se déposera sous forme de poudre blanche insoluble; l'alumine sera précipitée, puis redissoute par un excès de potasse; la liqueur filtrée et saturée par un acide donnera un précipité d'alumine. La solution acide donnera, avec le chlorure de baryum, un précipité blanc de sulfate de baryte, insoluble dans l'acide nitrique, si la magnésie contient du sulfate. Si elle est incomplètement décarbonatée, elle fera effervescence au contact des acides, et dégagera de l'acide carbonique.

La chaux provenant de la calcination d'un carbonate de magnésie mélangée de carbonate de chaux, sera décélée par le

(1) Il faut, dans ce cas, que la magnésie soit *faiblement calcinée*, soumise seulement à une chaleur suffisante pour débarrasser le carbonate de son eau et de son acide carbonique; car la magnésie fortement calcinée, telle que la *magnésie de Henry*, n'absorbe l'acide arsénieux qu'avec une extrême lenteur (*Bussy*).

(2) Une fois, dit-on, on a trouvé de la magnésie calcinée, mélangée de *farine*. Une portion de cette magnésie, traitée par l'acide sulfurique étendu, laissa un résidu indissous; calcinée dans un creuset, elle donna une matière charbonneuse. Une autre portion prit une couleur bleue avec l'eau iodée: formée en pâte avec l'eau, et malaxée, elle fournit une petite quantité de gluten.

précipité jaunâtre que le bichlorure de mercure, formera, dans la dissolution de la magnésie à essayer ; l'oxalate d'ammoniaque y produira un précipité blanc d'oxalate de chaux. On pourra simplement triturer la magnésie avec un peu de sublimé corrosif; si elle contient de la chaux, la masse prendra une couleur jaunâtre; en outre, la magnésie, mélangée de chaux, s'échauffe considérablement lorsqu'on la délaye avec de l'eau, ce qui n'a jamais lieu avec la magnésie pure.

Souvent la magnésie est hydratée, afin d'en augmenter le poids; la quantité d'eau qu'on fait ainsi absorber par la magnésie peut s'élever de 17 à 20 et même à 40 0/0. Cette fraude, signalée d'abord par M. *E. Dubail*, se constatera par la perte que la calcination au rouge fera éprouver à un poids donné de magnésie (10 grammes, par exemple).

MANNE.

La manne est un produit solide, d'une saveur fade, douce et sucrée, qui découle par incision, ou naturellement, de plusieurs espèces de frênes, et principalement des *fraxinus ornus* et *rotundifolia*, de la famille des jasminées, qui croissent surtout dans la partie méridionale de l'Italie et de la Sicile.

Le commerce fournit trois espèces différentes de manne :

La *manne en larmes*, la plus estimée, se présente en morceaux allongés, légers, irréguliers, rugueux, friables, souvent convexes d'un côté et concaves de l'autre, d'un blanc légèrement jaunâtre, d'une saveur douce, sucrée, un peu fade.

La *manne en sorte* est en petites larmes ou fragments agglutinés, adhérents à des parties molles, visqueuses, amorphes, d'une couleur rousse, qu'on appelle *marrons*.

La *manne grasse*, nommée aussi *manne capacy*, est en masses molles, poisseuses, jaunâtres ou d'un brun rougeâtre, contenant beaucoup d'impuretés, tels que des débris végétaux, de la terre, du bois, du sable, etc. ; elle vient de la Calabre.

D'après les analyses de M. *Leuchtweiss*, les mannes du commerce ont la composition suivante :

	Manne en larmes.	Manne en sorte.	Manne grasse.
Eau	11,6	13,0	11,1
Matières insolubles	0,4	0,9	3,2
Sucre	9,1	10,3	15,0
Mannite	42,6	37,6	32,0
Substance mucilagineuse.. Résine, acide organique... Matières azotées	40,0	40,8	42,1
Cendres	1,3	1,9	1,9

Usages. — La manne est employée comme purgatif doux. Elle fait partie de plusieurs préparations pharmaceutiques ; elle sert à l'extraction de la mannite.

Falsifications. — La manne est falsifiée avec la *glucose* ou *sucre de fécule*, avec le *sucre* et l'*amidon* (1); on l'a fabriquée de toutes pièces. Ainsi la manne en larmes a été imitée avec un peu de *manne*, de la *farine*, du *miel* et une *poudre purgative* ; le tout était bouilli, rapproché en consistance sirupeuse, et moulé en forme de larmes ; on en a fabriqué aussi avec de la *manne* de qualité inférieure, de l'*amidon*, du *sulfate de soude* et de la *moscouade*. On l'a imitée quelquefois avec la *manne en sorte* chauffée et clarifiée par le charbon.

En 1842, M. *Ménier* a signalé l'emploi du *sucre de fécule* pour la préparation d'une fausse manne qui avait quelque ressemblance physique avec les débris de la vraie manne en larmes.

On a fabriqué de la manne en sorte avec un mélange de *vieille manne*, de *miel* ou de *sirop*, de *cassonade*, de *farine* et de *substances purgatives*.

On a imité la manne grasse avec un mélange de *sucre* et de *miel*, additionné d'une petite quantité de *scammonée* et de *résine de jalap*.

Ces mannes factices sont dépourvues des cristaux que l'on observe constamment dans la vraie manne ; elles peuvent se reconnaître au goût, à l'absence totale ou à la proportion plus faible de mannite obtenue à l'aide d'un traitement par l'alcool à 36° bouillant. Ce dernier dissoudra aussi les résines pur-

(1) Cette falsification n'est pas nouvelle. En effet, dès l'année 1486, un pharmacien espagnol fut condamné à une amende de 9,000 ducats et à la privation des droits civils pendant une année, pour avoir adultéré de la manne avec du sucre et de l'amidon.

gatives dont la présence se manifestera par la fumée noire plus ou moins forte, produite lorsqu'on fera brûler cet alcool. En traitant ces fausses mannes par l'eau froide, le miel se dissout, l'amidon se dépose ; on le fait bouillir avec de l'eau et on y verse de l'eau iodée qui développe la coloration bleue, caractéristique de la fécule.

La manne falsifiée et quelquefois remplacée entièrement par la glucose est plus dure, et ne présente ni la saveur, ni la cristallisation de la manne véritable ; elle a une cassure grenue, une surface luisante, et craque sous la dent. Elle adhère légèrement aux doigts, possède une odeur particulière et une saveur de sucre caramélisé ; lorsqu'on l'expose à la flamme d'une bougie, elle ne s'enflamme pas comme le fait la manne pure, mais elle devient noire et il en tombe des gouttelettes qui se solidifient promptement ; elle attire fortement l'humidité de l'air et donne une solution aqueuse très-claire, tandis que la solution de la manne en larmes a une teinte blanchâtre. En outre, la solution aqueuse de cette fausse manne précipite en blanc par l'oxalate d'ammoniaque et par le chlorure de baryum, et accuse de cette manière la présence du *sulfate de chaux*, dont le sucre de fécule retient toujours une certaine proportion.

MARQUES DE FABRIQUE.

Au siècle dernier, tous les fabricants étaient obligés d'apposer la marque spéciale de leur fabrique sur leurs produits ; le gouvernement venait en outre y placer son estampille, comme cela se pratique encore aujourd'hui pour les objets fabriqués d'or et d'argent.

Le gouvernement devait donc non seulement faire essayer les produits, mais encore en faire surveiller la fabrication par ses agents, puisqu'il en garantissait en quelque sorte la qualité.

La révolution de 89 détruisit les édits et règlements qui limitaient l'industrie ; mais, depuis cette époque, la liberté du commerce et la concurrence effrénée qui en est résultée, sont devenues le signal d'inconvénients tellement graves (1), la fa-

(1) La concurrence a inspiré d'ignobles spéculations, elle a amené le bon

cilité laissée à tous les fabricants de garder l'anonyme sur l'origine de leurs produits a poussé quelques-uns à des excès de falsification tels, qu'on est arrivé aujourd'hui à reconnaître qu'il y a plus de danger dans l'indiscipline de la concurrence qu'il n'y en avait dans la limitation, et à réclamer le rétablissement des *marques de fabrique*.

Depuis plusieurs années, déjà, des hommes politiques éminents, des publicistes, économistes, savants, ont entrepris une espèce de croisade contre les falsificateurs, et ont signalé leurs pratiques frauduleuses, soit à la tribune, soit dans les feuilles périodiques (1), soit dans des écrits spéciaux, pour attirer l'attention du gouvernement sur cette importante question, et le porter à rechercher les moyens de prévenir et de réprimer les fraudes commerciales.

Tout en faisant la part des exagérations auxquelles ont pu donner lieu les abus produits par la libre concurrence, il n'en est pas moins constant que la falsification, en général, s'est faite et se fait encore sur une vaste échelle. On pourra s'en faire une idée par l'étendue de cet ouvrage, *exclusivement* destiné à faire connaître les substances qui ont été jusqu'ici l'objet de falsifications et les moyens de reconnaître leur degré de pureté.

Les denrées alimentaires de première nécessité, comme les *farines*, le *pain*, les *fécules*, le *sel marin*, le *lait*, le *beurre*, le *vin*, le *vinaigre*; d'autres, comme le *café*, le *thé*, le *chocolat*, les *bonbons*, les *sucres*, les *alcools*, etc., ont été non seulement altérées dans leur qualité (2), mais encore mélangées avec des substances capables de compromettre la santé publique (3).

marché, mais avec la fraude; elle a placé le fabricant et le marchand dans la nécessité de fabriquer et de vendre à meilleur marché; trop souvent ils n'ont pu y parvenir que par des expédients immoraux. (Voy. t. I, la note au bas de la page 200).

(1) Le *Constitutionnel*, le *Courrier Belge*, la *Démocratie Pacifique*, le *Droit*, la *Gazette des Tribunaux*, le *National*, la *Presse*, le *Siècle*, l'*Univers*, etc.

(2) Les fraudes ont lieu aussi sur la quantité, c'est-à-dire sur le poids ou la mesure. Certains articles, comme les *étoffes*, les *rubans*, les *vins*, les *combustibles*, etc., sont sujets à ce genre de tromperie.

(3) Que de maladies, quelquefois longues et sérieuses, n'ont d'autre cause que l'usage de boissons ou de certains aliments falsifiés !

Là ne se sont pas bornés les homicides commerciaux ; la libre concurrence, sans contrôle (que l'on devrait plutôt appeler la *concurrence anarchique*), a manifesté aussi ses effets dans le commerce de la droguerie, au point qu'on ne peut pas toujours compter sur l'efficacité des substances médicamenteuses, surtout celles d'un prix élevé, dont la préparation a particulièrement fixé la rapacité des falsificateurs. C'est ainsi qu'on a vendu de l'opium *fabriqué de toutes pièces* ; du sulfate de quinine sophistiqué par le *sulfate de chaux*, la *salicine*, la *mannite*, etc. ; de l'iodure de potassium mélangé de *chlorure de sodium*, d'*iodate*, de *carbonate* et de *sulfate de potasse*, de *nitrate de soude* ; du kermès falsifié et même remplacé en totalité par du *peroxyde de fer*, de l'*ocre rouge* ; de l'oxyde d'antimoine mêlé de *blanc d'Espagne* ; du baume de copahu falsifié avec la *térébenthine*, les *huiles grasses* ; de l'onguent mercuriel *sans mercure* ; des extraits (comme celui de quinquina) où il ne manquait que la substance dont ils portent le nom, etc., etc. Mentionnons aussi les substances commerciales (*acides*, *céruses*, *cires*, *engrais*, *essences*, *étoffes*, *éponges* (1), *garances*, *papiers*, *vermillon*, etc.), de l'adultération desquelles nous avons parlé avec détail dans le cours de cet ouvrage.

Il y a deux sortes de falsificateurs : les uns vous donnent une chose de moindre valeur en place de celle que vous payez, c'est un vol ; les autres donnent à la fois un objet de moindre valeur et une substance dangereuse, c'est un vol suivi d'empoisonnement.

« Ce que je trouve de coupable, dans ce falsificateur qui vend l'i-
« vresse, ce n'est pas seulement d'empoisonner le peuple, c'est de l'avi-
« lir..... Le mélange spiritueux qu'on lui vend sous le nom de vin, pro-
« duit, dès qu'il est bu, l'effet qu'une double et triple quantité de vin
« n'eût pas produit, il s'empare du cerveau, trouble l'esprit, la langue,
« le mouvement du corps. » (J. MICHELET, le *Peuple*, 1846).

Récemment, la police constatait que dans un de ces repaires, appelés *tapis-franco*, situé aux environs de la place Maubert, l'eau-de-vie, livrée à bas prix aux consommateurs, était un mélange d'*acide sulfurique*, de *caramel*, d'*alcool*, de *poivre* et d'*eau*. Ce liquide fait, sur ceux qui l'absorbent, l'effet d'un narcotique.

(1) Voir la note au bas de la page 265 du tome Ier, où se trouve décrit un genre de fraude qu'on peut appeler hardiment le *vol à l'éponge*.

On ne pourra espérer de mettre un terme à ces attentats à la bourse et à la vie du consommateur, qu'en les convertissant en délits et en crimes; car des peines de simple police demeureront toujours sans effet (1).

Qu'est-ce qu'un emprisonnement de quelques mois et une amende de 50 francs pour le falsificateur, si les confiscations et amendes qu'il subit en plusieurs années représentent une valeur bien moindre que le bénéfice qu'il perçoit en dénaturant telle ou telle substance.

C'est pour mettre un frein à de tels méfaits, pour ordonnancer le travail, que nous réclamons, avec beaucoup de personnes maintenant, l'application de la *marque de fabrique* (2).

(1) Comme l'a observé un des écrivains les plus spirituels de notre époque, y a-t-il une raison pour que le marchand qui vole le consommateur soit moins puni que le consommateur qui vole le marchand?

Les anciens tribunaux infligeaient aux marchands fraudeurs des peines très-sévères pour des manquements cent fois moindres que ceux qui se commettent aujourd'hui : un arrêt du Parlement de Toulouse du 8 novembre 1558, condamne plusieurs bouchers, pour avoir vendu de la vache et de la brebis, contre les ordonnances des Capitouls, à faire amende honorable, nu-tête, en chemise, la torche à la main et à genoux, *à peine de la vie.*

Un autre arrêt du 3 janvier 1559 condamne un syndic des bouchers à rester six heures au carcan, devant la boucherie, avec cet écriteau : *pour avoir survendu la chair.*

Un arrêt du Parlement de Paris du 11 décembre 1716 condamne Jean Doyen, boucher-estapier (fournisseur de la troupe), à neuf ans de galères et 3,000 livres d'amende, pour avoir livré aux soldats des viandes corrompues et *mortes naturellement* : ses complices sont bannis.

(2) Parmi les publicistes qui ont fait une guerre acharnée aux fraudes commerciales, nous devons citer M. *Jobard*, de Bruxelles, qui a, pour ainsi dire, consacré sa verve infatigable, à dévoiler les manœuvres frauduleuses dont quelques commerçants et industriels se sont rendus coupables, et à signaler les avantages des marques de fabrique. C'est ce qu'il a fait avec une spirituelle énergie dans sa *Nouvelle économie sociale*, ou *Monautopole industriel, artistique, commercial et littéraire*, *fondé sur la pérennité des brevets d'invention, dessins, modèles* et *marques de fabrique*. (Paris, 1844).

M. *Jobard* appelle *monautopole* (de μονος seul, αὐτὸς soi-même, πολέω trafic), le droit naturel de disposer, seul, de soi et de ses œuvres, juste récompense du travail, du talent et de l'esprit de suite. Il a proposé de décréter la reconnaissance pleine et entière de la propriété intellectuelle, c'est-à-dire d'accorder le *monautopole de leurs œuvres* à ceux qui aug-

Les marques de fabrique peuvent se diviser en deux espèces : les *marques d'origine* et les *marques qualificatives* (indiquant la qualité) ou *significatives* : les premières seraient *obligatoires*, les secondes demeureraient entièrement *facultatives*.

Tous les objets quelconques exposés en vente devraient être revêtus, sous peine de saisie, de confiscation et d'amende, d'une marque d'origine destinée à faire connaître la fabrique d'où ils sortent. Les objets saisis seraient vendus au profit des pauvres.

Comme l'a dit M. *Wolowski*, en signalant les fraudes industrielles, la marque significative servant de passeport au produit fabriqué, révélant sa composition intrinsèque, garantissant le consommateur contre toute surprise, formerait un contrat entre le vendeur et l'acheteur, et permettrait au législateur d'atteindre plus facilement la fraude. L'acheteur, ne possédant pas l'expérience nécessaire pour discerner la qualité de l'objet vendu, ou ne voulant pas s'en rapporter à la garantie morale du marchand, pourrait, s'il était trompé, remonter, au moyen de la marque, à l'auteur de la fraude, et réclamer, sinon des dommages-intérêts pour vol, du moins signaler la falsification et s'en préserver par la suite.

L'acheteur aurait, dès lors, la faculté de demander des articles accompagnés d'une marque entraînant une obligation effective de la part du vendeur ou du fabricant, et, par conséquent, une responsabilité pénale.

La marque d'origine étant rigoureusement obligatoire, le gouvernement resterait en dehors de la fabrication, et laisserait à chacun le droit de débiter des marchandises à vil prix, même frelatées, à condition d'y apposer la marque d'origine, et, s'il le jugeait à propos, l'estampille qualificative, qui demeurerait entièrement facultative ; son intérêt bien entendu ne tarderait pas à lui faire changer cette *faculté* en habitude, d'abord pour éviter le fâcheux renom d'avoir vendu ou laissé vendre de la mauvaise marchandise pour de la bonne, tandis qu'en la qualifiant, il ne la ferait payer que pour ce

mentent la richesse d'un pays, en créant, perfectionnant ou important un moyen de production qui n'y existait pas auparavant, et, en général, à tous les producteurs de l'ordre intellectuel.

qu'elle est, et, en outre, parce que le consommateur préférerait les objets mis sous la sauvegarde de la loi aux objets dépourvus de toute garantie (1).

On ne devrait pas non plus laisser sortir du pays les produits destinés à l'exportation qui ne seraient pas revêtus de la marque d'origine, et dont la qualité devrait être préalablement vérifiée par des experts. Ce serait là un moyen d'arrêter le discrédit dans lequel est tombé, sur beaucoup de points, notre commerce extérieur. Le commerçant honnête ne pourrait que gagner à de semblables mesures, qui n'entraveraient la fabrication ni la circulation d'aucun produit, mais qui mettraient un frein aux manœuvres de quelques pacotilleurs obtenant de certaines fabriques, pour l'exportation, des produits dont le commerce à l'intérieur discréditerait ces mêmes fabriques.

On ne laisserait plus franchir la frontière à des marchandises frelatées, telles que des farines avariées, des vins altérés, des draps cotonisés ou étirés à toute force, et rétrécissant de moitié par le mouillage; des chargements d'aiguilles non percées, ou de petits bouts de bois pleins, tournés et dorés, pour des étuis forés; des papiers plâtrés, des toiles de mauvais aloi, des pots de pommade ayant $0^m,08$ de hauteur et $0^m,014$ de contenu, des soieries, des rubans présentant dans leur métrage les premières, un déficit de 1/15 ($0^m,08$ par $1^m,20$); les seconds, un déficit de 2 ou 3^m par pièce; etc., etc. Cependant nous avons, pour tous ces délits, des lois de répression (2); mais, pour qu'elles fussent exécutées, il faudrait une

(1) En tous cas, l'omission de la marque qualificative servirait d'avis à l'acheteur qu'il peut être trompé sur la qualité du produit accepté par lui à ses risques et périls.

(2) Art. 413 et 423 du Code pénal, ainsi conçus :

Art. 413. « Toute violation des réglements d'administration publique, « relatifs aux produits des manufactures françaises, qui *s'exportent à* « *l'étranger* et qui ont pour objet de garantir *la bonne qualité*, les *dimen-* « *sions* et la nature de la fabrication, sera punie d'une amende de 200 fr. « au moins, de 300 fr. au plus, et de la confiscation des marchandises. « Ces deux peines pourront être prononcées cumulativement ou séparé- « ment, selon les circonstances. »

Art. 423. « Quiconque aura trompé l'acheteur sur le titre des matières « d'or ou d'argent, sur la qualité d'une pierre fausse vendue pour fine,

loi des marques obligatoires, afin que les objets vendus portassent la marque du fabricant responsable (1).

Toutes ces fourberies mercantiles tendent à ruiner, en France, le commerce d'exportation, elles compromettent l'honneur national et détruisent le crédit industriel à l'étranger (2).

En Angleterre, où le chiffre des exportations suit une marche ascendante, la marque va en se généralisant (3).

Les marques de fabrique ont un triple but : elles sont appelées à garantir la propriété du fabricant, à constater l'origine des produits fabriqués, à indiquer la composition de la marchandise, et, par suite, à imprimer aux produits qui en sont revêtus, un cachet de bonne foi, capable de captiver la confiance de l'étranger en même temps que celle de l'indigène.

Bien entendu que, chaque objet portant la marque, le poin-

« sur *la nature de toutes marchandises*; quiconque par usage de faux « poids ou de fausses mesures, aura trompé sur *la quantité des choses* « *vendues*, sera puni de l'emprisonnement pendant trois mois au moins, « un an au plus, et d'une amende qui ne pourra excéder le quart des « restitutions et dommages-intérêts, ni être au-dessous de 50 fr.

« Les objets du délit, ou leur valeur, s'ils appartiennent encore au « vendeur, seront confisqués; les faux poids et les fausses mesures se« ront aussi confisqués, et, de plus, seront brisés. »

(1) Sous le régime des marques, la responsabilité ne finit pas sur le seuil de la fabrique; elle continue à peser sur le fabricant jusqu'au bout du monde.

(2) Les fraudes commerciales, depuis cinquante ans, sont non seulement la honte et la ruine de notre commerce à l'étranger, mais encore une des sources indirectes de nos désordres sociaux. (*Michel Chevalier*.)

(3) Le Zollverein marche à grands pas vers l'adoption du principe des marques. En Saxe, en Prusse, la marque du fabricant est sa propriété ; la loi prussienne la lui garantit au même titre que toute autre propriété. L'étranger jouit d'un droit analogue, mais dans le cas seulement où le pays dont il est originaire, accorde au sujet prussien la réciprocité.

En Moravie, dans le Tyrol, en Gallicie, chaque barre de fer doit porter le numéro et le signe de sa qualité; l'oubli de la marque même y est sévèrement puni.

En Styrie, les taillandiers sont tenus de marquer tous leurs outils.

En Autriche, on défend à un horloger de graver son nom sur une montre venue de l'étranger : il lui est même interdit de graver le nom d'un étranger sur son propre ouvrage.

En Allemagne, les couleurs en poudre sont enfermées dans de petits sachets plombés et timbrés.

çon, l'étiquette ou la griffe du fabricant, les marques fausses ou imaginaires seraient poursuivies par la partie lésée et entraîneraient une pénalité sévère pour le débitant : celle-ci pourrait être la même que pour le faux en écriture authentique (1).

Depuis quelques années, le gouvernement a commencé à s'occuper du système des marques. En 1841, le conseil général des manufactures, par l'organe de M. *Talabot*, rapporteur, s'exprima sur cette question en ces termes : « Nous « sommes unanimement et profondément convaincus qu'une « telle mesure produirait les plus grands avantages aux fa- « briques françaises. Votre commission se compose de fabri- « cants dont les industries sont toutes importantes et fort « diverses, et leur opinion unanime est qu'une telle mesure « protégera et servira, à la fois, non seulement les intérêts « des fabricants et des consommateurs, mais même ceux « des marchands intermédiaires à tous les degrés ; aussi « nous n'hésitons pas à proposer formellement que la marque « obligatoire de tous les produits devienne la loi commune « en France. »

« Nous entendons que la marque significative soit un lien « réel pour le fabricant vis-à-vis des consommateurs ; que, « par exemple, la déclaration sous forme de marque, qu'un « drap est bon teint, soit, dans les limites du droit com- « mun, un engagement reconnu par le fabricant. »

En 1844, une commission spéciale, prise au sein de la société d'Encouragement, pour rechercher les moyens de prévenir et de réprimer les fraudes commerciales, proposa, à la presque unanimité, les moyens préventifs et répressifs suivants :

(1) En 1846, dans une poursuite en contrefaçon d'étiquettes et de cachets, portée par MM. P... et L..., fabricants de sulfate de quinine, contre le sieur B...., la cour de cassation cassa l'arrêt de la cour royale de Paris, confirmant un jugement du tribunal correctionnel qui s'était déclaré incompétent, et jugea que la contrefaçon d'une étiquette dont la partie principale est le nom du fabricant constitue, non le *crime* puni par l'art. 142 du Code pénal, mais le *délit* réprimé par l'art. Ier de la loi du 28 juillet 1824. Dès lors, celui qui se rend coupable de cette infraction est justiciable de la police correctionnelle et non de la cour d'assises.

En ce qui touche les *fraudes sur la quantité*, promulguer des règlements publics qui feraient successivement concorder avec les poids et les mesures métriques tous les poids et mesures adoptés par le commerce pour la vente des denrées et des marchandises qu'il n'est pas d'usage de peser ou de mesurer au moment de la vente (1); et, pour assurer l'exécution de ces règlements, obliger les fabricants ou les marchands des denrées et marchandises de cette nature, de les revêtir d'une marque indicative de leur poids ou de leur mesure métrique.

En ce qui touche les *fraudes sur la qualité*, imposer, à mesure qu'on pourra le faire, aux diverses fabriques, l'obligation de fixer sur leurs produits, soit une seule marque particulière à chacun (2), indicative autant que possible du nom et de la demeure du fabricant; soit cette même marque combinée avec un signe public uniforme, dont le type serait fourni par l'administration et qui indiquerait, sous la garantie du fabricant, que le produit est de telle qualité.

La commission pensa, en outre, qu'on devait : 1° rendre applicable l'art. 423 du Code pénal à ceux qui trompent l'acheteur sur la qualité de la marchandise; 2° en cas de récidive, attribuer au tribunal le droit d'ordonner la publication et l'affiche du jugement aux frais du condamné.

En 1846, la chambre des pairs discuta et adopta, à la majorité de 90 voix contre 19, un projet de loi relatif aux marques de fabrique. Cette loi n'offrait, selon nous, qu'un faible

(1) *Voyez* ce nous avons dit à l'article *Bouteilles*, t. Ier, p. 136.

Déjà, pour les vins, le propriétaire d'un clos célèbre marque ses futailles, leur applique la garantie de son nom; les bouteilles de Johannisberg, de Tokai, de Constance, de Champagne, etc., sont cachetées et timbrées de manière à donner action en justice contre tous les contrefacteurs.

(2) Quant à la nature et au mode d'application des marques (qui devraient être d'une imitation difficile), ils varieraient avec la nature des objets fabriqués, ces marques pourraient consister dans des étiquettes (les bandes de contrôle des jeux de cartes en sont un bon modèle); dans des poinçons, pour les objets métalliques; dans des cachets ou des plombs (comme cela a déjà été fait pour les sacs de farine, par des maisons de commerce de Paris et de Mons); dans des filigranes (papiers); dans des estampilles, etc. etc.

moyen de répression, attendu qu'elle déclarait les marques d'origine, *facultatives*.

Cette question est maintenant remise à l'ordre du jour.

Dans sa séance du 25 avril 1850, le conseil général de l'agriculture, des manufactures et du commerce, présidé par M. *Dumas*, ministre de l'agriculture et du commerce, après avoir entendu MM. *Kuhlmann*, *Lestiboudois*, a adopté les conclusions suivantes : « Sur la demande des chambres de com-« merce, des chambres consultatives des arts et manufactures « ou des chambres consultatives d'agriculture, quand elles « seront constituées, les conseils généraux consultés, il « pourra être établi des bureaux d'essai, pour déterminer la « composition des engrais artificiels, en vue de la constata-« tion de la fraude.

« Des bureaux analogues pourront être créés pour la vé-« rification des matières employées dans les manufactures, ou « livrées par le commerce à la consommation alimentaire.

« L'art. 423 du Code pénal sera révisé, en vue d'appliquer « ses dispositions à la répression des fraudes constatées. Le « tribunal pourra ordonner l'affiche des jugements (1). »

Espérons donc que nous finirons par avoir une bonne loi sur les marques de fabrique, une loi répressive de cette doctrine du *laissez faire*, *laissez passer*, qui, dans l'application, équivaut trop souvent à celle-ci : *laissez dévaliser tout le monde au profit de quelques habiles*.

Le régime des marques entraînant la responsabilité personnelle du fabricant et du vendeur (2), et s'opposant aux excès de l'anonymité, contribuera puissamment à régulariser l'action de l'industrie libre, à ramener la sincérité dans la production et la probité dans le commerce, et à relever notre ancienne réputation commerciale, du discrédit dans lequel elle est tombée à l'étranger.

Rappelons, en terminant, l'opinion de l'un des principaux manufacturiers du pays, *Victor Grandin*, qui, il y a quelques années, s'exprimait, à la chambre des députés, dans les

(1) Cette dernière conclusion est conforme à celle qui fut adoptée, en 1844, par la commission de la société d'encouragement.

(2) Celui qui signe les articles qu'il fabrique, a intérêt à les faire le mieux possible pour accroître sa clientèle et conserver sa réputation.

termes suivants : « De toutes les institutions créées en vue « d'améliorer le sort des classes ouvrières, les meilleures, ce « sont les caisses d'épargne. Il y a aussi un autre moyen très-« efficace, c'est la loi sur les marques. Le jour où vous aurez « établi une pénalité sévère contre ceux qui abusent de la « confiance publique, croyez-moi, vous aurez donné à l'in-« dustrie indigène une grande occasion de développement. »

MASTIC. — V. Résine mastic.

MÉCHOACAN.

Racine du *Convolvulus méchoacan?* Elle nous arrive d'une province du Mexique, d'où elle tire son nom, et se trouve coupée en rouelles assez grosses, ou en morceaux allongés, blancs et mondés de leur écorce.

Elle est inodore, farineuse à l'intérieur, d'une saveur légèrement âcre.

Usages. — On l'emploie quelquefois en poudre, comme purgative.

Falsifications. — On falsifie quelquefois cette racine avec celle de *bryone* qui est moins blanche, d'une odeur désagréable, d'une saveur amère, âcre et même caustique.

MELLITE DE ROSES ROUGES.

Le mellite de roses rouges ou *miel rosat* est un sirop préparé avec les *pétales secs de roses rouges* ou *roses de Provins*, du *miel blanc* et de l'*eau bouillante*.

Il a une odeur semblable à celle des roses qui entrent dans sa composition.

Usages. — Il est usité en médecine comme astringent ; on l'emploie surtout sous forme de gargarisme.

Falsifications. — Le miel rosat est quelquefois préparé avec de l'*eau de roses colorée artificiellement*, au lieu de l'être avec l'infusion de roses rouges. Cette fraude se reconnaît non-seulement à l'odeur du mellite, mais encore en ce que les sels de peroxyde de fer n'affectent pas sa couleur, tandis que le contraire a lieu pour le mellite préparé, suivant le codex, qui, en outre, n'est pas altéré par le carbonate de potasse : ce sel modifie fortement le mellite préparé avec des matières colorantes.

MERCURE.

Le mercure est le seul métal qui soit liquide à la température ordinaire, il est d'un blanc d'argent, à surface polie, possède un éclat très vif; de là son nom vulgaire, de *vif-argent*. Le mercure se solidifie à — 40° ; sa densité est de 13, 53 à 13, 61. Il bout à 360°, puis se volatilise. La densité de sa vapeur est 6,976, d'après M. *Dumas*.

Usages. — Le mercure est très-employé en médecine, il fait la base d'un grand nombre de préparations pharmaceutiques ; il est d'un usage très-général contre les maladies syphilitiques dans les arts ; il sert à l'extraction de l'argent, à l'étamage des glaces, à la confection de beaucoup d'appareils de physique tels que : baromètres, thermomètres, manomètres, etc. En chimie, il est d'un emploi très-fréquent pour recueillir et opérer sur les gaz solubles dans l'eau.

Altérations. — Le mercure est quelquefois sali par des corps étrangers qui ne s'y trouvent qu'à l'état de suspension; pour l'en débarrasser, il suffit de le passer au travers d'une peau de chamois.

S'il est sali par des *matières grasses*, on le met en contact, pendant quelques heures, avec une solution faible de potasse ou de soude caustique, puis on le lave avec de l'eau.

Falsifications. — Le mercure du commerce contient souvent des métaux étrangers avec lesquels il s'allie facilement, tels que le *plomb*, l'*étain*, le *zinc*, le *bismuth*. Le mercure perd alors son aspect brillant, il se recouvre d'une pellicule mince, terne et grisâtre, est plus adhérent au verre et aux doigts, et laisse à la surface des corps avec lesquels on le met en contact une couche mince métallique noirâtre. Il fait *la queue*, c'est-à-dire qu'au lieu de couler en gouttelettes rondes, chaque goutte de métal s'allonge en arrière en forme de poire, et se couvre d'une pellicule qui, étant enlevée, se reforme avec rapidité. Ces caractères physiques ne suffisent pas, car ils sont reproduits par le mercure pur, mais humide, ou qui a subi à l'air un commencement d'oxydation, et par le mercure qu'on a laissé, pendant quelques instants, au contact des matières grasses. Le procédé ordinaire consiste à distiller avec précaution une quantité déterminée de mercure, dans une cornue de verre ou mieux de fer, au col de laquelle on adapte un nouet de linge plongeant dans l'eau (1). Les métaux étrangers restent dans la cornue. Le mercure distillé est agité, pendant deux ou trois jours, avec de l'eau acidulée par 1|20 d'acide nitrique, puis il est séché.

Mais on ne l'obtient pas toujours ainsi parfaitement pur, car certains amalgames, comme ceux de zinc, de bismuth, sont un peu volatils et peuvent passer à la distillation. Il faut alors recourir à d'autres moyens de purification.

Suivant le procédé de *Berzélius*, on agite fortement et à plusieurs reprises le mercure chauffé à 40°, avec une solution assez concentrée de nitrate acide de mercure. En quelques jours, les métaux étrangers sont oxydés et dissous ; on décante la dissolution et on lave le mercure avec de l'eau distillée, on le fait sécher, et on le passe dans un entonnoir à douille mince, afin de le débarrasser d'une petite quantité d'oxyde et de sous-nitrate non dissous qui se trouvent à sa surface.

Le procédé de M. *Millon* consiste à agiter 100 p. de mercure avec 5 p. d'acide nitrique étendu du double de son volume d'eau, pour enlever d'abord peu à peu les métaux qui sont plus oxydables que le mercure ; on décante et on lave, puis on dissout le mercure à chaud dans l'acide nitrique pur, jusqu'à ce qu'il ne reste plus que 1|10 du poids du mercure primitif, qui retient les métaux moins oxydables que le mercure pouvait contenir. On évapore la dissolution à siccité, on chauffe le sel sec jusqu'à ce qu'il ne reste plus que de l'oxyde rouge dont on extrait le mercure par la distillation : ce dernier renfermant de l'oxygène, ne tarde pas à se recouvrir d'oxyde dont on se débarrasse par une forte agitation du métal avec un peu d'acide sulfurique.

Pour séparer l'étain du mercure, M. *Wackenroder* a con-

(1) On peut opérer cette distillation dans une de ces bouteilles en fer épais qui ont servi à contenir et transporter le mercure. On la munit alors d'un tube de fer fileté entrant à vis dans l'embouchure taraudée de la bouteille : un peu de plâtre gâché, qu'on engage en vissant le tube, rend la jonction hermétique.

seillé de traiter ce dernier à une douce chaleur par un mélange d'acide chlorhydrique et d'acide sulfureux ; on agite fréquemment jusqu'à ce qu'il ne se dégage plus d'hydrogène sulfuré, on élève la température à 80°, pendant une couple d'heures, puis on lave le mercure.

Le procédé proposé par M. *Ulex*, de Hambourg, pour la purification du mercure, consiste dans l'emploi du perchlorure de fer ; la solution de ce sel possède la propriété de pénétrer dans la masse du mercure, de diviser le métal à l'infini et, par conséquent, de pouvoir être mis en contact avec lui sur tous les points. Les métaux étrangers sont attaqués par le chlore plus facilement que le mercure, et se dissolvent dans le liquide, ou se séparent sous forme de poudre. L'opération s'effectue de la manière suivante : On broie pendant dix minutes, dans un mortier de porcelaine, 1000 p. de mercure avec 15 p. d'une solution de perchlorure de fer, d'une densité de 1,48, étendue de 15 p. d'eau ; on lave avec de l'eau, on décante le liquide et on sèche le mercure à une douce chaleur; il reste une poussière grise retenant encore du mercure, que l'on peut convertir en calomel ; en la négligeant, on ne perd que 4 0|0 de mercure environ. L'opération est répétée une seconde fois, si le mercure renferme plus de 1 0|0 de métaux étrangers.

Le meilleur moyen d'avoir du mercure très-pur, consiste à distiller dans une cornue de grès, ou mieux dans une cornue de fer, un mélange de 2 p. de cinabre avec 1 p. de limaille de fer ou de chaux vive.

MERCURE DOUX. — V. CHLORURE (PROTO) DE MERCURE.

MIEL.

Le miel est produit dans nos contrées par l'abeille (*apis mellifica*) (1), insecte de l'ordre des hyménoptères, famille des

(1) Les observations de *Huber*, de Genève, ont appris que l'espèce d'abeille influe sur la nature même du miel. Ainsi c'est à *l'apis fasciata* qu'on rapporte les miels estimés de Narbonne et du Gâtinais, et de quelques autres contrées, soit de l'Italie, soit en Orient, en Egypte, jusqu'en Abyssinie. Cette espèce d'abeille préfère les fleurs des labiées odorantes aux fleurs composées.

mellifères, genre des apiaires sociales. On en connaît plusieurs qualités de miel dans le commerce :

Le *miel de Narbonne* est blanc, grenu, odoriférant ; son goût est aromatique.

Le *miel du Gâtinais*, que l'on substitue quelquefois au précédent, a les mêmes caractères, sauf le goût aromatique.

Le *miel de Bretagne* est d'un jaune plus ou moins rouge ; son odeur est forte, son goût particulier.

Il y a encore le *miel de Bayonne* (1).

Dans toutes ces sortes, le meilleur et le plus pur est le miel *vierge* ou de *premier écoulement*.

Le miel, d'après les recherches de M. *Soubeiran*, est un mélange, en proportions très-variables, de *glucose* ou sucre solide (2) cristallisable, de *sucre* qui dévie vers la *droite* les rayons de la lumière polarisée et qui est intervertible par les acides, et de *sucre* liquide incristallisable, déviant à *gauche* la lumière polarisée, et se détruisant facilement sous l'influence des alcalis (3) ; il contient en outre un peu de *mannite*, un ou plusieurs *acides végétaux*, et des *principes aromatiques* et *colorants* qui ont une grande influence sur sa qualité.

La cristallisation du miel s'opère avec une expansion telle qu'elle briserait les vases où elle s'opère, si on ne leur laissait les moyens de se dilater librement. L'intervention de l'air est indispensable à cette cristallisation.

Usages. — Le miel est employé dans l'économie domestique, il sert à préparer les hydromels, les liqueurs de Dantzick, le marasquin, et autre liqueurs de table. En pharmacie, il sert comme émollient, laxatif et rafraîchissant : on s'en sert pour édulcorer certaines tisanes, et pour préparer les *mellites* ou sirops dans lesquels le sucre est remplacé par le miel.

Altérations. — Souvent les miels, surtout ceux qui sont obtenus par la chaleur ou par la pression des gâteaux, con-

(1) La couleur des miels de diverses contrées paraît dépendre surtout des principes colorants des plantes.

(2) Les miels, suivant leur consistance et la température à laquelle on opère, fournissent 20 à 30 p. % de glucose, par la pression.

(3) D'après M. *Dubrunfaut*, les miels du commerce, récemment récoltés, renferment des proportions variables de *sucre de canne*, qui existe exclusivement dans la partie liquide. Ce sucre disparaît avec le temps, sous l'influence du ferment naturel contenu dans ces produits.

tiennent un peu de *cire* ou sont mêlés de *couvain*, de *débris d'insectes*, qui les rendent susceptibles de fermenter, de devenir écumeux et d'avoir une saveur aigre. Ces miels doivent être rejetés de l'emploi pharmaceutique.

La cire se laisse apercevoir lorsqu'on dissout une petite quantité de ce miel dans de l'eau distillée.

On peut épurer les miels en les mélangeant avec 4 à 5 % de charbon animal et en les battant avec de l'eau et quelques blancs d'œuf, pour les clarifier; on les fait ensuite passer sur des filtres contenant un mélange de charbon animal et de charbon végétal en grains, afin de les décolorer et de leur ôter le mauvais goût (1).

Falsifications. — Le miel est falsifié avec l'*amidon*, la *pulpe de châtaignes*, la *farine de haricots* ou d'autres *farines crues* ou *torréfiées*; avec du *sable*, de la *gomme adragante*, du *sirop de dextrine*, et surtout avec du *sirop de fécule* ou *glucose* (2).

L'amidon, la farine de haricots, le sable, la gomme, servent à donner de la densité au miel altéré et à augmenter son volume. Ces fraudes se reconnaissent par la chaleur sous

(1) Nous devons ajouter que divers miels du midi de l'Europe offrent une qualité plus ou moins enivrante, soit que celle-ci résulte d'un commencement de fermentation alcoolique, soit qu'elle dépende des propriétés excitantes et aromatiques des végétaux qui les fournissent.

Enfin, il y a des miels vénéneux; on sait : 1° que Tournefort et M. Auguste Saint-Hilaire ont établi que les miels récoltés par les abeilles sur des *apocynées*, sur l'*azalea pontifica*, sur le *rhododendrum ponticum* sont vénéneux; 2° que M. *Seringe* a vu, en Suisse, du miel recueilli sur les fleurs d'*aconium napellus* et *ponticum*, causer des effets dangereux sur les pâtres de ce pays.

(2) Nous avons vu du miel préparé avec du sirop de fécule, à la confection duquel *nulle abeille n'avait travaillé*. Il était devenu solide dans le baril, de façon que l'épicier, qui l'avait acheté pour du miel de bonne qualité, ne savait que faire d'un produit que ses caractères extérieurs rendaient invendable.

Le sieur H..., épicier à Paris, vendit à des négociants en droguerie une forte partie de miel qu'il avait achetée du sieur V..., fabricant de cire jaune; le miel ayant été reconnu comme mélangé de sucre de fécule, les sieurs H... et V... furent traduits, en 1846, devant le tribunal de police correctionnelle (6e chambre) qui les condamna chacun à un mois de prison, solidairement aux dépens, et ordonna la confiscation des miels saisis.

l'influence de laquelle le miel sophistiqué prend une très-grande consistance, s'épaissit beaucoup, tandis que, lorsqu'il est pur, il se liquéfie; puis, si on le traite par l'eau froide, celle-ci dissout les substances solubles, et laisse pour résidu les corps étrangers, tels que le sable, qui se précipite, l'amidon, qui bleuit au contact de l'eau iodée.

Quant à la présence du sirop de fécule ou du sirop de dextrine (1), on la reconnaîtra d'abord par un examen attentif des caractères physiques du miel à essayer, tels que la consistance, la demi-transparence, la saveur, l'odeur etc.

Comme presque toujours le sirop de fécule employé à cette fraude a été préparé par l'intermède de l'acide sulfurique ; il retient alors un peu de sulfate de chaux dont la présence fera reconnaître le miel ainsi fraudé; l'essai se borne donc à rechercher si le miel, dissous dans l'eau (2), se trouble par l'oxalate d'ammoniaque et, surtout, par le chlorure de baryum ou le nitrate de baryte (3).

M. *Lassaigne* a eu à examiner, en 1844, une livraison de 35 kilog. de prétendu miel de Bretagne, de qualité inférieure, qui n'était autre que du sirop de fécule solidifié en masse grenue. Ce produit, renfermé dans un petit baril de la conte-

(1) La falsification du miel par le sirop de dextrine a été signalée par M. *Stanislas Martin*.

(2) On nous a reproché d'avoir constamment omis de dire, dans le premier volume de ce Dictionnaire, *eau distillée*, quand nous parlons de l'emploi de ce liquide, dans le but de reconnaître des altérations ou falsifications. Comme nous nous adressons à des chimistes et à des pharmaciens, nous avions pensé que cette indication était superflue; attendu que, pour ignorer les motifs qui font employer l'eau distillée, il faudrait ne pas connaître les premiers éléments de la chimie. Quoiqu'il en soit, il est bien entendu qu'on doit exclusivement employer l'eau distillée dans toutes les réactions, et que quand nous indiquons l'eau comme dissolvant, c'est de *l'eau distillée* qu'il s'agit.

(3) D'après les expériences de MM. *Robert* et *Guibourt*, les différents miels sont exempts de sel calcaire; toutefois, il ne faudrait pas les filtrer au papier, à moins que celui-ci n'eût été préalablement bien lavé à l'acide chlorhydrique. M. *Guibourt* a, en effet, observé que l'action dissolvante du miel sur les sels calcaires était telle, qu'il suffit de filtrer une solution du miel le plus pur à travers le meilleur papier à filtre non lavé, pour que la liqueur accuse aussitôt des traces de chaux par l'oxalate d'ammoniaque.

nance de ceux dans lesquels on expédie le miel dit de Bretagne, avait la consistance du miel commun solidifié, un aspect grenu et cristallin. Son odeur était celle d'un sirop trop cuit et un peu caramélisé. Sa saveur, d'abord faiblement sucrée, devenait ensuite un peu âcre et amère ; il avait une grande tendance à se durcir par son exposition à l'air sec, à 16°c. Délayé dans deux ou trois fois son volume d'eau froide, il a abandonné une matière grenue qui, pressée entre plusieurs doubles de papier Joseph, s'est présentée sous forme de masse blanchâtre, composée de petits mamelons cristallins. Une même quantité de ces cristaux et du sucre incristallisable du miel a été dissoute dans la plus petite quantité possible d'eau, et une goutte de ces deux solutions a été placée sur une même lame : de verre par son exposition à l'air sec à 20°, le sucre de miel n'a pas tardé à cristalliser en petits mamelons blancs, tandis que le sucre de fécule a pris, au bout du même temps, la forme d'une masse visqueuse et grenue (1)

MINIUM.

Le minium est un oxyde de plomb intermédiaire composé de protoxyde et de bioxyde de plomb ou oxyde puce, il est en poudre d'un beau rouge vif, insipide, inodore. Sa densité est de 8,940. L'acide nitrique détruit le minium en s'emparant du protoxyde et mettant le bioxyde en liberté.

Le minium se distingue, dans le commerce, par les dénominations de *minium* à *un*, *deux*...., *sept feux*, suivant qu'il a subi ce nombre de fois l'action du feu. Comme on le prépare, en effet, en chauffant lentement le massicot, sans agiter la matière, il en résulte que la partie supérieure du massicot est seule transformée en minium, et que l'opération doit être recommencée un certain nombre de fois.

La variété la plus pure de minium est la *mine orange* que l'on obtient en soumettant la céruse à une calcination prolongée au contact de l'air.

(1) On a aussi vendu du miel blanc du Nord ou de l'Ouest pour du miel du Midi, qui est plus estimé. Cette fraude se commet en coulant le miel de qualité inférieure sur du *romarin*, afin de lui donner le parfum qui caractérise le miel du Midi : elle peut être décélée par les débris de romarin qui se trouvent quelquefois dans ce miel falsifié.

Usages. — Le minium est employé dans la cristallerie, dans la fabrication des émaux ; il sert (principalement la mine orange) à colorer les papiers de tenture, à fabriquer le strass, le flint-glass; à colorer les cires molles et à cacheter; il sert dans les peintures à l'huile et à la préparation de quelques mastics. En pharmacie, il entre dans quelques pommades ou emplâtres, par exemple, dans l'emplâtre de Nuremberg.

Altérations. — Le minium du commerce renferme ordinairement, suivant M. *Dumas,* jusqu'à 50 0/0 de *massicot* ou *protoxyde de plomb,* non combiné; et le plus pur en retient 5 à 6 0/0.

Pour essayer le minium et le purifier, on le traite par l'acide nitrique, qui le convertit en protoxyde et en oxyde puce. Plus la proportion de ce dernier est considérable, plus le minium est pur. Cet oxyde puce étant recueilli, lavé avec soin, puis calciné, donnera du minium pur.

Le minium renferme quelquefois du *cuivre,* dont la présence est nuisible quand on l'emploie dans la fabrication des cristaux ou des émaux, attendu que ce métal leur donne une teinte verdâtre. Le mode d'essai, dans les arts, consiste à placer dans un moufle un mélange de minium (3 p.) et de sable 1 p.); on forme un silicate de plomb qui a une teinte verte, si le minium renferme du cuivre. Dans les laboratoires, on traite le minium par l'acide nitrique étendu qui dissout le protoxyde de plomb, et le cuivre, s'il y en a dans le minium. La liqueur filtrée, pour séparer l'oxyde puce, et traitée par un petit excès d'ammoniaque, donnera un précipité de protoxyde de plomb, et le liquide surnageant sera coloré en bleu. On peut encore traiter la solution nitrique par l'acide sulfurique, ou par un sulfate soluble qui précipite le plomb : le cuivre reste à l'état de sel dans la liqueur.

Falsifications. — Souvent le minium est falsifié avec des *matières terreuses rouges (poudre de briques, ocre rouge),* avec du *Colcothar.* Cette fraude se reconnaît à l'aide d'un traitement par une solution d'acétate de plomb neutre qui s'empare du protoxyde et qui, si le minium est pur, ne doit laisser pour résidu que de l'oxyde puce. Si l'on n'a pas ajouté d'autres substances, il faut ensuite déterminer la nature de ce résidu.

Un autre moyen, qui nous semble préférable, consiste à traiter le minium par l'acide chlorhydique concentré qui dissout le plomb et le fer, et laisse la brique indissoute et facile à reconnaître ; la solution est évaporée à siccité, et le résidu traité par l'alcool qui dissout le chlorure de fer.

MONNAIES.

En France, l'unité monétaire est le *franc*, composé de 9 p. d'argent pur allié avec 1 p. de cuivre ; le tout pesant 5 gr. L'alliage est dit au titre de neuf dixièmes de fin ou de 900 millièmes.

Il existe trois espèces de monnaies : 1° les monnaies d'or de 40 fr., de 20 fr. et de 10 fr. (1) ; 2° les monnaies d'argent de 5 fr., de 2 fr., de 1 fr., de 1/2 fr. ou 50 c., de 1/4 de fr. ou 25 c., et de 1/5 de fr. ou 20 c. (1) ; 3° les monnaies de cuivre de 1 décime ou 10 centimes, de 5 centimes et de 1 centime.

Nous ne nous occuperons ici que des monnaies d'or et d'argent, qui seules sont sujettes à des altérations graves, et dont l'imitation plus ou moins exacte, a de tout temps exercé l'habileté des faux monnayeurs.

Les monnaies d'or et d'argent sont, au titre mathématique de 900 millièmes, c'est-à-dire qu'elles contiennent 9 dixièmes de métal pur et un dixième d'alliage ; avec une tolérance, pour l'or, de 2 millièmes par gramme, soit en dessus, soit en dessous, et une tolérance, pour l'argent, de 3 millièmes par gramme, en dessus ou en dessous du titre exact (2).

Ces monnaies ont, en outre, un poids, un diamètre ou module déterminés, qui sont indiqués dans le tableau suivant (3) :

(1) La fabrication des pièces d'or de 10 fr. et des pièces d'argent de 20 cent. a été autorisée par le décret du 3 mai 1848.

(2) Depuis le 1er janvier 1850, la tolérance du titre pour les pièces d'argent n'est plus également que de 2 millièmes en dessus ou en dessous du titre exact.

D'un autre côté, pour les pièces de 5 fr. frappées depuis l'an III jusqu'à l'an X de la première république, la tolérance était de 14 millièmes, 7 en dessus et 7 en dessous.

(3) Le poids et le diamètre des pièces d'argent ayant été établi en nombres ronds, elles peuvent servir de poids et de mesures de longueur usuels. Ainsi 40 pièces de 5 fr. font le kilogramme ; 20 pièces de 1 fr. et

	MONNAIES.	POIDS EXACT.	TOLÉRANCE en millièmes du poids.	POIDS AVEC LA TOLÉRANCE. En plus.	POIDS AVEC LA TOLÉRANCE. En moins.	DIAMÈTRE ou module en millimètres.
OR.	40 fr.	12gr,90322 (1)		12gr,92903	12gr,8774	26 mill.
	20 fr.	6,45161	2	6,46461	6,43871	21 »
	10 fr.	3,22580		3,23225	3,21925	19 »
ARGENT.	5 fr.	25	3	25,075	24,925	37 »
	2 fr.	10	5	10,05	9,95	27 »
	1 fr.	5		5,025	4,975	23 »
	0,50 c.	2,50	7	2,5175	2,4825	18 »
	0,25 c.	1,25	10	1,2625	1,2375	15 »
	0,20 c.	1	10	1,01	0,99	15 »

La pesanteur spécifique des monnaies, celle de l'eau étant 1, varie, pour les pièces d'or, de 17,222 à 17,595 ; et, pour les pièces d'argent, de 10,257 à 10,306.

La vérification de ces données, jointe aux caractères physiques (couleur, odeur, son, toucher, dureté), doit faire l'objet des premières recherches du chimiste chargé d'examiner si des pièces sont vraies ou fausses.

Monnaies d'or. — Les fausses monnaies d'or peuvent être distinguées en deux espèces : 1° *celles qui contiennent moins d'or et plus d'alliage que la loi ne le permet ;* 2° *celles qui se composent presque entièrement d'un métal étranger, sur lesquelles on a appliqué une feuille d'or.*

L'examen des fausses monnaies de la première espèce se réduit à la détermination de leurs titres, en procédant successivement à l'*inquartation,* à la *coupellation* et au *départ ;* ces diverses opérations exigent, de la part de l'opérateur, des connaissances pratiques spéciales qui constituent l'art de l'essayeur : nous nous bornerons ici à les mentionner.

20 pièces de 2 fr. donnent exactement le mètre, si les lettres de la légende sur tranche sont gravées en creux ; cette mesure est moins exacte avec les pièces de 2 fr. et de 1 fr., frappées depuis 1830 et qui sont cannelées sur tranche.

(1) La proportion entre l'or et l'argent ou le rapport de la valeur de 1 kil. de monnaie d'or à celle de 1 kil. de monnaie d'argent, qui est dans notre système monétaire de 15,5 à 1, n'a pas permis de donner aux pièces d'or un poids en nombres ronds ; mais 155 pièces de 20 fr. équivalent à 1 kilog.

Les fausses monnaies de la deuxième espèce sont principalement les pièces d'*or fourrées* d'argent ou de platine. Il résulte de la différence de prix de ces trois métaux (1), que les faussaires trouvent de l'avantage à fabriquer des pièces d'argent ou de platine dorées. Tantôt les pièces sont *doublées*, c'est-à-dire que les deux surfaces et le cordon d'une bonne pièce d'or sont rapportées à l'aide de soudures sur un *flan* de platine (2); tantôt c'est un flan de platine préalablement recouvert d'une feuille d'or, puis soumis à l'action du balancier.

L'examen de la coupe de la pièce réputée fausse est le premier moyen à employer pour reconnaître la fraude; on s'aperçoit bientôt que la surface seule est en or, et l'on détermine aisément, par l'acide nitrique ou par l'eau régale, si le métal étranger est de l'argent ou du platine. Si, pour diminuer la densité de celui-ci, on l'avait d'abord allié avec un peu d'argent, on reconnaîtrait ce mélange ternaire en traitant, à l'aide d'une douce chaleur, 1/2 gramme de la pièce par 2 gr., 5 d'eau régale (1 p. d'acide nitrique, 3 p. d'acide chlorhydrique et 1 p. d'eau distillée) : L'argent se précipitera finalement à l'état de chlorure d'argent. Dans le cas contraire, la dissolution sera complète et, s'il y a du platine, elle sera d'un rouge foncé, presque pourpre, au lieu d'être d'un jaune verdâtre. La dissolution, rapprochée et débarrassée de son excès d'acide, sera filtrée pour séparer le chlorure d'argent, puis mélangée avec

(1) Le gramme d'or fin vaut 3 fr. 44 ; le gramme d'argent fin 0 fr. 22, et le gramme de platine pur 1 fr., sauf les variations du cours.

(2) Ce procédé fut employé à Birmingham pour faire de fausses pièces de 40 fr. Il se fabrique dans cette ville, l'une des plus manufacturières de l'Angleterre, une grande quantité de fausses monnaies, non seulement en imitation de celles du pays, mais encore de beaucoup de pays étrangers. Cette quantité est telle que le gouvernement dépense annuellement 175,000 fr. pour soutenir les procès auxquels ces fausses pièces donnent lieu (*Chaudet*).

Tout récemment, le gouvernement anglais a été mis sur la voie d'une fabrication de faux *souverains*, à Birmingham. La découverte eut lieu dans une administration publique : des soupçons s'étant élevés sur une pièce offerte, elle fut brisée, et l'on s'aperçut que le centre était entièrement composé de métal inférieur, entouré d'or pur. Ces souverains avaient une valeur de 16 shillings; ils avaient donc perdu le 1/5 de leur valeur légale, qui est de 20 shillings. (*Daily-News*).

du sulfate de protoxyde de fer pulvérisé, jusqu'à cessation de trouble; l'or très-divisé se déposera et pourra être recueilli sur un filtre; on le lavera avec de l'eau acidulée par l'acide clohrhydrique, puis avec de l'eau chaude, et on le calcinera jusqu'au rouge-cerise, afin de lui donner la couleur de l'or mat. La dissolution restante sera rapprochée par l'évaporation et traitée par une solution concentrée de chlorhydrate d'ammoniaque; le précipité jaune de chlorure double ammoniacal sera lavé, séché et calciné jusqu'au rouge, pour en retirer le platine en éponge (1).

Si des pièces d'argent avaient été dorées, leur apparence pourrait en imposer d'abord ; mais le poids ne laisserait plus aucun doute. Il est d'ailleurs un signe physique qu'il peut être très-utile d'invoquer en pareil cas : l'effigie des pièces d'argent est toujours, pour un même règne, tournée en sens inverse de celle des pièces d'or. Ainsi les pièces d'argent de Napoléon et de Louis-Philippe ont la face tournée à droite, celles d'or l'ont à gauche ; les pièces d'argent de Louis XVIII, de Charles X et de la nouvelle république, ont la face tournée à gauche; les pièces d'or l'ont à droite.

Monnaies d'argent. — Les fausses monnaies d'argent peuvent également être distinguées en deux espèces : 1° *celles qui contiennent moins d'argent et plus de cuivre*; 2° *celles qui sont formées de métaux autres que l'argent.*

Les fausses monnaies de la première espèce seront soumises à des essais par voie sèche (coupellation) ou par voie humide (2). Celles de la deuxième espèce qui sont, de beau-

(1) En opérant de cette manière, M. *Lassaigne*, en 1835, a reconnu que des *faux double-louis*, au millésime de 1788, qui lui avaient été remis par un changeur du Palais-Royal étaient formés de :

Platine	11gr. 200
Or	4 050
Argent	0 200
Poids de la pièce :	15gr. 450

Le poids de ces faux-louis était un peu plus fort que celui du double louis ordinaire qui est 15gr. 250. Ils paraissaient avoir été fabriqués avec une lame de platine plaquée d'or sur les deux faces, puis frappée. M. *Lassaigne* fut porté à croire que la petite quantité d'argent contenue dans ces pièces, y avait été introduite pour souder l'or au platine.

(2) Voyez Chaudet, *l'Art de l'Essayeur*, Paris, 1835.

coup, les plus fréquentes et les plus nombreuses, sont fabriquées principalement avec les métaux et alliages suivants :

1° *Étain seul* ;
2° *Étain et antimoine ;*
3° *Étain et bismuth ;*
4° *Étain et plomb* ;
5° *Étain et zinc ;*
6° *Étain, antimoine et plomb* ;
7° *Plomb seul ;*
8° *Plomb et antimoine* (1).

Dans quelques circonstances, on a fabriqué un alliage de 9 p. de cuivre et de 1 p. d'argent sur lequel on a appliqué une feuille d'argent ; ces dernières pièces sont très-faciles à reconnaître par la coupe qui est jaune orangée.

L'épreuve des caractères physiques offre un premier moyen de reconnaissance qui ne donne, il est vrai, que des présomptions sur l'existence de la fraude. S'il s'agit de déterminer la nature de l'alliage, on a recours à l'analyse chimique.

Les fausses pièces ont ordinairement le diamètre des bonnes. Le *poids* pourra servir à faire reconnaître une pièce fausse : Lorsqu'elle aura été fabriquée avec des métaux moins denses que l'argent, le manque de poids devient une preuve évidente de fausseté. Mais de ce qu'une pièce possède le poids légal, il ne faudra pourtant pas en conclure qu'elle est bonne ; car on pourrait arriver à obtenir le poids des bonnes pièces, en combinant des métaux de densité différente dans des proportions convenables (2).

(1) On trouve aussi, dans ces alliages, des proportions minimes de *cuivre* et de *fer*, qui proviennent plutôt accidentellement des autres métaux alliés, que d'une introduction volontaire.

(2) Les densités des métaux, employés dans les arts, sont les suivantes :

Platine laminé	22,06
Platine	21,53
Or forgé	19,36
Or fondu	19,26
Mercure	13,55
Plomb fondu	11,35
Argent laminé	10,55
Argent fondu	10,47
Bismuth	9,82
Cuivre laminé ou forgé	8,95
Cuivre fondu	8,85

La *densité* des pièces sera aussi un caractère à invoquer (1).

La *couleur grise*, *terne* de la pièce, le son *mat* qu'on obtient lorsqu'on la jette sur le carreau, ou quand, après l'avoir placée en équilibre sur l'extrémité de l'index, on la frappe avec un autre corps métallique; l'*odeur* métallique qu'elle exhale, quand on la frotte entre les doigts, la teinte qu'elle imprime à ces derniers, enfin son *toucher gras*, peuvent servir d'indices quand elle ne renferme que de l'étain, du plomb, du zinc ou quelques alliages de ces métaux.

Les pièces odorantes, privées de son, ou *sourdes*, grasses au toucher, sont généralement beaucoup plus ductiles que les bonnes pièces : elles peuvent se laisser légèrement entamer par les dents. Mais si la pièce contient du bismuth, du cuivre ou du zinc, et surtout de l'antimoine, elle acquiert une certaine dureté, et par suite un peu de sonorité. Ajoutons que si une pièce sonore peut être fausse, une bonne pièce peut être *sourde*; une petite gerçure, une couche mince de métal isolée, l'alliage légèrement oxydé, suffisent pour la rendre telle.

Il résulte de ce qui précède que les caractères physiques serviront par leur manifestation plutôt de contrôle à l'analyse chimique que de moyen direct pour conclure à la fausseté d'une pièce de monnaie.

Les procédés d'analyse employés pour reconnaître les différents alliages ci-dessus mentionnés seront les suivants :

Nickel forgé	8,666
Nickel fondu	8,279
Etain	7,291
Zinc	7,19
Antimoine	6,720

D'abord, pour reconnaître l'argent pur de l'argent faux, M. *Runge* a indiqué la couleur pourpre caractéristique que prend une pièce d'argent plongée dans une dissolution com-

(1) En 1844, nous avons eu à examiner avec M. *Lassaigne* des pièces fausses de 5 fr., 2 fr. et 1 fr., à l'effigie de Louis-Philippe, et aux millésimes de 1841 et de 1843 : elles contenaient de l'*étain*, de l'*antimoine*, du *plomb*, du *cuivre* et des traces de *fer*. La densité moyenne des fausses pièces de 5 fr. était 7293. La pièce de 5 fr. pesait 19 gr., 5; celle de 2 fr. 7 gr., 5; celle de 1 fr. 4 grammes.

posée de 32 p. d'eau, de 3 p. de chromate de potasse et de 4 p. d'acide sulfurique; la coloration est d'autant plus vive et plus intense que l'argent est plus pur; elle s'affaiblit et disparaît même, suivant la proportion de l'alliage. Pour faire l'essai, on entame les pièces, surtout sur la couronne, afin d'atteindre le noyau et d'éviter l'erreur dans laquelle on tomberait en opérant, par exemple, sur des pièces qui ne seraient recouvertes d'argent qu'à la superficie.

Viennent ensuite les caractères chimiques ordinaires des métaux entrant dans la composition de l'alliage, et ceux qu'ils présentent, d'après les observations de *Chaudet*, lorsqu'on les soumet à la coupellation, qu'ils soient seuls ou alliés entre eux.

Étain. — Une pièce en étain pur est d'un blanc légèrement bleu; frottée entre les doigts, elle exhale l'odeur particulière à ce métal; par la coupellation, elle fournit un oxyde très-blanc. Traitée par l'acide nitrique pur à 22° Baumé et bouillant, elle donne de l'acide stannique. La liqueur nitrique ne sera troublée par le sulfate de soude, ou colorée en bleu par l'ammoniaque, qu'autant que l'étain renfermerait un peu de plomb ou de cuivre. L'acide stannique, ou l'étain, donne avec l'acide chlorhydrique, ou l'eau régale, une dissolution présentant tous les caractères des persels d'étain : précipité blanc avec les alcalis; précipité jaune avec l'acide sulfhydrique.

Étain et antimoine. — Cet alliage est blanc, brillant et un peu sonore; il donne, par la coupellation, un oxyde plus ou moins gris, parsemé de blanc. L'acide nitrique transforme les deux métaux qui le composent en acides stannique et antimonieux, insolubles, sous forme de poudre blanchâtre, où la présence de l'antimoine peut être décelée si on en introduit une partie dans un flacon, avec du zinc, de l'eau et de l'acide sulfurique : il se dégage un gaz qui, en brûlant, dépose sur la porcelaine de larges tâches noirâtres d'antimoine métallique.

Le plomb et le cuivre qui se rencontrent parfois unis à l'étain et à l'antimoine restent en dissolution dans l'acide nitrique. On sépare l'étain de l'antimoine, au moyen du procédé de *Gay-Lussac* : L'alliage d'étain et d'antimoine, chauffé avec l'acide chlorhydrique concentré et bouillant, additionné d'un peu d'acide nitrique, se dissout complétement ; si dans la dissolution étendue d'eau on plonge une lame d'étain, l'antimoine se précipite en flocons noirs qui sont recueillis, lavés à l'acide chlorhydrique très-faible, puis à l'eau bouillante, desséchés à 120° et pesés. Si l'alliage renferme aussi du cuivre et du plomb, ces métaux se précipitent avec l'antimoine qui est traité par l'acide nitrique bouillant ; le cuivre et le plomb sont dissous, et l'antimoine, transformé en acide antimonieux, se sépare sous forme de poudre blanche insoluble ; son poids fait connaître par suite celui de l'antimoine.

La liqueur nitrique traitée par un sulfate alcalin laisse précipiter le plomb à l'état de sulfate insoluble ; du poids de ce précipité, lavé et séché, on déduit celui du plomb. La liqueur surnageante, traitée par l'acide sulfhydrique, donne un précipité de sulfure de cuivre qui, recueilli, lavé et traité par l'acide nitrique, est transformé en sulfate dont on précipite le cuivre à l'état d'hydrate de bioxyde de cuivre, à l'aide de la potasse ; le poids de cet oxyde recueilli sur un filtre, séché et lavé, fait connaître celui du cuivre.

Étain et bismuth. — Il fournit sous le moufle un oxyde gris jaunâtre. Traité par l'acide nitrique, il donne un précipité d'acide stannique et une solution de nitrate de bismuth, qui, débarrassée de l'excès d'acide par l'évaporation, précipitera en blanc par l'addition de l'eau ; en noir, par l'hydrogène sulfuré ; en blanc, par l'ammoniaque, la potasse ; en blanc, par le carbonate d'ammoniaque ; ce dernier précipité, recueilli, lavé, et chauffé au rouge, donnera de l'oxyde de bismuth dont le poids fera connaître celui du métal.

Étain et plomb. — Cet alliage est entièrement soluble dans l'acide chlorhydrique. Traité par l'acide nitrique, il se dissout en partie ; et donne un précipité blanc d'acide stannique, qui, lavé, séché et calciné avec du charbon, fournit un bouton métallique dont la dissolution chlorhydrique présente toutes les réactions des sels d'étain. La liqueur nitrique précipite en blanc par l'acide sulfurique ou un sulfate alcalin ; en jaune par l'iodure de potassium, le chromate de potasse ; en noir par l'hydrogène sulfuré. L'alliage de plomb et d'étain soumis à la coupellation donne un oxyde blanc mêlé de couleur de rouille et d'un peu de jaune.

Étain et zinc. — Cet alliage est d'un blanc un peu bleuâtre ; passé à la coupelle, il s'enflamme plus ou moins sous le moufle, donne un oxyde verdâtre au sortir du fourneau, et devient blanc par le refroidissement. Traité par l'acide nitrique bouillant, il fournit un précipité d'acide stannique qu'on pourra doser comme on l'a déjà dit plus haut, et une solution de nitrate de zinc, donnant par l'ammoniaque, la potasse, un précipité blanc soluble dans un excès du réactif; avec l'hydrogène sulfuré, un précipité blanc ; avec le cyanure jaune, un précipité blanc ; avec le cyanure rouge, un précipité jaune orangé ; avec les carbonates alcalins, un précipité de carbonate de zinc qui, lavé, recueilli et calciné, sera transformé en oxyde, du poids duquel on déduira facilement celui du zinc métallique.

Étain, antimoine et plomb. — Soumis à la coupelle, cet alliage donne un oxyde mêlé de gris noirâtre, de blanc et de jaune. Traité par l'acide nitrique, il donne une solution plombique dans laquelle on distingue facilement la présence de ce métal, à l'aide des réactifs appropriés. On a un précipité d'acides stannique et antimonieux, dont on opère la séparation par le procédé de *Gay-Lussac*, indiqué plus haut.

Plomb. — Une pièce en plomb est grise, sans sonorité ; elle tache les doigts ; sa tranche, d'un gris bleuâtre, se ternit facilement à l'air. Soumise à la coupellation, elle produit un oxyde jaunâtre entièrement absorbé par la coupelle. Elle se dissout entièrement dans l'acide nitrique ; la solution donne toutes les réactions caractéristiques du plomb.

Plomb et antimoine. — Cet alliage donne avec l'acide nitrique une dissolution présentant les caractères du plomb, et un précipité d'acide antimonieux qui, chauffé avec un peu de flux noir, fournit un bouton métallique, sur lequel on constate facilement les caractères de l'antimoine. Soumis à la coupellation, cet alliage donne un oxyde jaunâtre entièrement absorbé par la coupelle, tandis que l'antimoine est complètement vaporisé.

Enfin, le *Packfung* (ou *packfong*), connu aussi sous les noms d'*argentan*, de *cuivre blanc* d'*Allemagne*, de *Maillechort*, est un alliage presque aussi blanc que l'argent et composé de *cuivre*, de *nickel*, de *zinc* et souvent d'*étain* et de *fer*. Traité par l'acide nitrique, on obtient un précipité d'acide stannique et une solution de cuivre, de nickel, de zinc et de fer. Si on fait passer un courant d'hydrogène sulfuré dans la liqueur, le cuivre seul est précipité à l'état de sulfure et se dose à l'état de bioxyde, ainsi que nous l'avons dit plus haut. Le fer, s'il y en a, ramené au maximum d'oxydation, est précipité par l'ammoniaque et dosé à l'état de sesquioxyde. Restent le nickel et le zinc qu'on précipite, l'un et l'autre, à l'état de carbonate, à l'aide d'un carbonate alcalin. Le précipité est dissous dans un excès d'acide acétique, et l'on fait passer dans la dissolution un courant d'hydrogène sulfuré qui précipite le zinc à l'état de sulfure, tandis que le nickel reste en dissolution. Le précipité de sulfure de zinc est recueilli, lavé et dissous dans l'acide nitrique ; à l'aide d'un carbonate alcalin, il est précipité à l'état de carbonate et dosé à l'état d'oxyde.

Quant à l'acétate de nickel, il sera précipité par la potasse caustique en excès, et chauffé au rouge. Le poids du protoxyde de nickel ainsi obtenu fera connaître celui du nickel.

MORPHINE.

La morphine, découverte en 1816 par *Sertuerner*, est l'un des alcaloïdes de l'opium. Elle cristallise soit en prismes rectangulaires terminés par un biseau, soit en octaèdres. Ces cristaux sont blancs, brillants, inodores, inaltérables à l'air ; leur saveur est amère et persistante ; ils contiennent 2 équival. ou 5 %,73 d'eau qu'ils perdent à 120° ; ils deviennent opaques et fondent à une température plus élevée en un liquide jaune.

La morphine est insoluble dans l'eau froide et très-peu soluble dans l'éther. L'eau bouillante en dissout 1/92 de son poids. Elle est soluble dans 40 p. d'alcool anhydre froid et dans 30 p. d'alcool ordinaire bouillant ; elle se dissout dans les huiles grasses et volatiles. Les dissolutions de morphine ramènent au bleu le papier de tournesol rougi, verdissent le sirop de violettes et rougissent le papier de curcuma.

La morphine est soluble dans la soude ou la potasse caustiques et un peu soluble dans l'ammoniaque ; elle se dissout dans l'acide nitrique, qui la colore en rouge de sang.

Projetée dans une dissolution concentrée et peu acide d'un sel de peroxyde de fer, elle se colore en bleu foncé. Elle décompose l'acide iodique ; l'iode, mis à nu, colore l'empois en bleu.

La morphine renferme : *Carbone*, 72,2 ; *hydrogène*, 6,2 ; *azote*, 4,9 ; *oxygène*, 16,7.

Usages. — Les sels de morphine font la base de quelques préparations pharmaceutiques (sirops d'acétate, de chlorhydrate, de sulfate de morphine).

Falsifications. — La morphine contient quelquefois de *la matière colorante de l'opium, de la narcotine*, soit que cette dernière substance qui l'accompagnait dans l'opium en ait été incomplétement séparée, soit qu'on l'y ait frauduleusement mélangée (1).

La matière colorante se reconnaîtra à la couleur moins blanche de la morphine.

La narcotine sera décelée et séparée de la morphine par plusieurs moyens : soit, d'après *Robiquet*, par l'éther qui dissout à froid la narcotine et ne dissout pas la morphine ; soit, d'après *Pelletier*, par l'acide acétique faible, qui dissout à froid la morphine, sans attaquer sensiblement la narcotine ; soit, d'après M. *Liebig*, par une solution de potasse à 20° Baumé, qui dissout la morphine à l'exclusion de la narcotine.

La narcotine, en outre, n'est pas colorée en rouge par l'acide nitrique ; elle est sans action sur l'acide iodique et les sels de peroxyde de fer.

Dans le cas où des *alcalis fixes* auraient été mélangés à la morphine, l'incinération les laisserait pour résidu.

MUSC.

Le musc est une matière sécrétée dans une sorte de poche ou bourse située en avant du prépuce d'une espèce de chevrotain (*moschus moschiferus*), de l'ordre des ruminants, qui

(1) Il y a quelques années, on a trouvé 17 % de narcotine dans de la morphine provenant d'Allemagne, et jusqu'à 50 % de ce même alcaloïde dans de la morphine qui arrivait d'Angleterre.

vit au Tonquin, au Bengale, dans le Thibet, la Daourie et la Tartarie.

C'est une substance solide, onctueuse, granuleuse, d'un brun jaunâtre terne; d'une saveur âcre, légèrement amère, d'une odeur très-forte et extrêmement diffusible. Soumis à l'action de la chaleur, le musc fond, s'enflamme, et ne laisse que fort peu de charbon; la potasse, la chaux en font dégager de l'ammoniaque. Il ne donne que 4 à 6 % de cendres grises.

D'après l'analyse de MM. *Guibourt et Blondeau*, le musc contient :

Extrait par l'éther : *graisse; cholestérine; acides gras saturés par l'ammoniaque; huile volatile*	13,00
Extrait alcoolique : *cholestérine; acides gras saturés par l'ammoniaque; huile volatile; chlorures de potassium, de sodium, de calcium; sel ammoniac; acide indéterminé, combiné avec les mêmes bases*	6,00
Extrait aqueux : *les chlorures précédents; acide indéterminé; gélatine; matière charbonnée, soluble dans l'eau.*	19,00
Extrait par l'ammoniaque : *albumine; phosphate de chaux*	12,00
Tissu fibreux; carbonate et phosphate de chaux; poils et sable	2,75
Ammoniaque, volatilisée pendant la dessiccation	0,32
Eau	46,93
	100,00

Suivant une analyse plus récente de MM. *Geiger et Reimann*, les parties constituantes du musc seraient les suivantes :

Graisse non saponifiée	1,1
Cholestérine, contenant de la graisse précédente	4,0
Résine amère particulière	5,0
Extrait alcoolique; acide lactique libre et sels	7,5
Extrait aqueux, sels solubles dans l'eau	36,5
Résidu sableux insoluble	0,4
Eau et ammonique dégagée de l'acide lactique	45,5
	100,0

Dans le commerce, on connaît trois sortes principales de musc :

Le *musc de la Chine* ou *musc Tonquin*, le plus estimé, est en vessies, ou poches rondes cachetées, enveloppées de papier de soie; leur grosseur est variable, elles sont plates d'un côté, presque toujours dépourvues de poils; et de l'autre, convexes et garnies de poils fauves, assez longs, convergeant vers le centre. Le musc Tonquin est brun foncé, visqueux, grumeleux au toucher, il possède une odeur forte et persistante, un peu ammoniacale, qui devient agréable en s'affaiblissant.

Le *musc du Bengale* est en vessies, généralement moins bien fermées que les précédentes; elles sont souvent recousues, humides; le poil qui en recouvre la peau est moins long, touffu et mêlé. Son odeur est moins fine que celle du musc Tonquin.

Le *musc de Russie* ou *de Sibérie*, *de Tartarie*, nommé aussi *musc Kabardin*, est en vessies plates, sèches, allongées, et ayant de 25 à 55 millimètres de diamètre; recouvertes, à la partie supérieure, de poils ras d'un gris blanchâtre; l'aspect de la partie inférieure est d'un gris sale. Le musc que ces vessies contiennent est compacte, moins foncé en couleur que le musc Tonquin, d'une consistance comme fibreuse; son odeur est peu pénétrante, moins agréable, et se dissipe facilement.

On doit conserver le musc bien sec.

Usages. — Le musc est employé dans la parfumerie. En médecine, on l'emploie sous forme de pilules, de potions. C'est un médicament très-énergique, excitant, dont on fait surtout usage pour combattre les maladies nerveuses, dans les fièvres typhoïdes, le tétanos, les convulsions, la coqueluche, l'hystérie, etc.

Falsifications. — Le prix très-élevé de cette substance, ainsi que l'extrême diffusibilité de son odeur, l'ont fait souvent adultérer, soit en introduisant dans les poches des corps pesants, comme le *plomb*, le *fer*, soit en y remplaçant une portion de la matière extraite par du *sang desséché*, de *la chair musculaire* (1), des *membranes*, de *la gélatine*, de *la*

(1) M. *Hubner*, de Witzenhausen, a trouvé de la chair musculaire séchée dans une poche de musc, provenant d'une maison de commerce assez en renom. Il trouva dans cette poche un fil brun, de 0m, 04 de longueur, qui avait probablement servi à enfiler les morceaux de chair.

colle de peau d'âne (1), des *poils*, de *la fiente d'oiseaux*, de *la cire*, de *l'asphalte*, du *benjoin*, du *styrax*, du *sable*, du *tabac* et autres substances analogues (2).

On carbonise d'abord une petite quantité de musc, et on examine à la loupe si ce charbon renferme du plomb très-divisé, fondu en petits globules, ou de la limaille de fer ; ou mieux, on incinère, on traite par l'acide nitrique, puis la solution est essayée par les réactifs propres à indiquer la présence des sels de fer et de plomb (ammoniaque, cyanure jaune, iodure de potassium, sulfate de soude, etc.).

Le musc mêlé d'asphalte a une cassure luisante.

Les autres sophistications sont moins faciles à reconnaître, et l'on ne peut y parvenir que par un examen attentif des poches moschifères, et par une vérification de quelques caractères chimiques propres au musc non falsifié. Il faut donc examiner si les poches n'ont point été ouvertes pour l'introduction des matières étrangères, et si elles n'ont point été recousues ou collées ; si le poil n'est pas collé à l'aide d'un mucilage. On fait facilement tomber ces poils par un lavage à l'eau tiède, afin d'observer la couture ou le recollage des poches.

Toutes les poches sur lesquelles on remarque des traces de couture sont fausses ; elles doivent porter deux petites ouvertures, quelquefois très-contractées. On doit apercevoir dans l'intérieur de ces poches une grande quantité de petits grains arrondis ; il faut encore qu'on n'y découvre pas de parties fibreuses à l'aide du microscope.

Quand on traverse les poches de musc avec une forte épingle, celle-ci retient un parfum plus ou moins prononcé, qui avec le goût et l'aspect, sont des caractères ordinairement employés en parfumerie pour l'essai de cette substance. Ainsi,

(1) Cette falsification a été reconnue par M. *Guibourt* ; une partie de la peau des poches de musc avait été dédoublée, et dans la cavité formée par le dédoublement on avait introduit la colle de peau d'âne.

(2) En 1847, la Cour royale de Douai annula un contrat de vente d'une caisse naufragée, publiquement adjugée en douane, moyennant 3,000 fr., portant l'indication de *musc*, et ne contenant que des peaux ou espèces de parchemins inodores, qui n'avaient du musc que le nom porté sur l'étiquette de la caisse.

on épuise une petite quantité de la matière par l'alcool à 40° ; on filtre la solution et on en évapore 2 à 3 gouttes sur le dos de la main. Au bout de quelques instants, l'alcool se dissipe, et l'odeur du musc se développe alors avec d'autant plus de force, qu'il est de qualité supérieure.

L'eau bouillante dissout les 3/4 de son poids de musc quand il est de bonne qualité. Cette dissolution est décolorée par l'acide nitrique ; précipitée par l'acétate de plomb et l'infusion de noix de Galle.

Enfin, on reconnaîtra la présence de la résine, de la cire, du tabac dans le musc, par l'odeur exhalée lorsqu'on le traverse avec un fer rouge.

M. *Martiny* (1) a décrit les caractères suivants offerts par des poches de *musc artificiel* introduites dans le commerce. Ces poches avaient à peu près la grosseur et la forme d'une noix, mais elles étaient légèrement aplaties ; à l'intérieur, elles étaient couvertes de poils très-fins, à l'exception d'une petite place nue à la surface aplatie. Les poils avaient de 0m,022 à 0m,033 de long ; ils étaient très-fins, doux, d'un blanc grisâtre à la racine et d'un gris brunâtre à l'extrémité. Ils étaient régulièrement couchés dans le même sens et couvraient uniformément la convexité de la poche ; ils étaient également coupés à l'extrémité supérieure ; le poil était aussi lisse et cassant que celui du musc officinal ; mais il n'en avait pas la courbure ondulée. Près de la surface plate, la peau avait plusieurs plis dont l'intérieur était également couvert de poils. Ces poches n'avaient pas l'ouverture ordinaire des poches du musc et ne portaient pas les restes du pénis. La poche ayant été, tenue, pendant une nuit, enveloppée dans une étoffe mouillée, s'est ramollie ; les plis qui se trouvaient près de la surface plate s'ouvrirent et laissèrent voir l'intérieur. La peau avait environ 0m,002 d'épaisseur, le derme était transparent et ne présentait aucune trace de décomposition ; cependant les poils tombaient avec facilité.

M. *Martiny* pense que cette peau avait été prise sur l'un des animaux du genre *moschus*, qu'on trouve dans les Indes

(1) Acar, *Traité des falsifications*, Anvers, 1848.

orientales (*moschus javanicus*, *Kanchil*, *Meminna*, *pygmus*), et qui sont dépourvus de poches à musc.

L'intérieur des poches était rempli d'une matière végétale solide, d'un brun clair, ayant une odeur faible et une forte saveur astringente ; elle n'était soluble ni dans l'eau, ni dans l'éther ; mais elle se dissolvait en partie dans l'alcool et dans l'acide chlorhydrique. La solution alcoolique, d'un brun clair, devenait noire par l'addition du perchlorure de fer ; une solution de potasse caustique dissolvait ce faux musc et donnait une liqueur dont la coloration en rouge brunâtre foncé était détruite par une addition d'acide nitrique.

MUSCADE.

La muscade ou noix muscade est le fruit du muscadier (*myristica moschata officinalis*), arbre de la famille des Myristicées, originaire des îles de Banda et d'Amboine dans l'archipel indien ; qui croît aux îles Moluques, aux îles de France et de Bourbon.

La muscade proprement dite est une amande onctueuse, à surface ridée, blanche extérieurement, jaunâtre et marbrée de rouge à l'intérieur. Elle est facile à couper; son odeur est forte et aromatique, sa saveur chaude et âcre. Elle est recouverte d'une coque brune, dure, peu épaisse, recouverte d'une membrane fibreuse, odorante, rouge-écarlate, qui devient jaune et dure en vieillissant ; c'est l'*arille*, connue dans le commerce, sous le nom de *macis*. En dessus de cette peau est un brou charnu et filandreux.

La noix muscade est pyriforme, marquée d'un sillon longitudinal; elle ressemble à une pêche-brignon de grosseur moyenne. Dans le commerce, on distingue les muscades par leur forme et par le nom du pays d'où elles proviennent.

Les *muscades des Moluques*, qui sont les plus estimées, se divisent en muscades *mâles* ou *sauvages*, grosses et longues, légères, peu odorantes et se piquant avec facilité, peu employées ; et en muscades *femelles* ou *cultivées*, rondes, d'une grosseur variable, mais n'excédant jamais celle d'une petite noix ; elles sont recouvertes d'une poussière grise.

Les *muscades de l'île de France* sont *longues* ou *rondes*, légères. Il y a aussi la muscade *en coque* (non mondée) ; mais elle est moins fréquente dans le commerce, les muscades étant généralement vendues, dépouillées de leur macis.

La muscade contient : *myristine*, *oléine*, *huile volatile*, *acide indéterminé*, *fécule*, *gomme*.

Usages. — On l'emploie, dans l'économie domestique, comme aromate et comme condiment; et, en médecine, comme excitant très-énergique.

Falsifications. — Les muscades sont quelquefois mêlées de noix piquées, rongées par des insectes et devenues friables; les piqûres sont alors bouchées avec une espèce de mastic formé de *farine*, d'*huile* et de *poudre de muscade*. Cette pâte a même servi à fabriquer de *toutes pièces* des fausses muscades, inodores et insipides. Des industriels de Marseille en ont fait avec du *son*, de l'*argile* et des *débris de muscade*. Ces muscades, mises en contact avec l'eau, se délayaient dans ce liquide (1).

Les muscades piquées sont également insipides et presque inodores; parfois elles ont une odeur de moisi.

Quant à la fraude qui consiste à vendre des muscades *épuisées par l'alcool et par la distillation*, ou mélangées avec des *fruits étrangers*, *analogues*, elle serait reconnue par la cassure, l'odeur, la saveur.

MYRRHE.

La myrrhe est une gomme-résine qui découle du *balsamodendron myrrha*, arbre de la famille des Térébinthacées, qui croît en Arabie, en Abyssinie, dans la Nubie.

Il y a deux sortes de myrrhes : la myrrhe *en larmes* et la myrrhe *en sorte*.

La myrrhe en larmes se présente en larmes pesantes, d'un volume très-variable, rougeâtres, irrégulières, comme efflorescentes à leur surface, grasses au toucher, demi-transparentes, fragiles, à cassure vitreuse, brillante et offrant quelques stries blanchâtres. Elle a une saveur âcre et résineuse, une odeur faible, aromatique, et répand une odeur balsamique lorsqu'on l'expose à la chaleur ; elle ne fond pas et brûle

(1) Il y a quelques années, un navire anglais est arrivé de Canton avec une cargaison de *noix muscades en bois blanc*, parfaitement imitées. (*Jobard*, de Bruxelles.)

avec une flamme claire et brillante; elle est peu soluble dans l'alcool.

La myrrhe contient, d'après l'analyse de *Brandes* : *huile volatile très-fluide*; *résine insipide*; *résine molle*; *gomme*; *adraganthine*; *sels minéraux*.

La myrrhe en sorte contient de la myrrhe commune, beaucoup de menus et de poussière, souvent du Bdellium, de la gomme et des *marrons*.

Usages. — La myrrhe est employée à l'intérieur comme tonique et excitant; on s'en sert aussi pour faire des fumigations excitantes.

Falsifications. — On a falsifié la myrrhe avec diverses sortes de *bdellium* (myrrhe de l'Inde, bdellium opaque), avec la *gomme du pays*, la *gomme arabique*, et diverses autres *gommes* ou *résines* qu'on a fait infuser préalablement dans de la *teinture de myrrhe* (1).

La *myrrhe de l'Inde*, qui n'est qu'une espèce de bdellium, se distingue de la véritable myrrhe par sa couleur rouge noirâtre; elle est peu transparente sur les bords, se ramollit par la chaleur de la main, est peu odorante; elle a une cassure inégale, résineuse, molle et collante par places; sa saveur est très-amère et térébenthacée. D'après M. *Bonastre*, quelques gouttes d'acide nitrique versées dans une solution alcoolique de cette matière donnent un précipité jaunâtre; le même acide forme dans la teinture de myrrhe un précipité rose, passant au rouge et finalement à la couleur lie de vin.

Le bdellium *opaque* est cireux, d'une saveur amère, un peu gommeuse, nullement âcre à la gorge.

La gomme se distinguera par sa ductilité sous la dent, son insolubilité dans l'alcool, par l'odeur empyreumatique et nullement balsamique qu'elle répand lorsqu'on l'expose à la chaleur. En outre, sa poudre est d'une couleur beaucoup plus pâle que celle de la bonne myrrhe.

Pour reconnaître si la myrrhe est pure ou altérée par le mélange d'autres gommes-résines, M. *Giovanni Righini* a

(1) En 1847, M. M. *Hartung-Schwarzkopf* a reçu une partie de myrrhe qui contenait 6 °/₀ environ de gomme du Cap, à laquelle on avait donné l'odeur et la saveur de myrrhe en l'humectant à plusieurs reprises avec la teinture de cette gomme résine.

proposé le moyen suivant : on réduit en poudre très-fine 4 gr. de myrrhe et une égale quantité de chlorhydrate d'ammoniaque très-pur, puis on mélange les deux poudres par la trituration, et on y ajoute peu à peu 60 à 100 gr. d'eau. Si le mélange se dissout promptement dans ce liquide, c'est un indice assuré que la myrrhe ne contient point de substances étrangères.

N.

NAPHTE.

Le naphte ou *bitume naphte*, *huile de naphte*, est un bitume ou carbure d'hydrogène liquide que l'on rencontre dans les formations récentes (*neptuniennes*) de plusieurs localités. L'espèce la plus pure existe, en grande quantité, en Perse, sur la côte nord-est de la mer Caspienne à Baku ; on la rencontre dans des marnes argileuses, et on peut la recueillir en creusant des puits de 10 mètres de profondeur.

On en a recueilli à Carthagène, dans l'Amérique méridionale. On en trouve aussi, en Europe, dans les duchés de Parme, de Modène et de Plaisance, où l'huile sort, avec l'eau, du sein de la terre; on rencontre aussi du naphte en Grèce, en Bavière, dans les environs de Neufchâtel près de Travers, dans les départements de l'Ain et du Bas-Rhin.

On réserve le nom de *naphte* à l'espèce la plus pure, et on appelle *pétrole* ou *huile de pétrole* (*oleum petræ*, huile de pierre), celle qui est plus ou moins souillée de matières étrangères.

L'huile de naphte est incolore ou légèrement jaunâtre, d'une odeur pénétrante particulière ; sa densité est 0,758 à 19°. Distillée avec l'eau, elle laisse un faible résidu ; elle bout à 85°,5.

L'huile de pétrole est d'un rouge brunâtre, d'une densité de 0,83 à 0,88 (1). Elle n'est pas si fluide que l'huile de naphte, et quand on la distille avec de l'eau, elle laisse une grande quantité d'une substance brunâtre, molle et visqueuse, comme le bitume. Quand on distille le naphte sans eau, il s'en résinifie toujours une certaine quantité.

(1) D'après M. Hess, de Saint-Pétersbourg, le pétrole de Perse bout à 140°c.

Les huiles de pétrole et de naphte contiennent les mêmes principes, mais en proportions différentes.

Suivant *Unverdorben*, le naphte renferme une huile bouillant à 95°, une autre bouillant à 112°, et une troisième bouillant seulement à 313°.

Le naphte se vaporise déjà à l'air, il est inflammable et brûle avec une flamme fuligineuse très-éclairante. Il est insoluble dans l'eau, miscible en toutes proportions avec l'alcool, l'éther, les huiles grasses et les huiles essentielles.

Usages. — Le naphte est employé pour l'éclairage dans certaines localités. Dans les laboratoires de chimie, on se sert du naphte rectifié pour conserver le potassium, le sodium et d'autres métaux très-oxydables, comme le manganèse métallique.

Falsifications. — On a mêlé le naphte d'*huiles de qualité inférieure*, d'*huiles grasses*, d'*essence de térébenthine.*

Le naphte pur ne se dissout pas dans l'alcool rectifié; il surnage ce liquide.

L'acide sulfurique et l'acide nitrique sont sans action sur le naphte rectifié ; il n'en est plus de même lorsqu'il a été falsifié par l'essence de térébenthine. Celle-ci est colorée en brun par chacun de ces deux acides; leur mélange l'enflamme (1).

En 1844, on a présenté à la douane de Liverpool neuf tonneaux d'un liquide portant le nom de naphte, et qui, examiné par le docteur *Ure,* fut reconnu pour être de l'*alcool* mêlé d'*acide pyroligneux*, dans les proportions de 91 %. Cette prétendue huile de naphte rectifiée par de nombreuses distillations, puis traitée par l'acide sulfurique, fournit un éther très-beau et presque aussi abondant que si on eût agi sur de l'alcool; on obtint aussi une petite quantité de gaz éthéré ligneux (*éther méthylique, hydrate de méthylène*). Au

(1) L'acide nitrique chauffé avec l'essence de térébenthine donne une résine particulière soluble dans l'ammoniaque et un acide cristallisable (*acide térébique* de M. *Broméis, acide térébilique* de M. *Rabourdin*).

L'acide sulfurique concentré fait éprouver à l'essence de térébenthine une altération moléculaire qui la transforme en deux corps liquides, isomères, ayant la même composition qu'elle : le *térébène* et le *colophène* (*Deville*).

bout de peu de temps, le résidu devint noir, bouillonna et fut rejeté hors du vaisseau qui le contenait.

NÉROLI. — V. Essence de fleurs d'oranger.

NERPRUN.

Les baies ou fruits du nerprun (*rhamnus catharticus*), appelé aussi *épine de cerf*, *bourguépine*, sont de la grosseur d'un pois, et d'une couleur rouge foncée noirâtre et même noire à leur maturité; leur saveur est amère et sucrée, ils sont quelquefois comprimés par le trop de rapprochement qui résulte de leur grand nombre. Ces fruits contiennent 4 graines, rarement moins : lorsque l'on comprime l'une de ces baies entre les doigts, il en sort un suc pulpeux, d'une couleur pourpre noirâtre qui devient verte en se desséchant; sa saveur est amère, nauséeuse. Les graines, de forme ovale et de la grosseur d'une forte semence d'anis, sont d'un brun noirâtre; elles sont aplaties d'un côté, bossuées de l'autre, et se terminent en pointe.

Le suc des baies de nerprun contient : *rhamnine* (matière colorante); *acide acétique*; *mucilage*, de nature particulière; *sucre*; *matière azotée*.

Usages. — Les baies de nerprun sont employées, en médecine, comme purgatives, sous forme d'extrait, de sirop, etc. La matière colorante est utilisée dans les arts : le *vert de vessie*, employé en peinture, est préparé avec le suc de nerprun.

Falsifications. — Les baies de nerprun sont mélangées ou même quelquefois totalement remplacées par des *prunelles*, des *baies de troëne*, par celles de la *bourdaine* (*rhamnus frangula*).

La substitution des prunelles au nerprun peut avoir des nconvénients plus ou moins graves, car ces fruits étant astringents, il en résulte qu'il donnent un sirop astringent, tandis que le sirop de nerprun est purgatif. Heureusement, cette tromperie serait assez facile à déceler, car les prunelles ne contiennent qu'un petit noyau, tandis que les baies de nerprun en ont quatre.

La pulpe de troëne est sèche, dépourvue de suc, tandis que celle de nerprun est juteuse et succulente.

M. *Molyn*, qui a signalé la vente des baies de bourdaine pour celles de nerprun, a donné les caractères suivants pour les reconnaître : elles ont la grosseur d'un pois, sont noires à l'époque de leur maturité ; lorsqu'on en comprime une entre les doigts, il en sort un suc pulpeux, d'une couleur pourpre noirâtre, et qui, par la dessiccation, ne verdit pas autant que le suc de nerprun ; sa saveur est douceâtre et styptique. Dans ce suc flottent deux semences, très-rarement davantage, d'un blanc jaunâtre, de forme ronde, aplatie, et de la grosseur d'une lentille.

NITRATE D'ARGENT.

Le nitrate ou *azotate d'argent*, appelé autrefois *nitre lunaire*, *nitre d'argent*, *cristaux de lune*, *caustique lunaire*, cristallise facilement en lames minces rectangulaires, transparentes, incolores et nacrées, ou en rhombes aplatis, solubles dans leur poids d'eau froide, bien plus solubles dans l'eau bouillante, solubles dans l'alcool bouillant ; mais la majeure partie du sel se précipite par le refroidissement de la liqueur alcoolique.

Une solution aqueuse concentrée laisse volatiliser un peu de sel d'argent par l'ébullition.

Ce nitrate cristallisé est *acide*, il rougit fortement le tournesol ; sa saveur est amère, âcre, caustique et métallique ; il s'altère et noircit à la lumière (1) ; il est facilement décomposé par le contact des corps combustibles : mis en présence du soufre, du charbon, du phosphore, il détone par le choc. Humide ou en solution, il blanchit d'abord la peau, et lui fait prendre rapidement une teinte d'un violet noirâtre, qui ne disparaît qu'avec l'épiderme, ou par l'application, sur la partie affectée, d'iodure de potassium en solution ou à l'état solide; il se forme alors un iodure d'argent irréductible par la lumière, et dont la teinte jaunâtre se confond avec celle des tissus.

Le nitrate d'argent fond sans se décomposer, et forme, en se refroidissant, une matière opaque, fibreuse et jaunâtre, à cassure cristalline rayonnée, qui, moulée en cylindres, dans

(1) D'après M. *Coulier*, il peut se décolorer à l'ombre, sous certaines conditions.

des lingotières de cuivre ou de fer, légèrement échauffées, constitue la *pierre infernale* des pharmaciens; c'est le nitrate d'argent pur et *neutre*, qui n'a perdu par la fusion que le peu d'eau et d'acide en excès que le nitrate cristallisé retient interposés.

La pierre infernale est ordinairement noire : cette coloration a été attribuée par les uns à la présence d'une certaine quantité d'oxyde de cuivre contenue dans l'argent; par d'autres, à la réduction d'une partie de l'argent, soit par le fer des lingotières, soit par les corps gras (suif, huile), dont on enduit ordinairement la surface de ces dernières; enfin, le plus grand nombre voient dans cette coloration l'effet immédiat de l'action réductrice de la lumière. Il est probable que ce phénomène de coloration résulte de l'effet combiné de la lumière et des matières organiques.

Les cylindres de pierre infernale sont enfermés dans des flacons avec des graines de lin ou de la semence de psyllium, destinés à empêcher qu'ils ne se brisent par le choc (1).

Usages. — Le nitrate d'argent est employé en médecine, soit à l'intérieur, à l'état cristallisé; soit à l'extérieur, à l'état de pierre infernale, comme caustique et cathérétique, pour ronger les chairs baveuses et d'autres excroissances; on l'a aussi employé, à des doses très-faibles, comme anti-épileptique. Ce sel, en solution, est d'un usage fréquent, dans les laboratoires, comme réactif de l'acide chlorhydrique, du chlore, des chlorures, des phosphates. En solution, dans la proportion de 9 °/₀, il sert à teindre les cheveux sous les noms d'*eau de Chine* ou *d'Égypte*; on l'emploie avec avantage pour composer des encres à marquer le linge. En solution aqueuse plus ou moins étendue d'eau, M. *Velpeau* l'a employé dans le traitement de l'ophthalmie chronique; M. *Bretonneau*, de Tours, dans le traitement du croup.

Altérations. — Lorsque le nitrate d'argent a été préparé avec de l'argent non entièrement privé de *cuivre*, il donne un

(1) Ces graines font éprouver une décomposition au nitrate, et se couvrent d'un enduit d'argent métallique et même de nitrate d'argent; aussi ne doit-on pas se servir ultérieurement de la graine de lin qui a séjourné dans des flacons avec la pierre infernale; elle peut donner lieu à des accidents. Nous en avons des exemples.

sel cristallisé dont la solution aqueuse est verte ou bleu-verdâtre, si la proportion de nitrate de cuivre est assez forte. Dans tous les cas, cette solution, colorée ou incolore, donnera avec le cyanure jaune, le précipité ou la coloration fleurs de pécher (à cause du cyanure d'argent blanc qui se précipite simultanément) caractéristique des sels de cuivre : l'ammoniaque y produira une belle coloration bleue.

Le nitrate d'argent cristallisé, préparé avec de l'argent allié de cuivre, peut être obtenu très-pur et incolore à l'aide de plusieurs cristallisations : le nitrate de cuivre, infiniment plus soluble, reste dans les eaux-mères, ou bien on concasse légèrement les cristaux de nitrate, et on les lessive sur un entonnoir avec de l'acide nitrique à 35° B[e], afin de dissoudre le nitrate de cuivre de préférence à celui d'argent ; on achève la purification de ce dernier par une dissolution et une cristallisation dans l'eau; ou bien encore, par la fusion ignée, on décompose le nitrate de cuivre sans altérer le nitrate d'argent, puis on traite par l'eau distillée. La liqueur débarrassée, par le filtre, du bioxyde de cuivre formé, est soumise à la cristallisation.

La pierre infernale préparée avec du nitrate d'argent cuivreux renferme ce dernier métal en partie à l'état de bioxyde, et a une teinte d'un vert bleuâtre, si la proportion en est assez forte. La solution aqueuse de cette pierre infernale donnera avec l'ammoniaque et avec le cyanure jaune les réactions caractéristiques des sels de cuivre ; elle laissera un résidu qui, séparé par filtration (1) ou mieux par décantation, et traité par l'acide nitrique, donnera avec les réactifs précédents, les mêmes réactions que la solution aqueuse ; une lame de fer décapée, plongée dans le liquide, déterminera la précipitation de cuivre métallique.

Falsifications.—Le nitrate d'argent cristallisé est rarement falsifié ; il n'en est pas de même de la pierre infernale.

La fraude la plus fréquente consiste à introduire du *nitrate*

(1) La filtration doit être faite avec des papiers à filtre lavés, non susceptibles de produire par les réactifs des précipités qu'on pourrait à tort attribuer au liquide filtré. C'est ainsi qu'une dissolution de cyanure jaune, versée dans de l'eau passée à travers le papier gris, y produit une couleur bleue verdâtre très-prononcée.

de potasse dans le nitrate d'argent au moment de le couler dans la lingotière; on le sophistique aussi avec de la *plombagine*, du *peroxyde de manganèse*, de l'*ardoise pilée*, de *l'eau*, du *nitrate de plomb* et de l'*oxyde de zinc* (1).

La première falsification, très-importante à constater, pour le pharmacien, eu raison du prix élevé de la pierre infernale et de la perte d'énergie que cette fraude lui fait éprouver, sera décelée en versant dans la solution aqueuse de la pierre suspecte de l'acide chlorhydrique faible ou une solution de chlorhydrate d'ammoniaque qu'il faut éviter de mettre en excès (2); on filtrera, pour séparer le chlorure d'argent formé, et on évaporera à siccité.

Le nitrate ou le chlorhydrate d'ammoniaque ou l'excès d'acide chlorhydrique disparaîtront sous l'influence de la chaleur, et, par le refroidissement, on obtiendra pour résidu le nitrate de potasse ajouté, dont on pourra facilement vérifier les réactions caractéristiques. Le nitrate d'argent pur, dans les mêmes circonstances, ne laisse aucun résidu. Le poids de ce dernier représentera le sel frauduleusement ajouté, et, comme contre-épreuve, le poids du chlorure d'argent lavé et séché avec soin représentera celui du nitrate : sachant que 100 p. de nitrate d'argent pur doivent fournir 84 p., 3 de chlorure d'argent.

En dissolvant dans l'eau distillée le nitrate d'argent contenant de la plombagine, du peroxyde de manganèse, de l'ardoise pilée, de l'oxyde de zinc, ces corps, par leur insolubilité dans ce liquide, se précipiteront au fond du verre dans lequel on aura fait l'expérience. Le plomb se reconnaîtra par les chlorures alcalins, qui formeront un précipité blanc de chlorure d'argent et de chlorure de plomb. Par un excès d'ammoniaque, le chlorure d'argent seul sera dissous. A l'aide

(1) Un pharmacien de Giessen (Hesse-Darmstadt) a trouvé de la pierre infernale falsifiée, qui contenait 1 p. de nitrate de plomb et d'oxyde de zinc pour 2 p. de nitrate d'argent.

(2) Il ne faut pas employer ici le chlorure de sodium ou de potassium comme liquide précipitant. En effet, l'excès de ce chlorure alcalin et le nitrate de soude résultant de la double décomposition des deux sels, resteraient pour résidu, alors même que le nitrate d'argent serait pur.

de l'ébullition, on ne dissoudra, au contraire, que le chlorure de plomb.

Enfin, la présence de l'eau dans la pierre infernale sera constatée par sa fragilité, son absence de cristallisation radiée, par sa cassure humide et mouillant le papier non collé.

NITRATE (SOUS) DE BISMUTH. — V. BLANC DE FARD.

NITRATE DE POTASSE.

Ce sel, connu aussi sous les noms de *salpêtre, nitre*, *sel de nitre*, *nitre prismatique*, *azotate de potasse*, cristallise en prismes à 6 pans, terminés par des sommets dièdres, présentant ordinairement, dans l'intérieur, des cavités longitudinales; il est blanc, inaltérable à l'air, d'une saveur fraîche, piquante et légèrement amère. Sa densité est 1,93; en gros cristaux, il a pour densité 2,109, d'après M. *Grassi*. Il est très-soluble dans l'eau, très-peu soluble dans l'alcool ordinaire, et tout à fait insoluble dans l'alcool pur. Projeté sur des charbons ardents, il en active la combustion et *fuse*. Il entre en fusion vers 350°; fondu et refroidi, il se présente sous forme de masse blanche, opaque, dure, à cassure rayonnée, facile à réduire en poudre, et connue en pharmacie sous le nom de *cristal minéral, sel de prunelle* (de *pruna*, braise, charbons allumés).

Le nitrate de potasse dégage des vapeurs intenses, sous l'influence de l'acide sulfurique; ces vapeurs attaquent le cuivre, bleuissent le papier de Gayac humecté.

USAGES. — Le nitrate de potasse entre dans la composition de la poudre (1); il est employé à la préparation de l'acide nitrique. En médecine, on l'emploie, comme diurétique et tempérant, en boissons, en pilules, etc.

ALTÉRATIONS. — Le nitrate de potasse peut contenir des *chlorures* (de sodium, de potassium), des *sulfates*, du *nitrate de chaux* et des *matières terreuses* (2). Quelquefois aussi il peut contenir du *cuivre*.

(1) Plusieurs millions de kilog. de salpêtre sont annuellement employés à cette fabrication.

(2) M. *Magonty* a rencontré des nitrates de potasse renfermant 1%,5 à 2%,5 de sel marin.

On expédie aussi dans les sacs des boules de terre argileuse en quantité notable. Leur grosseur varie de celle d'une noisette à celle d'une

Les chlorures se reconnaîtront au précipité caillebotté, soluble dans l'ammoniaque, insoluble dans l'acide nitrique, formé par le nitrate d'argent; les sulfates, au précipité blanc, insoluble dans l'acide nitrique, formé par le chlorure de baryum ; les sels de chaux, au précipité blanc formé par l'oxalate d'ammoniaque. Le cuivre sera décelé par le précipité brun marron donné avec le cyanure jaune.

On a aussi prétendu que certains salpêtres renfermaient de l'*arsenic*, quoique beaucoup de chimistes, ainsi que nous, n'en aient jamais rencontré; nous allons indiquer le moyen fort simple de s'en assurer. On décompose, par l'acide sulfurique, le nitrate dissous dans un peu d'eau, puis la liqueur (sulfate de potasse) qui en résulte est introduite dans un appareil de Marsh fonctionnant à blanc; si le nitrate contient de l'arsenic, il donne des taches et un anneau, sur lesquels on constatera la présence de l'arsenic.

L'essai des salpêtres, qui a été l'objet des recherches des plus célèbres chimistes (*Guyton-Morveau*, *Baumé*, *Riffault*, *Lavoisier*, *Berthollet*, *Fourcroy*, *Vauquelin*, *d'Arcet* père, *Pelletier*, *Gay-Lussac*), consiste d'abord à rechercher la quantité d'eau qu'ils contiennent, par la perte qu'éprouvent 100 gr. après une dessiccation au bain-marie.

On dissout ensuite dans l'eau 10 gr. de salpêtre brut, non desséché; la dissolution est filtrée, et le filtre, lavé et séché, donne, par son augmentation de poids, celui des matières étrangères. Dans le liquide filtré, on verse, au moyen d'une burette graduée en centimètres cubes, une solution filtrée de nitrate de baryte, obtenue en dissolvant 6 gr.,488 de ce sel dans 1000 gr. d'eau distillée; elle est telle que chaque centimètre cube représente exactement 0,gr.01 de sulfate de potasse. La liqueur étant de nouveau filtrée et le filtre bien lavé, on verse une solution titrée de nitrate d'argent (formée de 23 gr.,08 de ce sel dissous dans 1000 gr. d'eau distillée), telle que chaque centimètre cube représente 0,gr.,01 de chlorure de potassium (1).

noix. En dissolvant dans l'eau une petite quantité de ce nitrate, tout le sel se dissout; les matières terreuses, s'il y en a, restent en dépôt.

(1) On peut, pour chacun de ces deux essais, former une liqueur *dé-*

Dans les raffineries de salpêtre du gouvernement, on essaye le nitrate de potasse, d'après le procédé de *Riffault*, qui consiste à traiter un poids connu de ce sel (400 gr.), à 2 ou 3 reprises, par 750 centimètres cubes d'une solution titrée de nitre pur, qui possède la propriété de dissoudre les chlorures mélangés au nitrate, sans agir sur ce sel (1). Le résidu insoluble est recueilli sur un filtre, puis séché. La différence entre son poids et celui du salpêtre brut indique la proportion de matières étrangères. Il faut ajouter 2 °/₀ à la perte éprouvée, pour le nitre qui se précipite, pendant l'opération, de la solution saturée. Le salpêtre, ainsi débarrassé du chlorure, est ensuite dissous dans l'eau distillée, afin de le séparer des matières insolubles (terre ou sable) qu'il pouvait contenir. Le poids de ce résidu, retranché du poids précédent, fait connaître celui du nitrate pur contenu dans l'échantillon soumis à l'essai.

Gay-Lussac a proposé une méthode particulière, qui consiste à faire un mélange exact de 10 p. de sel à essayer avec 5 de charbon lavé et 40 p. de sel marin réduit en poudre fine, et à chauffer ce mélange au rouge cerise dans un creuset de platine. Le nitrate de potasse est seul décomposé et transformé en carbonate, dont on détermine la quantité par la saturation avec un acide titré. Soit p la quantité trouvée de carbonate de potasse, x la quantité cherchée de nitrate correspondante, on posera :

$$865 : 1265 :: p. x.$$

865 étant l'équivalent du carbonate de potasse ; et 1265, celui du nitrate.

M. *Gossart*, commissaire des poudres à Lille, a cherché à doser l'acide nitrique contenu dans le salpêtre en mettant à profit l'action oxydante que cet acide exerce sur les protosels de fer. Il mêle le salpêtre à de l'acide sulfurique, le décompose par une dissolution titrée de sulfate de protoxyde de fer. L'opération est terminée lorsque, après avoir porté le mélange à l'ébullition, on n'y reconnaît plus, à l'aide d'une

cime dont chaque centim. cube représente 0gr.,001 de sulfate ou de chlorure de potassium.

(1) Ce procédé offre l'inconvénient de ne pas permettre d'apprécier si le nitrate à essayer contient du *nitrate de soude*, car ce dernier est enlevé comme les autres sels par l'eau saturée.

dissolution bien étendue de cyanure rouge, la moindre trace de fer au minimum.

La liqueur normale de salpêtre contient 10 gr. de ce sel, raffiné, bien sec, par demi-litre. Il en faut 25 centimètres cubes pour peroxyder 20 centimètres cubes de la dissolution de sulfate de protoxyde.

Soit N le nombre de divisions de sulfate de protoxyde de fer nécessaire pour saturer complétement 25 centimètres cubes de la dissolution de 10 gr. de salpêtre raffiné, dans un demi-litre d'eau, N' le nombre de divisions nécessaire pour saturer complétement 25 centimètres cubes d'une dissolution, dans un demi-litre d'eau, de 10 gr. de salpêtre a essayer; le titre de ce dernier sera exprimé par $\frac{N}{N'}$.

M. *Pelouze* a proposé un autre mode d'essai du salpêtre et des divers nitrates, qui consiste à rechercher la quantité de ce sel nécessaire pour porter au maximum d'oxydation un poids connu de fer dissous dans un excès d'acide chlorhydrique.

M. *Pelouze* a reconnu que 2 gr. de fils de clavecin dissous, à l'abri de l'air, dans 80 à 100 gr. d'acide chlorhydrique, exigent, en moyenne, 1 gr.,216 de salpêtre pur pour se convertir en perchlorure. On pèse donc 1 gr.,216 de salpêtre à titrer, on fait dissoudre d'autre part 2 gr. de fils de clavecin, dans 80 à 100 gr. d'acide chlorydrique concentré, et après le mélange et l'ébullition des deux liquides, on achève de peroxyder le fer avec une solution titrée de caméléon minéral (1). Le terme de cette suroxydation est indiqué par la teinte rose que prend la liqueur lorsqu'on y ajoute la plus petite quantité de caméléon. La pureté du nitrate essayé est directement proportionnelle à la quantité de caméléon que l'on emploie.

Si, par exemple, on a opéré sur 2 gr. de fer et 1 gr.,216 de salpêtre impur, et que le caméléon minéral (2) indique que

(1) On sait, d'après les expériences de M. *Margueritte*, que le caméléon minéral ou hypermanganate de potasse en solution, possède la propriété de suroxyder, pour ainsi dire, instantanément à la température ordinaire, une dissolution de protosel de fer. M. *Bussy* a aussi employé cette substance pour doser l'acide arsénieux, qu'elle fait passer instantanément à l'état d'acide arsénique.

(2) La dissolution du caméléon est telle qu'il en faut 50 c. cubes pour

0 gr.,200 de fer n'ont pas été peroxydés, il en résulte que 2 gr., moins 0,200 ou 1,800 de fer ont été portés au maximum : si le sel avait été pur, les 2 gr. de fer auraient été entièrement perchlorurés, d'où la proportion :

$$2{,}000 : 1{,}216 :: 1{,}800 : x.$$

$x = 1{,}0944$; il y avait donc dans 1 gr.,216 de salpêtre impur, 1 gr.,0944 ou 90 °/₀,8 de nitrate de potasse pur. Le salpêtre essayé est donc au titre de 90,8.

Ce procédé exige que les nitrates à essayer ne contiennent aucune matière étrangère (organique ou autre, pouvant se peroxyder) susceptible d'agir sur le caméléon.

NITRATE DE SOUDE.

Le nitrate ou *azotate de soude*, ou *nitre cubique, nitre rhomboïdal, nitre quadrangulaire, salpêtre des mers du sud*, est blanc, cristallisé en prismes rhomboïdaux, transparents, d'une saveur âcre et fraîche, déliquescents, très-solubles dans l'eau ; sa densité est 2,760 (*Filhol*). Il fuse sur les charbons comme le nitrate de potasse.

Le commerce fournit deux sortes de nitrate de soude : le *naturel* et l'*artificiel*.

Il en existe des bancs considérables dans l'Amérique du Sud (Chili, Pérou, etc.). Il contient 96 °/₀ 698 (*Lecanu*), 94 °/₀, 291 (*Hofstetter*) de nitrate pur.

Suivant M. *Hofstetter*, le nitrate de soude naturel du Pérou renferme :

peroxyder 1 gr. de fer. Par conséquent, pour peroxyder 0,200 de fer, il faudra 10 c. cubes de cette solution titrée, d'après la proportion : 50 : 1,000 :: 10 : x; $x = 0{,}200$.

On prépare le caméléon minéral en maintenant pendant quelque temps au rouge sombre dans un creuset de terre un mélange de 0 p. de potasse à la chaux, 2 p. de bioxyde de manganèse et 1 p. de chlorate de potasse. La masse, d'un vert foncé, est pulvérisée, mêlée avec 3 à 4 fois son poids d'eau, et traitée par l'acide nitrique faible qu'on ajoute peu à peu, jusqu'à ce que la liqueur ait pris une couleur pourpre. On la filtre sur de l'amiante ou sur du verre pilé, et on la conserve dans un flacon à l'émeri.

Nitrate de soude	94,291
Chlorure de sodium	1,990
Eau	1,993
Sulfate de potasse	0,239
Nitrate de potasse	0,426
Nitrate de magnésie	0,858
Résidu et eau	0,203
	100,000

Usages.—Le nitrate de soude sert, dans les arts, à la fabrication de l'acide nitrique, à celle du salpêtre et de l'acide sulfurique. Ses usages tendent à s'accroître à cause de son bon marché, et de la plus grande quantité d'acide nitrique qu'il fournit (1).

Altérations. — D'après l'analyse que nous venons de citer, on voit que le nitrate de soude peut renfermer des *chlorures* et *sulfates* à même base, du *chlorure de calcium*, du *sulfate de chaux*, des *nitrates* et *sulfates de potasse*, du *nitrate de magnésie*. Il en résulte que si la solution aqueuse de nitrate de soude précipite par le chlorure de baryum ou par le nitrate de baryte (2), elle contient des sulfates. Les chlorures sont décelés par le précipité qu'y forme le nitrate d'argent ; la chaux, par l'oxalate d'ammoniaque ; la magnésie, par le phosphate de soude ammoniacal ; la potasse, par le chlorure de platine.

M. *Lembert* a constaté la présence de l'*iode* à l'état d'iodure, et surtout d'*iodate de soude*, dans le nitrate de soude naturel (3) ; la présence de ce corps est décelée en pilant et

(1) Dans les fabriques, 100 de nitrate de potasse donnent 100 d'acide nitrique à 36°, tandis que 100 de nitrate de soude produisent 115 d'acide au même degré.

(2) M. *V. Parisot* a rencontré des nitrates de soude renfermant 5 à 6 % et même 20 % de *sels de Varech*, qui y introduisent des iodures.

Nous avons examiné les premiers échantillons de nitrate de soude expédiés à Paris, et pris à l'administration des douanes ; ils ne contenaient pas d'iode.

(3) On pourra se servir de liqueurs titrées ; ainsi, en dissolvant 10gr.,631 de nitrate de baryte dans 1 kil. d'eau distillée, on aura un liquide dont chaque centim. cube représentera 0gr.,01 de sulfate de soude cristallisé ; 27gr.,119 de nitrate d'argent dissous dans 1 litre d'eau distillée précipiteront tout le chlore du chlorure de sodium. On pourra aussi employer le mode d'essai indiqué par M. *Pelouze*. (V. art. *Nitrate de potasse*.)

lavant le nitrate avec l'eau distillée; le liquide filtré et légèrement amidonné, additionné d'acide sulfureux, puis d'acide sulfurique, acquiert la coloration bleue caractéristique.

Le nitrate de soude peut aussi contenir de l'*arsenic*. En le décomposant par l'acide sulfurique, et introduisant le liquide dans un appareil de Marsh, fonctionnant à blanc, on aura, s'il y a de l'arsenic, des taches et un anneau sur lesquels on pourra s'assurer de la présence de ce corps.

Les bassines de *cuivre* servant à la préparation du nitrate artificiel peuvent introduire un peu de ce métal. La présence en sera constatée par l'ammoniaque, le cyanure jaune.

NOIR ANIMAL.

On a ajouté au noir animal en grains, soit neuf, soit révivifié, de l'*eau aiguisée d'acide sulfurique*, marquant 2° à l'aréomètre, dans la proportion de 20 p. de ce liquide pour 100 p. de noir. Cette addition, faite dans le but d'augmenter le poids, par suite de l'eau que retient le sulfate de chaux (plâtre), qui résulte de l'action de l'acide sulfurique sur le carbonate de chaux des os, constitue une véritable fraude, une tromperie sur la nature de la marchandise, et le noir, ainsi adultéré, n'est ni loyal, ni marchand.

On reconnaîtrait cette addition en faisant bouillir le noir suspect avec de l'eau distillée; le liquide filtré donnera avec l'oxalate d'ammoniaque un abondant précipité blanc; avec le chlorure de baryum, un précipité blanc, insoluble dans l'acide nitrique. (V. *Charbon animal*.)

NOIR D'ENGRAIS OU NOIR DE RAFFINERIE.

Le noir ou *résidu de raffinerie* est une masse noire, bleuâtre, dense, légèrement odorante. Il provient du noir d'os (neuf ou revivifié), employé, conjointement avec le sang, pour clarifier le sucre brut dans les raffineries. On emploie pour 100 p. de sucre brut, 3 à 4 p. de noir en poudre, et on ajoute deux litres de sang à 8° de l'aréomètre.

La boue de noir résultant de l'opération même de la clarification est lavée à l'aide d'un courant de vapeur pour enlever le sirop qu'elle retient en vertu de sa porosité, puis on la jette sur un filtre, et si elle n'a plus de saveur sucrée, on la soumet à la presse.

Jusqu'en 1820, l'industrie ne tirait aucun parti de cette matière qui encombrait les environs des villes (Marseille, Nantes, le Hâvre, Paris, etc.), où se trouvent des raffineries de sucre.

A peu près à la même époque, M. *Payen* à Paris, M. F. *Favre* à Nantes, reconnurent, par l'expérience, que ce résidu pouvait être employé avantageusement comme engrais.

A la suite d'essais répétés, à Nantes, par MM. *Rissel* et *Jollin*, et confirmés, à Paris, sous les auspices de MM. *Santerre* et *Mallet*, les monceaux de noir dont les raffineurs ne savaient que faire furent bientôt accaparés par la spéculation, et, à partir de 1825, le noir de raffinerie fut employé comme un engrais très-puissant, principalement dans les départements de l'Ouest (1).

Déterré des fosses où il était accumulé, le noir de raffinerie expédié sur les divers marchés français fut d'abord vendu 2 fr. l'hectolitre ; et son prix, s'élevant progressivement, atteignit enfin le chiffre de 12 et 14 fr., auquel le noir pur est encore vendu aujourd'hui.

La quantité de cette substance, extraite de provenances diverses, et consommée annuellement en France, peut être évalué à 12 millions de kilog. ou 126315 hectolitres (2).

Les chiffres suivants expriment les quantités de résidus de raffinerie expédiés, en France, de 1839 à 1845, par les sources de production les plus importantes :

Années.	Russie.	Autriche.	Villes anséatiq.
1839	169,879 kil.	»	3,609,533 kil.
1840	3,122,446	483,370 k	3,641,834
1841	1,942,031	930,334	3,661,683
1842	3,171,833	378,367	2,835,863
1843	2,666,862	651,555	3,978,724
1844	3,232,954	680,910	3,420,977
1845	2,454,873	1,321,816	2,147,468

(1) L'emploi du noir de raffinerie prit même une telle extension, que la production devint insuffisante. Aussi d'habiles manufacturiers ont-ils cherché à fabriquer un engrais semblable ou fort analogue (*Noirs animalisés*).

(2) Le poids moyen de l'hectolitre de noir résidu de raffinerie, humide, est de 95 kil.

Dans les noirs envoyés par les villes anséatiques, les résidus de raffinerie de Prusse figurent pour une notable proportion, car ils sont en majeure partie expédiés en transit par Hambourg et la Hollande.

Nantes et quelques villes de la Normandie, Caen notamment, sont les entrepôts les plus importants où sont dirigés les résidus de raffinerie (1).

Indépendamment de leur provenance et de leur composition chimique, les noirs résidus de raffinerie peuvent être classés, d'une manière générale, en trois catégories bien distinctes : les *noirs gros grain*, les *noirs grain*, les *noirs fins*.

Les noirs gros grain se présentent presque toujours en fragments irréguliers, d'un volume quelquefois égal à celui d'une petite aveline. Leur couleur est terne. Ils contiennent fort peu de matière organique, et proviennent généralement des fabriques de Russie et de l'Amérique du Nord.

Les noirs grain, les plus usités dans la raffinerie, sont secs, rugueux comme le sable, et très-noirs (2). La presque totalité de cette sorte de noir arrivant à Nantes est vendue et consommée en Bretagne, en Normandie, et dans le département de la Mayenne. Les noirs grain ont une grande densité : l'hectolitre pèse de 95 à 100 kilogrammes. Ils conviennent particulièrement pour les céréales.

Les noirs fins provenant de la clarification sont chargés, par conséquent, des principes coagulables du sang et d'une minime quantité de sucre, que le lavage le plus parfait ne

(1) Voici les quantités de noir importées à Nantes dans une période de sept années.

Années.	Provenances étrangères.	Prov. françaises.	Total.
1840	11,428,927 kil.	5,643,057 kil.	17,071.894 kil.
1841	11,199,711	4,642,609	15,842,320
1842	11,825,012	4,545,608	16,168,710
1843	11,422,493	4,144,397	15,566,890
1844	12,624,650	8,407,633	21,032,283
1845	9,010,945	6,703,808	15,715,544
1846	7,326,115	8,195,242	15,521,357

(2) La Suède, quelques villes des bords du Rhin, les raffineries du nord de la France, celles de la Russie, expédient dans l'ouest de la France des noirs fins, qui sont connus dans le commerce sous le nom générique de *noirs de Russie*.

saurait enlever au noir animal. Ils ont une texture plus ou moins tenue, favorable à leur absorption par les plantes, et qui les fait préférer par les agriculteurs.

Outre cette classification, les résidus de raffinerie ont été classés de la manière suivante, d'après leur composition respective, par MM. *Moride* et *Bobierre*, qui ont publié, dans ces derniers temps, des recherches très-étendues sur les engrais (1), et auxquels nous avons emprunté toute la matière de cet article :

Ils distinguent les *noirs de Nantes*, de *Marseille*, de *Bordeaux*, de *Hambourg*, de *Russie*, du *nord de la France*, de *Paris* et d'*Orléans*, de *Trieste*, de *Venise*, d'*Espagne*, d'*Amérique* (très-rares en France); enfin, les *noirs anglais*.

Les noirs de Nantes sont généralement fins et d'une belle couleur légèrement bleuâtre; ils sont toujours bien lavés et pauvres en matière sucrée, peu humides, laissant apercevoir des byssus blanchâtres.

Les noirs de Marseille sont remarquables par leur odeur de beurre pourri; ils sont d'un noir mat, fins et homogènes, faciles à diviser dans la main. On les emploie souvent pour la culture du sarrasin.

Les noirs de Bordeaux ont une belle apparence, et sont souvent additionnés de matières étrangères; ils ont quelquefois une couleur ardoisée et une odeur de lie de vin, indice presque certain de leur falsification. On les emploie particulièrement dans la fabrication des noirs factices; ils sont mélangés avec des matières animales et avec des tourbes.

Sous le nom de noirs de *Hambourg*, on désigne les noirs de raffinerie, non-seulement de Hambourg, mais de Prusse, d'Amsterdam, de Copenhague, de Stockholm, de Cologne, de Stettin, de Guttemberg et de quelques autres localités. Ils ont une texture lâche, et se présentent sous forme de mottes moisies à l'intérieur. On les falsifie presque toujours. Ils pèsent 85 à 95 kil. l'hectolitre.

Les noirs de Russie (Riga et Saint-Pétersbourg) pèsent de 103 à 105 kil. l'hectolitre; ils sont moins azotés que les noirs français.

(1) Ed. Moride et Ad. Bobierre, *Technologie des engrais de l'ouest de la France*, 1848, Paris et Nantes.

Les noirs du nord de la France (Lille, Valenciennes, Dunkerque) sont fins, secs, foncés en couleur, peu azotés. Ils fermentent très-peu, en raison de la minime quantité de sang qu'ils renferment, et n'agissent que lentement sur la végétation.

Les noirs de Paris et d'Orléans sont intermédiaires à ceux de Bordeaux et du nord de la France.

Voici, d'après les analyses de MM. *Moride* et *Bobierre*, la composition moyenne des divers noirs dont nous venons de parler :

NOIRS.	Azote p. 1000 de l'engrais sec.	Charbon et matière organ.	Sels solubles dans l'eau.	Silice.	Alumine et oxyde de fer.	Phosphate de chaux.	Carbonate de chaux.	Magnésie.
De Nantes	26,6	0,552	0,013	0,048	0,008	0,526	0,047	0,006
— Marseille	18,5	0,171	0,018	0,049	0,013	0,619	0,121	0,006
— Bordeaux	16,5	0,215	0,017	0,021	0,008	0,639	0,093	0,005
— Hambourg	17,3	0.205	0.017	0,153	0,013	0,558	0,047	0,007
— Prusse	18,5	0,178	0,020	0,107	0,009	0,580	0.102	0,004
— Amsterdam	23,1	0,430	0,020	0,170	0.003	0,300	0.075	0,005
— Copenhague	11,2	0,221	0,022	0.179	0,007	0,487	0.077	0,003
— Stockolm	15,2	0,253	0,023	0,197	0,013	0.462	0.044	0,008
— Cologne	21,3	0,300	0,008	0.306	0.020	0,290	0.066	0,010
— Stettin	24,1	0,432	0,014	0,120	0,004	0,380	0,048	0,002
— Guttemberg	17,4	0,187	0,017	0,030	0.019	0,560	0,185	0,002
— Russie	9.4	0,117	0,015	0,062	0 008	0.687	0,091	0,007
— Valenciennes	7,5	0,097	0,033	0,045	0,010	0,700	0.106	0,009
— Dunkerque	10,2	0,110	0,013	0,087	0,013	0,560	0,079	0,008
— Lille	10,10	0,112	0,016	0,100	0,006	0,550	0,210	0,006
— Paris	18,3	0,145	0.020	0,040	0,010	0,676	0,101	0,008
— Orléans	17.5	0,117	0,033	0,117	0.014	0,630	0,082	0,007
— Richelieu (Indre-et-Loire)	12,9	0,118	0,028	0,069	0,009	0.667	0.100	0.009
— Trieste	9,8	0.179	0.013	0,080	0,010	0.621	0,090	0,007
— Venise	14,5	0.140	0,005	0,040	0,010	0,750	0,050	0,005
— Espagne	13,1	0,152	0,022	0,047	0,010	0,670	0,098	0,001
— Amérique	6,3	0,080	0,006	0,010	trace.	0,880	0,022	0,002

Ces divers noirs contiennent des quantités variables d'eau : ainsi les noirs de Marseille en renferment 30 à 35 %; ceux de Nantes, pris à la sortie du filtre, 36 %; ceux de Hambourg, 21 %.

Les noirs anglais, expédiés pour la plupart de Londres (1), sont d'un brun rougeâtre; ils pèsent 80 à 85 kil. l'hectolitre. Ils ont fréquemment une odeur très-prononcée de matière fécale, et sont d'une consistance terreuse; ils ne contiennent,

(1) Le port de Nantes reçoit, en moyenne, 20,000 hectolitres de ces noirs anglais.

le plus souvent, que la moitié ou le tiers de leur poids de noir de raffinerie, et sont mélangés de résidus de brasseries, de féculeries, de matières fécales.

Voici l'analyse d'un noir anglais, d'après MM. *Moride* et *Bobierre* :

Phosphate de chaux.... .	40	(45 au maximum).
Carbonate de chaux......	11,5	
Sels solubles............	2	
Matière organique........	43	
Sable...................	3,5	
	100,0	

il renferme 25 °°/₀₀ d'azote.

Falsifications. — La fraude s'est introduite aussi dans le commerce des noirs de raffinerie. On a cherché à augmenter d'une manière illicite leur poids et leur volume au moyen du *charbon de bois*, de la *tourbe*, du *charbon de tourbe*, de la *houille*, du *carbonate de chaux noirci*, des *schistes*, des *schistes argileux* ou *phyllades*, des *scories de forge*, du *terreau*, de la *terre glaise carbonisée*, de la *terre des Landes*, du *sable*, de la *brique pilée* (1).

Le procédé employé par MM. *Moride* et *Bobierre* pour constater ces sophistications, consiste à observer les phénomènes que présente la combustion du noir résidu par le chlorate de potasse, phénomènes qui varient suivant la nature de la matière brûlée.

Une certaine quantité du noir à essayer est desséchée à une faible chaleur, puis triturée et mélangée avec du chlorate

(1) Les noirs de Nantes sont rarement fraudés.

Les noirs de Marseille sont très-souvent falsifiés avec des *lignites* et des *cendres de fourneaux*.

Les noirs dits de Hambourg sont presque toujours falsifiés avec du *sable fin*, avec des *résidus de distillerie*, de *colza*, de *graine de lin*; avec du *tan*, des *tourbes*. On mélange à chaud et on soumet ensuite à l'action de la presse.

Les noirs de Russie sont généralement fraudés au moyen du *charbon de bois*.

Les noirs de Paris et d'Orléans sont souvent falsifiés avec du *calcaire*, du *sable*, de la *brique pilée*, de la *houille*; il en est qui contiennent des *os broyés*, des *matières fécales*, du *sang* et du *charbon*; d'autres renferment des *résidus de la fabrication du bleu de Prusse*.

de potasse pulvérisé (1 gr. de noir pour 5 gr. de chlorate). On chauffe le tout dans un creuset de platine ou de fer, incliné fortement de manière à ce que les parties supérieures entrent les premières en fusion.

D'après MM. *Moride* et *Bobierre*, le noir aura été falsifié avec :

Du *charbon de bois*, si la combustion s'effectue violemment en donnant lieu à beaucoup de fumée, et à une projection de la matière au dehors du creuset. La cendre est noire, incomplétement soluble dans l'eau acidulée, et laisse apparaître le carbone qu'elle retient et qui vient bientôt nager à la surface de la solution.

Du *charbon de tourbe*, si la combustion, présentant les caractères précédents, laisse un culot salin, granulé, rougeâtre, donnant un résidu sablonneux après son lavage avec l'acide chlorhydrique (1).

De la *houille*, si la fumée étant abondante, il y a production, à la surface de la matière en fusion, de petits sphéroïdes rouges, provenant de la houille incandescente; il y a toujours flamme et projection de matière : les cendres sont très-noires, et donnent, après le lavage acide, un résidu de scories noires.

Du *schiste*, si la fumée est très-lente et sans scintillement, on a un culot salin, rouge noirâtre, difficile à détacher du creuset (2).

Des *scories de forge*, si la combustion est très-difficile et sans scintillement, le culot obtenu est gris, quelquefois rougeâtre, parsemé de points noirs; traité par un acide, il donne lieu à un dépôt où, l'on peut apercevoir la scorie à la loupe et même à l'œil nu.

De la *tourbe*, si la combustion est très-violente, avec projection hors du creuset et dégagement manifeste d'odeur de tourbe. Le culot salin est mamelonné, rougeâtre, d'un aspect terreux, soluble dans l'eau acidulée, en laissant un dépôt sablonneux considérable.

(1) La présence du charbon de tourbe diminue notablement la densité du noir.

(2) Le noir mélangé de schistes est d'une densité considérable, d'un aspect mat, d'une texture compacte. Il tache fortement les doigts.

Du *carbonate de chaux noirci*, si la combustion est lente, avec un faible scintillement; si la fusion est difficile, le résidu est mamelonné, noirâtre, soluble presque en entier dans l'acide chlorhydrique étendu. Les cendres sont blanches; projetées dans l'eau lorsqu'elles ont été chauffées au rouge, elles font entendre un bruit semblable à celui que produit l'immersion d'un fer rouge dans l'eau froide (1).

Du *terreau*, de la *terre de marais*, de la *terre arable*, de la *terre des Landes*, la combustion est faible. On obtient un culot d'un rouge noirâtre, laissant, après le traitement acide, un abondant précipité terreux (2).

Les falsifications du noir de raffinerie par le sable et la brique pilée, sont trop grossières pour échapper à l'œil d'un observateur attentif. Il n'en est pas de même de l'addition du noir, de terres argileuses mêlées de substances organiques, puis calcinées; elle ne pourrait se reconnaître que par une analyse quantitative.

De tout ce que nous venons de dire, il résulte que le noir de raffinerie, non adulteré, brûle par le chlorate de potasse avec un léger scintillement, en donnant une fumée plus ou moins épaisse; il fournit une cendre blanche, presque entièrement soluble dans les acides.

Le carbone et l'azote étant en quelque sorte la base de tous les engrais, plus ils en renferment, plus ils sont propres à produire une belle végétation.

Dans le noir résidu de raffinerie, le principal agent nutritif de la végétation est le sang (matière azotée) qu'ils contiennent, et qui, mélangé au charbon, se décompose assez lentement pour permettre à la plante d'absorber et de s'assimiler les produits de sa fermentation. Le charbon, en effet, a la propriété de retarder la putréfaction et d'absorber les gaz qu'elle développe. Il faut aussi tenir compte des composants minéraux, qui peuvent, suivant les sols et les cultures, augmenter la valeur de l'engrais.

(1) Ce mélange de noir et de chaux carbonatée est doux au toucher, il noircit facilement les doigts; l'addition d'un acide y détermine une effervescence plus tumultueuse que de coutume.

(2) Ces dernières falsifications sont faciles à décéler par l'inspection à la loupe.

Ainsi, dans le noir de raffinerie, les principes fertilisants les plus précieux sont l'azote et le phosphate de chaux. Sa valeur commerciale sera donc fixée quand on aura évalué sa richesse en azote, et dosé les sels calcaires (phosphate et carbonate de chaux) qu'il renferme.

On forme d'abord un échantillon commun, c'est-à-dire qu'on prend du noir dans plusieurs points de la masse, près de la surface, à la partie inférieure, au milieu, on mélange et on en extrait 10 à 15 gr., dont on détermine la quantité d'eau. On en incinère 1 ou 2 gr. pour déterminer la proportion de matière minérale; puis on procède au dosage de l'azote, pour lequel on pourra employer l'un des procédés déjà indiqués à l'art. *Guano* (T. 1er p. 411 et 412), ou mieux celui de M. *Peligot*, qui donne rapidement des résultats exacts, et qui est d'une pratique fort simple.

On prend un tube en fer, bouché à l'une de ses extrémités (1), de 0m,60 de longueur et de 0m,010 à 0m,012 de diamètre intérieur. A ce tube est adopté un bouchon dans lequel s'engage un petit tube courbé qui plonge dans un flacon de lavage ou dans un tube à boules (V. *planches*, à la fin de ce volume), contenant 10 centimètres cubes de liqueur sulfurique normale. Celle-ci est composée de 1 litre d'eau et 61gr., 250 d'acide sulfurique bouilli; 10 centimètres cubes saturent 2gr., 12 d'amoniaque et correspondent à 1gr., 75 d'azote.

On pèse exactement 1 gr. de l'engrais desséché dont on veut évaluer la richesse en azote. On le mêle peu à peu dans un mortier de porcelaine sec et chaud avec de la chaux sodée (2). Ce mélange est introduit dans le tube, au moyen d'une feuille de cuivre pliée. Préalablement, le fond de ce tube a été garni avec quelques grammes d'acide oxalique qui, par sa décomposition ignée, doit, à la fin de l'opération, balayer les

(1) Les tubes en fer creux de M. *Caudillot* conviennent parfaitement pour cet usage.

(2) La chaux sodée s'obtient, soit en calcinant de l'hydrate de soude concassé ou de la chaux en poudre, et pulvérisant le tout à chaud, soit en éteignant de la chaux vive avec une lessive de soude caustique, calcinant le tout et le réduisant en poudre.

La chaux sodée se conserve, pour l'usage, dans un flacon bouché à l'émeri.

gaz contenus dans l'appareil. On rince parfaitement le mortier avec de la chaux sodée, légèrement chauffée, on achève de remplir le tube avec cette substance, puis on ajoute, dans la partie antérieure, quelques fragments de verre pilé, destinés à former obstacle aux projections résultant d'une combustion trop prompte de la matière.

Le tube est placé sur une grille horizontale, le bouchon de liége qui y relie le tube courbé du flacon de lavage est protégé contre l'action de la chaleur par une éponge mouillée, disposée en anneau autour de la partie antérieure du tube. On chauffe d'avant en arrière, en ayant soin de maintenir au rouge sombre la chaux sodée. L'ammoniaque se dégage mêlé de carbure d'hydrogène et de matières empyreumatiques. La décomposition est terminée lorsque le gaz ne se dégage plus malgré l'élévation de température. L'appareil démonté, on procède au titrage de la liqueur sulfurique normale, opération qui a déjà été faite avant la combustion. La différence d'intensité acidimétrique sera en raison inverse de l'ammoniaque absorbée, et, par conséquent, de la quantité d'azote contenue dans l'engrais.

Ce titrage s'effectue à l'aide d'une solution de saccharate de chaux (1), contenue dans une burette graduée en centim. cubes et 1|10 de cent. cubes. On sature la liqueur normale acide, étendue de quatre à cinq fois son volume, et colorée en rouge par quelques gouttes de teinture de tournesol, qui indique le point de saturation par son virement au bleu au moment où l'alcali prédomine. Connaissant par un essai préalable la quantité de saccharate de chaux qui sature 10 centim. cubes de l'acide normal *titré neuf*, on en soustrait celle qu'on trouve pour l'acide qui a reçu l'ammoniaque de la substance azotée, et on a, par une simple proportion, le volume de l'acide qui a été saturé par l'ammoniaque de l'engrais.

Supposons, par exemple, que 10 centim. cubes de la liqueur normale sulfurique saturés avant l'opération, ayant absorbé 81$^{\text{divis.}}$, 5 de saccharate, 10 centim. cubes de la

(1) Cette solution s'obtient en triturant de la chaux dans une solution chaude de sucre, et filtrant la liqueur.

même liqueur, après la combustion de 1 gr. d'engrais desséché, exigent 60 divisions pour leur point de saturation, la différence sera 21,5, on posera : 81,5 : 10 cent. cubes :: 21,5 : x ; x étant le nombre de centim. cubes d'acide correspondant à l'ammoniaque absorbée, d'où $x = \frac{10 \times 21,5}{81,5}$ $= 2^{\text{c. cub.}} 64$; mais comme 10 centim. cubes d'acide normal correspondent à $0^{\text{gr.}}, 175$ d'azote, on posera la proportion :

$$10^{\text{c. cub.}} : 0^{\text{gr.}},175 :: 2^{\text{c. cub.}}, 64 : x$$

$$x = \frac{0,175 \times 2,64}{10} = 0^{\text{gr.}},046.$$

L'engrais renferme donc 46 millièmes d'azote (1).

Pour être fixé sur la valeur commerciale du noir de raffinerie, comme engrais, il faut encore doser son phosphate de chaux. MM. *Moride* et *Bobierre* ont indiqué, à cet effet, le procédé *phosphatométrique* suivant :

On dessèche le noir à 100°c et on en pèse 1 gr. que l'on incinère dans un creuset de platine. On ajoute à la cendre une

(1) Voici d'après MM. *Boussingault et Payen*, le titre de l'azote et les équivalents de plusieurs engrais dont la valeur se rapproche de celle du noir résidu ; le type est le fumier de ferme qui contient, à l'état normal, 4 pour 100 d'azote ; et sec, 19 °/₀,5, il en faut 10000 kil. pour la fumure d'un hectare, ce qui représente 40 kil. d'azote ; par conséquent, un engrais quelconque aura, à poids égal, une valeur d'autant plus grande qu'il en faudra une quantité moindre pour représenter 40 k. d'azote ; cette quantité est dite *l'équivalent* de l'engrais :

Engrais.	AZOTE POUR 1000 dans l'engrais normal. (C'est-à-dire avec son humidité habituelle)	AZOTE POUR 1000 dans l'engrais sec.	Equivalent ou quantité d'engrais normal pour la fumure d'un hectare.
Noir animalisé	10,9	19,6	3700
Id. (des camps près Paris).	12,4	29,6	3200
Id. (dit engrais holland.).	13,6	24,8	2950
Herbes marines animalisées..	21	27,3	1650
Résid. de bleu de Prusse (mêlé de sang)	13,1	28	3050
Noir anglais (sang, chaux, suie)	69,5	70,2	600
Noir animalisé des raffineries.	10,6	20,4	3800

petite quantité de carbonate d'ammoniaque pour carbonater la chaux que la calcination aurait pu rendre caustique, et on pèse le résidu. La différence de poids trouvée indique le charbon et la matière organique.

La cendre obtenue est jetée sur un filtre et lavée à l'eau bouillante, pour enlever les sels solubles. Lorsque l'eau de lavage ne précipite plus par le chlorure de baryum, on calcine dans un creuset de platine le filtre et la cendre lavée qu'il renferme, on pèse le résidu, en déduisant toutefois le poids de la cendre du filtre, qui a dû être déterminé d'avance. La différence entre le poids trouvé et celui de la cendre, avant le lavage, donne la quantité de sels solubles dans l'eau, quantité qui dépasse rarement 1 ou 2 °/₀ du noir de raffinerie.

La matière, étant ainsi débarrassée des sels solubles, est dissoute à une faible chaleur dans un peu d'acide nitrique pur. Cette dissolution renferme le phosphate de chaux, le carbonate de chaux, l'alumine, l'oxyde de fer et la magnésie, plus un peu de silice, que l'on néglige ici, mais qui pourrait être dosée à l'aide d'une simple filtration.

La liqueur acide est saturée par l'ammoniaque pure, versée goutte à goutte et agitée. On s'arrête lorsque le précipité, qui se redissout d'abord, devient insoluble. La liqueur est légèrement acide ; on y ajoute quelques gouttes d'acide nitrique pour redissoudre autant que possible le phosphate en suspension.

On dose ensuite le phosphate de chaux à l'aide d'une solu-

Noir animalisé (exporté de Paris)	13,7	19,1	2900
Noirs d'os (fab. de Paulet)	14	»	2857
Excréments de mouton	11,1	29.9	3600
Pulpe de betteraves (séchées à l'air)	11,4	12,6	3500
Paille de from. (partie sup.)	13,3	14,2	3000
Paille de lentilles	10,1	11,2	4000
Genêt (tiges et feuilles)	12,2	13,7	3278
Fucus saccharinus (seché à l'air)	13,8	22,9	2890
Feuilles de chêne (automne)	11,75	15,65	3400
— de hêtre	11,77	19,06	3398
Suie de houille	13,5	»	2962
Suie de bois	11,5	»	3478

tion normale d'acétate neutre de plomb (1) que l'on verse dans le phosphate dissous, jusqu'à ce que l'iodure de potassium indique un excès d'oxyde de plomb au sein du mélange, préalablement alcoolisé. La liqueur plombique normale est introduite dans une burette graduée en 100 parties ou degrés égaux à 50 centim. cubes, pouvant saturer 1 gr. de phosphate de chaux des os ; d'où chaque degré ou 1|2 centim. cube représente 1 centigramme de phosphate. On verse alors cette liqueur normale dans la solution de phosphate, en agitant vivement après chaque nouvelle addition ; le phosphate de plomb se précipite rapidement, on laisse déposer, et pour s'assurer qu'il y a ou qu'il n'y a pas un excès d'oxyde de plomb dans la liqueur, on mouille l'extrémité d'un agitateur à la surface du liquide supérieur, et l'on porte la goutte obtenue sur une lame de verre, à la surface de laquelle ont été préalablement déposées quelques gouttes d'iodure de potassium, servant ici de toucheau. La présence ou l'absence de coloration jaune verdâtre indique si l'opération est ou non terminée. Une première coloration jaune, due à la solubilité d'un peu de phosphate de plomb dans l'acide en excès qui provient de la décomposition du phosphate de chaux, est un signe que la saturation touche à sa fin.

On additionne alors le liquide des 2|3 de son volume d'alcool, de manière à annihiler la puissance faiblement dissolvante de l'acide en excès, puis on continue de verser en agitant, jusqu'à ce que l'on ait obtenu la coloration jaune verdâtre. Arrivé à ce terme, le degré lu sur la burette donne le titre, en phosphate de chaux, du noir animal ou de l'engrais analysé.

Si une analyse complète est nécessaire, on filtrera la liqueur

(1) Le phosphate de plomb qui se forme dans cette circonstance, est, suivant MM. *Moride* et *Bobierre*, un mélange de sesquiphosphate et d'une minime quantité de biphosphate, il contient 20 % d'acide phosphorique, 80 % d'oxyde de plomb que représentent 136,26 d'acétate de plomb pur. 100 p. de ce phosphate de plomb correspondent à 43,85 de phosphate de chaux des os ($PhO^5, 3CaO$, d'après M. *Raewsky*). Il en résulte qu'il faudra 310,74 d'acétate de plomb cristallisé pur pour saturer l'acide de 100 p. de phosphate de chaux, ou 3gr.,107 pour 1 gr. La solution aqueuse de ces 3gr,107 d'acétate constituera 50 cent. cubes de liqueur normale, dont 1 litre contiendra, par conséquent, 62gr.,14 d'acétate de plomb.

pour séparer le phosphate de plomb; celle-ci retiendra la chaux, l'albumine, la magnésie et l'oxyde de fer, plus un excès d'acétate de plomb que l'on enlèvera en faisant passer un courant d'hydrogène sulfuré dans le liquide préalablement aiguisé de quelques gouttes d'acide nitrique. On jettera sur un filtre qui retiendra le sulfure de plomb formé, et, de la liqueur filtrée, l'on précipitera, à l'aide d'un excès d'ammoniaque, l'alumine et l'oxyde de fer. Nouvelle filtration, puis précipitation de la chaux par l'oxalate d'ammoniaque. L'oxalate de chaux lavé, séché et calciné, sera pesé à l'état de carbonate; du poids de ce dernier on déduira en même temps, au moyen d'une simple proportion, la quantité de chaux qui doit être reportée avec l'acide phosphorique : sachant que 96,42 de carbonate de chaux représentent par leur oxyde 100 de phosphate de chaux.

Ce dosage du carbonate de chaux pourra être contrôlé par le moyen suivant, dû à MM. *Moride* et *Bobierre :* on place 1 gr. de l'engrais pulvérisé dans un petit ballon au col duquel s'adaptent deux tubes, dont l'un très-effilé à sa partie inférieure, et bouché avec un morceau de cire à sa partie supérieure, reçoit une quantité quelconque d'acide nitrique pur; l'autre est rempli de chlorure de calcium fondu, retenu par un tampon de coton cardé : on pèse ce petit appareil, puis on enlève le petit bouchon de cire que l'on enlève de temps en temps, de manière à graduer l'écoulement de l'acide nitrique, et, par conséquent, le dégagement de l'acide carbonique; la décomposition du carbonate s'opère dans le ballon, l'acide carbonique se dégage, passe sur le chlorure de calcium en lui abandonnant son humidité, et s'échappe dans l'atmosphère. Lorsqu'aucune effervescence ne se manifeste dans le ballon, malgré un excès d'acide, on chauffe le mélange jusqu'à l'ébullition, de manière à chasser la totalité du gaz qui aurait pu rester interposé dans le liquide, et on pèse de nouveau le tout; la différence de poids donne la quantité d'acide carbonique, d'après laquelle, au moyen du calcul, on apprécie facilement la quantité de carbonate de chaux (1).

(1) Dans l'analyse d'engrais composés et fortement azotés, tels que les *noirs anglais*, la dessiccation opérée au moyen de la chaleur peut déterminer la volatilisation d'ammoniaque, et par suite donner un résultat

On pourrait encore employer, pour le dosage du phosphate de chaux, le procédé indiqué par M. *Raewsky*, celui de M. *E. Cottereau*, ou celui de M. *Leconte*.

M. *Raewsky* convertit le phosphate en sel soluble dans l'acide acétique, et y ajoute de l'acétate de peroxyde de fer. Le phosphate de fer ainsi formé, bien lavé, est dissous dans l'acide chlorhydrique; le sel de fer est réduit par le sulfite de soude, puis le fer est dosé, en le convertissant en peroxyde à l'aide d'une dissolution titrée de caméléon minéral. On détermine la quantité de fer par un simple calcul, et, par suite, on connaît la proportion d'acide phosphorique (1).

Le mode d'analyse proposé par M. *E. Cottereau* est basé :

1° Sur la propriété que possèdent les dissolutions aqueuses de potasse et de soude ou leurs carbonates, de transformer les phosphates insolubles en phosphate de potasse ou de soude solubles à la température de l'ébullition, tout en convertissant les bases en carbonates insolubles;

2° Sur la propriété dont jouit le nitrate d'argent, de précipiter les phosphates de potasse ou de soude en formant un phosphate d'argent (2), qui se dépose de plus en plus facilement en laissant s'éclaircir le liquide surnageant au fur et à mesure que la précipitation devient plus complète, particularité qui permet de saisir le moment où la réaction est terminée.

Voici comment l'auteur recommande d'opérer :

On dissout, dans de l'acide nitrique pur, un poids connu du ou des phosphates à analyser, puis on sature la dissolution

très-inexact. MM. *Moride* et *Bobierre* ont remédié à cette cause d'erreur en appelant, à l'aide d'un flacon d'appel, l'air, desséché par son passage sur du chlorure de calcium, à travers un tube chauffé au bain-Marie, renfermant la substance à dessécher. Ce courant dessiccateur passe ensuite à travers une solution normale sulfurique (comme dans le procédé *Peligot* pour le dosage de l'azote) qui retient en totalité l'ammoniaque entraînée. La dessiccation terminée, on titre l'acide au moyen du saccharate de chaux, et on a la quantité d'azote à ajouter au résultat obtenu dans le dosage définitif de l'engrais.

(1) M. *Raewsky* s'est assuré que, dans ce phosphate de fer, le rapport de l'oxygène de la base est à celui de l'acide :: 3 : 5.

(2) La composition de ce phosphate d'argent est représentée par la formule : $PhO^5,2\frac{1}{2}Ag\ O$.

acide au moyen du carbonate de soude, qui laisse précipiter tous les phosphates insolubles à l'état gélatineux ; on reçoit ces derniers sur un filtre, et on les lave à l'eau distillée : de cette manière on a diminué la cohésion des phosphates, et on les a rendu aptes à être transformés en phosphates solubles. Cette conversion s'exécute en faisant bouillir pendant vingt minutes environ les phosphates gélatineux avec quatre fois leur poids de carbonate de soude pur, par exemple, et huit à dix fois leur poids d'eau distillée ; on filtre, afin de séparer les carbonates insolubles formés, du phosphate de soude soluble, et de l'excès de carbonate de soude employé on lave le filtre avec de l'eau distillée bouillante ; cette filtration et ce lavage s'opèrent avec une grande rapidité. On traite ensuite les liqueurs filtrées, réunies aux eaux de lavage et bouillantes (1), par de l'acide nitrique pur, qui détruit l'excès de carbonate de soude ; et lorsque le liquide possède une réaction neutre aux papiers réactifs, on le divise en deux parties égales, qu'on introduit séparément dans deux matras d'essayeur; on ajoute alors successivement à ces portions de liquide (2), centimètre cube par centimètre cube, une liqueur normale de nitrate d'argent contenant 40gr., 57 de sel d'argent par litre, et représentant par conséquent 0gr., 01 d'acide phosphorique par centimètre cube; après chaque addition de centimètre cube, on agite, et l'on s'arrête lorsque le liquide, abandonné à lui-même pendant deux ou trois minutes, s'éclaircit parfaitement; phénomène qui n'a lieu, ainsi qu'il a déjà été dit, que lorsque la saturation est complète. Il est très-facile d'observer le moment où le liquide est éclairci, parce que le col du matras d'essai, qui est très-étroit, simplifie cette manipulation. Chaque centimètre cube de liqueur titrée qu'on a été obligé d'employer, représente 1 centigr. d'acide phosphorique.

(1) Il faut faire bouillir, afin de dégager tout l'acide carbonique provenant de la décomposition du carbonate de soude par l'acide nitrique. En effet, si le liquide retenait de ce gaz en dissolution, une certaine quantité de nitrate d'argent formerait un précipité de carbonate d'argent, et on commettrait une erreur dans l'appréciation de l'acide phosphorique.

(2) L'opération se faisant deux fois, le second résultat vient contrôler le premier.

S'agit-il de doser l'acide phosphorique qui se trouve à l'état de phosphate insoluble mélangé avec des carbonates, des sulfates et des chlorures, comme cela arrive presque toujours pour les cendres des noirs dont nous parlons ici ? On commence ordinairement par rechercher la quantité de sels solubles qui existent dans ces cendres ; les chlorures se trouvent de la sorte éliminés en même temps que les sulfates solubles, et il n'y a pas à craindre qu'il se forme ultérieurement du chlorure d'argent lors de la précipitation de l'acide phosphorique.

Les carbonates sont détruits pendant le traitement par l'acide nitrique et transformés en nitrates solubles, qui se trouvent séparés des phosphates gélatineux, au moyen des eaux de lavage, mais qui, du reste, ne gêneraient en rien la précipitation.

Quant aux sulfates insolubles dans l'eau, s'ils ne se sont pas dissous par l'acide nitrique, ils se retrouvent dans le précipité de phosphates gélatineux, puis ils sont arrêtés sur le filtre lors de la séparation des carbonats insolubles, du phosphate de soude.

Lorsqu'il se trouve des mélanges de phosphates insolubles et de phosphates solubles, ces derniers passent avec les parties solubles, et l'on peut toujours, au moyen d'un sel de chaux soluble, par exemple, les faire passer à l'état de phosphate insoluble, sans toucher aux chlorures, puis déterminer la quantité d'acide phosphorique qu'ils renferment.

Les silicates, qui accompagnent souvent les phosphates, ne nuisent en rien au succès de l'opération.

Les arseniates seuls dont l'acide arriverait, ainsi que l'acide phosphorique, à l'état de sel de soude, dans la liqueur soumise à l'action du nitrate d'argent, et y occasionnerait également un précipité, pourraient amener quelques erreurs dans l'analyse ; mais ces sels se rencontrent rarement, et d'ailleurs on pourrait, au moyen de la liqueur titrée, rechercher l'arsenic dans le précipité formé.

Le moyen de dosage de l'acide phosphorique, proposé par M. *Leconte*, est basé sur l'insolubilité complète du phosphate d'urane et de la facilité avec laquelle ce sel se précipite. On fait une solution de nitrate d'urane dont chaque centim. cube précipite $0^{gr},001$ d'acide phosphorique ; on la verse à l'aide d'une burette graduée, dans 50 centim. cubes d'une dissolution de phosphate soluble à analyser (en poids déterminé) dans un volume connu d'eau distillée, portés à l'ébullition dans un petit ballon ; on verse le nitrate jusqu'à ce que la liqueur, surnageant le précipité, soit limpide, en ayant soin toutefois de faire bouillir, pendant quelques secondes, après chaque addition de liqueur normale.

NOIX DE GALLE.

Les noix de galle ou *galles* sont des excroissances arrondies produites sur les feuilles de diverses espèces de chêne par la piqure d'un insecte, espèce de *cynips* (*diplolepis gallæ tinctoriæ*), de l'ordre des hyménoptères.

Le Levant, l'Italie, l'Espagne, la France, fournissent des noix de galle.

Dans le commerce, on en connaît six sortes : les *galles d'Alep*, de *Morée*, de *Smyrne*, les *galles Marmorines*, les *galles d'Istrie*, les *galles de France légères*.

Les galles d'Alep, qui sont les plus estimées, ont de 0,01 à 0,02 de diamètre ; elles sont garnies d'aspérités pointues, qui leur ont valu le nom de *galles épineuses ;* elles se subdivisent en : *galles noires*, *g. vertes*, *blanches* et *g. en sorte.*

Les galles noires, l'espèce la plus estimée dans le commerce, sont d'un noir grisâtre, recouvertes d'une efflorescence blanchâtre, plus petites, plus épineuses, plus pesantes et moins piquées que les autres, d'une substance compacte et résineuse. Leur intérieur est d'un jaune sale au milieu de la noix et blanc vers la surface. Au centre, on trouve une cavité plus ou moins grande, qui semble tapissée d'une membrane rougeâtre. Elles ont été récoltées avant la sortie de l'insecte.

Les galles vertes sont d'un vert jaunâtre ; elles sont couvertes également d'une efflorescence blanchâtre ; elles sont moins épineuses, plus grosses, plus piquées et plus légères que les précédentes.

Les galles blanches sont d'un blanc verdâtre et quelques fois d'un jaune rougeâtre. Ce sont les plus grosses, les plus légères, les plus piquées, et, généralement, les plus ridées.

Les galles en sorte forment un mélange, en proportion variable, des trois sortes précédentes; elles contiennent, en outre, des calices de glands brisés ou entiers, des grabeaux, de la poussière et quelques galles légères.

Les plus belles et les meilleures galles d'Alep viennent de Moussoul.

Les galles de Morée sont très-petites, peu régulières, d'une nuance brune ou rougeâtre.

Les galles de Smyrne se subdivisent en quatre sortes, comme les galles d'Alep, mais elles sont moins pesantes, moins épineuses.

Les galles Marmorines, qui arrivent du Levant, par Marseille, sont ordinairement hérissées d'aspérités et de pointes peu saillantes; elles offrent à leur centre une espèce de germe.

Les galles d'Istrie sont petites, légères, de couleur jaune pâle; elles prennent une couleur jaune, rouge et brune, en vieillissant; non épineuses, mais présentant des rides profondes et multipliées; facilement cassantes. Au centre se trouve la cavité où logeait l'insecte.

Les galles de France, dites *légères*, sont sous forme de boules parfaitement rondes, très-légères, unies à la surface, sans aspérités ni proéminences; elles sont d'un jaune pâle ou couleur de bois; quelques-unes sont noirâtres et difformes. Presque toutes, elles sont percées, faciles à briser, offrent un intérieur compacte, d'une texture fine, d'un jaune fauve, plus foncé qu'à la surface. Au centre est la cavité où logeait l'insecte.

La noix de galle est composée, d'après M. *Guibourt*, de: *tannin* (acide tannique ou quercitannique, colorant en bleu les persels de fer) 65 ; *acide gallique* 2 ; *ac. ellagique, ac. lutéogallique* (principe colorant jaune) 2 ; *chlorophylle et huile volatile* 0,7; *matière extractive brune* 2.5 ; *gomme* 2,5 ; *amidon* 2 ; *ligneux* 10,5 ; *sucre liquide, albumine, sulfate de potasse, chlorure de potassium, gallate de potasse et de chaux, oxalate et phosphate de chaux* 1,3 ; *eau* 11,5.

Berzélius admet, en outre, un peu *d'acide pectique* combiné au tannin.

Une décoction de 1 p. de noix de galle dans 10 p. d'eau, a une couleur jaune rougeâtre, une saveur astringente et amère. Les acides y forment un précipité; les alcalis, un précipité soluble dans un excès; la chaux y développe une couleur brune; les sels d'alumine y produisent un précipité jaune brunâtre; les sels de protoxyde de fer, un précipité se formant par le contact de l'air; les sels de peroxyde de fer, un précipité bleu foncé; les proto et les persels d'étain, un précipité jaunâtre; les sels de plomb, un précipité blanc sale; les sels de cuivre, un précipité brun; les proto et les persels de mercure, un précipité jaune.

Usages. — La noix de galle est astringente à un assez haut degré; en médecine, on l'emploie contre les diarrhées; en infusion aqueuse, comme gargarisme pour arrêter les salivations provenant d'un traitement mercuriel; en teinture composée, en injection, contre les hémorrhagies passives, les gonorrhées, les leucorrhées, les blennorrhées, elle fait la base de la *pommade antihémorrhoïdale de Gullen*; dans les arts, elle sert à la préparation de l'encre; on l'emploie dans la teinture en noir. — La noix de galle sert en lieu et place de tannin, comme contre-poison des alcalis organiques, des préparations d'opium, etc.

Falsifications. — Les noix de Galle sont fraudées quelquefois dans le commerce, tantôt en mélangeant des *galles de qualité inférieure* à d'autres de bonne qualité, tantôt en vendant pour galles d'Alep des galles piquées dont les trous ont été bouchés avec de la cire, ou des galles légères que l'on a colorées artificiellement en les arrosant avec une solution de *sulfate de fer* (vitriol vert).

Si l'on fait bouillir avec de l'eau ces galles sophistiquées, la cire servant à boucher les piqûres entrera en fusion, se détachera et laissera paraître les trous. L'eau, en outre, dissoudra le sulfate de fer, appréciable par les réactifs appropriés (chlorure de baryum, cyanure jaune).

Une fraude que nous devons signaler, quoique nous pensions qu'elle ne s'est pas renouvelée, a consisté dans la vente, pour noix de galle, de *terre glaise façonnée* et *colorée* (comme cela se pratique pour les galles vieillies et blanchies), avec une solution de sulfate de fer.

Ces fausses galles ont une cassure qui ne ressemble en rien à celles des véritables; placées dans l'eau, elles se dilatent; bouillies avec ce liquide, le dernier donne les réactions caractéristiques du sulfate de fer avec le cyanure jaune, l'ammoniaque, le chlorure de baryum.

Le meilleur moyen de reconnaître la bonté d'une noix de galle est d'en rechercher la richesse en tannin. On pulvérise grossièrement un échantillon moyen sur lequel on prélève 100 gr. que l'on traite par l'éther, dans l'appareil à déplacement de *Robiquet*, modifié par M. *Payen*. On épuise par ce véhicule; le récipient contient deux couches : l'une dense, un peu brunâtre, oléagineuse; l'autre, très-fluide, verdâtre, que l'on décante. La couche dense est évaporée à siccité. La masse restante est du tannin pur dont on détermine le poids.

La noix de galle d'Alep, de bonne qualité, donne 38 à 45 % de tannin.

Un autre mode d'essai consiste dans l'emploi du *tannomètre* de M. *Pédroni* fils. Cet instrument, ainsi que son nom l'indique, a pour but de mesurer la quantité de tannin contenue dans une substance quelconque. Il est fondé sur la propriété que possèdent les sels solubles d'antimoine de former un précipité de tannate insoluble avec le tannin, sans se combiner avec les autres substances (matières colorantes, gommes, etc.).

La liqueur d'épreuve se forme en dissolvant 1 gr., 402 d'émétique dans 1 litre d'eau distillée. Cette liqueur sature exactement 2 gr. de tannin.

On pèse exactement 2 gr. prélevés sur un échantillon de la substance dont on veut apprécier la richesse en tannin; on les traite à chaud, à plusieurs reprises, par 200 gr. d'eau distillée. Ces liqueurs réunies et refroidies, on complète le volume d'un litre, et on verse dans un vase à précipitation (semblable à celui du chloromètre ou de l'alcalimètre) 50 centimètres cubes de ce liquide. On verse ensuite goutte à goutte la liqueur d'épreuve contenue dans une burette ordinaire ou tannomètre jaugeant 50 centim. cubes et divisée en 100 parties ou degrés. On arrive ainsi à une saturation complète, qui se manifeste à l'absence de trouble dans le liquide tannifère, lorsqu'on y verse une goutte de solution normale d'émétique. Parvenu à ce point, on lit sur la burette le degré auquel s'est arrêté le liquide d'épreuve, et comme chaque degré représente 0,01 de tannin, le nombre de ces degrés lus sur la burette indique la quantité pour 100 de tannin renfermée dans la substance que l'on essaie.

Si, par exemple, on trouve que le degré est le quarantième, cela signifie que la substance contient 40 °/₀ de tannin ; et ainsi de suite.

O.

OIGNONS BRULÉS.

Les oignons brûlés, destinés à donner de la couleur au bouillon, forment une branche assez considérable d'industrie; il y a, dans Paris et dans les environs, des fabriques spéciales où l'on prépare ce condiment.

Quelquefois, le prix élevé de ces oignons a donné lieu à la substitution suivante : On prépare des rouelles avec la *carotte*, le *navet*, la *betterave* ; ces rouelles sont brûlées comme on le fait pour l'oignon ; et le produit préparé est livré au commerce sous le nom d'oignons brûlés, dont il présente tout à fait l'aspect (1).

On peut reconnaître cette substitution par l'examen attentif de la texture de la substance, et mieux encore par l'examen du produit après l'avoir fait cuire dans l'eau.

OLIBAN. — V. ENCENS.

ONGUENT CITRIN.

L'onguent citrin ou *pommade citrine*, *pommade de nitrate de mercure*, est préparée avec l'huile d'olive (16 p.), l'axonge (16 p.), le mercure (2 p.) et l'acide nitrique à 32° (3 p.). Cet onguent a une couleur jaune citrine.

Il est employé contre les maladies de la peau.

On lui substitue quelquefois la *pommade* ou *onguent nitrique*

(1) Nous tenons ces renseignements de MM. *Caventou* et *Lecanu*.

(*pommade oxygénée*), qui a une couleur analogue, mais qui ne contient pas de mercure.

Pour reconnaître cette substitution, on frotte une pièce d'argent ou de cuivre décapé avec l'onguent suspecté : si rien ne se manifeste, c'est qu'il ne contient pas de mercure; si l'argent est noirci ou le cuivre blanchi, l'on a affaire à de l'onguent citrin.

On pourrait encore traiter à chaud par l'eau distillée, aiguisée d'acide nitrique, filtrer la solution, et y rechercher le mercure à l'aide des réactifs convenables (les alcalis, l'eau de chaux, la lame de cuivre, etc.).

Une goutte d'ammoniaque liquide forme une tache noire sur l'onguent citrin; rien de semblable ne se produit avec la pommade oxygénée.

ONGUENTS MERCURIELS.

L'onguent ou *pommade mercurielle double*, *onguent napolitain*, est un mélange, à parties égales, d'axonge et de mercure.

L'*onguent gris* ou onguent *mercuriel simple* est un mélange de 1 p. de mercure pour 7 p. d'axonge, ou de 1 p. d'onguent napolitain et 3 p. d'axonge.

On se sert de l'onguent gris en frictions pour détruire la vermine et d'autres insectes parasites. L'onguent napolitain sert comme résolutif et comme antisyphilitique puissant. Dans un motif de fraude, on ne met pas quelquefois dans la pommade mercurielle la dose de mercure prescrite; on supplée à l'absence de ce métal par l'addition de substances telles que la *plombagine*, l'*ardoise pilée*, l'*oxyde de manganèse*, le *charbon;* enfin on a fait de l'onguent mercuriel *sans mercure* (1).

On prend un poids donné d'onguent à essayer : on le traite à plusieurs reprises, dans un petit ballon, par l'éther bouillant. Ce véhicule dissout les corps gras, et le mercure reste

(1) En 1842, un pharmacien-droguiste de Paris a été condamné à 500 fr. d'amende par le tribunal de police correctionnelle pour vente de médicaments falsifiés, parmi lesquels se trouvait de l'onguent mercuriel composé avec de la *graisse* et du *noir de fumée!*

au fond avec les matières étrangères s'il en existe ; on sépare celles-ci, et on pèse le mercure.

100 p. d'onguent mercuriel doivent contenir 50 p. de mercure.

S'il se présente quelque difficulté pour la séparation des matières étrangères, on introduit le tout dans une petite cornue et on distille ; le mercure passe seul. Un autre moyen plus prompt consiste à chauffer au rouge dans une cuiller de fer un peu de l'onguent gris à essayer : l'axonge brûle, le mercure se volatilise, et les matières étrangères, s'il en existe, forment le résidu.

On doit suspecter, tout onguent mercuriel qui ne s'enfonce pas, soit, d'après M. *Soubeiran*, dans un mélange refroidi fait avec 4 p. d'acide sulfurique à 66° et 1 p. d'eau en poids, soit, d'après M. *Guibourt*, dans l'acide sulfurique à 50° Beaumé (mélange de 68 d'acide à 66° et de 32 d'eau). On peut encore peser comparativement, dans un petit bocal, de l'onguent pur et de l'onguent suspect (1). Cet essai, bien exécuté, suffit, dans la plupart des cas, pour constater si un onguent meuriel contient bien la quantité voulue de mercure.

Pour l'essai de l'onguent gris, l'eau suffit. Il s'enfonce dans ce liquide s'il contient la dose de mercure prescrite par le Codex ; dans le cas contraire, il surnage, s'il ne contient pas d'air interposé.

L'emplâtre de Vigo, coloré en jaune verdâtre, et qui est un emplâtre mercuriel mêlé de cire jaune, de térébenthine, de styrax liquide qui lui communique son odeur balsamique, et de plusieurs gommes résines, doit, suivant M. *Guibourt*, s'enfoncer dans l'acide sulfurique à 43° Beaumé, ou d'une densité 1,426, s'il contient la quantité prescrite de mercure.

ONGUENT POPULÉUM.

L'onguent populéum, employé comme calmant et adoucissant, se prépare avec l'axonge, les bourgeons de peuplier, les feuilles vertes de pavot, de belladone, de jusquiasme, de morelle. Il ressemble assez, par son odeur agréable, au baume noir du Pérou ; il a une belle couleur verte.

(1) Préalablement on fait fondre l'onguent pour l'introduire dans le bocal.

On lui substitue quelquefois de l'axonge simplement additionnée d'un peu de *baume du Pérou*, afin de lui donner l'odeur et l'apparence du véritable onguent (1).

Une des altérations graves que l'on a fait subir à cet onguent consiste à le colorer artificiellement avec de l'*oxyde de cuivre* (vert-de-gris), avec un mélange de *curcuma* et d'*indigo* pulvérisés.

En chauffant fortement l'onguent suspect dans un creuset rouge, on aura un petit résidu qui, traité par l'acide nitrique étendu, donnera une liqueur bleuâtre, présentant avec les réactifs appropriés (cyanure jaune, ammoniaque, etc.) tous les caractères des sels de cuivre. Une portion d'onguent mis en macération dans l'eau communique à ce liquide une coloration, si celle de l'onguent populéum est due à des substances étrangères (curcuma, indigo).

OPIUM.

L'opium est le suc épaissi des capsules du pavot (*papaver somniferum*, papavéracées), plante herbacée qui croît surtout en Orient, dans l'Anatolie, l'Egypte, la Perse, l'Inde (2).

Dans le commerce européen, on distingue trois espèces

(1) En août 1850, deux pharmaciens de Paris ont comparu devant le tribunal de police correctionnelle pour débit de substances mal préparées (farine de lin falsifiée, pommade mercurielle, laudanum, baume du commandeur, thériaque, onguent populéum), de kermès contenant de l'oxyde de fer, et de sulfate de soude vendu pour sulfate de magnésie. Ces deux pharmaciens ont été condamnés l'un à 100 fr., l'autre à 50 fr. d'amende et chacun d'eux aux dépens.

(2) On a fait depuis longtemps des essais sur la culture de l'opium indigène destiné à remplacer l'opium exotique. Des expériences ont été tentées à plusieurs reprises : nous citerons celles de *Dubuc*, de Rouen, de *Loiseleur Deslongchamps*, *Pelletier*, *Petit*, *Aubergier*, en France ; de *Hennel*, *John Young*, en Angleterre. L'opium français donnait, en moyenne, 10 % de morphine.

On a fait aussi des essais en Algérie, en Sicile, dans le royaume de Naples. M. *Bonafous*, de Turin, a expérimenté sur une culture de pavots qui lui ont fourni un opium contenant 7 % de morphine. Cet opium indigène avait une saveur amère, et non l'odeur vireuse de l'opium exotique. M. *Bonafous* a remarqué que les capsules du pavot, incisées transversalement, donnent une quantité de suc double de celle que l'on obtient par incision longitudinale.

principales d'opium : l'*opium de Smyrne* ou *de Syrie*, l'*opium de Constantinople* ou *de Turquie*, l'*opium d'Égypte* ou *d'Alexandrie*.

L'opium de Smyrne est en masses d'un noir rougeâtre, plus ou moins considérables, molles et souvent déformées, aplaties, dont la surface est recouverte de nombreuses semences de rumex. Ces masses ont une texture uniforme, une consistance variable; elles sont enveloppées dans des feuilles de pavot, de tabac ou de rumex. A l'air, cet opium noircit, devient dur et cassant; il a une cassure lisse, une odeur forte et vireuse, une saveur amère, âcre et nauséeuse. C'est la sorte la plus estimée.

L'opium de Constantinople (1) est tantôt en pains assez volumineux, aplatis, enveloppés de larges feuilles de pavot, dont la nervure semble partager le pain en deux; le plus souvent assez dur et même cassant; tantôt il est en petits pains assez réguliers, d'une forme lenticulaire, de $0^{m},054$ à $0^{m},067$ de diamètre, toujours recouverts d'une feuille de pavot. Il a une odeur plus faible, il est plus mucilagineux que l'opium de Smyrne; il noircit et se dessèche à l'air; il se ramollit dans la main.

L'opium d'Égypte, le moins estimé de ces trois sortes, est en petits pains orbiculaires, aplatis, larges de $0^{m},071$ environ, réguliers, très-propres à l'intérieur, et ne conservant que des vestiges des feuilles qui les ont enveloppés. Il a une couleur brune foncée, analogue à celle de l'aloès hépatique; son odeur est moins vireuse que celle des sortes précédentes, et un peu moisie. Il a une surface luisante, un peu poisseuse sous les doigts. Il se ramollit à l'air.

Il faudrait ajouter à ces espèces l'*opium de l'Inde* (du Bengale, de Bénarès ou Kasi), dont M. *Ludewig* a donné la des-

(1) M. *Morson* a donné la description d'une nouvelle espèce d'opium introduite, il y a quelques années, sur le marché de Londres, et qui avait en apparence tous les caractères de l'opium de Constantinople. Cet opium, très-pauvre en morphine, renfermait 1/3 d'une matière formée de cire et d'une substance analogue au caoutchouc. Il était impossible d'en obtenir une décoction aqueuse limpide. M. *Morson* pense que cet opium provient du suc fourni par les têtes de pavots fortement pressées, ou d'un mélange de ce suc avec celui que l'on obtient par incision.

cription suivante : en pains tout à fait ronds, du poids de 1125 à 1500 gram.; secs, assez durs, cédant toutefois légèrement à l'impression du doigt. Ils sont d'un brun noir, ont la consistance d'une masse pilulaire ferme; ils sont couverts partiellement, à l'extérieur, d'une légère couche de moisissure blanc jaunâtre. Leur odeur est forte et pénétrante; leur saveur, plus amère que celle de l'opium ordinaire. La masse paraît tout à fait pure, prend feu et brûle avec une flamme claire. Si on coupe ces pains par le milieu, on aperçoit une enveloppe, de l'épaisseur du doigt, de feuilles de pavot agglutinées, dans laquelle l'opium se trouve tout à fait libre, comme le noyau d'une noix; il est facile à en retirer, et n'adhère nulle part (1).

L'opium contient : *morphine*, *codéine*, *narcotine*, *narcéine*, *thébaïne* ou *paramorphine*, *pseudomorphine*, *papavérine*, *méconine*, *acide brun extractif*, *acide méconique*, *résine*, *huile grasse*, *bassorine*, *gomme*, *caoutchouc*, *ligneux*, *principe vireux volatil*, *albumine végétale*.

Les divers opiums du commerce contiennent des proportions fort différentes de morphine, ainsi :

500 gram.	d'opium de Smyrne donnent	28 à 30 g.	de morphine,	soit 6 °/₀
500 gram.	de Constant.	14 à 16		soit 3 °/₀
500 gram.	d'Égypte	10 à 12		soit 2 °/₀ (2).

(1) Cette sorte d'opium paraît être celle que l'on emploie de préférence en Chine et sur l'archipel indien.

(2) M. *Guibourt* a retiré 5 gr. 8 de morphine de 100 gram. d'opium de Smyrne; 3 gr. 01 de 100 gr. d'opium de Constantinople, et 4 gr. 22 de 100 gr. d'opium d'Égypte. Suivant quelques auteurs, ces quantités pourraient s'élever à 9 °/₀ pour le premier, à 4 °/₀ pour le second, et 6 °/₀ pour le troisième.

M. de *Vry* a déterminé la quantité de morphine contenue dans vingt et une sortes d'opium de bonne qualité, au moins en apparence, et provenant de différentes sources; cette proportion a varié depuis 0 °/₀, 09 jusqu'à 0 °/₀, 2; une sorte ne renfermait que des traces de morphine.

Quatre échantillons d'opium de Smyrne pris dans des maisons différentes nous ont donné les résultats suivants :

Opium de Smyrne	A	4 °/₀, 50	de morphine.
id.	B	4 °/₀, 29	id.
id.	C	3 °/₀, 75	id.
id.	C	3 °/₀, 50	id.

M. *Bussy* a trouvé dans deux échantillons d'opium de Smyrne 4 °/₀,

Suivant le docteur *Thomson*, l'opium de l'Inde contient trois fois moins de morphine que celui de Smyrne.

La proportion d'eau, très-variable dans les opiums du commerce, est importante à connaître ; l'état de sécheresse ou d'humidité d'un opium peut changer la nature des médicaments dont il fait la base.

Sur six échantillons d'opium de Smyrne pris à la même époque dans diverses maisons et que nous avons desséchés,

le 1er contenait 33,5 °/o d'eau,
le 2e 35 °/o
le 3e 40 o/o, 5
le 4e 42 °/o, 25
le 5e 42 °/o, 5
le 6e 53 °/o

L'opium de bonne nature, mélangé avec l'eau froide, doit complétement se diviser, son principe extractif se dissoudre, et la partie résinoïde se séparer. La liqueur, d'abord trouble, doit s'éclaircir promptement par le repos, en prenant une couleur brune plus ou moins foncée, suivant la quantité de

50 et 3 °/0, 92 de morphine. M. le docteur *Mouchad* a vu de l'opium de l'Inde fournir 10 °/0, 5 de morphine; un autre opium, destiné aux Chinois, n'en contenait que 1 °/0, 5 à 2 °/0.

Les opiums récoltés en Algérie par M. *Hardy*, en 1843 et 1844, contenaient 5 °/0, 02 et 4 °/0, 84 de morphine.

L'opium récolté du même pays, en 1844, par M. *Simon*, renfermait 3 °/0, 70 et 3 °/0, 82. Celui de 1843 était accusé fournir 12 °/0 ; M. *Payen* n'y a trouvé que 10 °/0, 75.

A Clermont-Ferrand, M. *Aubergier* a obtenu, en 1844, de l'opium de pavot blanc; celui de la première récolte contenait 8 °/0, 70 de morphine ; celui de la deuxième récolte, 1 °/0, 52. Le pavot pourpre, cultivé la même année, lui avait fourni de l'opium contenant 10 °/0 de morphine. En 1845, il obtenait d'une première récolte de pavots blancs de l'opium contenant 6 °/0, 83 de morphine : celui de la deuxième récolte en contenait 5 °/0, 53 ; celui de la troisième, 3 °/0, 27.

En 1846, M. *Aubergier* a encore obtenu de l'opium du pavot pourpre ; celui de la première récolte a fourni 10 °/0, 37 de morphine ; celui de la deuxième, 11 °/0, 23.

De la même année, le pavot œillette de la première récolte lui a fourni de l'opium à 17 0/0, 83 de morphine; celui de la deuxième, 14 0/0 , 78.

La richesse de l'opium en morphine varie donc suivant l'espèce de pavot cultivée et le lieu et l'époque à laquelle la récolte a été faite.

matière extractive que contient l'opium, et en tenant compte toutefois de la quantité d'eau employée. La solution filtrée, acide au papier de tournesol, doit donner : avec les sels de peroxyde de fer, une coloration très-prononcée en rouge vineux (méconate de fer); avec le chlorure de calcium, un abondant précipité blanc sale, formé de méconate de chaux; avec l'ammoniaque instillée goutte à goutte, un précipité grenu, abondant de morphine brute, mélangée de résine, de narcotine, et d'une petite quantité de méconate de chaux. La liqueur qui surnage le précipité de méconate et de sulfate de chaux étant filtrée et évaporée, doit se prendre en une masse cristalline, grenue, de chlorhydrate de morphine ; de plus, la solution aqueuse d'opium se mêle à l'alcool sans produire de dépôt.

Tels sont les caractères dont la constatation, sur un échantillon donné d'opium, constitue le mode d'essai proposé par M. *Berthemot*.

Usages. — L'opium entier est peu usité en médecine, mais il fait la base de nombreuses préparations ou médicaments énergiques employés journellement dans la pratique médicale. Ainsi il sert, sous forme d'eau distillée, d'extrait, de sirop, de teinture, de tablettes, de vin, etc.

L'opium de Smyrne doit être employé spécialement pour l'extraction de la morphine et pour les préparations pharmaceutiques. L'opium d'Égypte sert de préférence à celui de Smyrne pour l'emploi en nature (1).

Falsifications. — L'opium, ayant une valeur intrinsèque assez considérable, a été de tout temps l'objet des recherches des falsificateurs, dans le but d'y mêler des substances étrangères, dont ils dissimulent le mieux possible la présence (2).

(1) L'importation de l'opium dans le Royaume-Uni va, toutes les années, en s'augmentant. C'est surtout dans les cantons manufacturiers qu'on en fait un usage immodéré, et l'on accuse quelques sociétés de tempérance de remplacer l'eau-de-vie et le genièvre par l'opium.

En 1848, il a été importé 95835 livres (anglaises) d'opium, dont 31204 livres ont été consommées en Angleterre, le reste a servi au commerce d'exportation. En 1849, il en a été importé 196246 livres, et consommé 41671. Ce qui fait, dans une seule année, une augmentation de 100411 livres pour l'importation, et de 10467 livres pour la consommation.

(2) La falsification de l'opium n'est pas nouvelle. *Schéele* a fait con-

Ce produit a été adultéré : en le recouvrant de *substances végétales*, formant quelquefois une couche de 6 à 7 millim. d'épaisseur ; par des *extraits de chélidoine*, de *laitue vireuse*, de *réglisse* (1), par du *cachou*, par des *huiles* de *sésame* ou de *lin*, par la *gomme arabique* et la *gomme adragante*, par du *sable*, de la *bouse de vache*, de la *terre* et du *plomb*, par la *fécule* (2).

La falsification a été encore poussée plus loin : il a été vendu dans le commerce à Paris : 1° de l'opium contenant l'un 20, l'autre 41 °/₀ de son poids de *feuilles de pavot hachées* (3); 2° un produit *imitant* l'opium, et qui pour 500 gram. n'a fourni que 0 gr. 6 de morphine (4) ; 3° un *faux opium*, qui ne contenait pas d'alcaloïde (5).

naître que les Mahrates, en préparant l'opium, y ajoutent 1/3 et jusqu'à moitié de son poids d'huile de lin ou de graine de sésame; il dit que les teintures préparées avec cet opium sont troubles, et qu'elles ne peuvent être employées.

(1) M. *Merck* a signalé un opium falsifié avec le suc de réglisse. Il présentait à l'extérieur les caractères d'un bon opium. Il était reconnaissable à son odeur, à sa saveur, à la couleur rouge brun foncé, presque opaque, de sa dissolution dans l'alcool faible.

(2) M. *Nestler*, M. *Pédroni* fils ont examiné des échantillons d'opium qui contenaient une quantité notable de fécule.

(3) Ce produit, tiré de Londres, avait été expédié de Hambourg. Le fait a été signalé par M. *Merck*, qui ne put extraire de cet opium que 1 °/₀ de morphine; par M. *Nestler*, en 1844; et, en 1849, par M. *Jourdan*, pharmacien à Sainte-Marie-du-Mont (Manche).

(4) En 1838, 50 à 60 kilog. d'opium falsifié furent livrés à la pharmacie centrale des hôpitaux de Paris; nous fûmes chargé avec M. *Guibourt* de faire opérer la saisie de cet opium chez trois droguistes qui en possédaient chacun une caisse. L'un de ces négociants était déjà en instance devant le tribunal de commerce pour faire annuler la vente de la caisse d'opium falsifié qui lui avait été livrée.

MM. *Gaultier de Claubry*, *Ollivier d'Angers*, et *Labarraque* furent nommés experts par le tribunal pour examiner cet opium, qui avait la plus grande ressemblance avec l'opium de Smyrne. Il était en pains semi-orbiculaires, recouverts de feuilles; sa consistance était molle, sa couleur noirâtre, son odeur faible. Avec l'eau, il donnait un liquide ressemblant assez à une émulsion. L'ammoniaque ne précipitait ni sa solution aqueuse ni sa solution alcoolique. Cet opium présentait dans sa tranche des lames transparentes, agglutinées.

L'autorité crut devoir prévenir le commerce, la pharmacie et le public, en faisant paraître dans le *Moniteur* la note suivante :

« On a cherché à introduire dans le commerce de la pharmacie de l'o-

M. *Landerer* tient d'un Arménien, fabricant d'opium, que l'on falsifie cette substance en la mélangeant, à l'état mou et frais, avec du *raisin bien écrasé et débarrassé des pepins;* il paraîtrait même qu'il ne vient pas de l'Orient un seul pain d'opium sans avoir subi cette adultération.

« pium qui avait été dépouillé, par des opérations chimiques, de la « morphine, qui est, comme on sait, le principe auquel cette sub- « stance doit ses propriétés médicinales.

« On a reconnu que cet opium falsifié, dont les caractères apparents « pourraient tromper même des yeux exercés, avait été envoyé d'Angle- « terre en France, particulièrement par la voie du Havre.

« L'administration ne saurait trop engager les droguistes et les phar- « maciens à se prémunir contre un genre de fraude qui pourrait en- « traîner de graves inconvénients, puisqu'il aurait pour résultat de « substituer une substance inerte à l'un des médicaments les plus « énergiques que la médecine emploie.

« L'administration ne négligera aucun des moyens que la loi a mis à « sa disposition pour empêcher que les produits altérés soient ré- « pandus dans le commerce; mais les pharmaciens et les droguistes ont « un intérêt direct à s'assurer eux-mêmes, par des essais, de la qualité « de l'opium qu'ils peuvent être dans le cas d'acheter. »

Les conclusions du rapport de MM. *Ollivier d'Angers*, *Labarraque*, et *Gaultier de Claubry*, furent les suivantes :

« 1° Tous les échantillons d'opium sur lesquels nous avons opéré ont été falsifiés.

« 2° La proportion de morphine que renferme le plus pur d'entre eux « est tellement inférieure à celle que fournissent les opiums du com- « merce, même ceux de qualité inférieure, qu'ils ne pourraient être « employés que pour l'extraction de cette base, et jamais pour la prépa- « ration de médicaments; les faits observés prouvent que ces opiums ont « déjà été traités, et même que l'on a extrait une grande partie de la « narcotine qu'ils contenaient.

« 3° Les échantillons provenant des saisies faites chez MM. V., D., P., « et à la pharmacie centrale, de l'opium fourni par ces derniers, offrent « les caractères de marcs d'opium d'Égypte, qui ont été empâtés avec « un extrait, peut-être même avec celui que procureraient les eaux mères « provenant de la préparation de la morphine; plusieurs ne sont pas entiè- « rement épuisés d'alcalis végétaux; peut-être renferment-ils une por- « tion d'opium naturel que l'on y a mélangé pour leur donner plus « facilement l'apparence du véritable opium; et ceci paraîtrait d'autant « plus probable, que çà et là on rencontre dans les échantillons des « portions qui présentent, d'une manière beaucoup plus marquée, les « caractères des véritables opiums.

« 4° Les échantillons saisis au Havre sont beaucoup plus impurs; ils « sont formés de marcs d'opium d'Égypte, et peut-être d'une certaine

Une autre falsification consiste à piler dans un mortier l'épiderme de la capsule et celui des tiges du pavot avec du *blanc d'œuf*, et à incorporer ce mélange, en certaines proportions, dans l'opium.

« quantité d'opium naturel, mêlés d'une substance inerte, en poudre « grossière, et d'un extrait qui paraît être d'une nature analogue à celui « qui empâte les précédents.

« 5° Aucun de ces opiums ne peut être employé pour la préparation « de produits pharmaceutiques dont l'opium fait la base.

« 6° La proportion de morphine que renferment les échantillons les « moins épuisés ne permettrait pas même de les faire servir à la prépa- « ration de cet alcaloïde, puisque pour le plus riche, la quantité de « morphine n'équivaut qu'au sixième de celle que fournit l'échantillon « d'opium d'Égypte, examiné comparativement, et qui déjà offrirait peu « d'avantages pour les fabricants qui le traiteraient.

« 7° Les altérations qu'on fait subir à un médicament sont d'autant « plus dangereuses que ce dernier, dans son état naturel, jouit de pro- « priétés plus actives, que ses effets sont plus constants et plus éner- « giques : tel est l'opium. Or il est des maladies fort graves dont la « guérison ne peut être obtenue sans l'emploi de ce moyen thérapeu- « tique. Les malades sont voués le plus ordinairement à une mort cer- « taine si l'opium n'est pas administré pour arrêter les progrès du mal. « Nous citerons ici le *tétanos*, et surtout le délire nerveux, qui compli- « quent assez souvent les fractures des membres, et qu'on voit quel- « quefois apparaître endémiquement dans les hôpitaux. Il est évident « qu'en administrant de l'opium dénaturé comme celui que nous avons « analysé, la maladie, loin d'être arrêtée dans sa marche par un médi- « cament aussi inerte, s'aggravera rapidement, et le médecin verra suc- « comber des malades qui eussent été sauvés s'ils eussent pris du bon « opium dans les proportions prescrites. L'altération que nous avons « constatée dans le médicament saisi l'a donc tellement dénaturé, « qu'elle a transformé une substance éminemment active et douée « d'une efficacité incontestable en une matière sans action, dont la « prescription pourrait avoir les plus déplorables résultats.

« 8° Nous ne pouvons donc que conclure à la destruction de toutes les « variétés saisies ; mais comme la fraude, en s'exerçant sur un médica- « ment dont les propriétés médicales sont si importantes, avait, nous ne « dirons pas atteint la perfection mais obtenu des produits dont les ca- « ractères extérieurs étaient dans le cas de tromper beaucoup de per- « sonnes qui se livrent au commerce de cette substance, nous pensons « qu'il serait utile de faire prélever des échantillons qui seraient déposés « dans les collections des écoles de pharmacie et des courtiers de com- « merce, afin de procurer à tous ceux qu'intéresse cette question les « moyens de reconnaître cette coupable fraude. »

(5) En 1846, M. *de Smedt*, pharmacien à Borgerhort, reçut un opium

M. *Batka*, de Prague, a donné la description d'un opium *fabriqué de toutes pièces*, sans la moindre trace de morphine, ni d'acide méconique, et ne contenant pas même une parcelle d'opium.

Il se composait de morceaux semblables à ceux de l'opium de Smyrne; il était couvert de fleurs de *rumex*, sans être enveloppé de feuilles; il était brillant comme l'opium d'Égypte, mais d'une couleur plus foncée. L'action de l'air le rendait presque inodore et le durcissait. Il ne se ramollissait pas par la chaleur de la main ; il craquait sous la dent comme du sable et avait une légère amertume ; sa cassure était brillante et parsemée de plusieurs points clairs, comme la résine caragne. Exposé à la flamme, il se carbonisait sans se fondre, en répandant une odeur d'encens; cette même odeur se faisait sentir lorsqu'on le triturait ou qu'on le faisait dissoudre. Il ne développait point d'électricité par le frottement, et se réduisait facilement en une poudre brunâtre et sèche, tandis que le véritable opium devient plus ou moins onctueux sous le pilon. Sa solution aqueuse froide moussait fortement comme une solution gommeuse, et était sans action sur le tournesol ; il en était de même de la solution chaude, qui était de couleur brune par réflexion et rougeâtre par transmission. L'alcool la précipitait abondamment; évaporée, elle donnait de la gomme qui se réduisait en cendres; pendant la combustion du résidu résineux, celui-ci se boursoufflait, brûlait avec une flamme fuligineuse et une odeur de résine, et laissait un charbon qui, pendant son incinération, répandait une odeur désagréable, semblable à celle de la gélatine.

L'analyse de ce prétendu opium donna les résultats suivants :

dont les caractères apparents étaient ceux de l'opium de bonne qualité, mais dans lequel il ne put constater la présence de la morphine. Coupé par morceaux, cet opium présentait des taches dues à une substance semblable à de la pâte de jujubes coupée en tranches; les morceaux n'avaient qu'un faible goût d'opium, et s'attachaient aux dents lorsqu'on les soumettait à la mastication ; traités par l'eau, ils se gonflaient comme le fait la gomme de Bassora, et formaient une espèce de mucilage qui empêchait la filtration. Essayé par les divers réactifs, ce faux opium n'a donné aucun des caractères qui distinguent le véritable.

Matières insolubles dans l'eau et dans l'alcool, composées de substances combustibles contenant du carbone de l'azote.	7	25
Matières incombustibles (sable, traces de fer, de chaux, de plomb).	18	
Matières insolubles dans l'eau, gomme.		64
Matières solubles dans l'alcool, résine.		9
Perte		2
		100

En 1848, M. *Legrip* reçut d'une maison de Paris de l'opium en pains de diverses formes et grosseurs, du poids de 50 à 100 grammes. Ces pains avaient été roulés dans des débris de rumex, feuilles et sommités, et étaient recouverts d'une feuille de pavot. Leur odeur forte et nauséeuse rappelait assez celle de l'opium de bonne qualité ; leur tranche offrait un aspect terne, grumeleux et gris jaunâtre ; il était très-glutineux au toucher ; sa saveur, un peu âcre et amère, était, à un faible degré, celle du bon opium.

Employé à la préparation d'un œnolé, il fut évaporé à la vapeur et réduit à l'état d'extrait, brun clair, d'une saveur amère, à la fois acerbe et piquante ; l'odeur qu'il répandit pendant l'évaporation fut bien au commencement celle du pavot, mais bientôt ce ne fut plus que celle d'une marmelade de fruits acerbes (poires ou prunes sauvages) qui aurait été exposée à un trop grand feu. La couche supérieure de l'extrait refroidi était brune et de consistance pilulaire ; la couche inférieure, d'une couleur jaunâtre, était sèche, presque pulvérulente, et exhalait une odeur mixte de poires et de raves cuites. Ces deux parties de l'extrait attiraient également un peu l'humidité de l'air, sans que pour cela la partie inférieure cessât d'être grenue. Cet extrait, jeté sur des charbons ardents, fondait, se gonflait, et répandait en brûlant une odeur qui rappelait en même temps celle du pain et du sucre brûlés.

M. *Legrip* dit avoir constaté dans le faux opium la présence de l'*inuline* et de la *fungine*, et il conclut de ses expériences que c'était un mélange de résidus d'opium de Constantinople épuisé avec un décocté de plantes ou racines cuites, telles que des *tubercules d'Hélianthe* ou *de dahlia*, des *bulbes de colchique*, de la *racine d'aunée*, ou bien quelques espèces de *champignons.*

Il résulte de tout ce que nous venons de dire, qu'à l'aide d'un examen attentif et comparatif, on peut, dans beaucoup de cas, distinguer un faux opium du véritable. Ajoutons que l'opium, falsifié par la fécule, a une cassure grumeleuse; traité successivement par l'eau froide et par l'alcool, il laisse pour résidu une poussière grisâtre abondante, qui, chauffée avec l'eau et additionnée d'iode, donne la coloration bleue caractéristique, et une gelée analogue à celle du lichen d'Islande ou de l'empois.

Comme c'est principalement à la morphine que l'on attribue l'action thérapeutique de l'opium, la détermination de la quantité de cet alcaloïde doit former la base du mode d'essai des opiums. Outre celui de M. *Berthemot*, que nous avons indiqué ci-dessus, plusieurs autres ont été proposés.

Le procédé indiqué par M. *Thiboumery* consiste à diviser l'opium (1 kil.) à l'aide d'un couteau à racines, à le traiter à quatre reprises par 500 gram. d'eau bouillante employée en infusion. On filtre les infusés, on les évapore en consistance d'extrait, on délaye le produit dans un litre d'eau froide, et on complète l'épuisement du résidu par de petites quantités d'eau également froide, jusqu'à ce que celle-ci ne se colore plus; on réunit les liqueurs, on les concentre à 10° Bé., et on les précipite bouillantes par un léger excès d'ammoniaque; on laisse refroidir, et on jette sur un filtre qu'on lave à l'eau froide, puis à l'alcool à 18°; on sèche au bain-marie, et on dissout dans l'alcool à 36°. La solution est portée à l'ébullition avec un peu de charbon animal en poudre, puis filtrée et mise à cristalliser; enfin on épuise le charbon de toute la morphine qu'il a retenue. On opère de même pour les liqueurs ammoniacales. Les alcools de lavage et les eaux mères de la morphine sont à leur tour évaporés à siccité, le résidu est traité par l'eau aiguisée d'acide chlorhydrique; la solution acide qui en résulte est précipitée par l'ammoniaque, et ainsi de suite. La somme des produits que l'on obtient pour résultat final représente la proportion de morphine contenue dans l'opium soumis à l'essai; les traces de narcotine qui l'accompagnent peuvent être négligées.

Par le procédé d'essai de MM. *Payen* et *Couerbe*, on pèse 25 gram. d'opium divisé en tranches très-minces, puis on les laisse macérer dans 150 gram. d'eau pure; après vingt-quatre heures de contact, on triture dans un mortier, jusqu'à ce que la matière hydratée soit en bouillie claire; puis on décante sur un filtre les parties les plus divisées que le liquide tient en suspension; on ajoute de l'eau au résidu, qu'on triture de nouveau, et qu'on décante sur le même filtre; on lave avec de l'eau distillée, jusqu'à ce que le liquide passe incolore; on ajoute à la solution filtrée un excès de chaux bien hydratée (1). On porte le mélange à l'ébullition pendant cinq minutes environ; on filtre, et on acidule la solution filtrée avec de l'acide chlorhydrique qui sature la chaux et s'unit à la morphine. On précipite la morphine par l'ammoniaque, dont on chasse l'excès par l'ébullition. On recueille la morphine sur un filtre, on la lave avec de l'eau alcoolisée, puis on la fait dissoudre dans l'alcool à 33° bouillant; elle cristallise par refroidissement : il suffit alors de la laver à l'éther pour éliminer la narcotine; on la fait dessécher, et on en constate le poids.

M. *Merck* prescrit, pour l'essai de l'opium, d'en faire bouillir 16 gram. avec 250 gram. d'alcool ordinaire, de filtrer, et de reprendre le résidu par 125 gram. de nouvel alcool. On évapore les extraits à siccité, après avoir ajouté une petite quantité de carbonate de soude; on délaye la masse dans l'eau froide, puis on la décante dans une éprouvette à pied; on lave le résidu avec un peu d'eau, et on le laisse en contact pendant une heure avec 30 gram. d'alcool froid à 0,85 (alcoom. centésimal); puis on porte sur un filtre, on lave avec de l'alcool, on sèche le précipité, et on le dissout dans 16 gram. de vinaigre distillé et étendu de son poids d'eau. Cette solution est filtrée, puis précipitée par un léger excès d'ammoniaque; au bout de douze heures, la morphine précipitée est recueillie sur un filtre, séchée et pesée.

(1) Pour hydrater complétement la chaux, on verse sur 1 p. de chaux vive 10 p. d'eau distillée bouillante : en quelques instants l'extinction est parfaite, même lorsqu'on agit sur une petite quantité.

Dans ces derniers temps, M. *Guilliermond* a proposé la méthode suivante pour remplacer celles que nous venons d'indiquer. On prend 15 gram. d'opium, après l'avoir coupé sur différents points; on le délaye dans un mortier avec 60 gram. d'alcool à 0,71, et on le reçoit sur un linge pour en séparer la teinture : on exprime le marc, on le reprend avec 40 gram. de nouvel alcool au même degré, et on réunit les teintures dans un flacon à large ouverture dans lequel on a eu soin de peser 4 gr. d'ammoniaque ; douze heures après, la morphine s'est éliminée d'elle-même, accompagnée d'une quantité plus ou moins grande de narcotine; la morphine tapissant les parois intérieures du récipient de cristaux colorés, assez gros et d'un toucher graveleux, la narcotine se trouvant cristallisée en petites aiguilles nacrées, blanches et fort légères ; on lave les cristaux sur un filtre ou sur un linge avec de l'eau, afin de les débarrasser du méconate d'ammoniaque qu'ils renferment ; puis on peut séparer la narcotine de la morphine par la décantation dans l'eau, qui n'enlève que la narcotine plus légère (1).

Il serait à désirer que tous les pharmaciens titrassent, par l'un ou l'autre de ces procédés, l'opium qu'ils achètent : ils pourraient offrir aux médecins des médicaments moins variables dans leurs effets ; ils concourraient à détruire des fraudes qui cesseraient alors d'être profitables à leurs au-

(1) M. *Mialhe* a modifié cette méthode de séparation, et il préfère recourir à l'emploi de cinq ou six lavages avec 4 à 5 gram. d'éther. Ce lavage, pratiqué par trituration sur les cristaux préalablement pulvérisés, met en liberté la morphine, qu'il faut ensuite sécher et peser.

M. *de Vry* a proposé aussi de modifier de la manière suivante le procédé de M. *Guilliermond :* le mélange de morphine et de narcotine obtenu de la précipitation des teintures alcooliques par l'ammoniaque est lavé, chauffé avec de l'eau pure additionnée d'un léger excès de sulfate de cuivre. La morphine décompose ce sel en acide sulfurique qui se combine avec elle, et en sulfate de cuivre tribasique, insoluble, tandis que la narcotine est sans action sur le sulfate de cuivre. On a donc une solution de sulfate de morphine contenant un petit excès de sulfate de cuivre, tandis que la narcotine reste indissoute avec le sous-sulfate métallique. La liqueur filtrée est traitée par l'hydrogène sulfuré qui sépare le cuivre, et la morphine est précipitée par l'ammoniaque.

Suivant M. *de Vry*, le procédé de M. *Guilliermond*, ainsi modifié, peut servir à préparer la morphine pure.

teurs, et qui sont parfois si préjudiciables aux intérêts de la médecine.

En outre, nous pensons que des mesures devraient être prises :

1° Pour que l'opium, dit *opium choisi*, prescrit par le Codex, fût l'opium de Smyrne ;

2° Pour que les préparations pharmaceutiques opiacées ne pussent être préparées qu'avec cet opium ;

3° Pour que nul opium, excepté celui que l'on emploie pour l'extraction des alcaloïdes, ne pût être vendu sans avoir été titré ;

4° Pour la détermination de la quantité moyenne d'eau que doit renfermer l'opium employé en pharmacie, de manière que, lorsqu'un opium sera très-humide, on soit forcé d'en employer une plus grande quantité en raison de son humidité ; que, s'il est trop sec, au contraire, la quantité à employer soit diminuée.

OPOPANAX (1).

L'opopanax est une gomme-résine fournie par l'*opopanax chironium* ou *pastinaca opoponax* (ombellifères), qui croît en Asie, dans l'ancienne Grèce, en Sicile, en Italie et en Provence. On l'obtient par incision et par expression.

Il est sous forme de larmes irrégulières, anguleuses, opaques, fragiles, légères, dont les plus grosses ont le volume d'une noisette, d'une belle couleur rougeâtre à l'extérieur, d'un jaune marbré de rouge à l'intérieur, d'une saveur nauséabonde, âcre et persistante, d'une odeur aromatique forte, semblable à celle de la myrrhe.

Sa densité est 1,622. Il prend facilement feu et brûle avec flamme. Il forme avec l'eau une émulsion qui rougit le tournesol, et qui laisse bientôt déposer la résine. L'alcool le dissout partiellement en un liquide rouge.

L'opopanax nous arrive de la Syrie, de l'Inde, par Marseille.

D'après l'analyse de *Pelletier*, cette gomme-résine contient :

(1) Cette gomme-résine est parfois désignée sous le nom d'*opoponax*, *opoponax*, *opoponacum*.

Résine, fusible à 50°,42; *gomme* 33,4; *ligneux* 9,8; *amidon* 4,2; *malate acide de chaux* 2,8; *matière extractive* 1,6; *cire* 0,3; *huile volatile* et perte 5,9; *caoutchouc*, traces.

Usages. — L'opopanax est employé, à l'extérieur, comme résolutif, et à l'intérieur comme tonique et excitant. Il entre dans la composition de la thériaque et de quelques autres médicaments officinaux.

Falsifications. — L'opopanax est quelquefois mélangé avec des *gommes-résines* ou des *résines* de qualité inférieure, avec du *galipot*.

Ce dernier mélange pourra se reconnaître à l'odeur de térébenthine dégagée par l'introduction dans la masse suspectée d'une tige de fer rougie au feu.

Quant aux autres mélanges, on ne peut les distinguer que par l'examen attentif des caractères physiques propres à l'opopanax pur.

OR.

L'or, métal de couleur jaune, à éclat très-vif, est peu dur; c'est de tous les métaux le plus malléable, le plus ductile et le plus facile à laminer. Sa densité varie de 19,4 à 19,65, selon qu'il a été recuit ou écroui. Il est moins fusible que l'argent et le cuivre, fond à 32° du pyromètre de Wegdwood ou 1097° du thermomètre à air. L'or n'est attaqué par l'oxygène à aucune température. Les acides sont sans action sur lui. Le chlore le dissout en présence de l'eau; l'eau régale le dissout aussi avec facilité.

La plupart des métaux s'unissent à l'or et lui font perdre sa malléabilité.

Dans le commerce, l'or est vendu en barres ou lingots, en fils, en poudre, en feuilles.

Usages. — L'or allié au cuivre ou à l'argent sert à faire la monnaie, la bijouterie de luxe, les objets d'ornement, de prix, etc. En médecine, la poudre d'or est employée contre les maladies scrofuleuses ou vénériennes.

Falsifications. — Pour reconnaître le degré de pureté de l'or, on le soumet ordinairement à des essais par la voie sèche.

L'or en poudre, en feuilles, est quelquefois allié d'*argent* ou de *cuivre*.

On le reconnaîtrait en dissolvant le métal dans l'eau régale : s'il y a du cuivre, il sera décelé par la couleur bleue que l'ammoniaque fera naître au sein de la liqueur, ou bien il recouvrira une lame de fer décapée, qu'on y aura plongée. S'il y a de l'argent, il sera précipité à l'état de chlorure insoluble, tandis que l'or seul sera dissous par l'eau régale.

Il y a peu de temps, on a découvert, en Angleterre, que l'or, au titre de 12 carats et au-dessous, était allié avec du *zinc*, au lieu de l'être avec une quantité convenable d'argent. L'or ainsi allié a servi à fabriquer un nombre considérable de bijoux.

On reconnaîtrait le zinc en dissolvant le métal dans l'eau régale ; dans le chlorure acide formé, on ferait passer un courant d'hydrogène sulfuré qui précipiterait l'or. En filtrant, la liqueur passant à travers le filtre serait précipitée par un carbonate alcalin. Du poids du carbonate de zinc, lavé, séché et calciné, il sera facile de déterminer celui du zinc.

ORCANETTE.

L'orcanette est la racine de l'*Anchusa tinctoria* (borraginées), que l'on cultive, en France, dans la Provence et dans le Languedoc (1). Elle est sous la forme de petits brins plus ou moins gros, de la grosseur du doigt, d'une couleur brun-rougeâtre, insipides, inodores.

Elle ne cède pas sensiblement de matière colorante (espèce de résine appelée *orcanettine*, *ac. anchusique*, *anchusine*) à l'eau ; elle la cède à l'alcool, et lui communique une belle couleur rouge. La solution alcoolique d'anchusine, mêlée à l'eau bouillante, passe au violet et vire au bleu par la concentration.

L'anchusine est d'un rouge violacé ; elle est soluble dans l'éther, les huiles grasses et essentielles, dans l'acide acétique. Elle donne, avec l'acide sulfurique, une dissolution d'un rouge améthyste, précipitable par l'eau.

(1) Outre l'anchusa tinctoria, on confond, sous le nom d'*orcanette*, l'*anchusa virginica*, le *lithospermum tinctorium*, l'*onosma echioides*, l'*echium rubrum*, végétaux dont la racine fournit une matière colorante rouge, analogue à l'orcanette.

Les alcalis en excès la dissolvent en prenant une belle couleur bleue. Les terres alcalines donnent avec ce principe des combinaisons bleues (*anchusates*). Toutes les dissolutions métalliques précipitent l'anchusine de ses combinaisons avec les bases alcalines, savoir : les protosels d'étain en violet ; les persels d'étain en rouge cramoisi ; les persels de mercure en rose couleur de chair.

Usages. — En pharmacie, on emploie l'orcanette pour colorer en rouge la pommade pour les lèvres, et, en général, les huiles et les graisses. On s'en sert principalement dans la parfumerie. Dans la teinture, on en fait des laques d'un bleu violacé et d'un beau violet foncé, avec les sels d'alumine et les persels de fer.

Altérations. — L'orcanette est souvent mêlée avec la *racine du gremil des teinturiers*, *la racine de buglosse* (*anchusa italica*), la *racine* de l'*onosma echioïdes*, etc.

Tous ces mélanges peuvent se reconnaître en ce que ces racines ne colorent pas les huiles en rouge, comme l'orcanette, et en ce qu'elles n'ont pas sa forme.

OS CALCINÉS.

Les os calcinés ou *phosphate de chaux des os* sont livrés au commerce sous forme de trochisques blancs, insipides, inodores, à peu près complétement insolubles dans l'eau, facilement solubles dans les liqueurs acides.

Ce phosphate basique de chaux est associé dans les os à un peu de phosphate de magnésie, à un peu de carbonate de chaux et d'oxyde de fer.

Usages. — En pharmacie, les os calcinés entrent dans la préparation de la décoction blanche de Sydenham. Dans les arts, on en fait des coupelles pour les essais d'or et d'argent ; on les fait entrer dans la composition d'un verre opalin. Ils servent à la fabrication du phosphore, après avoir été préalablement convertis en phosphate acide.

Falsifications. — M. *Duval* a eu à examiner un échantillon d'os calcinés, remplacé en totalité par une poudre blanche, très-tenue, qui n'était autre que du *sulfate de chaux*. Elle ne produisait pas d'effervescence au contact des acides qui ne la dissolvaient point.

Calcinée avec le charbon, elle fournit une masse qui, délayée avec un peu d'eau et traitée par un acide, laissa dégager beaucoup d'hydrogène sulfuré.

Bouillie avec de l'eau distillée, le liquide filtré donna avec le chlorure de baryum un précipité blanc, insoluble dans l'acide nitrique.

Bouillie pendant quelque temps avec une solution de carbonate de soude, elle fut convertie en carbonate de chaux insoluble et en sulfate de soude soluble, sels faciles à reconnaître.

OUTREMER FACTICE.

Cette belle couleur bleue dont le mode de fabrication a été découvert presque en même temps par M. *Guimet*, en France, et par *Gmelin*, en Allemagne, a pris son origine dans un travail analytique exécuté, en 1814, par *Vauquelin*, sur une matière bleue trouvée en démolissant la sole d'un four à soude de la fabrique de Saint-Gobain.

Vauquelin reconnut que ce produit coloré avait une composition semblable à celle du *lapis lazuli* ou *lazulite*, c'est-à-dire que c'était un silicate d'alumine et de soude sulfurée (1).

La fabrication de l'outremer artificiel s'est peu à peu naturalisée en France, grâce aux efforts incessants de la société d'encouragement ; c'est ainsi que MM. *Ferrand*, *Robiquet*, *Courtial*, *Zuber*, ont fabriqué ou fabriquent de l'outremer.

Usages. — L'outremer est employé en peinture, pour l'azurage du papier, des tissus, des bougies, du savon, de l'amidon, du sucre ; dans l'impression sur étoffes et sur papier (2).

(1) Sa composition, d'après *Clément-Désormes*, est la suivante :

Silice	35,8
Alumine	34,8
Soude	23,2
Soufre	3,1
Carbonate de chaux	3,1
	100,0

(2) Avant la découverte de M. *Guimet*, l'outremer naturel valait

Falsifications. — L'outremer artificiel a été falsifié par les *cendres bleues* (carbonate de cuivre) (1) et par l'*amidon* (2).

La première sophistication serait décelée par l'ammoniaque. Au contact de cet alcali, l'outremer pur ne se colore point; s'il contient des cendres bleues, il prend, au contraire, une coloration bleue très-sensible, et d'autant plus foncée que la proportion du composé cuivreux ajouté sera plus forte.

La falsification par la fécule sera reconnue en traitant l'outremer par l'eau chaude; on aura une solution aqueuse qui prendra, au contact de l'eau iodée, la coloration bleue caractéristique des matières amylacées.

OXALATE ACIDE DE POTASSE. — V. SEL D'OSEILLE.

OXYDE D'ANTIMOINE.

Le protoxyde d'antimoine, connu autrefois sous le nom de *fleurs argentines* ou *neige d'antimoine*, est cristallisé en aiguilles longues, aplaties, et d'un brillant nacré, ou en poudre blanche, amorphe. On le désigne alors, d'après son mode de préparation, sous le nom d'*oxyde d'antimoine par précipitation*. Il est insipide, inodore, sans action sur la teinture de tournesol, insoluble dans l'eau et fusible à la chaleur rouge sans décomposition.

Usages. — Cet oxyde est quelquefois employé en médecine comme émétique et sudorifique; il sert à la préparation de l'émétique; on l'emploie aussi en peinture.

Falsifications. — L'oxyde d'antimoine a été falsifié avec le *carbonate de chaux* (craie ou blanc d'Espagne) (3), avec le *sulfate* et le *phosphate de chaux*.

L'acide nitrique étendu, versé sur l'oxyde mêlé de car-

200 fr. les 31 grammes; aussi M. *Thénard* avait-il indiqué, pour suppléer cette couleur, le bleu qui porte son nom. Aujourd'hui, on peut avoir de l'outremer factice au prix de 12 fr. le kilog.

(1) M. *Habert* a eu à examiner un échantillon d'outremer factice, destiné à colorier des bonbons, qui contenait 40 % de cendres bleues.

(2) Il y a quelques mois, un fabricant nous remit un échantillon d'outremer qui, d'après nos recherches, contenait 7 % de fécule.

(3) M. *W. Hodgson* a analysé un oxyde d'antimoine du commerce qui renfermait 30 % de carbonate de chaux.

bonate de chaux, donne lieu à une forte effervescence due à l'acide du carbonate mis en liberté. La dissolution acide étendue d'eau précipite en blanc par l'oxalate d'ammoniaque.

Si l'oxyde est mêlé de sulfate ou de phosphate de chaux, le liquide provenant du traitement par l'acide nitrique donnera, dans le premier cas, avec le chlorure de baryum, un précipité blanc, insoluble dans l'acide nitrique; dans le second, un précipité blanc, gélatineux avec l'ammoniaque.

On a vendu quelquefois, en pharmacie, *l'acide antimonieux* pour l'oxyde d'antimoine. Cette fraude se reconnaît au moyen de l'acide chlorhydrique, qui dissout l'oxyde et laisse pour résidu l'acide antimonieux.

OXYDE DE CALCIUM. — V. CHAUX.

OXYDES DE FER.

Parmi les oxydes de fer, deux sont employés en pharmacie, ce sont l'*oxyde noir* et le *peroxyde.*

L'oxyde de fer noir, appelé aussi *deutoxyde de fer*, *éthiops martial*, *safran de mars de Lémery*, *oxyde ferroso-ferrique*, est une combinaison de protoxyde et de peroxyde. Il est d'un noir pur, opaque, sans saveur, attirable à l'aimant; fondu avec le borax, il donne un verre coloré en vert bouteille; il forme avec l'acide chlorhydrique concentré une dissolution jaune verdâtre qui précipite en brun, par l'ammoniaque, la potasse et la soude. Ce précipité, mis en contact avec un excès de chlore en solution, passe au jaune rouille, et se transforme en hydrate de peroxyde.

Le peroxyde de fer, connu sous les noms d'*oxyde rouge de fer*, *trito* ou *sesqui-oxyde de fer*, *colcothar*, *safran de mars astringent*, *rouge d'Angleterre* ou de *Prusse*, *terre douce de vitriol*, *oxyde ferrique*, se présente sous la forme d'une poudre rouge plus ou moins foncée, dont la couleur varie (1) suivant l'état d'agrégation et le mode de préparation; il est insipide, inodore, non attirable à l'aimant; la chaleur seule ne peut le décomposer. Il donne avec l'acide chlorhydrique une dissolution d'un beau jaune orangé; la soude, la potasse, l'ammo-

(1) Cette couleur vire quelquefois au violet.

niaque, y produisent un précipité couleur de rouille; l'infusion de noix de galle y détermine un précipité noir bleuâtre, intense, pourvu que la solution ne soit pas trop acide.

Usages. — L'oxyde de fer noir est employé comme tonique emménagogue et anthelmintique. Il fait la base des *pilules de fer de Swediaur;* il s'administre en tablettes.

L'oxyde rouge est employé en peinture, pour polir les glaces et les métaux ; en médecine, on s'en sert comme astringent, tonique et emménagogue.

Altérations. — L'oxyde noir ou éthiops peut être mêlé de *peroxyde de fer.*

L'éthiops mêlé de peroxyde est moins attirable à l'aimant ; sa couleur vire plus ou moins au brun roussâtre ; sa dissolution dans l'acide chlorhydrique est jaune safranée.

Falsifications. — Le peroxyde de fer a été quelquefois fraudé avec de la *brique pilée.* On le reconnaîtrait en en dissolvant un poids déterminé dans l'acide chlorhydrique. Si l'oxyde est pur, la dissolution est complète; si, au contraire, il est mêlé de brique en poudre, celle-ci restera en résidu : son poids comparé au poids total indiquera la proportion du mélange.

OXYDE DE MAGNÉSIUM. — V. Magnésie calcinée.

OXYDE (PER) DE MANGANÈSE.

Cet oxyde, appelé aussi *magnésie noire, bioxyde de manganèse*, est très-abondamment répandu dans la nature, en masses amorphes ou cristallisées en aiguilles prismatiques, fines et rayonnantes. Il est d'un gris noir métalloïde; il est friable, insipide, inodore. Sa densité est 4,48, d'après *Boullay;* il tache les doigts en noir. A l'aide de la chaleur, l'acide chlorhydrique donne du chlore avec cet oxyde (1). Chauffé au rouge, il se décompose, dégage une partie de son oxygène,

(1) Ce caractère peut servir à le distinguer du *sulfure d'antimoine*, avec lequel il offre quelque ressemblance par sa forme cristalline, sa couleur, son aspect. Le sulfure d'antimoine est facilement fusible au chalumeau ; traité par l'acide chlorhydrique, il donne lieu à un dégagement d'hydrogène sulfuré.

et se convertit en sesquioxyde; il est infusible au chalumeau, et donne avec le borax un verre de couleur améthyste.

Dans le commerce, on distingue plusieurs variétés de manganèse : le *manganèse d'Allemagne*, le *manganèse de la Romanèche*, près Mâcon, le *manganèse de la Dordogne*, les *manganèses du Cher*, de la *Bourgogne*.

Le manganèse d'Allemagne est généralement en cristaux soyeux.

Le manganèse de la Romanèche est d'un gris plus ou moins noirâtre, d'un aspect terreux; il est compacte, friable.

Le manganèse de la Dordogne est en rognons ou nodules, d'aspect lithoïde, gris bleuâtre.

Ces différentes sortes de manganèses appartiennent aux espèces minérales appelées *pyrolusite*, *acerdèse* (*Beudant*), ou *manganite* (*Brongniart*), et *psilomélane* ou *manganèse oxydé barytifère*. Cette dernière espèce est en dépôt très-considérable à la Romanèche, près Mâcon (Saône-et-Loire).

Usages. — L'oxyde de manganèse est employé dans les arts, principalement à la fabrication du chlore et des hypochlorites. Il sert aussi dans la cristallerie.

Altérations. — Il résulte des origines de l'oxyde de manganèse qu'il n'est jamais pur dans le commerce. Il est le plus souvent mélangé ou combiné avec de l'*oxyde de fer*, de la *baryte*, de l'*argile*, de la *silice*, du *quartz*, du *carbonate de chaux*, de la *chaux fluatée*, etc.; aussi, vu ses usages, il est essentiel de pouvoir essayer cet oxyde sous le rapport de la quantité de chlore qu'il peut fournir, et qui est elle-même proportionnée à la quantité de bioxyde de manganèse pur. On a proposé plusieurs moyens pour arriver à ce but.

Le procédé de *Gay-Lussac*, le plus généralement employé, n'est qu'une application du procédé chlorométrique. Il consiste dans l'ébullition de l'oxyde avec de l'acide chlorhydrique, en mesurant le volume du chlore dégagé et recueilli dans une solution alcaline.

On emploie 3 gram. 98 d'oxyde réduit en poudre fine, poids reconnu suffisant pour donner, avec un excès d'acide chlorhydrique, 1 litre de chlore sec à 0°, et à la pression de $0^m,76$, ou 100 degrés chlorométriques. Ces 3 gr. 98 d'oxyde à essayer sont introduits dans un petit ballon, et on verse dessus 25 centim. cubes d'acide chlorhydrique, exempt d'acide sulfureux, ou son équivalent en poids. On adapte au ballon un bouchon portant un tube, dont l'extrémité, un peu courbe, s'engage dans une solution alcaline faible (potasse, soude, ou lait de chaux), que contient un matras à long col. (Voyez les *planches* à la fin de ce volume.)

Le ballon est chauffé avec quelques charbons; le chlore alors se dégage graduellement, et chasse l'air qui vient se réunir à la partie supérieure du matras; on laisse sortir cet air à deux ou trois reprises, en redressant l'appareil, puis on agite pour favoriser l'absorption du gaz. L'opération est continuée jusqu'à ce que tout le chlore soit dégagé, ce que l'on reconnaît à l'échauffement du tube éducteur par le passage de la vapeur d'eau qui pousse les dernières traces du chlore dans le matras. Le tube, jusque-là froid ou tiède, acquiert une température de 100°; c'est alors que l'on arrête l'opération. La solution alcaline est additionnée d'une quantité d'eau nécessaire pour compléter un litre; puis on détermine sa richesse en chlore par un des procédés chlorométriques déjà indiqués. (Voy. t. I, p. 446.) Plus le volume de chlore contenu dans la liqueur à l'état d'hypochlorite alcalin sera considérable, plus l'échantillon d'oxyde essayé aura de valeur.

Il faut un second essai pour connaître la quantité d'acide chlorhydrique nécessaire au traitement de l'oxyde, dont la valeur dépend aussi de la quantité d'acide qu'il exige pour être entièrement décomposé, quantité qui varie avec les différentes espèces de manganèses. On conçoit, en effet, qu'un oxyde de manganèse qui contient des carbonates, de la baryte, de l'oxyde de fer, exigera une plus forte proportion d'acide chlorhydrique que celui qui n'en contient que peu ou point. Ces matières étrangères saturent l'acide en pure perte, et occasionnent, en outre, un dégagement d'acide carbonique qui forme avec l'alcali un carbonate indécomposable par le chlore. Il est donc essentiel de connaître la quantité d'acide nécessaire relativement à celle du chlore. Pour dissoudre 3 gr. 98 de bioxyde de manganèse, et produire 1 litre de chlore, il faut une quantité d'acide chlorhydrique équivalente à 176° acidimétriques, que représentent 100° chlorométriques. Pour apprécier la quantité d'acide exigée par un échantillon de manganèse, on en traitera donc 3 gram. 98 par 25 centim. cubes d'acide, représentant 250° acidimétriques ; on en recueillera le chlore, et on constatera, par une saturation au carbonate de soude (jusqu'à ce que le précipité de carbonate de manganèse cesse de pouvoir se redissoudre), ce qui reste d'acide libre; ajoutant ces deux quantités, on constatera ce qui manque pour égaler les 250° employés, et ce déficit indiquera ce que le manganèse emploie d'acide en pure perte.

Le tableau suivant donne quelques résultats d'essais de ce genre :

MANGANÈSE EMPLOYÉ 3 gr. 98.	DEGRÉS chlorométr.	ACIDE CHLORHYDRIQUE. DEGRÉS acidimétriques équivalents en chlore.	EXCÈS retrouvé par saturation avec le carbon. de soude.	PERTE nette.	TOTAL employé 25 c. cubes = 250°.
Pur, cristallisé.........	100°	176	73	1	= 250
D'Allemagne, 1re qualité	95	167	79	4	= 250
De Cretuick, près Sarrebruck............	94	165	»	»	»
D'Angleterre..........	88	155	82	13	= 250
De la Romanèche (Saône-et-Loire)...........	77	135	»	»	»
De Calvéron (Aude)....	73	129	»	»	»
De Bourgogne.........	68	120	103	27	= 250
Du Cher...............	53,5	94	147	9	= 250
De la Mayenne.........	52	92	127	31	= 250

On peut encore apprécier la qualité d'un manganèse en le faisant bouillir avec de l'acide sulfurique concentré, et mesurant le volume d'oxygène qui se dégage : 25 grammes de cet acide réagissant à chaud sur 3 gram. 98 de peroxyde donnent 1/2 litre d'oxygène à 0° et 0m,76 de pression.

Un autre procédé consiste à mêler l'échantillon d'oxyde à essayer avec de l'acide oxalique ou un oxalate et un excès d'acide sulfurique : il se forme du sulfate de protoxyde de manganèse, et il se dégage de l'acide carbonique. Pour chaque équivalent de bioxyde, on obtient deux équivalents d'acide carbonique.

On prend un poids d'oxyde tel que, s'il était parfaitement pur, il dégageât juste 100 p. d'acide carbonique. Ce poids a été trouvé par le calcul égal à 0gr.,98989; mais comme la quantité d'acide carbonique correspondante qu'on aurait à peser serait trop petite, on a pris un multiple de ce nombre, ou 2,97 = 3 + 0,989.

L'appareil dont on se sert se compose de deux ballons (voyez les *planches* à la fin du volume.) réunis par un tube à double courbure : l'un de ces ballons contient 75 gram., et l'autre 60 gram. d'eau ; celui-ci est rempli à moitié d'acide sulfurique concentré ; chacun d'eux est muni d'un bouchon percé de deux trous, par l'un desquels passe un tube droit ; celui du premier ballon plonge dans le liquide ; celui du second se termine à peu de distance du bouchon. Le premier tube est fermé par un petit tampon de cire molle.

Dans le premier ballon, on introduit 2 gram. 97 d'oxyde de manganèse, réduit en poudre aussi fine que possible, et mêlé avec 2 p. 1/2 d'oxalate de potasse neutre (1), ou 2 p. d'oxalate de soude neutre ; on verse ensuite sur le mélange assez d'eau pour que le ballon soit rempli presque jusqu'au tiers; on ferme l'appareil et on le pèse. On aspire un peu d'air par le deuxième tube droit, et de l'acide sulfurique passe dans le premier ballon. Aussitôt commence le dégagement d'acide carbonique ; quand il est lent, le contenu de la première fiole se colore en rouge vif ; dès que le dégagement du gaz se ralentit, on fait arriver une nouvelle quantité d'acide sulfurique, et on continue de même jusqu'à ce que tout le manganèse soit décomposé ; on soulève alors le petit tampon de cire, on aspire au bout du tube, et on fait traverser l'appareil par un courant d'air lent jusqu'à ce qu'il n'y reste plus d'acide carbonique ; on laisse refroidir l'appareil et on le pèse ; la perte qu'il a éprouvée représente le poids de l'acide carbonique dégagé. Ce dernier divisé par 3 représente la quantité de bioxyde contenu dans le manganèse essayé.

Quand les manganèses contiennent des carbonates terreux, on commence par les traiter dans le petit ballon par de l'a-

(1) Cet oxalate s'obtient en saturant le sel d'oseille ordinaire par du carbonate de potasse, puis évaporant et faisant cristalliser.

cide sulfurique très-étendu; dès que le dégagement du gaz a cessé, on chauffe doucement le ballon pour en chasser tout l'acide carbonique. Cela fait, on remplit avec environ 3 gram. d'acide oxalique du commerce réduit en poudre un petit tube qu'on suspend par un fil au-dessus de la liqueur contenue dans le premier ballon. On pèse l'appareil tout entier, puis on laisse tomber le petit tube dans le ballon, d'où se dégage aussitôt l'acide carbonique produit par la décomposition du bioxyde de manganèse; l'opération s'achève du reste comme précédemment.

M. *Levol* a proposé un autre procédé d'essai des manganèses, basé sur les faits suivants :

Un équivalent de bioxyde de manganèse produit avec l'acide chlorhydrique une quantité de chlore suffisante pour convertir deux équivalents de protochlorure de fer en un équivalent de perchlorure.

On pèse d'un côté 3gr.,98 de manganèse à essayer et de l'autre 4gr.,858 de fer en fils fins. Cette quantité de fer, réduite à l'état de protochlorure, exigerait, pour passer à l'état de perchlorure, tout le chlore qui se dégagerait en traitant les 3gr.,98 de manganèse par l'acide chlorhydrique, en supposant l'oxyde complétement pur.

On dissout le fer dans 80 à 100 gram. d'acide chlorhydrique pur et concentré ; puis on introduit dans la dissolution ces 3gr.,98 de manganèse à essayer (1); on ferme le ballon qui la contient avec un bouchon portant un long tube à entonnoir, dont l'extrémité inférieure est effilée; on chauffe le mélange jusqu'à l'ébullition pendant quelques minutes, on le retire du feu, et on suspend au bouchon, dans l'intérieur du ballon, une bandelette de papier de tournesol rouge. Le fer ne se trouve alors à l'état de perchlorure qu'en

(1) Pour éviter toute perte de manganèse, on fait passer l'oxyde du plateau de la balance dans un entonnoir de verre à bec long et un peu large, sur lequel on a d'avance enroulé un petit carré de papier fort, dont les bords inférieurs sont réunis par torsion : on en fait autant sur la partie opposée après l'introduction de l'oxyde. On a ainsi une espèce de petite cartouche, contenant la dose exacte de manganèse, qu'il est facile d'introduire dans le ballon.

proportion du chlore qui a été produit par le bioxyde de manganèse.

Pour déterminer la proportion restante de protochlorure de fer, on verse dans le ballon, goutte à goutte, au moyen d'une burette graduée, une solution titrée de chlorate de potasse pur (1gr.,829 de sel pour 100 centim. cubes d'eau), jusqu'au moment où la décoloration du papier de tournesol se manifeste, ce qui indique que le chlore est en léger excès. A ce point, tout le fer est à l'état de perchlorure ; on lit sur la burette combien on a employé de solution de chlorate ; et puisque 100 centim. cubes de cette solution donnent 3gr.,170 de chlore, un calcul de proportion fera connaître combien de chlore a fourni le nombre de centimètres cubes qui ont été employés ; on défalquera cette quantité de chlore de celle qui a été produite par l'oxyde pur, et on aura la valeur du manganèse soumis à l'essai.

OXYDE (BI) DE MERCURE.

Cet oxyde, désigné aussi sous les noms de *mercure*, de *précipité rouge*, de *deutoxyde*, d'*oxyde rouge de mercure*, *oxyde mercurique*, est d'un beau rouge orangé en masse, d'un aspect cristallin et micacé ; réduit en poudre, il prend une couleur jaune rougeâtre ; à l'état d'hydrate, il est jaune ; il a une saveur âcre, désagréable ; l'eau en dissout une petite quantité. Exposé à la lumière, il se décompose superficiellement au bout d'un certain temps et prend une teinte noirâtre. Il est décomposé en oxygène et en mercure par une chaleur inférieure au rouge.

Usages. — On s'en sert en médecine, à l'extérieur, comme un léger cathérétique, et pour le pansement des ulcères vénériens ; à petite dose, il est fréquemment employé contre les ophthalmies chroniques. Il fait partie de l'*onguent brun*, de la *pommade de régent*, et de plusieurs autres pommades ophthalmiques.

Altérations. — Le bioxyde de mercure mal préparé, calciné incomplétement, peut retenir une petite quantité de *nitrate de mercure* non décomposé. On le reconnaît aux vapeurs nitreuses qu'il dégage lorsqu'on le soumet à l'action de la chaleur. Ces vapeurs rutilantes d'acide hyponitrique font passer au rouge une bande de papier tournesol humide placée à la partie supérieure du tube.

Pour l'en priver entièrement, il suffit de le chauffer jusqu'à ce qu'il ne se dégage plus que de l'oxygène pur, et qu'on observe dans la masse quelques globules mercuriels.

On peut aussi placer dans un petit tube fermé à la lampe un mélange, légèrement humecté, de bioxyde et de limaille de fer ou de cuivre; on verse ensuite dessus quelques gouttes d'acide sulfurique concentré: si l'oxyde contient du nitrate, l'acide nitrique, éliminé par l'acide sulfurique, réagit sur le fer ou le cuivre, et produit des vapeurs rutilantes qui rougissent le papier bleu de tournesol.

Falsifications. — L'oxyde rouge de mercure en poudre (1) est quelquefois mélangé frauduleusement avec du *minium*, de la *mine orange*, avec de la *brique pilée*, avec du *colcotar*, avec des *poudres végétales de couleur rouge*. En chauffant au rouge dans une cornue ou dans un creuset l'oxyde suspect, il se décomposera, et finalement il ne restera plus pour résidu que les substances étrangères; seulement, dans le cas où il se trouverait du minium ou de la mine orange, on aurait du protoxyde de plomb, par suite d'une désoxygénation partielle.

Le résidu traité par l'acide nitrique laissera un précipité rouge si c'est de la brique, une poudre de couleur puce si c'est du minium ou de la mine orange; on aura une dissolution jaune rougeâtre si on a affaire à du peroxyde de fer.

Si on met une petite quantité de bioxyde dans un tube de verre fermé par un bout et que l'on chauffe graduellement, l'oxyde de plomb, la brique ou le peroxyde de fer se retrouvent, après l'expérience, au fond du tube; les substances végétales, s'il en existe, se reconnaissent à un dégagement d'acide carbonique (2), à une odeur particulière et à la coloration du tube en brun.

(1) L'oxyde en morceaux ne peut être que difficilement adultéré; ce n'est que sous cette forme qu'il faut se le procurer.

(2) La présence de cet acide sera rendue sensible en recevant les gaz dans une solution de chlorure de calcium.

On peut d'ailleurs en opérer la séparation en vertu de la pesanteur spécifique de l'oxyde rouge. En versant sur ce dernier une certaine quantité d'eau et agitant fortement, il se précipitera au fond, et les matières végétales surnageront ; on décante rapidement le liquide qui entraîne celles-ci, et il suffit de répéter plusieurs fois cette manipulation pour en débarrasser l'oxyde.

OXYDE D'OR.

Cet oxyde, appelé aussi *acide aurique*, *peroxyde d'or*, a une couleur variable suivant le mode de préparation dont on s'est servi; elle varie de l'olive foncé au jaune serin et au brun ocracé. Il se décompose à 245°; il est insoluble dans l'eau; il se combine aux alcalis, mais ne se combine pas aux acides. La lumière le réduit avec une grande facilité, aussi faut-il le conserver dans des flacons couverts de papier noir et à l'abri de la lumière. Il donne avec l'eau régale une dissolution d'un beau jaune.

Usages. — Il est employé en médecine ; on l'a recommandé contre les maladies scrofuleuses. On en fait des tablettes ou des pilules.

Falsifications. — L'oxyde d'or est quelquefois adultéré par les *oxydes de cuivre* ou de *fer*. En le traitant par l'acide nitrique ou sulfurique, les deux acides ne l'attaqueront point et dissoudront seulement les oxydes étrangers, qu'il sera facile de reconnaître à l'aide des réactifs convenables.

OXYDES DE PLOMB. — V. LITHARGE, MINIUM.

OXYDE DE ZINC.

Connu des anciens sous les différents noms de *pompholix*, *nihil album*, *lana philosophica*, *fleurs de zinc*, cet oxyde est blanc, très-léger et floconneux lorsqu'il a été préparé par sublimation. Il est insipide, inodore, insoluble dans l'eau, soluble dans les acides, fixe, indécomposable par la chaleur. Ses dissolutions incolores ne sont pas précipitées par la noix de galle, ni par l'acide sulfhydrique, pour peu qu'elles soient acides, à moins que le sel (tel que l'acétate) ne soit formé par un acide organique.

Usages. — L'oxyde de zinc est employé en médecine comme antispasmodique, pour combattre les affections nerveuses; il entre dans la composition de plusieurs pommades antiophthalmiques.

Depuis quelques années déjà, on commence à l'employer dans les arts, sous le nom de *blanc de zinc* (1), comme succédané de la céruse dans ses différentes applications, particulièrement dans la peinture et dans la préparation des couleurs (2).

Altérations. — L'oxyde de zinc peut être altéré par la présence d'une certaine quantité *d'oxyde de fer*, surtout lorsqu'on l'obtient par voie humide.

En dissolvant un peu d'oxyde dans l'acide nitrique ou sulfurique, et versant dans la solution un excès d'ammoniaque, l'oxyde de zinc, d'abord précipité, sera redissous, et il ne restera que le précipité de peroxyde de fer.

Falsifications. — L'oxyde de zinc peut être mêlé de *carbonate* (3) et de *sulfate de zinc*, de *carbonate de chaux*, d'*amidon* ou de *farine*.

Si l'on dissout dans l'acide nitrique une petite quantité d'oxyde, il y aura effervescence dans le cas où il sera mélangé de carbonate de zinc ou de chaux ; la liqueur précipitera en blanc avec l'oxalate d'ammoniaque si on a affaire au carbo-

(1) On a aussi appelé *blanc de zinc* le carbonate de ce métal.

(2) L'idée d'employer l'oxyde de zinc dans la peinture remonte à 1780. Dès cette époque, *Courtois* présenta du blanc de zinc, à l'académie de Dijon. En 1783, *Guyton-Morveau* publia dans les Mémoires de cette académie une dissertation sur le blanc de zinc et sur les expériences auxquelles il soumit cette matière, ainsi que plusieurs autres oxydes et préparations blanches. *Conté* s'occupa aussi de cette peinture au zinc.

En 1796, *Atkinson*, fabricant de couleurs à Harrington, près Liverpool, prit une patente pour l'application du blanc de zinc comme succédané du blanc de plomb. Vers 1808, il fut fabriqué en grand dans l'établissement de *Mollerat*. Depuis cette époque, la peinture au blanc de zinc n'avait pas eu d'application suivie en France, lorsque M. *Leclaire* s'occupa de nouveau de cette question, et fabriqua, le premier, sur une grande échelle, du blanc de zinc et diverses couleurs à base de zinc, destinées à être appliquées à la peinture artistique et à la peinture en bâtiments.

(3) On a importé d'Angleterre du carbonate de zinc pour l'oxyde de ce métal.

nate de chaux; en jaune par le cyanure rouge, en blanc par le cyanure jaune, s'il s'agit de carbonate de zinc.

Le sulfate de zinc sera reconnu en traitant l'oxyde par l'eau, filtrant et essayant le liquide filtré par le chlorure de baryum.

La falsification de l'oxyde de zinc par l'amidon ou la farine, signalée par M. *L. Schaffner*, pharmacien à Meisenheim, serait décelée en chauffant le produit suspect sur une lame de platine; il noircira et éprouvera un boursouflement. Traité par l'eau bouillante, il donnera un mucilage plus ou moins léger, qu'on essayera ensuite par l'eau iodée.

Depuis l'application du blanc de zinc à la peinture en bâtiment, on a eu quelquefois l'occasion de remarquer de l'oxyde de zinc qui contenait de la *céruse* ou de la peinture au blanc de zinc renfermant du *blanc de plomb*. Il peut être important aussi de reconnaître si une toile ou du papier ont été enduits de blanc de zinc ou de blanc de plomb, ou d'un mélange de blanc de zinc et de blanc de plomb.

Les moyens à mettre en pratique sont faciles et susceptibles d'être exécutés partout en peu de temps.

Une petite quantité d'oxyde de zinc pur, réduite en poudre, traitée par quelques gouttes d'acide nitrique étendu, et additionnée d'iodure de potassium en solution, ne donne pas de coloration sensible. Le même oxyde, mélangé de 1/10 de *carbonate de plomb*, et soumis au même traitement, donnera une coloration en jaune citron.

L'oxyde de zinc pur, trituré avec du sulfure de sodium ou agité avec du sulfhydrate d'ammoniaque, ne se colore pas sensiblement; s'il est mêlé de céruse, il présentera une coloration variable du violet au noir, suivant les proportions de carbonate de plomb ajoutées.

Un peu de peinture au blanc de zinc, triturée dans un mortier avec de l'eau aiguisée d'acide nitrique, ne fait pas effervescence, et la liqueur, étendue d'eau, ne précipite pas en jaune citron par l'iodure de potassium, et ne donne pas de précipité noir par l'hydrogène sulfuré (gazeux ou en solution dans l'eau) ou par un sulfure alcalin.

Si, au contraire, la peinture contient du blanc de céruse, il y a effervescence, et la liqueur, étendue d'eau, donne avec l'iodure de potassium un précipité d'iodure de plomb d'une belle couleur jaune, et un précipité noirâtre avec l'hydrogène sulfuré ou un sulfure alcalin.

Dans le cas ou la peinture est appliquée sur un mur, on en enlève une certaine quantité, soit par le grattage, soit par la chaleur, en faisant *cloquer* la peinture, et l'incinérant pour examiner la nature du résidu que l'on soumet au traitement par l'eau aiguisée d'acide nitrique, ainsi que nous venons de l'indiquer.

Si la peinture est appliquée sur toile ou sur papier, on l'enlève par le grattage, ou bien on passe à sa surface un linge imprégné d'acide nitrique étendu; le liquide provenant de ce lavage est ensuite essayé par les réactifs indiqués cidessus (1).

P.

PAIN.

Le pain, cet aliment si précieux de l'enfant et du vieillard, du riche et du pauvre, du convalescent et de l'homme valide, résulte de la cuisson d'une pâte faite avec la farine de blé et une certaine quantité d'eau, additionnée de *levain* qui y détermine une fermentation appelée autrefois *fermentation panaire*, mais qui n'est autre, en définitive, qu'une fermentation *alcoolique*, avec formation d'alcool et dégagement d'acide carbonique.

La pâte introduite dans des fours est chauffée par rayonnement; la portion supérieure atteint une température de 210°c environ; elle est comme rissolée : c'est la *croûte*, qui maintient par sa cohésion les formes données aux différents pains. L'intérieur n'atteint guère plus de 100°c : c'est la *mie*. La température brusque que reçoit la pâte dilate les gaz, vaporise une partie de l'eau, arrête la fermentation, hydrate et fait gonfler la substance amylacée; elle produit l'adhérence entre toutes les parties hydratées; le gluten, retenant les gaz qui le gonflent en bulles nombreuses, rend la mie légère.

(1) On peut, par le même procédé, distinguer le carton glacé au blanc de zinc du carton glacé au blanc de plomb.

Le pain de bonne qualité doit être poreux et léger; le gluten qu'il contient, et qui, plus particulièrement, lui communique ses propriétés nutritives, doit n'avoir éprouvé aucune altération.

D'après M. *Payen*, le pain tendre des boulangeries civiles présente 5/6 de mie et 1/6 de croûte; la mie contient 45 % d'eau, la croûte 15 %, et le tout ensemble en renferme 40 %.

Le pain tendre des manutentions militaires, dit *pain de munition*, contient 4/5 de mie et 1/5 de croûte; la mie renferme, en moyenne, 50 % d'eau, la croute 15 %, le tout ensemble en contient 43 % (1).

Suivant M. *Girardin*, le pain blanc ordinaire de Rouen présente 3/5 de mie et 2/5 de croûte. La mie renferme, à l'état frais, 20 %,28 d'eau ; la croûte 41 %,84 ; le tout ensemble 33 %,21. A l'état de pain rassis, la mie ne contient plus que 34 %,20 d'eau; la croûte 17 %,33; et le tout ensemble 27 %,45.

Voici un tableau qui indique la proportion d'eau contenue dans des pains de poids déterminé après un certain laps de temps connu depuis leur sortie du four :

	Poids des pains essayés.	Temps écoulé depuis la sortie du four.	Proportion d'eau pour 100.
Pain de munition...........	1 kil., 5	2 h.	51,50
Id.	1,5	6	51,07
Id.	1,5	10	51,11
Id.	1,5	18	50,86
Pain de ménage, avec farine de blé de Tangarock......	3	12	47,08
id. de Brie........	3	12	47,44
Pain blanc ordinaire de Paris.	2	12	45,42
Id.	2	6	44,90
Pain blanc (pour collèges) cuit au four aérotherme........	1	2	45,69

(1) On met ordinairement plus d'eau dans la pâte du pain de munition, soit parce que la quantité de son restant dans la farine absorbe plus d'eau, soit pour faciliter le pétrissage et obtenir un rendement plus considérable; mais l'excès du poids étant dû à l'eau, ce rendement est illusoire, et cette pratique cause même une déperdition réelle, nuisible à la qualité du pain : car, exigeant une plus haute température pour la

Dans un travail récent sur la proportion d'eau contenue dans le blé et ses principaux produits, M. *Millon* s'est occupé de l'hydratation du pain, et il a observé expérimentalement que l'on ne pouvait calculer le degré d'hydratation d'un pain tout entier d'après la quantité d'eau déterminée dans 5 ou 6 gr. de mie ou de croûte. M. *Millon* s'est arrêté au procédé suivant pour faire cette importante recherche (1). Lorsque le pain est de forme régulière, comme un pain de munition, on parvient à représenter exactement la masse, en prélevant un morceau de 100 à 150 gr. On coupe le morceau en dessinant aussi exactement que possible un segment de cercle à angle très-aigu qui se dirige du centre du pain vers sa circonférence. Deux morceaux choisis à peu près égaux sont introduits dans deux flacons de verre accolés l'un à l'autre, puis ceux-ci sont placés et fixés dans un cylindre de cuivre de $0^{m},18$ de diamètre et de $0^{m},20$ de hauteur. Ce cylindre est rempli d'huile et supporté par un autre cylindre de tôle, de $0^{m},27$ à $0^{m},28$ de hauteur et $0^{m},24$ de largeur, qui fait office de réchaud, au moyen d'un bec de gaz ou d'une lampe à alcool à mèche circulaire que l'on y introduit et qui porte à 165^{oc} la température du bain d'huile.

Voici deux tableaux, dressés par M. *Millon*, qui démontrent combien il serait important, dans l'évaluation du rendement et dans la fixation de la taxe, de tenir compte de l'eau contenue dans la farine et dans le pain :

100 kil. de farine rendent depuis $126^{kil.},5$ jusqu'à $148^{kil.},2$ de pain.

formation de la croûte, celle-ci devient épaisse, brune, d'un goût âcre, désagréable, et laisse dégager en pure perte quelques produits pyrogénés. (*Payen.*)

(1) « Dans le régime actuel de la taxe, ainsi que dans les manutentions « militaires, le degré d'hydratation du pain serait le premier point à « régler. Un boulanger qui donne un poids d'eau en place d'un poids « de pain frappe toujours la bourse du consommateur; il frappe la bourse « et la santé lorsque le consommateur est pauvre et qu'il ne mange pas « du pain à son appétit. 5 p. 100 d'eau de plus ajoutés chaque jour au « pain représentent, à la fin de l'année, une disette de 18 jours, et peu- « vent changer pour l'ouvrier malheureux une année d'abondance en « une année de privations. » (*Millon.*)

FARINE.	PAIN						
	à 36 % d'eau.	à 37 % d'eau.	à 38 % d'eau.	à 39 % d'eau.	à 40 % d'eau.	à 41 % d'eau.	à 42 % d'eau.
	kil.	kil.	kil.	kil.	kil.	kil.	kil.
à 14 % d'eau.	134,3	136,5	138,7	140,9	143,3	145,7	148,2
à 15 % —	132,8	134,9	137	139,3	141,6	144	146,5
à 16 % —	131,2	133,3	135,4	137,7	140	142,4	145
à 17 % —	129,6	131,7	133,7	136,1	138,3	140,7	143,4
à 18 % —	128,1	130,1	132,1	134,5	136,7	139,1	141,8
à 19 % —	126,5	128,5	130,5	132,9	134	137,5	140

99 kil. de farine rendent de 169,7 à 195,7 rations de 750 gr. de pain de munition :

FARINE.	PAIN					
	à 37 % d'eau.	à 38 % d'eau.	à 39 % d'eau.	à 40 % d'eau.	à 41 % d'eau.	à 42 % d'eau.
	kil.	kil.	kil.	kil.	kil.	kil.
à 14 % d'eau.	180,2	183,1	186,1	189,2	192,4	195,7
à 15 % —	178,1	180,9	183,9	187	190,1	193,4
à 16 % —	176	178,8	181,7	184,7	187,9	191,1
à 17 % —	173,9	176,7	179,6	182,5	185,7	188,9
à 18 % —	171,8	174,5	177,1	180,3	183,4	186,6
à 19 % —	169,7	172,4	175,2	178,2	181,2	184,3

Outre le pain blanc ordinaire de diverses qualités et le pain de munition, on distingue certaines sortes de pains dits *de luxe*, tels que les *pains de gruau*, les *pains viennois*, les *pains provençaux*.

Les pains de gruau sont fabriqués avec les farines dites de gruau blanc ; ils sont plus blancs et contiennent plus de gluten, mais moins de phosphate, de matière grasse, de substances azotées non extensibles, que les pains préparés avec les farines ordinaires, et surtout que les pains de munition.

Les pains viennois sont préparés avec de la farine très-blanche; l'eau du pétrissage est remplacée par un mélange de 1 de lait et de 4 d'eau. La croûte de ces pains se vernit si l'on opère la cuisson dans une atmosphère de vapeur.

Les pains provençaux sont mats, compactes (1). On introduit des fécules dans les pâtes, pour les rendre plus blanches.

Les *pains de dextrine* sont fabriqués avec des farines de première qualité auxquelles on a ajouté de 2 à 4 % de sucre, de glucose ou de dextrine sucrée (2).

Parfois on fabrique du pain plus chargé de gluten et plus nourrissant en ajoutant du *gluten* frais que l'on dissémine dans la farine au moment du pétrissage. Le pain renferme alors en plus fortes proportions plusieurs matières azotées et grasses de la farine. Ce pain est surtout convenable pour les malades atteints de diabète, et pour les convalescents qui doivent prendre, sous un faible volume, une alimentation substantielle.

Dans les années où la pénurie et le haut prix des céréales se font sentir, on a cherché des succédanés du pain de froment dans des pains de *chiendent* (*triticum repens*) (3), de *betterave*, qui n'ont qu'un défaut, c'est d'être peu nourrissants. Ainsi l'homme qui mange un pain de 1500 gr., formé de 1/3 de farines de céréales et de 2/3 de chiendent, n'a réellement que 500 gr. de pain dans l'estomac. Ce pain de chiendent a l'odeur du pain ordinaire; sa saveur n'est pas désagréable, sa pâte est plus lourde et plus serrée (4).

(1) Caractères d'un pain dont la pâte a été faite avec une farine pauvre en gluten.

(2) La matière sucrée, s'opposant à l'altération des substances azotées, laisse dominer l'odeur agréable de l'huile essentielle du froment, et donne ou plutôt conserve à ces pains la saveur aromatique propre aux meilleures farines. (*Payen.*)

(3) La poudre de chiendent a été mélangée, en Égypte, à la farine destinée à faire le pain. En Pologne, on s'en sert pour faire une espèce de gruau et pour en extraire, dit-on, la fécule.

(4) Quelques savants ont fait observer qu'on pourrait tirer parti, dans la panification, de la racine de chiendent, en la mêlant dans la proportion de 25 ou 50 % à la farine ordinaire.

On prépare aussi du pain avec diverses substances féculentes, telles

En 1847, l'administration municipale de Rouen fit venir de Bordeaux d'assez grandes quantités de farine de maïs, dont une partie fut livrée aux boulangers de la ville à la condition de la mêler par moitié à la farine de blé, pour confectionner un pain mixte, vendable à un prix inférieur à celui du pain blanc ordinaire de pure farine de blé (1).

Ce pain, examiné par M. *Girardin*, présentait les caractères suivants : sa croûte avait une couleur brune ou jaunâtre, la mie était d'un blanc jaunâtre ; sa saveur était agréable, mais fade ; son odeur était celle du pain de munition ; la pâte était compacte.

Ce pain renfermait, en moyenne, 70 % de mie et 30 % de croûte. La croûte contenait, à l'état frais, 19 %, 8 d'eau, et la mie 44 %. A l'état rassis, c'est-à-dire 24 heures après la sortie du four, la croûte ne contenait plus que 17 %,73 d'eau, et la mie 42 %.

M. *Girardin* conclut de ses expériences que : 1° on devrait préparer la farine de maïs avec plus de soins, de manière à la priver de ce son dur et coriace du grain, que l'estomac convertit difficilement en matière assimilable ;

2° Il serait convenable d'employer un levain plus fort et plus actif, afin de produire une pâte plus légère et plus boursouflée ;

3° Il faudrait cuire davantage ;

4° Il serait avantageux de réduire la proportion de farine de maïs à 33 et même à 25 %, et même de propager l'usage de cette farine plutôt en nature, sous forme de bouillie, ainsi que cela a lieu, depuis des siècles, en Franche-Comté, en

que les farines de *châtaigne*, de *sarrasin*, de *seigle*, de *pomme de terre*, *d'orge*, de *lichen*, la *fécule de pomme de terre*, etc.

(1) On sait, d'après M. *de Chabrol*, que la diminution de 10 centimes par kilogr. de pain est d'une haute importance pour la classe peu aisée qui habite la capitale. Ce savant administrateur a établi qu'en admettant qu'il existât dans Paris 500,000 consommateurs peu aisés, 5 centimes d'augmentation par jour dans leurs dépenses, pour l'achat du pain, donneraient, par an, une somme de 9,125,000 francs.

Si nous supposons que, par des procédés économiques et salubres, on pût obtenir une diminution de 10 centimes par kilogr. de pain, *cet aliment étant aussi nutritif*, ce serait pour la classe pauvre un dégrèvement annuel de 9,125,000 fr.

Alsace, dans le Béarn, dans une grande partie du Midi de la France, en Espagne, dans les Amériques.

A Bordeaux, l'administration se préoccupa aussi de la même question, et M. *Magonty*, chargé de faire des recherches sur la panification du maïs, paraît avoir obtenu une réussite complète en associant au maïs et à la farine de blé la pomme de terre cuite et réduite en bouillie, dans les proportions suivantes : farine de froment 100, levain de bonne qualité 60, farine de maïs 40, pommes de terre cuites et réduites en bouillie 20.

On a employé, dans certaines contrées, les tourteaux de lin à la confection du pain. Il en est résulté des symptômes graves qui engagèrent M. *Schlossberger* à en rechercher les causes. En analysant les cendres de ces tourteaux, ce chimiste y trouva une notable quantité de *cuivre*, provenant des vases qui ont servi à exprimer la graine de lin (1).

Altérations. — Le pain est sujet à plusieurs sortes d'altérations. Ainsi, à Paris, un pain dont la pâte est pétrie avec l'*eau de puits*, qui, comme on le sait, est très-séléniteuse, peut présenter des inconvénients qui disparaîtraient par l'emploi d'une eau moins crue, pure relativement, telle que l'eau de la Seine.

Une autre altération peut provenir du *défaut de cuisson;* le pain contient une plus forte proportion d'eau (2).

S'il a été préparé avec des farines avariées, échauffées, dont le gluten a subi une altération plus ou moins profonde sous l'influence de l'humidité, il peut y avoir danger à le livrer à la consommation (3).

(1) Aussi, quand cette graine a été exprimée dans des vases de fer, elle fournit des cendres qui renferment beaucoup de fer et peu de cuivre.

(2) En février 1850, dans un jugement rendu après appel au sujet d'une accusation de tromperie sur les fournitures faites pour les prisonniers de la maison de Clairvaux, il a été établi que le pain fourni depuis les premiers mois de 1845 jusqu'en mai 1847 était amer, mal cuit, lourd, gras, noir, et, suivant l'expression des témoins, *brûlait l'estomac et les intestins*.

(3) En 1849, M. *Eug. Marchand*, pharmacien à Fécamp, fut chargé d'analyser un échantillon de pain saisi chez un boulanger de cette ville. Ce pain était d'une couleur grise tirant sur le roux ; il possédait une

Pour constater cette altération du gluten, on prend 50 gr., par exemple, du pain suspect, que l'on triture avec de l'eau dans un mortier de porcelaine, et que l'on mêle ensuite avec une solution brute de diastase, obtenue par le traitement aqueux de 500 gr. d'orge germée, pulvérisée. Le mélange est chauffé dans une capsule de porcelaine, au bain-marie, à une température de 60 à 70°c, que l'on règle à l'aide d'un thermomètre plongé dans le liquide du bain. Au bout de 4 à 5 heures, on filtre; toute la partie amylacée du pain est saccharifiée, il ne reste sur le filtre que les autres substances, telles que le gluten, qu'on lave sous un filet d'eau pour le soumettre à l'examen.

L'excès d'eau que renferme la mie du pain de munition peut donner naissance à des altérations plus ou moins rapides, et notamment à diverses sortes de moisissures. Dès 1819, M. le professeur *Bartholomeo Bizio*, de Venise, entre-

odeur analogue à celle du pain préparé avec les farines d'orge et de seigle. Sa croûte, quoique épaisse, était molle. Quant à la mie, elle était lourde, pâteuse, et, par le pétrissage dans les doigts, elle se réduisait avec une facilité extrême en une pâte très-molle. Ce pain contenait 54 % d'eau, c'est-à-dire 4 % de plus que le pain de munition. Une certaine quantité de ce pain ayant été soumise à l'action d'une solution de potasse caustique, il s'est développé à l'instant même une odeur ammoniacale très-intense et fort désagréable, rappelant jusqu'à un certain point l'odeur des matières animales en putréfaction. Un échantillon de pain de bonne qualité, placé dans les mêmes conditions, n'a donné lieu à aucune réaction semblable; il a développé une odeur douce et agréable, présentant une très-grande analogie avec celle du levain sûr.

Une certaine quantité du même pain saisi, saccharifiée au moyen de la diastase, a laissé un gluten très-mou, très-visqueux, et environ 0,0025 de son.

Le produit filtré du *macératum* de ce pain dans l'eau distillée, additionné de sous-acétate de plomb, a donné aussitôt un volumineux précipité blanc. Une nouvelle quantité de pain a été épuisée par l'éther; celui-ci s'est coloré en jaune-paille; après l'avoir décanté, puis évaporé jusqu'à siccité, il a laissé pour résidu un corps huileux, jaune, qui, traité par un mélange d'acides nitrique et hyponitrique, a contracté, en se solidifiant, une belle couleur rouge tirant sur le jaune, propriété qui caractérise l'huile de seigle.

De tous ces essais, M. *Marchand* a conclu que le pain saisi avait été préparé à l'aide d'un mélange de farine de blé dont le gluten avait été altéré, et d'une certaine proportion de farine de seigle; qu'il était indigeste et insalubre.

prit des recherches sur le développement anormal d'une matière rouge dans la polenta (1), observée d'abord à Léguara, dans la province de Padoue, et ultérieurement dans quelques autres parties de l'Italie (2).

M. *Bizio* a été conduit à admettre que la substance colorée était un végétal d'un genre nouveau, et qu'il a nommé *serratia.* Il est parvenu à conserver les sporules de cette plante d'une année à l'autre, et à en produire, après ce terme, le développement.

Au mois d'août 1842, des pains de munition de la garnison de Paris, de Versailles, de Saint-Germain et de quelques autres localités présentèrent inopinément une altération qui éveilla au plus haut degré les craintes de l'administration; une portion de la mie surtout était recouverte d'une poussière rouge, à odeur désagréable, même repoussante. Des

(1) La polenta ou *gaude*, ou *broille*, ou *masamora*, est un aliment agréable et nourrissant, préparé avec la farine de maïs, de l'eau ou du lait, du sel, du beurre, de la graisse, du sucre, etc.

(2) On a vu se développer sur le pain, sur les aliments de diverses natures, des taches d'un rouge vif qui ressemblaient parfaitement à des gouttes de sang. Ce fait a été observé à plusieurs époques différentes. En 1819, un cultivateur de Léguara (province de Padoue) fut saisi d'épouvante en voyant des taches de sang éparses sur de la bouillie de maïs faite de la veille. Son effroi redoubla lorsque, plusieurs jours de suite, il vit des taches semblables se développer sur tous ses aliments, sur du pain frais, du riz, de la chair de veau, du poisson, des volailles bouillies et rôties. M. *Sette*, chargé de rechercher la nature et les causes du phénomène, examina au microscope les miraculeuses taches rouges, et reconnut qu'elles étaient formées par des myriades de petits corps qu'il prit pour des champignons microscopiques, et auxquels il donna le nom de *zaogalactina imetrofa*. Il réussit même à propager ces petites productions organiques.

Dans le cours de l'année 1848, le même phénomène s'est montré à Berlin, et a fixé l'attention de M. *Ehrenberg*. Il a étudié à son tour les taches rouges, et a cru y reconnaître non un champignon microscopique, comme M. *Sette*, mais un animalcule des degrés inférieurs de l'échelle zoologique, une monade à laquelle il a donné le nom de *monas prodigiosa*, à cause de son extrême petitesse. Ce petit être se présente sous la forme de corpuscules presque arrondis, longs de 0$^{\text{millim.}}$,0007 à 0$^{\text{millim.}}$,0003, qui paraissent transparents lorsqu'on les examine séparément, mais qui, vus en masse, se montrent d'une couleur rouge de sang. M. *Ehrenberg* a calculé que, pour occuper l'espace de 20 centim. cubes, il faudrait de 46,656 à 884,736 *milliards* de ces monades.

échantillons de ces pains furent d'abord examinés par M. *Gaultier de Claubry*, qui reproduisit cette végétation microscopique, en semant de cette poussière rouge sur du pain normal. Il vérifia que les sporules de ce végétal étaient renfermées dans le blé de 1841, employé à la manutention, et que celui de 1842 n'en renfermait pas.

Postérieurement, une commission spéciale (1), nommée par le ministre de la guerre, fut appelée à étudier la nature de cette substance anormale, et reconnut que ces altérations étaient dues au champignon microscopique nommé *oïdium aurantiacum*, dont les sporules répandues en poussière nuisible peuvent végéter avec une extrême rapidité sous l'influence de la chaleur et de l'humidité (2).

La commission a admis que les circonstances les plus favorables au développement des champignons du pain étaient les suivantes : 1° l'humidité du pain et celle de l'atmosphère ; 2° une température de 30 à 40° ; 3° une grande quantité de remoulage adhérente à la croûte inférieure ; 4° l'accès de la lumière.

Considérés sous le point de vue chimique, les champignons du pain ont paru formés de cellulose, d'une substance azotée et d'une certaine proportion de matière huileuse. Il a été également constaté qu'ils se développaient aux dépens du pain lui-même, et que la matière grasse et azotée et le phosphate de chaux qu'il renferme concouraient principalement à leur entretien.

La commission a conclu de ses observations :

1° Que lorsqu'on sépare de la farine les parties superficielles du grain, il faut éviter de les remettre à la surface du pain,

(1) Cette commission était composée de MM. de *Joinville*, sous-intendant militaire ; *Moisin* et *Brault*, membres du conseil de santé des armées ; *Bénier*, officier principal, chargé du service des vivres de Paris ; *Chartier*, syndic des boulangers de Paris, et de MM. *Dumas*, *Pelouze* et *Payen*, de l'Institut.

(2) M. *Payen* a constaté que les sporules qui reproduisent cette moisissure résistent à la température de 100 à 120° ; elles sont altérées par une température de 140°. Ainsi, les sporules de cet oïdium conservent leur faculté végétative dans la mie du pain, tandis que, dans la croûte, la température qui dépasse 200° détruit cette faculté.

comme on l'a fait jusqu'ici dans les boulangeries militaires, où l'on emploie le remoulage pour l'enfournement du pain;

2° Qu'en thèse générale, l'art de conserver les blés doit surtout être en garde contre les altérations dont leurs parties corticales peuvent devenir le siége, et que les précautions doivent redoubler dans les localités où le grain entier entre dans la confection du pain;

3° Que dans nos climats humides, le pelletage fréquemment renouvelé est le seul moyen assuré de conservation des grains, et que cette opération peut être pratiquée avec de grands avantages au moyen du grenier mobile (1) imaginé par M. *Vallery*, qui réalise par des dispositions simples la pensée d'un pelletage continu et d'une expulsion sans retour de la plus grande partie des poussières, des sporules des champignons et de tous les charançons du blé.

En 1849, une altération du pain occasionnée par le même champignon a été signalée à la Bastide (Gironde), à Floirac, à Poitiers, etc. Le conseil de salubrité de Bordeaux étudia de nouveau cette question, et arriva à peu près aux mêmes conclusions que la commission de 1843.

La commission ajouta qu'on peut prévenir la production de ce cryptogame en diminuant l'eau de panification, en ne faisant que des pains de 5 kilogrammes et au-dessous, soumettant la pâte à une cuisson lente et graduée, un peu plus prolongée qu'à l'ordinaire, et en évitant surtout de les entasser les uns sur les autres dans des lieux humides et chauds lorsqu'on les sort du four.

En Angleterre, on a imaginé de faire des pains de luxe sans levûre, en y substituant le bicarbonate de soude et l'acide chlorhydrique; il y a formation de chlorure de sodium et dégagement d'acide carbonique. La formule indiquée est la suivante :

Farine de froment.............	1,500 gram.
Bicarbonate de soude en poudre.	16 —
Acide chlorhydrique...........	20 et 25 gouttes.
Eau...........................	900 gram.
Sel...........................	20 —

(1) Appareil approuvé et récompensé par l'Académie des sciences, la Société nationale et centrale d'agriculture, la Société d'encouragement et le jury central des expositions de 1839 et de 1844.

Il paraîtrait que par suite de la présence de l'arsenic dans l'acide sulfurique qui sert à préparer l'acide chlorhydrique, l'usage de ce pain a donné lieu à des accidents, à des nausées, a causé de vives douleurs dans l'estomac, des vomissements, de l'irrégularité dans les digestions, mais sans diarrhée, et, dans certains cas, un eczéma arsenical (1).

Enfin, le pain contenant du *seigle ergoté* offre des taches ou des points de couleur violette; sa pâte a même quelquefois une teinte de la même couleur; il a une saveur très-désagréable de pourri qui laisse dans la gorge une âcreté très-persistante, et qui est beaucoup plus prononcée que celle du seigle ergoté en poudre.

Des accidents nombreux et incontestables ont été causés par l'usage du pain contenant de l'ergot (2).

Falsifications. — Le pain a été l'objet de plusieurs adultérations. On y a introduit de l'*alun*, du *sulfate de zinc*, du *sulfate de cuivre*, du *carbonate d'ammoniaque*, du *carbonate* et du *bicarbonate de potasse*, du *carbonate de magnésie*, du *carbonate de chaux* (craie), de la *terre de pipe*, du *borax*, du *plâtre*, de l'*albâtre en poudre*, des *sels de morue*, de la *fécule de pomme de terre*, du *salep*, de la *poudre d'iris de Florence*, de la *farine de féveroles*, d'*orge*, de *maïs*, etc.

L'usage de l'alun (sulfate d'alumine et de potasse), dans la fabrication du pain, paraît fort anciennement connu en Angleterre (3). La présence d'une petite quantité d'alun dans le pain peut ne pas occasionner facilement des accidents immédiats; cependant il est à craindre que ce sel n'exerce une

(1) On conçoit l'importance qu'il y a à s'assurer de la présence de l'arsenic dans l'acide chlorhydrique employé dans la boulangerie. (V. t. I, p. 23.)

En général, nous pensons que l'on devrait proscrire, dans l'économie domestique, l'usage de produits ou de procédés purement chimiques, dont la pratique peut, dans des mains inhabiles ou inexpérimentées, devenir la cause d'accidents déplorables.

(2) Tout récemment encore des faits de ce genre ont été signalés. (Voir *l'Assemblée nationale* du 5 mai 1851.)

(3) M. *Accum* dit que la qualité inférieure de la fleur de farine dont les boulangers de Londres font habituellement usage rend nécessaire l'addition d'alun, afin de donner au pain l'aspect blanc de celui qui est fait avec la belle fleur. Cet emploi, suivant M. *Accum*, semble permettre

action funeste par son introduction journalière dans l'estomac, surtout chez les personnes d'une constitution faible (1).

Voici le procédé employé par M. *Kuhlmann* pour reconnaître la présence et déterminer le poids de l'alun dans le pain. On incinère 200 grammes de pain, et on traite par l'acide nitrique les cendres préalablement porphyrisées. Le mélange est évaporé jusqu'à siccité, et le résidu de l'opération, délayé dans 20 grammes environ d'eau distillée, est additionné d'un excès de potasse caustique à l'alcool qui retient l'alumine en dissolution; on chauffe, on filtre, et on précipite la liqueur filtrée au moyen du chlorhydrate d'ammoniaque; le liquide est porté à l'ébullition pendant quelques minutes, afin d'opérer la séparation totale de l'alumine, dont le poids fait connaître la proportion d'alun renfermée dans le pain (2).

Si l'on veut simplement rechercher la présence de l'alun dans le pain, on en prend 100 grammes, que l'on fait macérer dans l'eau distillée; on exprime la masse, on filtre et on évapore le liquide jusqu'à siccité. Le résidu, dissous dans l'eau, est divisé en deux portions : dans l'une, on verse du chlorure de baryum, qui donne un précipité blanc, insoluble dans l'acide nitrique; dans l'autre, de l'ammoniaque, qui détermine la formation d'un précipité blanc, gélatineux, d'alumine. Si le

de mêler à la fleur de la farine de fèves et de pois sans nuire à la qualité du pain.

D'après *Ure* et *P. Markann*, la quantité d'alun varie de 1/127 à 1/964 de la farine employée, ou de 1/145 à 1/1077 du pain obtenu.

(1) En 1840, M. le docteur *Lefébure* a constaté que, dans un quartier de Paris, plusieurs familles avaient éprouvé des accidents que l'on a reconnus occasionnés par le pain dont elles faisaient usage, et dans lequel l'analyse chimique décela la présence d'une certaine quantité d'alun.

Il y a plusieurs années, l'alun fut introduit dans le pain par les boulangers de Londres en telle proportion, que de nombreux accidents en résultèrent; les médecins et la Société de médecine de cette ville frappèrent cette falsification d'une réprobation unanime.

(2) Si la quantité d'alumine était très-petite, il ne faudrait pas conclure que le pain contenait de l'alun; car M. *Kuhlmann* a démontré que les cendres de céréales renfermaient toujours une certaine quantité d'alumine. En outre, l'alumine peut provenir des matières terreuses adhérentes au blé.

pain est pur, il ne se fait aucun précipité dans les deux cas.

La présence du sulfate de zinc dans le pain sera décelée par un procédé tout à fait analogue à celui que nous venons de décrire en dernier lieu (1). Seulement, la liqueur filtrée sera divisée en trois portions : dans l'une on versera du chlorure de baryum, qui donnera un précipité blanc, insoluble dans l'acide nitrique ; dans la seconde on versera avec précaution un peu de potasse, qui donnera lieu à un précipité d'oxyde de zinc, soluble dans un excès de réactif ; dans la troisième on versera du cyanure rouge de potassium et de fer, qui donnera lieu à un précipité jaune.

Une fraude odieuse, commise, à ce qu'il paraît, depuis un certain nombre d'années, par un grand nombre de boulangers en Hollande, en Belgique, dans le nord de la France, consiste à introduire du sulfate de cuivre (2) dans le pain.

Cette question, qui intéresse à un si haut point la santé publique, a été l'objet des recherches de plusieurs chimistes. Car il était urgent de punir sévèrement de pareils délits, et, par suite, d'étudier avec soin les moyens que la science peut fournir pour en constater l'existence.

Les quantités de sulfate de cuivre employées dans la boulangerie sont très-faibles (3), et si elles étaient réparties uni-

(1) Le pain pourra être carbonisé à l'aide de l'acide nitrique mêlé d'un quinzième de son poids de chlorate de potasse.

(2) En 1844, toute une famille belge faillit être empoisonnée par du pain dans la pâte duquel un boulanger ne se faisait aucun scrupule de mêler une quantité considérable de sulfate de cuivre. Ce pain présentait, en plusieurs endroits, des parcelles amoncelées de la matière toxique.

En décembre 1843, le tribunal correctionnel de Bruxelles a condamné le nommé P...., boulanger à Saint-Josse-ten-Noode, à deux ans d'emprisonnement, 423 fr. d'amende, privation à jamais du droit de demander une patente, et affichage, à Bruxelles et dans ses faubourgs, du jugement intervenu, pour avoir introduit du sulfate de cuivre dans sa panification. L'épouse P...., impliquée dans cette affaire, a été acquittée. En 1844, la cour d'appel de Bruxelles a confirmé ce jugement.

En décembre 1847, onze boulangers belges comparurent devant le tribunal correctionnel de Furnes, sous la prévention d'avoir mêlé au pain du sulfate de cuivre. Cinq d'entre eux ont été condamnés à deux ans de prison et 200 fr. d'amende.

(3) D'après les renseignements obtenus par M. *Kuhlmann* près de quelques boulangers, l'un mettait, dans l'eau destinée à préparer une

formément dans la masse du pain, aucun inconvénient prochain n'en résulterait peut-être pour une personne valide. Mais, à la longue, les effets nuisibles se manifesteraient. Sur des constitutions affaiblies, les effets délétères seraient plus prompts. Enfin chacun comprend le danger de l'emploi frauduleux d'un agent aussi vénéneux que le sulfate de cuivre, mis aux mains d'un garçon boulanger dont l'inexpérience ou la maladresse peuvent occasionner les accidents les plus graves ; on ne saurait donc sévir avec trop de rigueur contre l'introduction dans le pain des plus petites quantités de ce poison.

Cette faible proportion du sel cuivreux et la présence du cuivre contenu naturellement dans le blé (1) réclament des procédés analytiques assez longs.

Toutefois, voici un moyen d'essai très-simple que chaque consommateur peut mettre en pratique, et qui décèle la présence du sulfate de cuivre dans le pain, bien avant que ce sel soit en quantité suffisante pour occasionner des accidents graves. Une goutte de cyanure jaune en dissolution, versée sur le pain, le colore en rose jaunâtre au bout de quelques instants, lors même que cet aliment ne renferme que 1 partie de sulfate de cuivre sur 9000 parties de pain *blanc ;* car cette coloration ne serait pas reconnaissable sur le pain bis.

Le procédé de M. *Parizot*, de Dieuze, consiste à faire une pâte avec 100 grammes de pain et une certaine quantité d'acide sulfurique pur, étendu de 6 fois son poids d'eau distillée ; on place ensuite au milieu de cette pâte une lame ou un cylindre de fer bien décapé et bien uni ; on abandonne ainsi le tout pendant 30 ou 40 heures, suivant la quantité de cuivre qui se trouve dans le pain ; au bout de ce temps, si on retire et qu'on examine le cylindre de fer, on aperçoit une couche de cuivre qui recouvre tout le cylindre de fer ; cette couche sera d'autant plus marquée et d'autant plus visible

cuisson de 200 pains de 1 kil., un verre à liqueur plein d'une dissolution contenant 30 gr. de sulfate de cuivre pour 1 litre d'eau ; un autre n'employait qu'une tête de pipe pleine de cette dissolution.

(1) Suivant MM. *H. d'Hauw* et *E. Van de Vyvere*, le cuivre normal trouvé dans les cendres du blé existe uniquement dans le son ou péricarpe du fruit.

que la quantité de cuivre contenue dans le pain sera plus considérable (1).

Un procédé plus long, mais beaucoup plus délicat, est celui de M. *Kuhlmann*, qui permet de retrouver des quantités infinitésimales de sulfate de cuivre, par exemple 1 partie de ce sel sur 70,000 parties de pain, ce qui représente 1 partie de cuivre métallique sur près de 300,000 parties de pain.

On fait incinérer dans une capsule de platine 200 grammes de pain (2). Les cendres, réduites en poudre fine, sont mêlées dans une capsule de porcelaine avec 8 à 10 grammes d'acide nitrique ; on chauffe pour évaporer l'acide libre, et la pâte poisseuse qui reste est traitée à chaud par 20 grammes environ d'eau distillée. On filtre (3), et dans la liqueur filtrée on verse un petit excès d'ammoniaque liquide et quelques gouttes de dissolution de sous-carbonate d'ammoniaque. Après refroidissement, on sépare au moyen du filtre le précipité blanc et abondant de carbonate et de phosphate terreux qui s'est formé ; la liqueur alcaline est soumise à l'ébullition pendant quelques instants, pour dissiper l'excès d'ammoniaque et la réduire au quart de son volume. Cette liqueur, étant rendue légèrement acide par une goutte d'acide nitrique ou sulfurique, est partagée en deux parties : sur l'une, on fait agir le cyanure jaune, qui donnera, s'il y a du cuivre, une coloration ou un précipité rouge briqueté ; sur l'autre, l'acide

(1) Si on agit sur du pain qui ne renferme que de très-petites quantités de cuivre, on remarquera que le cylindre de fer se couvrira de métal principalement à la partie supérieure, c'est-à-dire au-dessus du point où le cylindre est en contact avec le liquide ou la pâte dans laquelle il est plongé.

Suivant MM. *d'Hauw* et *Van de Vyvere*, le procédé de M. *Parizot* présente l'inconvénient de déceler également le cuivre normal lorsque le pain contient une certaine quantité de son (?).

(2) L'incinération du pain est longue et demande beaucoup de soin de la part de l'opérateur.

(3) Il faut n'employer que du papier à filtre bien exempt de cuivre, par exemple ne pas se servir de papier gris. M. *Hiers-Reynaert*, de Bruges, qui a fait des expériences à ce sujet, a trouvé que la simple filtration à froid de 60 gr. d'eau distillée acidulée avec 2 gr. d'acide sulfurique, sur le quart d'une feuille de papier gris, peut seule dissoudre assez de cuivre pour donner, par le cyanure jaune, une coloration très-sensible en rouge cramoisi.

sulfhydrique ou le sulfhydrate d'ammoniaque, qui fournira un précipité brun de sulfure de cuivre.

Il y a encore d'autres procédés pour rechercher le sulfate de cuivre dans le pain ; ils ont été récemment soumis à un examen comparatif par MM. *d'Hauw* et *Van de Vyvere*, pharmaciens à Bruges. Il résulte de leurs expériences :

1° Que le procédé qui consiste à carboniser le pain et à traiter le charbon obtenu par l'acide nitrique ne permet de déceler que la présence de 0gr.,1085 de sulfate de cuivre par kilogramme de pain ;

2° Que le procédé par lequel on traite les cendres du pain par l'eau régale permet de reconnaître des atomes de cuivre; mais que, dans le cas où l'on n'obtient que de très-faibles quantités de ce métal, on ne peut attribuer sa présence qu'au cuivre *normal* contenu dans le blé, et nullement à une certaine quantité d'un sel de cuivre incorporé dans la pâte du pain pendant sa confection ;

3° Que le procédé de M. *Van den Broeck* (1) et celui de M. *Orfila* (2) indiquent assez exactement la proportion de cuivre résultant d'un sel cuivreux introduit dans le pain, à moins cependant que ce dernier ne contînt une grande quantité de son ;

4° Que le procédé proposé par M. *Orfila* en 1847 est celui qui donne les indications les plus précises. Il consiste à faire bouillir le pain dans de l'eau acidulée par 1/10 de son poids d'acide acétique radical, à évaporer ensuite à siccité la liqueur filtrée, à carboniser le résidu par l'acide nitrique et le chlo-

(1) Ce procédé consiste à traiter le liquide, provenant de la réaction de l'eau régale sur les cendres du pain, par un léger excès d'ammoniaque et quelques gouttes d'une solution de carbonate d'ammoniaque; on chasse ensuite par l'ébullition l'excès d'alcali de la liqueur préalablement filtrée; puis on acidule cette dernière au moyen d'acide sulfurique étendu, et on la verse dans une capsule de platine pesée et placée dans une autre capsule de porcelaine renfermant de l'acide sulfurique étendu, de manière qu'en mettant les liquides des deux capsules en communication au moyen d'une lame de zinc, le cuivre se précipite sur la capsule de platine et peut être apprécié par l'augmentation de poids de cette dernière.

(2) Carbonisation du pain au moyen des acides nitrique et sulfurique.

rate de potasse, puis à faire bouillir le charbon pendant 20 minutes dans de l'acide acétique affaibli, et à traiter le liquide filtré par l'acide sulfhydrique.

MM. *d'Hauw* et *Van de Vyvere* ont modifié ce procédé de la manière suivante. Le pain est mis en macération pendant deux jours dans de l'eau distillée étendue du 1/10 de son poids d'acide acétique pur ; et le liquide exprimé de cette pâte est soumis à l'action d'un cylindre de fer, de la pile de Grove ou de la capsule de platine, afin d'opérer la réduction du cuivre. Suivant ces deux chimistes, ce moyen permet non-seulement de constater la présence du sel de cuivre introduit dans le pain, mais encore d'en déterminer la quantité (1).

On ignore l'origine de l'emploi du sulfate de cuivre dans la boulangerie ; mais il paraît que les fraudeurs en ont retiré de

(1) MM. *d'Hauw* et *Van de Vyvere* ont entrepris des expériences pour s'assurer :

1° Si le cuivre trouvé dans le pain pouvait provenir de la levûre ;

2° Si celle-ci, déposée pendant quelque temps dans un vase de cuivre ou de laiton, pouvait contenir une plus ou moins grande quantité d'un sel cuivreux ;

3° Si le sel marin contient du cuivre ;

4° Si l'eau contient un composé cuivreux ;

5° Si l'emploi de fourneaux ou de bassines de cuivre pour chauffer l'eau dans les boulangeries présente des inconvénients et donne lieu à la formation d'une certaine quantité d'un composé cuivreux.

Il résulte de ces expériences :

1° Que le houblon ne renferme pas de cuivre ;

2° Que la bière et la levure ne contiennent aucun composé de cuivre normal, ou provenant des vases employés à leur fabrication ;

3° Que la levûre qui a séjourné pendant vingt-quatre heures dans un vase de laiton contient déjà une certaine quantité de cuivre, et que, dans une analyse de pain, il est de toute nécessité que l'on fasse préalablement celle de la levûre ;

4° Que plusieurs échantillons de chlorure de sodium provenant des différentes salines de Bruges et d'Ostende, soumis à l'analyse, ont été trouvés exempts de cuivre ;

5° Qu'en évaporant à siccité une grande quantité d'eau dans une bassine de laiton, le résidu contient une faible quantité de cuivre appréciable, ce qui n'a pas lieu lorsqu'au lieu de pousser l'évaporation au bout, on se borne à laisser séjourner l'eau ou même à la faire bouillir dans le vase métallique ;

6° Qu'il est de toute nécessité d'analyser chaque fois l'eau employée pour la confection du pain.

grands avantages par l'action incompréhensible que ce sel exerce sur le pain, surtout quand on considère combien sont minimes les quantités de sulfate de cuivre employées. Ainsi l'emploi de ce sel permet d'employer des farines de qualité médiocre et mélangées; la main-d'œuvre est moindre, la panification plus prompte, la mie et la croûte plus belles. On peut introduire une plus grande quantité d'eau (1). Toutes ces propriétés, on pourrait dire magiques, du sulfate de cuivre, ont été une séduction dangereuse pour les boulangers.

L'alun et le sulfate de zinc paraissent exercer une action analogue (2).

M. *Kuhlmann*, dans le but d'éclairer la question, s'est livré à de nombreuses expériences pratiques. D'après ce chimiste, la présence du sulfate de cuivre, même dans la plus petite proportion, s'est manifestée par un raffermissement de la pâte, une tendance à empêcher celle-ci de s'étendre ou de *pousser plat* et à la faire *pousser gros* (3). On peut donc obtenir un pain bien levé avec des farines dites *lâchantes* ou humides. L'action très-énergique du sulfate de cuivre sur la fermentation et la levée du pain est encore très-apparente, lors même qu'il n'entre dans la confection du pain que pour $^1/_{70000}$ environ, ce qui fait à peu près 1 partie de cuivre métallique sur 300,000 parties de pain, ou 0 gr.,05 de sulfate par 3 kil.,75 de pain. La proportion qui donne la levée la plus grande est celle de $^1/_{30000}$ à $^1/_{150000}$; au delà de ce terme, le pain devient humide, il acquiert une couleur moins blanche, et en même temps il a une

(1) L'augmentation du poids du pain par ce moyen peut s'élever jusqu'à 1/16, ou 30 gr. par 500 gr., sans que l'apparence du pain en soit influencée.

(2) L'alun, suivant certains boulangers de Paris, possède au plus haut degré la propriété d'augmenter l'absorption de la pâte pour l'eau; il donne, en outre, à celle-ci du corps et de la viscosité, conditions qui lui assurent, après la fermentation, une belle apparence.

(3) Termes usités par les boulangers.

Cet effet est habituellement produit par l'emploi du levain et du sel marin. L'action du sulfate de cuivre correspond donc à celle de ces deux matières. Tout porte à croire que dans le sulfate de cuivre c'est la base qui influe sur la panification en raffermissant le gluten altéré. Le sulfate de soude, le sulfate de fer, l'acide sulfurique, n'ont donné, dans des essais comparatifs, aucun résultat analogue.

odeur particulière désagréable, analogue à celle du levain. La quantité de sulfate la plus grande qui puisse être employée sans altérer la beauté du pain est celle de $^1/_{4000}$; passé cette proportion, le pain est très-aqueux et présente de grands yeux ; avec $^1/_{1800}$ de sulfate de cuivre, la pâte ne peut lever, la fermentation semble arrêtée, et le pain acquiert une couleur verte.

Pour obtenir un effet sensible avec l'alun, il faut, suivant M. *Kuhlmann*, élever la quantité à $^1/_{936}$; à la dose de $^1/_{176}$, l'effet a été plus remarquable.

Ce chimiste a également étudié l'action des carbonates que l'on a introduits dans le pain.

Le carbonate d'ammoniaque ne peut être d'un grand secours pour faire lever le pain que lorsqu'il est employé à une dose très-forte. Il permet aussi de rendre la dessiccation du pain plus lente et d'augmenter sa blancheur, probablement à cause de sa volatilité et de sa décomposition en acide carbonique et en ammoniaque par l'action de la chaleur.

L'addition du carbonate de magnésie paraît améliorer la qualité du pain fait avec des farines de basse qualité (1). Dans la proportion de $^1/_{442}$, il communique au pain une couleur jaunâtre qui peut modifier d'une manière avantageuse la couleur sombre que ces farines lui donnent.

Les carbonates de potasse semblent avoir été employés pour rendre la dessiccation du pain plus lente, et pour augmenter sa légèreté par le dégagement de l'acide carbonique.

Le sel marin, que l'on a remplacé par les sels de morue et de charnier (2), possède la propriété de raffermir la pâte; il fait aussi augmenter le poids du pain.

Pour reconnaître la présence du carbonate d'ammoniaque

(1) Il résulte des expériences de M. *Edm. Davy* que 1 ou 2 gr. de carbonate de magnésie améliorent la qualité de 450 gr. de fleur de farine de mauvaise qualité, auxquels on les a mélangés intimement.

Cette adultération peut, jusqu'à un certain point, être préjudiciable à la santé, car le carbonate de magnésie doit être converti en grande partie en lactate par l'acide lactique que développe la fermentation; or, le lactate de magnésie est un sel très-purgatif.

(2) Il résulte de visites faites, en juin 1848, chez les boulangers de Nantes, que plusieurs d'entre eux faisaient entrer dans la confection du pain de méteil des sels de charnier, de sardine et de morue, dans les-

dans le pain, on en prend une certaine quantité sur laquelle on verse de la potasse ou de la soude caustique en solution concentrée : il se produit un dégagement d'ammoniaque sensible à l'odorat et rendu manifeste par la vapeur blanche qui se développe au contact d'une tige de verre imprégnée d'acide acétique.

Pour reconnaître la présence du carbonate de magnésie, on fait macérer dans une suffisante quantité d'eau distillée 200 gr. de pain convenablement divisé; au bout de 2 ou 3 heures, on jette le tout sur une toile et on passe avec expression ; le liquide filtré est ensuite évaporé jusqu'à siccité au bain de sable ; on laisse refroidir; puis on traite par une certaine quantité d'alcool à 0,85, qui dissout l'acétate de magnésie en lequel le carbonate s'est transformé par suite des réactions qui surviennent dans la panification. La solution alcoolique filtrée est évaporée à siccité, et le résidu repris par l'eau et filtré est additionné de carbonate de potasse ou de soude qui donne lieu à un précipité blanc de carbonate de magnésie, insoluble dans un excès du réactif.

Les carbonate et bicarbonate de potasse se découvrent de la manière suivante : on fait macérer dans l'eau distillée, pendant environ 2 ou 3 heures, 2 à 300 gr. de pain coupé par tranches ; on passe la liqueur avec expression, puis on la filtre et on la fait évaporer à siccité. Le résidu, s'il y en a un, est traité par l'alcool; on filtre et on évapore à siccité. Si dans ce résidu, préalablement dissous dans une petite quantité d'eau distillée, une dissolution de chlorure de platine forme un précipité jaune-serin, on aura la certitude que le pain soumis à l'essai contenait de la potasse. On peut, en outre, incinérer le pain, et l'on obtiendra une cendre très-alcaline, infiniment plus riche en potasse que celle qui provient de la farine non additionnée de carbonate de potasse.

M. *Duvillé*, pharmacien à Montdidier, a eu souvent l'occasion de constater dans le pain, surtout dans celui de deuxième qualité, la présence du borax (1). Pour reconnaître cette

quels on a trouvé même des *têtes de sardine*, des *écailles de poisson* et des *morceaux de lard*.

(1) Le borax que l'on emploie dans ce cas est l'octaédrique.

Ce sel est peu nuisible, il est vrai, mais l'usage doit en être proscrit, puisqu'il facilite l'écoulement de farines de mauvaise qualité.

fraude, on opère sur une grande quantité de pain, à cause du peu de solubilité du borax. La solution filtrée est mise dans une bassine d'argent avec un blanc d'œuf battu dans de l'eau distillée ; on porte à l'ébullition, on passe, puis on verse dans la liqueur et peu à peu de l'acide sulfurique concentré, en ayant soin d'agiter avec un tube de verre. On passe à travers un blanchet, on laisse reposer pendant 24 heures, on décante l'eau claire, et on fait égoutter l'acide borique.

L'emploi de la craie, de l'albâtre, du plâtre, de la terre de pipe, pour adultérer le pain, ne paraît avoir eu lieu que dans le but d'augmenter son poids et peut-être sa blancheur. Au reste, cette fraude qui s'était pratiquée autrefois sur une petite échelle, pourrait aujourd'hui se reproduire difficilement, lors même de la cherté excessive des grains; attendu que l'expérience a fait reconnaître que le pain provenant d'une farine qui ne contiendrait que 4 °/₀ de ces substances terreuses, présenterait, dans sa coupe, des points blancs résultant de l'agglomération de petites quantités de ces dernières. D'un autre côté, comme elles ne subiraient aucune transformation pendant la fermentation de la pâte, elles se distingueraient facilement à l'œil nu en s'agglomérant, surtout étant introduites en grande quantité, comme cela serait nécessaire pour influer sur le poids du pain. D'ailleurs l'incinération de 100 à 200 gr. de pain dans une capsule de platine suffirait pour faire apercevoir ces sortes de fraudes par l'excès du poids des cendres, poids qui varie de 1 gr.,07 à 1 gr.,50 pour 200 grammes de pain pur.

L'introduction de la fécule, des farines de légumineuses (1) dans le pain, provenant d'additions faites avant la panification, ces fraudes rentrent dans la catégorie de celles que nous avons indiquées à l'article *Farine de blé* (t. I., p. 305-338). Néanmoins, les procédés de M. *Donny* sont applicables à la recherche directe de ces substances dans le pain.

Ainsi, pour retrouver la fécule, on verse sur le porte-objet de la loupe montée 2 à 3 gouttes de solution de potasse dans lesquelles on écrase un très-petit fragment de mie de pain, et

(1) La farine de féveroles donne au pain une teinte rose vineux ; celle de haricots lui communique un goût amer, désagréable ; celle de seigle lui donne un goût spécifique très-prononcé.

on ajoute un peu d'eau iodée : quand le pain est falsifié, on aperçoit à la loupe des grains de fécule fortement distendus, très-larges et colorés en bleu.

Pour reconnaître la farine de féveroles (1), de fèves ou de vesces dans le pain, on doit, autant que possible, isoler le principe colorant propre à ces légumineuses. A cet effet, on traite le pain par l'eau froide, on passe ensuite la bouillie sur un tamis, et, par le repos, la liqueur passée se sépare lentement en deux couches. La couche supérieure décantée et évaporée en consistance d'extrait est épuisée par l'alcool; la dissolution alcoolique, rapprochée à son tour, laisse sur les bords de la capsule une couche d'une substance extractive que l'on traite successivement par les vapeurs d'acide nitrique et d'ammoniaque. Si le pain est frelaté, la matière extractive prend partiellement une belle coloration rouge; dans le cas de pureté, cette coloration ne se manifeste pas.

Il n'est pas jusqu'au PAIN DE SEIGLE qui n'ait été falsifié par la *farine de graine de lin* (2) et par les *farines de féveroles et de vesces* (3). Voici le procédé de M. *Donny* pour reconnaître la première adultération. On écrase un très-petit fragment de mie de pain dans quelques gouttes de solution de potasse, sur le porte-objet d'une loupe montée ou d'un microcospe; par un examen attentif, on aperçoit en grand nombre les petits corps anguleux dont nous avons déjà parlé à l'art. *Farine de seigle* (t. I, p. 348).

Enfin on emploie, dans l'art culinaire, la raclure de croûte de pain, dite *chapelure*, que certains boulangers ont quelquefois remplacée par une poudre faite avec de vieilles croûtes qu'ils avaient rachetées et fait sécher au four.

Telles sont les diverses falsifications que l'on a fait ou que l'on fait encore subir à la première et principale nourriture

(1) La commission des subsistances de Nantes évalue approximativement à 642,000 kilog. la quantité de farine de fèves consommée annuellement par les boulangers de cette ville.

(2) Cette falsification a eu lieu surtout en Belgique et dans quelques communes du Nord de la France, en 1846 et 1847.

(3) En 1847, le tribunal correctionnel de Bruxelles a condamné deux boulangers de Vilvorde, à 3 mois de prison et 50 fr. d'amende, pour avoir mêlé à du pain de seigle, cuit par eux, des farines de féveroles et de vesces.

de l'homme, surtout pour une portion nombreuse et souffrante de la population qui n'a pour aliment que le pain et l'eau. Il est donc du devoir de l'administration d'exercer une surveillance rigoureuse sur la boulangerie en général. Il n'y a qu'une seule espèce de *bon* pain possible, celui qui est fait avec de *bonne* farine, extraite du *bon* blé.

On doit donc interdire d'une manière absolue l'introduction de quelque substance que ce soit dans le pain livré à la consommation; car la taxe est basée sur l'emploi de farines pures et non d'autres substances, fussent-elles, ce qui n'est pas, supérieures à la farine.

La *vente à faux poids* est une fraude malheureusement encore trop habituelle (1). En 1848, la commission des subsistances de Nantes a constaté que, chez quelques boulangers, les balances étaient très-sales ou mal placées, suspendues, à l'état de repos, à des clous, sur des planches, ou non ajustées, ou manquant des poids indispensables; il y en avait même qui fonctionnaient avec de faux poids.

Elle a aussi établi que tous les pains pesés au hasard, le premier jour de sa visite, principalement les pains fendus, offraient un déficit considérable. Ainsi 5 et 800 gr. sur 3 et 6 kilogr. ! Il est donc très-important que l'administration oblige les vendeurs à donner un poids exact, sauf une tolérance raisonnable (2).

(1) Les journaux quotidiens renferment souvent dans leurs colonnes des séries de condamnations (trop légères, il est vrai), infligées à des boulangers reconnus coupables de cette tromperie.

(2) En janvier 1846, on découvrit à Valenciennes de graves abus commis par la manutention. On reconnut qu'il existait dans la boulangerie militaires plusieurs plaques de plomb qui servaient à compenser le manque de poids habituel des pains. Avant la distribution, on faisait une pesée d'essai pour connaître le manquant, s'il y en avait ; dans ce cas, on prenait une ou plusieurs plaques de plomb, que l'on introduisait, lors de la distribution, entre deux pains de la pile la moins en vue sur la balance. Il y avait, de plus, un poids à compartiments servant à peser la pâte, et qui permettait de tromper les ouvriers boulangers eux-mêmes, en leur faisant croire que la quantité de pâte exigée existait, tandis qu'il y avait un manquant correspondant à celui qu'on dissimulait ultérieurement avec les plaques de plomb. Le brigadier de la boulangerie prétendit qu'il ne se servait de celles-ci que lorsque le pain était plus cuit

PAINS A CACHETER.

Quelques auteurs ont établi qu'on avait fait usage de substances toxiques pour colorer la pâte des pains à cacheter.

M. *Malapert*, de Poitiers, a fait connaître que dans cette ville on avait vendu des pains à cacheter colorés par le *vert métis* (arsenite de cuivre), et que ces pains à cacheter, du poids de $0^{gr},20$, contenaient environ 30 à 35 % de cette substance vénéneuse.

En 1845, on a trouvé des pains à cacheter colorés par le *vert de Schweinfurt* (arsenite de cuivre) : un seul de ces pains à cacheter aurait suffi pour empoisonner un enfant (1).

Les pains à cacheter en gélatine ont été aussi colorés par des substances minérales, telles que des mélanges de *sulfate de cuivre* et de *fer*.

Ces substances toxiques seraient décelées : l'arsenic, en carbonisant les pains à cacheter à l'aide de l'acide sulfurique, traitant le charbon par l'eau, filtrant le liquide et l'introduisant dans l'appareil de Marsh; le fer et le cuivre, en incinérant les pains à cacheter, et en soumettant les cendres aux essais qui peuvent permettre d'y reconnaître la présence de ces métaux.

PAPIERS.

Le papier est fabriqué avec des substances filamenteuses provenant du règne végétal, notamment avec les fibres textiles du chanvre, du lin, du coton, et qui, après un long usage, arrivent dans les papeteries sous forme de débris appelés *chiffons*. On se sert aussi des chiffons de laine et de soie pour fabriquer les papiers communs, les papiers d'emballage. On a cherché

que d'ordinaire. L'officier comptable, ainsi que l'ancien brigadier, furent également inculpés et renvoyés finalement devant le tribunal correctionnel de Lille, qui condamna les deux brigadiers chacun à un emprisonnement de trois mois, et l'officier comptable à un emprisonnement de deux années, et, par corps, à une amende de 100 fr.; tous trois solidairement aux dépens.

(1) Il y a quelques années, les journaux publièrent qu'une jeune personne d'Arras, atteinte de la manie de manger des pains à cacheter, s'était *empoisonnée* en avalant le contenu d'une boîte, mais que des secours administrés à temps la ramenèrent à la vie.

aussi à remplacer, en partie, les chiffons, dans la fabrication des papiers, par diverses matières (*maïs*, *warechs*, *tourbe*, *vieux cuirs*, *débris de corroierie*); plusieurs essais ont été tentés pour utiliser la *feuille de bananier*, les *lianes d'Amérique*, les *écorces de mûrier*, de *tilleul* et de *peuplier*, le *phormium tenax*.

Il est inutile d'insister sur les emplois bien connus des papiers, dont la consommation annuelle, en France, est évaluée approximativement à 1 kilog. et demi par tête.

Le papier se fait soit à *la main* (ou à la forme), soit à *la mécanique*.

Les principales espèces de papier sont :

1° Les *coquilles* ou *papiers à lettre ;* ce sont les papiers les plus fins ; on en fait de toutes les nuances et de plusieurs degrés de finesse. Le papier coquille très-mince prend le nom de *pelure ;*

2° Le *papier écolier ;*

3° Les *rouleaux pour l'impression de tenture ;*

4° Les *papiers d'impression* (sans colle) ;

5° Les *papiers d'emballage ;*

6° Les *papiers pour affiches ;* ce sont les papiers les plus minces ; ils se colorent de diverses nuances (bleu, rose, jaune, nankin, vert, aurore, violet, etc.), à l'aide de matières colorantes minérales ou organiques, interposées dans la pâte.

Il y a encore les *papiers à filtre* (sans colle) ; les papiers pour *dessins et lavis*, et les papiers *à registre*, fabriqués à la forme avec le chanvre et le lin ; le *papier à calquer* ou *translucide*, dit *végétal*, obtenu avec la filasse de chanvre ou de lin écrus, sans pourrissage ni blanchiment préalable (1).

Les papiers destinés à recevoir l'écriture sont *collés* (voy. t. I, p. 351, note 2). Les papiers mécaniques sont collés à la *fécule ;* aussi bleuissent-ils sur le champ lorsqu'on les touche avec l'eau iodée ; phénomène que ne présentent jamais les papiers à la forme, collés à *la gélatine*.

Les papiers blancs pour écriture sont presque toujours *azurés*, c'est-à-dire que, pour enlever la légère teinte jaunâtre que conserve toujours le chiffon même bien blanchi, on ajoute

(1) Les pectates interposés entre les fibres constituent une sorte de colle naturelle qui donne la transparence requise.

au papier une petite quantité d'une matière colorante bleue ou violette, complémentaire du jaune.

L'azurage se fait avec l'azur proprement dit ou bleu de cobalt, avec l'outremer artificiel, avec le bleu de Prusse ou les sels de cuivre (sulfate, cendres bleues).

L'azurage au cobalt se reconnaît en ce que, généralement, la feuille est plus colorée d'un côté que de l'autre, la grande densité du bleu d'azur l'ayant amené en plus grande proportion dans la partie inférieure de la feuille pendant la fabrication. Ces papiers ne sont décolorés ni par les acides, ni par les alcalis, ni par l'eau. La cendre de ces papiers, fondue au chalumeau avec un peu de borax calciné, donne un verre d'un beau bleu.

Les papiers azurés à l'outremer se décolorent subitement, avec dégagement d'hydrogène sulfuré, quand on les plonge dans l'acide sulfurique faible.

Les papiers azurés au bleu de Prusse résistent aux acides faibles; mais une dissolution de potasse les décolore tout à coup, et la liqueur filtrée, concentrée et neutralisée, régénère du bleu de Prusse par l'addition d'un sel de peroxyde de fer.

L'azurage par les sels de cuivre se reconnaît à la teinte pourprée que prennent les papiers, au contact d'une dissolution de cyanure jaune. Leur cendre dissoute dans l'acide nitrique et additionnée d'un excès d'ammoniaque donne la belle couleur bleue caractéristique du cuivre.

Il est très-difficile, sinon impossible, de distinguer au microscope la nature des fibres végétales qui ont servi à la fabrication du papier.

Les additions de matières animales, telles que les vieux cuirs, à la pâte des papiers, sont faciles à reconnaître à la proportion d'ammoniaque qu'ils dégagent par la distillation, ainsi qu'à leur solubilité partielle dans la potasse ou la soude caustique.

Quelques papiers peuvent contenir du *cuivre*, du *plomb*, de *l'arsenic*, provenant de ce que l'on fait entrer dans la pâte des débris de papiers coloriés, des rognures colorées par le minium, par des composés de cuivre, d'arsenic; enfin des débris de cartes dites *porcelaine*, préparées, comme on le sait, avec la céruse et le sulfate de plomb. Les quantités de métaux qu'on trouve ainsi dans les papiers livrés au commerce pour envelopper diverses marchandises sont, à la vérité, très minimes; mais il est utile que le pharmacien sache que ces substances toxiques peuvent exister dans les papiers qu'il serait appelé à examiner (1).

Le cuivre peut se reconnaître par le moyen indiqué ci-dessus pour constater l'azurage du papier par les sels de cuivre.

Le plomb sera décelé par un procédé analogue : les cendres du papier seront reprises à chaud par l'acide nitrique faible; le liquide sera filtré, évaporé à siccité ; et le résidu traité par l'eau devra, si le papier était plombeux, fournir un liquide qui présentera toutes les réactions caractéristiques des sels de plomb, avec les réactifs appropriés (sulfate alcalin soluble ou acide sulfurique, iodure de potassium, chromate de potasse, sulfhydrate d'ammoniaque).

Pour rechercher l'arsenic, on traite le papier par l'acide sulfurique pour le convertir en charbon sulfurique; on traite ce charbon par l'eau, et on verse le liquide dans un appareil de Marsh, ayant préalablement fonctionné à blanc.

Il y a quelques années, M. *Gmelin* a appelé l'attention publique sur les dangers auxquels exposent les papiers verts contenant des sels d'arsenic et de cuivre.

Suivant ce chimiste, les tapisseries de papier *jaune*, quoique contenant de l'orpiment, n'ont pas donné lieu jusqu'au-

(1) Il y a 6 ou 7 ans, on a vendu à Bruxelles un papier *arsenical*, propre à faire mourir les mouches. Il était préparé à l'aide d'une forte dissolution d'arséniate de potasse uni à un peu de gomme et de sucre. Ce papier se prépare et se vend maintenant, en France, dans diverses localités.

Les papiers coloriés avec des substances minérales, cuivreuses, arsenicales, etc., doivent être entièrement proscrits pour envelopper des bonbons, sucreries, matières alimentaires.

Une ordonnance de police concernant les confiseurs, épiciers et autres marchands, défend d'envelopper directement ou de couler des sucreries dans des papiers blancs lissés ou dans des papiers coloriés avec des substances minérales, le bleu de Prusse et l'outremer exceptés ; de placer des bonbons dans des boîtes garnies à l'intérieur de papier colorié par des substances minérales ; de les recouvrir de découpures faites avec ces mêmes papiers ; de faire entrer aucune préparation fulminante dans la composition de leurs enveloppes.

Cette même ordonnance défend l'emploi de fils métalliques comme supports de fruits artificiels. Ces supports doivent être en baleine, en paille, en jonc, ou en bois.

jourd'hui à des accidents, à moins que ces papiers n'aient été grattés et que des ouvriers n'aient respiré la poussière; il n'en est pas de même des papiers *verts*, de couleur émeraude brillante, dans la fabrication desquels on emploie, depuis quelque temps, des acétate et arsenite de cuivre (1). Les anciens papiers, moins beaux, étaient préparés avec du carbonate de cuivre.

A l'appui de son opinion, M. *Gmelin* cite dans un journal (2) plusieurs faits (3), et pense que, sans défendre complétement la tapisserie de papier vert et les vernis de couleur verte, il est prudent de ne les employer que dans les chambres exposées au midi, bien aérées et régulièrement chauffées, et de s'en éloigner aussitôt qu'on y sent une odeur de souris, caractéris-

(1) La même observation s'applique aussi aux vernis à l'huile des appartements et aux visières des casquettes. Ainsi M. *Liebig* (*Annal. der Pharm. und Chim.* 1836, t. XVII, p. 137) rapporte l'observation d'un homme qui, pendant des années, avait une éruption au front causée par une visière de casquette. L'éruption disparut avec le changement de coiffure.

(2) *Annalen der Staats-Arzneikunde.*

(3) Voici ces faits, dont nous pouvons garantir l'exactitude :

1. Le cocher Unholz couchait avec sa femme dans un appartement tapissé de papier vert depuis trois ans. Pendant l'automne de 1839, une odeur désagréable très-forte se fit sentir dans la chambre ; le mari se réveillait tous les matins avec une céphalalgie, des malaises, une sécheresse dans la bouche. Ces symptômes se dissipaient dans la journée. Quant à la femme, elle se plaignait d'une toux opiniâtre. Les époux se rétablirent aussitôt qu'on leur fit changer de chambre.

2. Fauth, grand bailli à Mosbach, s'était déjà proposé de faire ouvrir le plancher d'une chambre, à cause d'une odeur qu'il attribuait à la présence de souris en dessous de ce plancher : lorsqu'il eut connaissance des observations de M. *Gmelin*, il fit changer la tapisserie verte de sa chambre, et l'odeur disparut.

3. Dans la maison du bailli d'Eberbach, il n'y avait d'odeur repoussante que dans deux pièces tapissées en vert, situées à une grande distance l'une de l'autre dans l'étage supérieur, tandis que les autres appartements, même ceux du rez-de-chaussée, certainement plus humides, n'exhalaient aucune odeur. Suivant M. *Gmelin*, cette odeur observée seulement dans la chambre tapissée de papier vert ne peut être attribuée qu'aux émanations de l'arsenic, probablement combiné à une matière organique, et non vaporisé à l'état d'hydrogène arseniqué, qui, quoique délétère, est inodore.

4. Un léger empoisonnement fut observé chez une servante qui avait frotté avec un balai une tapisserie verte.

tique, produite par la fermentation de l'arsenic humide avec les matières organiques qui ont servi à faire la couleur (1).

On a essayé l'introduction dans la pâte du papier de quelques substances minérales à bon marché, propres à augmenter son poids et à lui donner une belle blancheur mate et opaque. A cet effet, on a employé le *sulfate de chaux* pur, naturel ou artificiel, le *sulfate de plomb*, le *sulfate de baryte*. C'est un usage à proscrire ; de tels papiers sont toujours cassants (2).

Mais les papiers blancs ou colorés qui servent à envelopper les produits commerciaux sont rendus pesants en introduisant dans la pâte, outre les *sulfates de baryte* et *de plomb*, d'autres matières, comme le *kaolin*, la *terre de pipe*, le *plâtre cru*, le *sable*, le *grès*, des *argiles*, des *ocres* ou *teintures*.

Ces additions constituent une double fraude : elles rendent plus lourd, à surface égale, le papier qui se vend au poids, et

(1) Nous avons pris des informations et fait des recherches dans le but de reconnaître 1° si diverses personnes habitant des pièces tapissées en papier vert arsenical s'étaient aperçues d'émanations particulières ; 2° si ces mêmes personnes avaient été indisposées. Les réponses ont été négatives.

Nous avons habité nous-même une pièce exposée au vent d'ouest, entièrement tendue en papier vert arsenical, sans jamais avoir rien ressenti de particulier.

D'accord avec M. *Gmelin*, M. *Louyet* de Bruxelles pense que l'odeur de la combinaison gazeuse qui se dégage dans les chambres tapissées de papier vert est due à un arseniure d'hydrogène particulier, gazeux et odorant.

M. *Louyet* base son opinion sur ce qu'ayant laissé séjourner dans l'eau de l'arsenic distillé, il a trouvé qu'au bout de quelques jours il s'en exhalait une odeur alliacée repoussante, tout à fait analogue à celle qui règne dans les salles humides tapissées de papier vert. L'eau, selon ce chimiste, est décomposée ; il se forme très-probablement de l'acide arsénieux, et l'hydrogène devenu naissant produit une combinaison gazeuse avec l'arsenic.

Quoi qu'il en soit, la régence de Cologne a interdit, en 1848, sous peine d'une amende de 5 à 50 thalers (20 à 200 fr.), la vente et l'emploi de l'arsenic pour la peinture des papiers et des murs.

(2) Il paraît qu'on n'introduit plus de substances minérales dans les papiers de première qualité. Seulement, dans certaines compositions de pâte trop chargées de parties mucilagineuses, on incorpore, en proportions très-minimes, certaines substances minérales pour ôter aux papiers une transparence nuisible, et leur donner une douceur favorable à l'impression en taille-douce et à l'impression typographique.

diminuent beaucoup sa ténacité ; elles tournent au détriment de l'acheteur, car le poids de ces papiers vient s'ajouter à celui des marchandises auxquelles ils servent d'enveloppe (1).

Certains papiers pèsent 36, 41, 46 grammes la feuille ; à une époque, on fabriquait, pour envelopper la chandelle et le sucre, des papiers qui pesaient jusqu'à 525 gr. la feuille.

Des sacs de papier, pour la vente du sucre et du café, pèsent jusqu'à 32 gr.

En 1816, nous avons fait avec M. *Payen* des essais sur certains papiers vendus dans le commerce, dont l'administration avait fait opérer la saisie et demandé l'examen. Nous avons reconnu que le papier saisi renfermait 4 %,5 de sulfate de plomb, provenant des fabriques d'indiennes et non 35 % comme cela avait été annoncé. Ce papier contenait pour 100 parties :

Matières organiques destructibles par la chaleur......	45,40
Cendres (*Sulfate de plomb, matières calcaires*).......	53,50
Eau..	1,10
	100,00

(1) Bon nombre d'épiciers sont dans l'habitude, lorsqu'ils vendent du sucre en détail, de mettre dans le plateau de la balance un morceau de gros papier plus ou moins lourd, sous prétexte que les pains de sucre leur sont pesés et vendus avec l'enveloppe par les fabricants. Des procès-verbaux ayant été dressés, en 1847, contre quelques épiciers qui en avaient usé, l'un d'eux a été traduit devant le tribunal de simple police de Tours, présidé par un juge de paix, qui l'a condamné à 11 fr. d'amende, comme ayant contrevenu à l'art. 479 du Code pénal. La principale considération sur laquelle s'est basé M. le juge de simple police, c'est que le sucre est toujours vendu par les fabricants défalcation faite du papier qui enveloppe les pains, et que dès lors il y a déloyauté et fraude de la part du détaillant qui fait figurer par portions ce papier dans le poids du sucre qu'il vend au consommateur, auquel il donne ainsi du papier pour du sucre.

Récemment, le sieur G..., épicier, à Paris, a été traduit devant le tribunal de police correctionnelle comme faisant un usage immodéré d'un papier tout spécial pour peser les sucres; il en était arrivé au point de faire supporter à ses pratiques un déficit de 20 gr. sur une assez minime pesée de 125 gr. de cette denrée. Le tribunal lui a fait observer que cette supercherie est d'autant plus coupable, qu'elle devait retomber plus particulièrement sur les classes pauvres, qui ne peuvent acheter le sucre qu'en petite quantité à la fois. Le sieur G... a été condamné à 100 fr. d'amende.

La présence des substances minérales dans le papier blanc peut se reconnaître par une simple incinération : en effet, le papier laissant, en moyenne, 2 % de cendres, une quantité plus considérable indique un mélange frauduleux, à moins qu'il n'ait été préparé avec des eaux très-chargées de sels calcaires.

Pour reconnaître les sulfates de baryte et de plomb, on fait bouillir les cendres du papier, pendant trois quarts d'heure, avec du carbonate de soude, pour opérer une double décomposition (sulfate de soude et carbonate de baryte ou de plomb); on recueille le produit insoluble sur un filtre, on le lave à l'eau distillée ; on le traite par l'acide nitrique faible, et lorsque le carbonate est dissous, on fait passer dans la liqueur, qui doit être légèrement acide, un courant d'hydrogène sulfuré qui précipite le plomb à l'état de sulfure ; celui-ci est lavé et converti par l'acide nitrique en sulfate de plomb dont on détermine le poids ; ou bien, si on s'est assuré préalablement que le papier ne contenait pas de plomb (1), on traite la dissolution nitrique du carbonate insoluble par un petit excès d'acide sulfurique; le sulfate de baryte est recueilli, lavé, séché et pesé.

Le papier à filtrer est aussi altéré par certaines substances, telles que l'*oxyde de fer*, le *carbonate de chaux*, de la présence desquelles le chimiste ou le pharmacien doit s'assurer avant d'en faire usage pour des recherches minutieuses.

M. *Jacob* a signalé du papier à filtre contenant 13 %, 41 de carbonate de chaux. Ce papier produisait une vive effervescence au contact des liqueurs acides; et souvent, au lieu d'obtenir un liquide clair, on en obtient un trouble ou blanchâtre, lorsque l'acide forme un sel insoluble avec la chaux (2).

(1) On reconnaît qu'un papier contient du sulfate de plomb par l'acide sulfhydrique, qui fournit une tache d'autant plus sensible que le papier contient plus de ce sulfate.

On ne doit pas employer le sulfhydrate d'ammoniaque, par la raison que ce réactif tache en noir le papier renfermant des sels de fer, ou dans la fabrication duquel on a fait entrer du sulfate d'alumine qui contient des sels de fer. On voit donc que cette coloration tromperait l'opérateur.

(2) Le papier à filtre vendu en France laisse beaucoup trop de cendres; une feuille de ce papier donne, après incinération, 0 gr., 20 de résidu. Pour diminuer cette proportion de cendres, il est bon de laver le papier, feuille par feuille, avec de l'eau aiguisée d'acide chlorhydrique.

Papiers de verre. — On désigne ordinairement sous le nom de *papier de verre* du papier recouvert de verre pulvérisé, fixé au moyen d'une couche de colle forte; ce papier sert à polir le bois, la corne, l'ivoire, et généralement toutes les matières susceptibles de prendre le poli.

On désigne aussi sous le nom de *papier d'émeri*, *papier émerisé*, un papier recouvert d'émeri pulvérisé, fixé de la même manière que la poudre de verre, et qui sert à polir les métaux.

On fixe également le verre ou l'émeri sur de la toile préparée à cet effet. Ce mode est préféré dans certains cas, la toile étant moins susceptible de se déchirer que le papier.

Ces sortes de papier et de toile sont souvent l'objet de deux genres de falsification.

La première consiste à remplacer le verre pilé par du *grès* ou du *sable quartzeux*, et la seconde consiste à remplacer l'émeri par un mélange de *scories de fer* et de *grès cérame brun*, pulvérisés. Cette dernière falsification est préjudiciable aux consommateurs, parce que, dans aucun cas, elle ne peut donner un résultat égal à celui que l'on obtient avec l'émeri. Quant au remplacement du verre pilé par du grès pulvérisé et par du sable quartzeux, il peut exister sans inconvénient lorsqu'on a besoin d'un agent polisseur qui n'ait pas beaucoup de mordant, comme, par exemple, lorsqu'il s'agit de polir des pièces d'ébénisterie revêtues d'un placage mince, ayant souvent moins d'un millimètre d'épaisseur. On conçoit que le verre, ayant plus de mordant, pourrait ronger ce placage entièrement au lieu d'en polir seulement la surface. Quoi qu'il en soit, il y a falsification lorsqu'on vend du papier sablé pour du papier *verré*, ou du papier revêtu de scories de fer pour du papier *émerisé*.

qui enlève l'oxyde de fer, la chaux, faisant partie de ces cendres ; on le lave avec de l'eau filtrée, puis avec de l'eau distillée, jusqu'à ce que celle-ci ne précipite plus par le nitrate d'argent.

En Suède, on a établi une fabrique de papier à filtre, dit *papier Berzélius*, *papier Suédois* ; ce papier ne donne, par feuille, qu'une très-faible proportion de cendres, environ 0gr.,003. On peut se le procurer maintenant, en France, chez les principaux négociants en produits chimiques et pharmaceutiques.

Au reste, la substitution du grès et du sable au verre pilé est facile à reconnaître tant à l'aspect qu'au toucher; car chaque grain de verre pulvérisé a les facettes plus vitreuses, plus multipliées et les angles plus aigus, ce qui lui donne plus de mordant que le grès ou le sable. La substitution du mélange de scories de fer et de grès cérame pulvérisés à l'émeri est plus difficile à reconnaître; mais comme il est d'usage, dans l'industrie des papiers de verre, que chaque fabricant marque ses produits, on peut s'en rapporter à la marque, l'expérience ayant démontré que c'était encore le meilleur procédé (1).

PASTILLES D'IPÉCACUANHA.

Ces pastilles, faites avec de la poudre d'ipécacuanha, du sucre en poudre et un mucilage épais de gomme adragante, sont quelquefois falsifiées; on y remplace l'ipécacuanha par l'*émétique*.

Cette adultération se reconnaît en dissolvant dans l'eau quelques-unes de ces pastilles, et en examinant si la solution laisse déposer de l'ipécacuanha. Les pastilles préparées avec l'émétique ne donnent lieu à aucun précipité; mais la liqueur, filtrée et additionnée de quelques gouttes d'acide sulfhydrique, se colore promptement en jaune orangé (sulfure d'antimoine) (2); l'eau de chaux y occasionne un trouble très-prononcé, et par suite un précipité blanc.

PATE DE GUIMAUVE.

Cette pâte, préparée avec la gomme, le sucre, les blancs d'œuf, et l'eau de fleurs d'oranger, a été trouvée contenir un *sel de cuivre*, la première fois par M. *Alary*, pharmacien à Valenciennes, la deuxième fois par M. *Bussy*, directeur de l'école de pharmacie de Paris. Suivant ces chimistes, le cui-

(1) Une des maisons de Paris qui apportent le plus de soin et dans le choix des matières et dans la confection des papiers préparés avec des poudres d'émeri et de verre est la maison *Fremy*, qui a obtenu de la Société d'encouragement pour l'industrie nationale des récompenses méritées.

(2) Il suffit même de plonger ces pastilles dans un peu d'acide sulfhydrique; elles jaunissent aussitôt.

vre trouvé dans cette pâte provenait du sucre azuré par un peu de sulfate de cuivre; d'autres prétendent que le sulfate est ajouté à la pâte elle-même pour lui donner un reflet azuré.

La présence d'un sel de cuivre dans la pâte de gu'mauve peut être recherchée de la manière suivante :

On délaye la pâte dans l'eau, on précipite la gomme par de l'alcool à 36°, on filtre et on essaye la liqueur 1° par le chlorure de Baryum, 2° par le ferrocyanure de potassium, 3° par une lame de fer.

On peut encore carboniser et incinérer la pâte, traiter à chaud les cendres par l'acide nitrique, et précipiter par l'ammoniaque en excès.

PATE DE JUJUBES.

Cette pâte, préparée avec les jujubes secs, la gomme du Sénégal, le sirop de sucre, et aromatisée avec de l'eau de fleurs d'oranger, a été quelquefois fraudée.

M. *Stanislas Martin* a trouvé de la pâte de jujubes contenant de la *gélatine* au lieu de gomme. Nous avons fait des essais sur cette pâte, et nous avons reconnu avec M. *Girard*, qui nous l'avait fournie, que la pâte où il entre de la gomme se dissout dans l'eau, et que la pâte à la gélatine ne s'y dissout pas ; elle a l'apparence d'une *couenne de lard*.

Depuis quelque temps on substitue la *glucose* au sucre pour la fabrication de la pâte de jujubes. Pour distinguer cette falsification, il faudrait se servir du saccharimètre ou polarimètre, et faire les opérations que M. *Soubeiran* a indiquées à propos du sirop de gomme mêlé de glucose. (V. art. *Sucres*, *Sirops*.)

En faisant macérer une petite quantité de cette pâte dans de l'eau distillée, on obtient un liquide qui, traité par l'infusion de noix de galles, donne un précipité de tannate de gélatine, d'autant plus abondant que la pâte contient plus de gélatine.

PATISSERIE.

A l'article *biscuits* et *bonbons* (t. Ier, p. 119 et 125), nous avons signalé l'emploi de procédés chimiques ou de substances toxiques pour préparer ou colorier ces sucreries.

Voici quelques faits à ajouter à ceux que nous avons mentionnés : En 1846, M. *Stanislas Martin* fut chargé d'analyser une portion d'un gâteau appelé par les pâtissiers *pièce montée* ; il reconnut que ce gâteau, qui avait gravement incommodé trois personnes, avait été enjolivé d'une bordure verte, décorée avec un mélange de blancs d'œufs et d'*arsénite de cuivre* (vert de Schweinfurt) ; nos expériences ont confirmé le fait signalé par M. *Stanislas Martin*.

Il paraîtrait qu'à Londres les pâtissiers font usage d'*essence d'amandes amères* pour mieux faire lever et feuilleter la pâte, et pour donner plus de saveur aux meringues. Or, on sait que cette huile essentielle renferme beaucoup d'*acide prussique*.

En Belgique, les pâtissiers ajoutent de *l'alun* aux bonbons connus sous le nom de *Spickelaus*, afin de faire lever la pâte.

En 1849, M. *Morin* a constaté l'existence de l'*antimoine* dans des pâtés de foie gras, ce qui n'a pas lieu de surprendre lorsque l'on sait que les éleveurs de volailles du Mans et de l'Alsace ont l'habitude d'ajouter aux aliments destinés aux oies un peu de sulfure d'antimoine, dans le but d'activer leur engraissement. Mais disons de suite que ce composé métallique n'est pas en proportion assez forte dans les pâtés pour inspirer la moindre crainte aux gourmets.

Quoi qu'il en soit, nous pensons que l'autorité devrait faire faire des visites chez les pâtissiers et marchands de gâteaux, comme elle en ordonne chez les confiseurs, afin de s'assurer si les gâteaux enjolivés par des sucreries, ou même coloriés, ne le sont pas à l'aide de couleurs interdites par l'ordonnance que nous avons mentionnée à l'article *Bonbons*.

PETIT LAIT — V. Lait.

PÉTROLE. — V. Naphte.

PHOSPHATE DE CHAUX DES OS — V. Os calcinés.

PHOSPHATE DE SOUDE.

Le phosphate de soude est un sel incolore, inodore, d'une saveur faible. Il cristallise en prismes rhomboïdaux, transparents, terminés par un pointement à quatre faces. Il contient 62 °/₀ d'eau de cristallisation. Exposé à l'air, il s'effleurit très-vite et tombe peu à peu en poussière. Chauffé, il se boursoufle, perd son eau, se dessèche, puis entre en fusion. Il est très-soluble dans l'eau, insoluble dans l'alcool.

Le phosphate de soude, bien que neutre par sa composition, verdit le sirop de violettes.

Usages. — Le phosphate de soude est employé en médecine comme purgatif.

Altérations. — Par suite d'un défaut de soin dans sa préparation, le phosphate de soude peut être mélangé de *sulfate* et de *carbonate de soude* (1).

Cette altération se reconnaîtra au moyen d'un sel soluble de baryte (chlorure ou nitrate) : en versant ce réactif, jusqu'à cessation de précipité, dans une solution de phosphate de soude ; on traitera par l'acide nitrique ; le précipité sera entièrement dissous s'il n'est composé que de phosphate de baryte ; dans le cas contraire, la partie insoluble sera composée de sulfate de baryte.

La présence du carbonate de soude sera décelée par l'effervescence produite au contact de l'acide nitrique. A l'aide d'un sel soluble de baryte, on précipitera le carbonate de baryte en même temps que le phosphate ; le précipité est entièrement soluble dans l'acide nitrique ; la dissolution saturée par l'ammoniaque ne laissera précipiter que le phosphate de baryte, et à l'aide du carbonate d'ammoniaque versé dans la liqueur restante, on aura le carbonate de baryte. Ce précipité, lavé, séché et pesé avec soin, fera connaître le poids de carbonate de soude mêlé au phosphate, dont on aura eu soin de prendre préalablement une quantité déterminée : sachant que 100 p. de carbonate de baryte représentent 54 p. de carbonate de soude sec et 145 p. de carbonate de soude cristallisé.

On opérerait de même pour le précipité de sulfate de baryte,

(1) M. *Dubail* a analysé, en 1832, un échantillon de phosphate de soude qui présenta la composition suivante :

Carbon. de soude sec	15,37
Phosphate	23,64
Eau	60,99
	100,00

dont le poids fera connaître celui du sulfate de soude mélangé. 100 p. de sulfate de baryte représentent 61 p. de sulfate de soude sec et 138 de sulfate de soude cristallisé.

D'ailleurs les cristaux de sulfate de soude peuvent se distinguer de ceux du phosphate ; ce sont des prismes à 4 pans striés, sans action sensible sur la teinture de tournesol, et verdissant légèrement le sirop de violettes.

Il en est de même du carbonate de soude, qui cristallise en rhomboïdes, dont le mélange avec le phosphate pourrait se manifester par une altération dans la forme cristalline de ce sel.

PHOSPHORE.

Le phosphore, lorsqu'il est pur, est incolore et transparent; il est ductile et mou comme de la cire, se laisse ployer plusieurs fois sur lui-même, rayer par l'ongle et couper avec des ciseaux. Il est insipide ; son odeur, faible, a de l'analogie avec celle de l'ail ou de la vapeur d'arsenic. Quelquefois le phosphore est seulement translucide, d'une couleur qui varie du blanc au jaunâtre ; une simple modification moléculaire le rend noir et opaque. Au contact de l'air, il brûle lentement, et exhale des vapeurs d'acide hypophosphorique ; il est faiblement lumineux dans l'obscurité : de là son nom (de φῶς, lumière, et φέρω, je porte).

Le phosphore a une densité de 1,77 ; la densité de sa vapeur est 4,420, d'après M. *Dumas*. Il fond à 43° (44°c 2, d'après M. *Desains*), et se volatilise à 290°c.

Le phosphore distillé 8, 9 ou 10 fois, devient noir si on le fond à 60 ou 70°, et qu'on abaisse brusquement la température par un courant d'eau froide.

M. *Mitscherlich* a obtenu le phosphore sous forme de dodécaèdres réguliers en le faisant cristalliser dans une dissolution de sulfure de phosphore.

Le phosphore est peu soluble dans l'eau ; il se dissout dans l'alcool, dans l'éther, dans les huiles essentielles et dans les corps gras ; il est plus soluble à chaud qu'à froid, et il se précipite en partie par le refroidissement.

Le phosphore est ordinairement livré dans le commerce sous forme de bâtons cylindriques. On doit le conserver dans de l'eau privée d'air par l'ébullition et refroidie en vases bouchés. Les flacons qui le renferment doivent être mis à l'abri de la lumière. Ils sont en verre bleu ou en verre blanc recouvert d'un papier noir ; on les tient ordinairement enfermés dans une boîte en fer-blanc ou dans un baril plein d'eau ; Le phosphore s'y conserve longtemps translucide. Quelquefois on le trouve recouvert d'une croûte blanche opaque. C'est, d'après M. *Pelouze*, un hydrate de phosphore ; suivant d'autres chimistes, c'est un état moléculaire particulier qu'on peut obtenir à volonté par divers procédés.

Parfois le phosphore, exposé aux rayons lumineux dans des vases mal bouchés, devient rouge ; ce phosphore rouge serait, suivant M. *Pelouze*, un oxyde particulier, et, d'après M. *Vogel*, une modification moléculaire.

La facile inflammabilité du phosphore le rend dangereux à manier, et exige des précautions de la part de l'opérateur. L'accumulation de plusieurs bâtons de phosphore exposés à l'air ou un léger frottement suffisent pour en déterminer la combustion.

Suivant les observations de M. *Bache*, un morceau de phosphore à la température de 16[oc] s'enflamme spontanément à l'air lorsqu'on le recouvre de poussier de charbon. Si on le mêle avec de la poudre d'éponge, de platine, d'antimoine, de potasse, de chaux, de craie, de silice, il fond et brûle aussitôt.

Usages. — Le phosphore est peu employé en médecine ; c'est un excitant très-actif, auquel on a attribué une influence très-énergique sur le système nerveux. On s'en sert sous forme d'éther, d'huile, de pommades phosphorées, de potions (1).

Le principal emploi du phosphore consiste dans la confection des pâtes inflammables pour les allumettes à friction dites *chimiques* (2).

(1) Toutes les préparations médicinales qui contiennent du phosphore s'altèrent promptement en absorbant l'oxygène de l'air et en formant de l'acide phosphatique ; aussi doit-on ne les avoir qu'en petite quantité, et ne les conserver que dans des vases hermétiquement bouchés et placés dans un endroit obscur.

(2) Cette fabrication consomme annuellement environ 30,000 kil. de phosphore ; pour les autres usages (analyses, expériences et prépara-

Altérations. — Le phosphore est assez fréquemment altéré par du *soufre*, de l'*arsenic*, de l'*antimoine*, du *cuivre* (1).

Le soufre rend le phosphore cassant ; 2 millièmes suffisent pour produire cet effet. Pour en déterminer la présence et la quantité, on pèse 5 gr. de phosphore ; on le coupe en très-petits morceaux qu'on projette dans de l'acide nitrique chauffé presque à l'ébullition. Le phosphore ne tarde pas à être converti en acide phosphorique, et le soufre en acide sulfurique. La dissolution, étendue de 3 ou 4 fois son poids d'eau et additionnée d'un excès de chlorure de baryum, donne un précipité blanc de sulfate et de phosphate de baryte ; ce dernier est séparé au moyen de l'acide nitrique, qui le dissout, et laisse pour résidu le sulfate insoluble, qui est recueilli sur un filtre, lavé, séché et pesé. 100 p. de ce sel desséché représentent 13,16 de soufre.

L'arsenic, l'antimoine, que l'on peut rencontrer dans le phosphore, proviennent de l'emploi d'un acide sulfurique arsenifère pour décomposer les os.

L'arsenic donne au phosphore une coloration rousse ou brunâtre quelquefois très-prononcée. D'après M. *Wittstock*, quand on dissout le phosphore arsenical dans le sulfure de carbone, il se précipite de la dissolution, au bout de quelque temps, de l'oxyde de phosphore et un composé rouge de sulfure d'arsenic et de sulfure de carbone.

Le phosphore qui renferme de l'antimoine est gris jaunâtre ; exposé à la lumière, il paraît d'un rouge foncé, et sa cassure est presque noire.

Voici le procédé conseillé par *Dupasquier* pour reconnaître dans le phosphore la présence de ces deux métaux. On brûle, en 4 ou 5 fois, 25 à 50 gr. du phosphore à essayer, dans une petite capsule de porcelaine ou dans une coupelle placée au milieu d'une assiette contenant de l'eau et recouverte par une cloche de verre, que l'on dispose de manière à laisser pénétrer peu à peu l'air atmosphérique. La combustion du

tions de laboratoire, préparations pharmaceutiques), il s'en consomme à peine 100 kilog.

(1) Suivant M. *Wittstock*, le phosphore peut renfermer aussi du *bismuth*, du *plomb*, du *fer* (?).

phosphore s'opère complétement, et les vapeurs arsenicales mélangées aux vapeurs d'acide phosphorique se dissolvent dans l'eau au fur et à mesure de leur formation. La combustion terminée, on laisse refroidir l'appareil, puis on retire le liquide, qu'on filtre pour séparer l'oxyde de phosphore; l'appareil est lavé avec soin, puis on fait passer un courant d'hydrogène sulfuré qui précipite immédiatement l'arsenic ou l'antimoine à l'état de sulfure.

Le sulfure d'antimoine est orangé foncé ; celui d'arsenic est jaune clair, il est entièrement soluble dans l'ammoniaque.

Enfin, pour reconnaître le cuivre, on opère comme précédemment ; seulement, au lieu d'hydrogène sulfuré, on verse dans la liqueur un excès d'ammoniaque, qui produira une coloration en beau bleu de ciel ; ou bien on emploie le cyanure jaune, qui donnera un précipité ou une coloration rouge-brun. Ce dernier réactif est plus sensible pour découvrir des quantités de cuivre extrêmement faibles. On peut acidifier le phosphore par l'acide nitrique, et rechercher les substances étrangères au phosphore dans l'acide phosphorique obtenu. (V. t. I, p. 36.)

PIERRE INFERNALE. — V. NITRATE D'ARGENT.

PIERRES D'ÉCREVISSE.

Les pierres d'écrevisse sont des espèces de concrétions contenues dans le corps de l'écrevisse (*Astacus fluviatilis*) à l'époque de la mue. Elles sont formées de couches concentriques superposées, lisses, dures, convexes d'un côté, creuses de l'autre, avec un rebord saillant, ce qui leur donne une sorte de ressemblance avec un œil, de là le nom d'*yeux d'écrevisse*, sous lequel elles sont également connues.

Les pierres d'écrevisse ont une couleur blanche ou un peu rougeâtre, une saveur terreuse et point d'odeur. Elles ne happent point à la langue, sont insolubles dans l'eau.

Elles sont composées de carbonate de chaux, lié par un mucus animal. L'acide nitrique faible les dissout, et laisse une pellicule gélatineuse qui a la forme de la pierre dissoute.

Il convient de choisir les pierres d'écrevisse grosses, entières et légères.

Usages. — Les pierres d'écrevisse sont aujourd'hui rarement employées en médecine; on leur substitue le carbonate de chaux. On les employait comme antiacides, antidiarrhéiques, antihémorrhagiques et antigoutteuses.

Falsifications. — Les pierres d'écrevisse que l'on trouve dans le commerce sont quelquefois fabriquées de toutes pièces avec un mélange de *craie*, de *terre de pipe* ou d'*argile* et de *matières mucilagineuses* (gomme adragante, colle, colle de poisson), ou avec un mélange d'*os calcinés* et de *craie* liés ensemble au moyen de la *gélatine* et moulés.

Ces fausses pierres d'écrevisse n'ont pas la texture lamelleuse des vraies pierres; elles happent à la langue, tombent en bouillie lorsqu'on les délaye avec l'eau, sont insolubles dans les acides, ou se dissolvent sans devenir molles, transparentes, et sans conserver leur forme primitive, comme cela arrive avec les pierres d'écrevisse véritables.

PILULES BLEUES.

Les pilules bleues ou *pilules mercurielles simples* sont préparées avec 2 p. de mercure, 3 p. de conserve de roses, et 1 p. de poudre de réglisse. Chaque pilule contient 0 gr., 05 de mercure.

Aux États-Unis, on a vendu des pilules bleues contenant depuis 10 jusqu'à 7 %, 5 de mercure, mélangé avec de la *terre bleuâtre*, du *bleu de Prusse*, pour leur donner la densité et la couleur. Voici la composition de ces pilules :

Mercure	7,5
Matière terreuse	27,0
Bleu de prusse	1,5
Sable combiné à de la terre	2,0
Matières sucrées solubles	34,0
Matières organiques insolubles	12,0
Eau	16,0
	100,0

PLATRE.

Le plâtre, *chaux sulfatée*, *sélénite* ou *sulfate de chaux*, est employé en de très-grandes quantités, soit à Paris, soit dans divers départements. On tire le plâtre des carrières qui environnent la capitale, et qui sont ouvertes à Montmartre, à Belleville, à Ménilmontant, à la Villette, à Clamart, et des carrières d'Argenteuil, de Vaux et de Triel, dans le département de Seine-et-Oise. Ce plâtre est transporté par les voituriers qui n'ont pu trouver à Paris un chargement pour le retour, et aussi par les chemins de fer.

Le plâtre se divise en *plâtre cru* (dit *pierre à plâtre*) et en *plâtre cuit*. Le premier est celui que l'on tire des carrières; le deuxième a subi l'action de la chaleur, dans le but de le priver de l'eau qu'il contient. Le plâtre cru se délaye dans l'eau, il ne se solidifie pas ; le plâtre cuit, mêlé avec l'eau, absorbe ce liquide, et bientôt il prend l'état pâteux, puis l'état solide.

La composition du plâtre, un peu variable d'ailleurs, est la suivante :

Sulfate de chaux	70,4
Eau	18,8
Carbonate de chaux	7,6
Argile et traces de matières organiques.	3,2
	100,0

Cette composition est celle du plâtre cru des environs de Paris, qui est en cristaux grenus, plus ou moins serrés, entre lesquels se trouvent les substances étrangères ; cette texture est celle de la meilleure variété de plâtre ordinaire, propre aux constructions.

Le sulfate de chaux hydraté (1) ou *gypse* se trouve aussi, dans la nature, sous forme de tables biselées à base de parallélogramme obliquangle, de lentilles jaunâtres, isolées, plus ou moins volumineuses ou groupées en rosaces, de lamelles ou feuillets minces superposés en très-grand nombre, formant de larges cristaux épais, diaphanes, hémitropes, prenant alors la forme d'un fer de lance. Il prend encore d'autres aspects ; ce qui constitue un grand nombre de variétés. Le sulfate de chaux hydraté est soluble dans 460 à 500 fois son poids d'eau ;

(1) Le sulfate de chaux anhydre naturel est connu sous les noms de *karsténite*, d'*anhydrite*.

sa densité est 2,20 à 2,31 ; le plâtre cuit a une densité moyenne de 1,20 à 1,80.

Usages. — Le plâtre est employé en grande partie dans le bâtiment. On s'en sert aussi pour couler des bustes, des statues, pour faire un grand nombre d'objets moulés, pour la préparation du stuc, des plâtres durs ou plâtres alunés (*ciments-marbres*). Enfin, il est usité dans l'agriculture et pour la préparation de certains engrais. Le sulfate de chaux artificiel entre dans la préparation de plusieurs eaux minérales.

Altérations. Le plâtre cuit, exposé au contact de l'air, absorbe de l'eau, et ne prend plus *aussi bien* que le plâtre cuit qui n'a pas été exposé au contact de l'air.

Falsifications. — Un de nos collègues, M. *J. Ray*, pharmacien à Troyes, nous a fait connaître qu'on mêlait au plâtre de la *craie en poudre* qui, dans ce pays, est à très-vil prix comparativement au plâtre. Il sera très-facile de reconnaître cette falsification. Le sulfate de chaux ne fait pas sensiblement effervescence avec les acides ; le sulfate de chaux, additionné de craie, donne lieu à une effervescence plus ou moins vive, selon la quantité de craie ajoutée; on emploie pour faire ces essais soit du vinaigre, soit de l'acide hydrochlorique ou nitrique étendu d'eau.

Il ne faudrait pas conclure que du plâtre est falsifié par cela même qu'il ferait effervescence au contact des acides ; il faudrait s'assurer que la carrière qui a fourni le plâtre ne contient pas de carbonate. En effet, *Bucholz*, *Bergmann*, *Guyton-Morveau*, *Thomson*, *Klaproth*, *Berzélius* n'ont point indiqué la présence du carbonate de chaux dans les plâtres qu'ils ont analysés ; mais *Bouis* en indique près d'un demi pour cent dans le sulfate de chaux de Pitou (Aude) ; et *Rose* dit que le sulfate calcarifère de Paris en contient 7 °/₀, 63. On voit donc que, dans un cas de suspicion, il y a lieu d'être circonspect et de faire des examens comparatifs.

PLOMB.

Le plomb, désigné sous le nom de *saturne* par les anciens chimistes, est un métal d'un blanc bleuâtre assez éclatant, insipide, inodore, mais qui acquiert une légère odeur par le frottement. Il est très-malléable, mou, flexible, peu ductile et peu tenace, quoique s'étendant facilement sous le marteau. Il se tire fort mal en fils, mais il peut être laminé facilement et fournir des feuilles très-minces. Par le frottement, il tache les corps en gris bleuâtre. Sa densité est 11,35; celle du plomb parfaitement pur est égale à 11,445; il fond à 322°c, bout à une forte chaleur, et se volatilise lentement. Par un refroidissement lent, il est susceptible de cristalliser. Les formes de ses cristaux sont des pyramides quadrangulaires et quelquefois de petits octaèdres implantés les uns dans les autres.

Exposé à l'air, le plomb se ternit, sa surface devient d'un gris sale. Ce phénomène se manifeste d'autant plus rapidement que l'air est plus humide. Chauffé avec le contact de l'air, il s'oxyde promptement.

Usages. — Le plomb métallique n'est guère employé en médecine que sous la forme de feuilles pour des pansements. A l'état de combinaison, il entre dans plusieurs préparations pharmaceutiques; mais dans les arts, ses usages sont très-nombreux. Il sert à couvrir les édifices, à fabriquer des tuyaux de conduite, pour préparer les balles, le plomb de chasse, la céruse, le massicot, le minium; il fait partie de la soudure des plombiers, des caractères d'imprimerie, etc.

Altérations. — Le plomb du commerce peut contenir du *fer*, du *cuivre* (1), de l'*argent*, quelquefois du *zinc*, de l'*étain*, de l'*antimoine*, de l'*arsenic*. Pour reconnaître la présence de ces métaux, on fait dissoudre une certaine quantité de plomb dans l'acide nitrique étendu, et on précipite la liqueur par un léger excès de sulfate de soude ou d'acide sulfurique; le précipité de sulfate de plomb est recueilli sur un filtre, puis on verse dans la liqueur filtrée un excès d'ammoniaque qui précipite le fer à l'état de peroxyde; la liqueur surnageante prend une teinte bleuâtre d'autant plus prononcée qu'il y a plus de cuivre dans le plomb soumis à l'essai (2). Si ce dernier contenait de l'étain ou de l'antimoine, ils se précipiteraient lors de la dissolution nitrique à l'état d'acide stannique ou d'acide antimonieux.

(1) La quantité de ce métal s'élève souvent à un ou deux centièmes

(2) Il est fort important que le plomb destiné à préparer leminium pour les cristalleries, soit exempt de cuivre.

Dans le cas où on voudrait rechercher le zinc, on ferait passer dans la dissolution filtrée et privée de plomb un courant d'hydrogène sulfuré; la liqueur étant *acide*, le cuivre seul sera précipité à l'état de sulfure; la liqueur filtrée contiendra le fer et le zinc; en versant un excès d'ammoniaque, le fer sera précipité et le zinc dissous. La dissolution ammoniacale évaporée à siccité donnera l'oxyde de zinc.

Pour obtenir l'argent, on chasse l'excès d'acide de la dissolution nitrique du plomb, et on verse une solution de chlorure de sodium jusqu'à cessation de précipité; celui-ci, recueilli sur un filtre, est traité par un excès d'ammoniaque liquide qui dissout le chlorure d'argent sans toucher au chlorure de plomb. On filtre, on lave, et dans les liqueurs réunies, neutralisées par l'acide chlorhydrique, on verse un peu d'acide sulfhydrique en dissolution. Ensuite on arrose le dépôt de sulfure d'argent avec un peu d'acide nitrique, plus quelques gouttes d'acide chlorhydrique, et l'on pèse en dernier lieu le chlorure d'argent desséché.

Ou bien, on verse dans la dissolution des deux métaux, préalablement acidifiée avec l'acide nitrique, une quantité d'acide chlorhydrique suffisante pour précipiter tout l'argent. Cet acide est préalablement étendu avec de l'eau jusqu'à ce qu'il cesse de précipiter les sels de plomb. L'inconvénient de ce procédé est de fournir à la filtration une grande masse de liquide.

Un autre moyen de séparer le plomb et l'argent consiste à verser un léger excès de carbonate de soude, puis du cyanure de potassium pur dans la solution acide et étendue des deux métaux. Le carbonate de plomb reste insoluble, tandis que l'argent se dissout sous forme de cyanargentate de potasse. On filtre, on précipite la liqueur filtrée en y versant de l'acide nitrique, et on dose l'argent à l'état de cyanure.

POIS (PETITS).

En 1847, on a vu sur les marchés de Londres des marchands des quatre saisons vendre à bas prix des petits pois arrivés, disaient-ils, de Hollande. Cette primeur a trouvé un grand nombre d'amateurs, jusqu'au moment où la fraude a été reconnue et dénoncée aux tribunaux de police. Cette production prétendue de la Hollande n'était autre chose que le *pois gris commun* semé tardivement. Pour donner à ces petits pois de contrebande une apparence de maturité et la couleur requise, on les faisait bouillir dans une infusion de *vert-de-gris* et d'*urine*, mélange aussi dégoûtant que préjudiciable à la santé publique.

Cette fraude offre quelques rapprochements avec celle que nous avons signalée à l'article des *haricots trempés*. (T. I, p. 414.)

POIS D'IRIS.

A l'article *Iris de Florence* (t. I, p. 472), nous avons indiqué les falsifications que l'on fait subir à cette racine.

Quant à son emploi pour la préparation des pois à cautères, M. *Caventou* a signalé, il y a longtemps, leur adultération au moyen des *marrons d'Inde*.

Cette fraude se reconnaîtrait en projetant dans une solution de sulfate de fer (1) les pois suspectés, réduits en poudre : s'ils sont faits avec la racine d'iris, ils acquièrent une couleur rose plus ou moins foncée ; dans le cas contraire, ils restent incolores.

POIVRE.

Le poivre est le fruit du poivrier commun (*Piper nigrum*), plante sarmenteuse de la famille des pipéracées. Cette baie, noire, ridée, en grains sphériques de la grosseur d'un petit pois, est recouverte d'une enveloppe brune qui cache une graine blanchâtre et dure, d'une saveur âcre, aromatique et brûlante ; desséchée et non dépouillée de son enveloppe (*épicarpe*), elle constitue le *poivre noir*.

Dans le commerce, on connaît trois variétés de poivre :

(1) Des expériences récentes, dues à M. *E. Poulenc*, ont fait reconnaître que ce n'est pas, comme on l'avait dit, le sulfate de zinc, mais le sulfate de fer, qui jouit de la propriété de colorer en rose la racine d'iris ; le sulfate de zinc pur ne donne aucune coloration : l'erreur provenait de ce qu'on avait fait usage de sulfate de zinc impur, contenant du sulfate de fer.

1° Le *poivre lourd*, le plus estimé, en grains sphériques, réguliers, peu ridés, pelliculés ; il a une couleur brun marron à l'extérieur, une amande bien nourrie, une cassure farineuse et jaunâtre. Il nous arrive surtout du Malabar.

2° Le *poivre demi-lourd*, en grains moins gros et moins réguliers, plus profondément ridés. Son écorce est d'un brun grisâtre ; son amande est moins nourrie et moins dure, sa cassure est d'un jaune plus pâle.

3° Le *poivre léger*, en grains inégaux, à écorce profondément ridée, d'un noir cendré. Les grains sont creux au centre, il s'en trouve qui s'écrasent sous le doigt; il est souvent chargé de pellicules, de grains brisés. Le poivre léger nous arrive surtout de Sumatra.

D'après l'analyse de *Pelletier*, le poivre noir est composé de : *pipérin*, *huile concrète âcre*, *huile volatile balsamique*, *matière gommeuse*, *matière extractive*, *acide malique*, *acide tartrique*, *amidon*, *bassorine*.

Le poivre *blanc* est le poivre noir décortiqué ou dépouillé artificiellement de son enveloppe en faisant gonfler la baie dans l'eau et la séchant au soleil. Il est moins actif que le poivre noir.

Usages. — Le poivre est surtout employé comme condiment; il fait l'objet d'un commerce considérable. On le vend surtout réduit en poudre, ou en petits grains auxquels on donne le nom de *mignonnette*.

On l'emploie quelquefois comme excitant et stomachique puissant ; sous forme de pommades, de cataplasmes, agissant à l'extérieur comme rubéfiant. On l'a prescrit avec succès contre les vertiges, les flatuosités, et surtout dans le traitement des catarrhes chroniques.

Falsifications. — Le poivre en poudre est souvent falsifié. Dès 1817, *Desvaux* fit connaître que l'on colportait dans les départements du Midi et même à Paris un poivre factice, en grains, dit *de Lyon*, fabriqué, dans cette ville et en Provence, avec des *grains de navette* recouverts d'une pâte grisâtre composée de *farine de seigle* et de *débris de poivre* broyés ou de *poudre de moutarde*, ou bien encore de *piment*, puis d'une pâte plus brune formée avec des *tourteaux de navette* ou de *chènevis*, épicés avec de la *racine de pyrèthre*. Ce poivre factice était vendu en nature ou mêlé au poivre véritable. On a fabriqué du faux poivre avec du *son* mis en pâte et moulé, puis coloré (1).

Les sophistications précédentes seraient décelées par l'absence de goût et d'odeur en plaçant quelques grains dans l'eau : s'ils sont faux, ils se désagrégent et tombent en poussière ; le véritable poivre, au contraire, conserve toujours sa forme sphérique et sa fermeté.

On a *gommé* le poivre demi-lourd pour lui donner l'aspect du poivre lourd. Cette dernière falsification pourrait se reconnaître en traitant pendant vingt minutes par de l'eau tiède le poivre soupçonné, décantant le liquide clair, auquel on mêle son volume d'alcool à 0,95, pour s'assurer s'il y a formation d'un précipité de gomme. Le poivre non altéré ne donne qu'un trouble léger.

M. *Stanislas Martin* a trouvé dans le commerce du poivre en poudre mélangé avec moitié de son volume de *tourteaux de colza*.

Le poivre en poudre a été mélangé aussi avec une denrée connue sous le nom d'*épices d'Auvergne*, et composée de *poudre de pain de chènevis*, de *fécule grise* et de *pellicules de poivre*. Cette fraude se reconnaît à l'odeur rance, désagréable, du mélange, surtout si on le compare avec du poivre de bonne qualité (2).

En 1845, lors des visites faites chez les épiciers par les professeurs de l'École de pharmacie, il fut constaté que, sous le nom d'épices d'Auvergne, on vendait non de la poudre de pain de chènevis comme autrefois, mais de la *terre pourrie*, et que ces *épices* étaient achetées par des gargotiers, par des marchands de vins, pour mêler au poivre qu'ils servaient sur es tables de leurs consommateurs.

En 1845, nous fûmes chargé avec M. *Bussy* d'examiner dix-huit échantillons de poivre saisis chez divers épiciers ou

(1) Il existe encore aujourd'hui des fabriques de poivre en grains.

(2) Une maison de Paris qui a sur son enseigne : *Magasin d'épices d'Auvergne* vend annuellement des quantités considérables de ce mélange, qui sert à allonger le poivre. Une seule profession achète chaque année à la propriétaire de cette maison 15,000 kil. de ce produit.

droguistes de Paris. Les conclusions des analyses auxquelles nous nous sommes livrés furent les suivantes : 1° Quelques-uns de ces échantillons n'étaient qu'un composé de *pellicules* et de *pédoncules de poivre* réduit en poudre, n'ayant ni la même action ni la même valeur que le véritable poivre pulvérisé; que, par conséquent, cette substitution constituait une tromperie sur la nature de la marchandise. 2° Les poudres *brunes*, *grises* et *jaunes*, saisies, n'étaient que des *matières amylacées*, n'ayant ni les propriétés ni la valeur du poivre. 3° D'autres échantillons étaient allongés de substances étrangères. 4° Les *grabeaux* saisis et trouvés dans certains échantillons ne pouvaient être assimilés au poivre par leur action et leur valeur; le mélange avec ce dernier constituait donc une fraude.

Cet examen fut fait comparativement avec du poivre pur, en recherchant la quantité de cendres fournies par l'incinération, ainsi que la quantité d'extrait alcoolique; en essayant par l'eau iodée, qui ne communique aucune coloration marquée au poivre pur. Celui-ci fournit, par l'incinération, 4 %,65 de cendres, et donne 14 % d'extrait alcoolique.

Le poivre de Sumatra fournit 7 %,5 de cendres.

Le poivre blanc a été aussi falsifié : il paraît que dans la banlieue de Paris, une fabrique avait été établie pour préparer avec le *gluten altéré* et l'*amidon coloré* une *imitation* de poivre blanc, qui, après dessiccation, était livrée au commerce au prix de 30 francs les 100 kilog.

Cette fraude se reconnaîtrait par les moyens indiqués ci-dessus.

Quelques auteurs ont prétendu qu'en Hollande on avait cherché à donner du poids au poivre blanc en recouvrant sa surface d'un *mucilage* contenant de la *céruse*. Cette falsification, à laquelle nous avions peine à croire, nous est maintenant démontrée : elle est très-facilement décelée au moyen de l'acide sulfhydrique ou des sulfhydrates alcalins : le grain ainsi adultéré prend immédiatement une couleur noire.

POLYGALA DE VIRGINIE.

La racine du polygala de Virginie (*Polygala Senega*), de la famille des polygalées, est petite, tortueuse, à rugosités annulaires rapprochées, à épiderme gris, à parenchyme blanchâtre, devenant fragile par la dessiccation ; à odeur faible, à saveur d'abord fade, puis âcre et nauséeuse.

D'après l'analyse de M. *Quevenne*, elle contient :

Acide polygalique (Sénéguine de *Gehlen*), *acide virginéique*, *acide pectique*, *acide tannique*, *matière colorante jaune*, *amère*, *gomme*, *albumine*, *cérine*, *huile fixe*, *quelques sels*.

L'acide polygalique est la matière la plus importante et la plus active de cette racine.

Usages. — La racine de polygala s'emploie sous forme de tisane, potion, sirop, extrait, teinture.

Falsifications. — M. *Oswald*, pharmacien à Eisenach, a signalé une falsification du polygala par 1 % environ de *racine d'Ellébore blanc* (1).

Ces deux racines sont pourtant très-distinctes par leurs caractères (V. t. I, p. 258).

M. *Oswald* a fait seulement observer que les racines d'ellébore blanc qu'il a trouvées dans le polygala différaient de celles que l'on trouve ordinairement dans le commerce en ce qu'elles étaient plus petites et pourvues encore de leurs longues fibrilles blanches.

POMMADES MERCURIELLES. — V. Onguents mercuriels.

POTASSES.

Sous le nom de *potasse* (2), on comprend généralement deux sortes de produits très-différents quant à leur composition, savoir : les *potasses du commerce* et les *potasses caustiques à la chaux* ou à l'*alcool*.

(1) Cette falsification, qui pouvait avoir les suites les plus funestes, prouve de nouveau combien il est nécessaire d'examiner avec soin les drogues que l'on achète dans le commerce.

(2) Dérivé des mots anglais *pot* (pot, creuset) et *ashes* (cendres).

1° POTASSES DU COMMERCE.

Les potasses du commerce sont des produits complexes, des *carbonates de potasse*, plus ou moins impurs, contenant des sels étrangers (sulfate de potasse, chlorure de potassium, carbonate et phosphate de chaux), de la silice, de l'alumine, des oxydes de fer et de manganèse.

Le carbonate de potasse a été appelé autrefois *alcali fixe végétal*, *alcali fixe aéré*, *sous-carbonate de potasse*, *sel d'absinthe*, *sel de tartre*, *alcali dulcifié*, *nitre fixé par le charbon*, *nitre fixé par le tartre*. Lorsqu'il est pur, il est blanc, déliquescent, inodore, d'une saveur âcre ; il verdit le sirop de violettes, rougit le curcuma. Chauffé, il fond sans décomposition; il est très-soluble dans l'eau et cristallise en tables rhomboïdales.

La potasse se retire du lessivage des cendres des divers végétaux (1) ; le résidu d'évaporation des lessives, appelé

(1) Il résulte des expériences faites et publiées, en 1797, par *Pertuis*, que les herbes donnent, en général, 4 ou 5, et les arbustes 2 ou 3 fois autant de potasse que les arbres ; il en résulte de plus, la confirmation des faits déjà constatés par *Bernard Palissy*, et que les travaux ultérieurs d'autres chimistes n'ont fait que corroborer, à savoir, que les diverses parties d'un même végétal ne fournissent pas les mêmes proportions de cendres; les feuilles et l'écorce en donnent plus que les branches, celles-ci plus que le tronc, l'aubier plus que le bois. Les végétaux brûlés verts produisent plus de cendres que lorsqu'ils sont brûlés secs.

Les quantités de cendres et de potasse varient aussi selon l'espèce botanique du végétal, suivant son état d'accroissement, suivant les caractères du sol dans lequel il a poussé.

Voici, d'après ces mêmes expériences, un tableau indiquant les quantités de cendres et de potasse contenues dans 100 p. de divers végétaux :

TABLEAU.

salin, est calciné au rouge dans des fours à réverbère, et expédié sous le nom de potasse, auquel on ajoute celui du pays dans lequel se fait son extraction. C'est ainsi que, dans le commerce, on connaît les *potasses d'Amérique, de Suède* (1), *de Finlande, d'Illyrie, de Russie* ou *d'Odessa* ou *de Kazan, de Pologne, d'Allemagne* ou *du Rhin, de Trèves, de Cologne, de Dantzick, de Toscane, des Vosges*, etc. Ces potasses varient dans leurs qualités. D'abord il y a deux espèces de potasses d'Amérique : la potasse d'Amérique *blanche* ou potasse *perlasse* (2), qui n'est point du tout caustique. Elle est en morceaux très-blancs, perlés, très-durs, quelquefois faiblement

VÉGÉTAL.	COULEUR DU SALIN.	PRODUIT EN CENDRES.	PRODUIT EN POTASSE.	Quantité d'eau employée pour épuiser les cendres.
Sapin	Noir peu foncé	0,34133	0,045	11,003
Peuplier	Noir foncé	1,23476	0,07481	18,518
Charme	Blanc grisâtre	1,1283	0,1254	22,018
Hêtre	Café au lait	0,58432	0,14572	7,440
Chêne	Gris de lin	1,35185	0,15343	13,551
Pin	Mine de plomb brillante	2,9	0,226	23,505
Saule	Gris de lin tendre.	2,8	0,285	16,032
Orme	Gris vineux	2,36727	0,39	29,470
Jonc à plumasseau	»	4,33593	0,50811	»
Chardon commun	»	4,04265	0,53734	»
Fougère des bois	»	5,00781	0,6259	»
Chardon des vaches	»	1,5	1,96603	»
Grand jonc de rivière	»	3,85395	0,72234	»
Glaïeul à larges feuilles	»	4,26	0,8	»
Glaïeul à feuilles étroites	»	2,967	0,418	»
Branches de vigne	Gris blanc	3,379	0,55	34,500
Tiges de maïs	Couleur cendrée	8,86	1,75	14,000
Grand soleil	»	5,702	2	»
Ortie commune	»	10,67186	2,5033	»
Absinthe	»	9,744	7,3	»
Fumeterre	»	21,9	7,9	»
Fanes de pommes de terre.	»	5	1	»
Marrons d'Inde	»	»	1,75	»
Trèfle	»	»	0,075	»
Buis	»	»	0.226	»
Erable	»	»	0,39	»
Paille de blé	»	»	0,39	»
Branches et écorce de chêne.	»	»	0,42	»
Lin	»	»	0.5	»
Paille d'orge	»	»	0,58	»
Écorce de hêtre	»	»	0.60	»
Fèves	»	»	2	»
Vesces	»	»	2,75	»

(1) On les connaît aussi sous le nom de *Cashup, Cassottes* ou *Cassoudes*.

(2) Dérivé de l'anglais *pearl-ashes*, cendres-perles.

azurés. On en distingue deux sortes : la *potasse de New-York* et celle de *Boston*. La première est la plus estimée ; elle est tout à fait blanche. La seconde a un aspect légèrement bleuâtre.

La potasse d'Amérique, dite *rouge*, se présente en masses compactes, dures, conservant la forme des vases dans lesquels elle a été fondue. Elle a une cassure assez nette et une couleur variable : elle est tantôt rose, rougeâtre, violacée ; tantôt blanche, grise, verdâtre ou noirâtre. En général, la teinte devient plus prononcée à mesure que l'on approche de la partie inférieure du culot, où il s'est déposé plus de matières insolubles étrangères auxquelles la coloration est souvent due. Cette potasse se distingue par sa causticité (1).

La potasse de Russie est en fragments irréguliers, friables, légers, d'un blanc bleuâtre.

La potasse de Pologne ou de *Podchinski*, désignée aussi sous le nom de *potasse de paille*, parce que les cendres de sarrazin servent à sa production, est en morceaux de même couleur que la potasse de Russie, plus durs, plus compactes.

La potasse d'Allemagne est bleuâtre, très-variable dans son aspect et dans sa qualité.

La potasse de Dantzig est ordinairement bleuâtre, et ressemble, par sa forme et par son aspect, à la potasse perlasse.

La potasse de Toscane est en petites granulations inégales ou poudres assez fines ; il en est de plusieurs nuances, de blanche, de bleuâtre, de grise, de violette.

La potasse des Vosges est l'espèce la plus commune et la moins riche en potasse réelle (2).

Voici, d'après *Vauquelin*, un tableau comparatif donnant les quantités de potasse (hydratée) contenues dans 1152 parties de chacune des diverses potasses du commerce :

(1) En général, les potasses d'Amérique sont caustiques, les autres sont carbonatées.

(2) Les potasses les moins estimées ont une couleur grisâtre due à certains *ulmates et humates de potasse* qu'une calcination bien dirigée aurait pu faire brûler et détruire si l'on eût évité la fusion de la matière (*Payen*).

	POTASSE RÉELLE.	SULFATE DE POTASSE.	CHLORURE DE POTASSIUM.	RÉSIDU INSOLUBLE.	ACIDE CARBONIQUE ET EAU.
Potasse d'Amérique.	857	154	20	2	119
— de Russie...	772	65	5	56	254
— Perlasse....	754	80	4	6	308
— de Trèves...	720	165	44	24	199
— de Dantzig..	603	152	14	79	304
— des Vosges..	444	148	510 (?)	34	16 (?)

Une autre espèce de potasse, connue sous le nom de *cendres gravelées*, provient de la combustion du tartre brut ou de la lie de vin desséchée (1). Elle est en masse poreuse, légère, friable, d'une couleur bleu verdâtre. La lie de vin sèche fournit 8 % de cendres gravelées, qui contiennent depuis 25 jusqu'à 60 p. de carbonate de potasse.

On extrait la potasse des mélasses de betteraves.

Enfin, dans le commerce, on donne le nom de *potasse factice*, *potasse rouge d'Amérique*, *potasse des savonniers*, à un produit qui est en réalité composé uniquement de soude et de sels de soude. Pour lui donner la teinte rouge de la potasse d'Amérique, on y ajoute 1 à 1 %,5 de protoxyde de cuivre, provenant de la réduction de l'oxyde du sulfate de cuivre qu'on ajoute au bain de soude; réduction que produit le gaz carboné qui se dégage par l'agitation rapide, dans le bain alcalin, d'un morceau de bois de chêne. Cette potasse est compacte, très-dure, d'une couleur rouge plus ou moins foncée, très-déliquescente, d'une saveur très-caustique; en contact avec la peau, elle la détruit promptement.

Voici un tableau qui donne la composition en centièmes de toutes ces potasses, d'après les travaux de MM. *Pesier, Evrard* et *Feneulle*, de Valenciennes :

(1) Cette fabrication s'exécute en grand dans le midi de la France.

POTASSES.	DEGRÉS ALCALIMÉTRIQUES.	EAU HYGROSCOPIQUE.	RÉSIDU INSOLUBLE.	SULFATE DE POTASSE.	CHLORURE DE POTASSIUM.	CARBONATE DE POTASSE.	CARBONATE DE SOUDE.
Potasses obtenues par la calcination de mélasses de M. Feneulle	56,25	»	»	»	»	»	»
Potasses obtenues par la calcination de mélasses d'une citerne de distillerie	59,70	»	»	»	»	»	»
Potasses obtenues par la calcination de mélasses mélangées	60,00	»	»	»	»	»	»
Salin d'Iwuy (près Cambrai) (1)..	36,50	»	»	»	»	»	»
Potasse de Toscane (moyenne de plusieurs échantillons)........	56	7,28	0,70	13,47	0,95	74,10	3,00
Potasse de Russie (*id.*)..........	53,1	8,82	1,32	14,11	2,09	69,61	3,09
— d'Amérique rouge (*id.*)...	55	»	3,35	15,32	8,15	68,07	5,85
— Perlasse (*id.*)...........	54,4	4,56	0,46	14,38	3,64	71,38	2,31
— des Vosges..............	31,6	5,34	2,80	38,84	9,16	38,63	4,17
Salin des mélasses. Potasse épurée.....	69,3	0,60	1,149	1,197	4,16	76,44	16,33
Salin des mélasses. Soude épurée.......	59,5	21,40	0,894	0,896	10,40	7,41	59,00

Il résulte de ces recherches que la présence de la soude dans la potasse normale est nettement démontrée (2).

En résumé, les potasses du commerce peuvent être considérées comme des mélanges, à proportions variables, de potasse caustique ou carbonatée, avec le sulfate de potasse, le chlorure de potassium et le carbonate de soude. Accessoirement, on y trouve : silicate et phosphate de potasse; carbonate, phosphate et silicate de chaux; alumine; oxydes de fer et de manganèse: ces oxydes colorent les potasses en rouge et en bleu dans les produits de qualité inférieure. On trouve, en outre, du sulfure dû à la décomposition du sulfate par le feu en présence de matières organiques; enfin, dans certaines variétés, et surtout dans les potasses de betteraves, on trouve du cyanure alcalin, produit par la calcination des matières azotées avec une base puissante.

(1) Produit préparé avec les cendres d'œillette et de colza.

(2) La constatation de ce fait est des plus importantes pour la question des falsifications; car la présence de la soude aurait pu être considérée jusqu'alors comme l'indice d'une fraude.

USAGES. — Les applications des potasses sont nombreuses : elles servent dans la verrerie (façon Bohême), dans la cristallerie; dans la fabrication de l'alun, du salpêtre, du chlorate et du chlorure de potasse, du prussiate de potasse, de la pierre à cautères, des savons mous; dans le chamoisage des peaux; dans la préparation des cordes harmoniques. Enfin, on l'emploie, concurremment avec les soudes (1), dans le blanchiment des toiles et le blanchissage du linge, dans l'affinage de la batiste, le dégraissage des laines, l'épuration des eaux séléniteuses, etc.

En médecine, le carbonate de potasse pur est administré dans la pneumonie chronique; on l'emploie, en boisson plus ou moins étendue, pour dissoudre les calculs d'acide urique, et contre quelques cas de dyssenterie; on l'a vanté contre le rachitisme.

FALSIFICATIONS. — Les potasses du commerce subissent quelquefois des altérations ou des falsifications préjudiciables au consommateur. Ainsi on y a ajouté des matières insolubles, de la *brique*, du *sable*, de la *terre*, dans le but d'accroître leur poids. Celui-ci peut aussi être augmenté par l'humidité de l'air, que les potasses, vu leur déliquescence, sont susceptibles d'absorber.

Ces fraudes sont faciles à déceler à l'aide d'une filtration dans le premier cas, d'une dessiccation dans le second; mais lorsque les potasses furent mélangées de *soude*, de *sel marin*, de *sulfate de soude*, il fallut avoir recours à d'autres moyens d'essai qui permissent de déterminer la proportion d'*alcali* contenue dans une potasse ou une soude : tel fut le principe du procédé de dosage par volume, établi d'abord, en 1804, par *Descroizilles*, et qui reçut le nom d'*alcalimétrie*.

ALCALIMÉTRIE. — Le procédé de *Descroizilles* consistait dans le mélange de l'acide nécessaire à la saturation de l'alcali; celle-ci était opérée au moyen d'une liqueur acide dite *liqueur d'épreuve* ou *alcalimétrique*, renfermant, par litre, 100 gr. d'acide sulfurique à 66° Beaumé; on la versait ensuite dans un tube gradué, dit *alcalimètre*, de 0m 25 de haut et

(1) Dans les usages communs à ces deux alcalis, la soude, vu son bas prix, tend chaque jour à remplacer la potasse.

de $0^{m}02$ de diamètre, portant 72 divisions : chacune d'elles était égale à 0 gr.,5 de liqueur d'épreuve ou à 0 gr.,05 d'acide sulfurique à 66° ; et, comme la solution alcaline à saturer représentait 5 gr. de potasse, chaque division de l'alcalimètre renfermait en liqueur d'épreuve 1/10 de l'alcali soumis à l'essai ou le 1/100 en acide à 66° ; et si, pour une saturation, on avait employé, par exemple, la liqueur contenue dans 50 divisions de l'alcalimètre, on en concluait que 100 de la substance alcaline essayée saturaient 50 d'acide sulfurique, et l'on disait que l'alcali marquait 50 *degrés*.

Les procédés alcalimétriques de *Descroizilles* furent modifiés par *Gay-Lussac*, qui basa sa méthode sur ce fait : que 1 équiv. de potasse (ou de soude) doit se combiner avec 1 équiv. d'acide sulfurique pour former un sel neutre, ou, en d'autres termes, que 590 p. de potasse ou 391 p. de soude forment un sel neutre en s'unissant avec 501 p. d'acide sulfurique anhydre, ou bien avec 613 p. 5 d'acide sulfurique hydraté.

Selon *Gay-Lussac*, on emploie une *liqueur d'épreuve* ou *normale*, formée d'acide sulfurique étendu d'eau, contenant par litre, 100 gr. d'acide à 66° ou 5 gr. par 50 centim. cubes (1/20 de litre) (1). Ces 5 gram. d'acide sont exactement neutralisés par 4 gr.,807 de *potasse pure*. Il en résulte qu'une potasse quelconque, essayée sous le poids de 4 gr., 807, renfermera au quintal métrique (100 kilog.) autant de kilog. de potasse pure qu'elle saturera de centièmes d'acide, et ce nombre de kilogr. exprimera ce que l'on appelle le *titre pondéral* de la substance alcaline.

Pour obvier aux erreurs de pesée, et avoir une quantité de matière à essayer qui en représente plus fidèlement l'état moyen, on prend, au lieu de 4 gr.,807 le décuple 48 gr.,07. Cette quantité est ensuite dissoute dans l'eau, de manière à former 1/2 litre de dissolution ou 500 centim. cubes (repré-

(1) M. *Otto* a proposé de prendre de l'acide sulfurique étendu avec une quantité inconnue d'eau, et de déterminer ensuite la quantité nécessaire pour saturer un certain poids d'alcali.

Cette méthode permet d'employer de l'acide sulfurique du commerce à n'importe quel degré.

sentant 4 gr.,807) de la solution, que l'on colore par quelques gouttes de teinture de tournesol; puis on y verse goutte à goutte la liqueur normale contenue dans une *burette* graduée en 100 p. ou 1/2 centim. cubes (1). Ces 100 divisions représentent donc au total 50 centim. cubes de liqueur ou 5 gr. d'acide à 66°; la proportion d'alcali contenue dans la substance à essayer sera en raison directe de la quantité d'acide nécessaire pour opérer la saturation, et celle-ci sera atteinte lorsque la teinture ou le papier de tournesol virera au rouge *pelure d'oignon*. Mais auparavant il y a quelques précautions à observer. On ajoute d'abord assez d'acide d'essai pour faire passer la couleur bleue du tournesol au rouge lie de vin. Dès qu'on a atteint ce point-là, on n'ajoute plus d'acide qu'avec précaution, et par deux gouttes à la fois, c'est-à-dire par 1/4 de degré. Pour savoir si la coloration rouge de la teinture de tournesol vient de l'acide carbonique ou de l'acide sulfurique, on fait, après chaque addition de deux gouttes d'acide, une petite trace sur un papier bleu de tournesol avec une baguette de verre trempée dans le mélange. Dès que la coloration rouge est causée par un excès d'acide sulfurique, la trace faite sur le papier de tournesol ne s'efface plus quand on la dessèche. Si on avait dépassé le terme en ajoutant par deux gouttes, il conviendrait de retrancher autant de 1/4 de degrés qu'il resterait sur le papier de marques rouges persistantes (2).

Pour évaluer les sulfates et chlorures, on sature un poids donné de potasse par l'acide nitrique *pur*, étendu d'eau, puis on verse du chlorure de baryum et du nitrate d'argent en solutions titrées (3).

Dans le commerce, où l'on emploie encore la méthode de *Descroizilles*, on entend par *titre* ou *degré alcalimétrique* la

(1) Voy. *Planches* à la fin du volume.

(2) Quant aux autres détails pratiques du procédé, ces appareils présentant beaucoup d'analogie avec ceux de la chlorométrie, nous renvoyons à ce que nous en avons dit tome Ier, p. 448.

(3) Si, par exemple, il a fallu 35 centièmes d'acide normal pour saturer la potasse, et 12 de chlorure de baryum pour précipiter le sulfate de potasse, on en conclura que l'échantillon soumis à l'essai contient 47 centièmes de potasse, savoir : 35 à l'état caustique ou carbonaté, et 12 à l'état de sulfate.

quantité de potasse qui sature 1 kil. d'acide sulfurique concentré. Toute la différence avec le titre pondéral est d'opérer sur 4 gr.,807 de potasse au lieu de 5 gr. Il est donc facile de ramener, par le calcul, le degré alcalimétrique au titre pondéral, et *vice versâ;* il suffit d'une proportion. Voici d'ailleurs une table qui donne ces transformations toutes faites pour un certain nombre de degrés :

Titre pondéral.	Titre alcalimétrique.	Titre alcalimétrique.	Titre pondéral.
1	1,04	1	0,96
2	2,08	2	1,92
3	3,12	3	2,88
4	4,16	4	3,85
5	5,20	5	4,81
6	6,24	6	5,77
7	7,28	7	6,73
8	8,32	8	7,69
9	9,36	9	8,65
10	10,40	10	9,61
15	15,60	15	14,42
20	20,80	20	19,23
25	26,00	25	24,03
30	31,20	30	28,84
35	36,41	35	33,65
40	41,61	40	38,46
45	46,81	45	43,26
50	52,01	50	48,07
55	57,21	55	52,88
60	62,41	60	57,68
65	67,61	65	62,49
70	72,81	70	67,30
75	78,01	75	72,10
80	83,21	80	76,91

M. *Wittstein* préfère pour l'alcalimétrie à l'acide sulfurique l'acide tartrique *pur*, cristallisé, pulvérisé et séché légèrement. La quantité à prendre de ce dernier, est telle que le calcul l'indique, pour saturer 5 gr. de carbonate alcalin sec ou cristallisé, on la fait dissoudre dans une quantité d'eau suffisante pour remplir les 100 divisions d'un tube gradué ; chaque division correspond donc à 0 gr.,05 de carbonate (1).

(1) Nous ferons remarquer qu'il faut beaucoup de soins pour préparer

MM. *Frésénius* et *Will* déterminent la quantité de carbonate qui se trouve dans les potasses du commerce en dosant l'acide carbonique qu'elles contiennent par la perte de poids que produit l'expulsion de l'acide carbonique au moyen d'un acide énergique (acide sulfurique ou nitrique). Mais pour que ce procédé soit applicable, il faut que les alcalis du commerce soient à l'état de carbonate neutre, et qu'ils ne contiennent pas d'autres carbonates que ceux de potasse ou de soude. Quand l'alcali à essayer ne répond pas à ces conditions, on doit le préparer convenablement avant de le soumettre aux essais. On dose d'abord la quantité d'eau. On pèse avec exactitude dans un creuset de porcelaine ou de platine une certaine quantité de potasse, qui est ensuite chauffée doucement. La perte de poids, après l'opération, donne le poids de l'eau existant dans la potasse ; on procède ensuite au dosage de l'acide carbonique à l'aide d'un petit appareil semblable à celui que nous avons indiqué à l'art. *Oxyde de manganèse* (Voy. *planches* à la fin du volume) (1). Si l'on prend 6 gr.,283 de potasse sèche, en divisant par 2 le nombre de centigrammes

l'acide tartrique et en chasser exactement l'eau de cristallisation sans enlever l'eau de constitution.

Lorsqu'on n'a pas d'alcalimètre à sa disposition, on pourra opérer de la manière suivante : Si l'on a 10 grammes, par exemple, de carbonate de potasse pur, on sait que, pour trouver la quantité d'acide sulfurique à employer, il faudra poser la proportion :
864 (équiv. du c^e^ de pot.) : 500 (équiv. de l'ac. sulf.) : : 10 : x; x = 5,78.
on devra employer 5 gr.,78 d'acide sulfurique pour décomposer 10 gr. de carbonate, par conséquent 1 gr.,156 ou 115 gr.,06 d'acide pour décomposer 2 gr. ou 200 gr. de carbonate. On prendra donc cette dernière quantité, et on la dissoudra dans 500 grammes environ d'eau distillée ; on saturera goutte à goutte par l'acide sulfurique, jusqu'à ce que le liquide soit sans action sur le papier bleu et rouge de tournesol. Plus on aura dû employer d'acide sulfurique, plus le carbonate contiendra d'alcali, et réciproquement. Si, par exemple, les 115 gr.,06 d'acide équivalent à 100 degrés, chacun d'eux ou 1 gr.,156 vaudra 1°.

(1) A défaut de cet appareil, on peut se servir d'un verre à boire, à bords très-élevés, recouvert d'une lame de verre ; le tout étant placé sur le plateau d'une balance, on introduit dans le verre la potasse calcinée avec une ou deux fois son poids d'eau distillée, on verse ensuite l'acide destiné à décomposer le carbonate, et on ramène l'équilibre au moyen de poids, dont la quotité fait connaître la perte produite par l'expulsion de l'acide carbonique.

d'acide carbonique qu'on aura obtenus, on saura de suite combien la potasse essayée contient de carbonate. Supposons que les 6 gr.,283 de potasse aient éprouvé une perte de 1 gr.,50, représentant l'acide carbonique dégagé ; ce nombre divisé par 2, ou 75, indique que la potasse essayée contient 75 °/₀ de carbonate (1).

Dans le cas où la potasse à analyser renferme de l'alcali caustique ou du sulfure de potassium, on modifie le procédé de la manière suivante : La potasse, préalablement desséchée, est broyée avec environ le tiers de son poids de carbonate d'ammoniaque pur ; on humecte la masse avec de l'ammoniaque caustique (2), puis on chauffe. Le résidu ne contient plus trace de carbonate d'ammoniaque.

Quand la masse est froide, on la soumet au procédé d'essai ordinaire. Pour doser l'alcali caustique, on fait 2 essais, l'un sur 6,283 de résidu pris directement, l'autre sur 6,283 de résidu préalablement traité par le carbonate d'ammoniaque. La différence entre les résultats obtenus, multipliée par 0,6817, exprime la quantité d'alcali caustique.

Pour reconnaître les potasses falsifiées par la soude, plusieurs procédés ont été proposés successivement par M. *E. F. Anthon*, par M. *Pesier*, et par M. *O. Henry*.

M. *Anthon* s'est basé sur la propriété que possède le bitartrate de potasse d'être insoluble, tandis que le bitartrate de soude est soluble. Il prend un tube, fermé par un bout, bien

(1) En effet, 100 de carbon. de potasse renferment 31,8 d'acide carbonique et 68,2 de potasse ; ce carbonate ne peut donc perdre en acide carbonique au delà de 31 °/₀.8 de son poids, soit *p* la perte éprouvée par un certain poids de carbonate du commerce, la proportion suivante : $100 : 31,8 :: x : p$ ou $x = \frac{100.\,p}{31,8}$, donnera la quantité en centièmes de carbonate pur. On peut éviter ce calcul en prenant une quantité telle que lorsqu'elle sera transformée en carbonate, il s'en dégage exactement par les acides, 100 p. d'acide carbonique ; 314 est cette quantité ; si on prend, par exemple, 314 centigr. de potasse, chaque centigr. d'acide carbonique dégagé correspondra à 1 °/₀ de carbonate pur. Si on n'a pas une balance très-sensible, on prend le double de 314 ou 628 (6 gr. 28), et on divise le résultat par 2.

(2) Cette addition d'alcali n'est nécessaire qu'autant que la potasse renferme du sulfure ; dans le cas contraire, on humecte avec de l'eau.

égal en diamètre, de 1 m. de long et de 0 m. 025 de diamètre intérieur. On y verse rapidement une solution de bitartrate de potasse, faite à chaud, avec 3 gr.,41 de ce sel et 69 gr.,75 de solution saturée, à la température ordinaire. On bouche le tube, on agite, et on plonge dans l'eau froide pour refroidir plus rapidement. La poudre cristalline, représentant 0 gr.,75 de carbonate pur, est réunie dans le plus petit espace possible, en frappant à coups pressés sur le tube. Lorsqu'elle a été tassée, on marque le niveau. L'espace sous le trait est divisé en 25 parties égales, et on continue en dessus jusqu'à 100 parties. On gradue de 5 en 5 de bas en haut ; le tube est coupé à 0m,054 environ au-dessus de l'endroit marqué 100, puis on unit les bords. Chaque degré représente 3 gr.,05 de carbonate de potasse pur. M. *Anthon* a donné à ce tube le nom de *tube-éprouvette* ou *tube-mesure.*

On pèse 2 fois 5 gr. de la potasse à examiner. Les premiers 5 gr. sont essayés par le procédé ordinaire d'alcalimétrie. On cherche dans un premier tableau, dressé par M. *Anthon* (1), la quantité de l'acide d'essai employée, et on note la quantité correspondante de carbonate de potasse. Puis on fait dissoudre les 5 autres grammes dans 8 à 10 fois leur poids d'une solution de bitartrate de potasse complétement saturée à la température ordinaire. La dissolution est filtrée dans un flacon de 500 grammes de capacité, et le filtre est lavé avec la solution de bitartrate saturée à froid ; puis on ajoute de l'acide tartrique en poudre fine, en quantité déterminée par un 2e tableau (2), et qui se rapporte au degré alcalimétrique de la potasse que l'on essaye. On verse ensuite dans le flacon une quantité de dissolution de bitartrate saturée à la température connue, de manière à former un total de 361 grammes de liquide; le niveau qu'il atteint est marqué une fois pour toutes.

On bouche le flacon, on le place dans un lieu chaud, ou on le chauffe, et on le refroidit dans l'eau, en agitant fortement. On remplace ensuite le bouchon qui ferme le flacon

(1) Voy. *Journal de Pharm. et de Chim.*, 3e série, t. V, p. 169-187.

(2) Dans ce tableau, les quantités d'acide tartrique à ajouter sont exprimées en grains, qu'il est facile de réduire en centigrammes ; sachant que 1 grain vaut 0 gr.,05.

par un autre dans lequel est solidement emboîtée l'extrémité ouverte du tube-mesure : on renverse alors le flacon, et on fait tomber, en le secouant, toute la poussière de bitartrate de potasse dans le tube; puis on retire le flacon, et on frappe le tube pour tasser la poudre. Lorsqu'elle est bien tassée, on lit sur l'échelle le nombre de centièmes de carbonate de potasse pur contenus dans la potasse examinée.

On cherche alors la différence qui existe entre le degré de l'alcalimètre ordinaire et le degré donné par le tube-mesure ; un 3e tableau dispense de tout calcul, et fait de suite connaître la proportion de soude en centièmes correspondant à la différence que l'on a trouvée.

Nous n'insisterons pas davantage sur ce procédé, qui est d'une manipulation compliquée et entachée d'inexactitude, car on n'y tient aucun compte du chlorure et du sulfate de potasse contenus dans les potasses du commerce.

Le procédé de M. *Pesier*, pharmacien à Valenciennes, paraît, au contraire, plus exact, plus simple; aussi est-il adopté par les industriels du nord (1). La méthode d'essai de ce chimiste repose sur l'accroissement de densité que le sulfate de soude occasionne dans une solution saturée de sulfate de potasse pur, accroissement qui peut être apprécié par un

(1) Peu de temps après M. *Pesier*, un chimiste allemand, M. *Pagenstecher*, a proposé un procédé basé sur la propriété que possède une solution saturée de sulfate de potasse de dissoudre une grande quantité de sulfate de soude. On neutralise un poids déterminé de potasse par l'acide sulfurique en excès et on calcine; le résidu pulvérisé est ensuite agité avec 6 fois son poids d'une dissolution concentrée de sulfate de potasse. Si la potasse à examiner renferme de la soude, le poids diminue, et celui du sulfate de potasse augmente successivement; les différences se compensant sensiblement, on peut en déduire la quantité de carbonate de soude contenue dans la potasse; si on représente par x cette quantité et par p la perte de poids éprouvée par le résidu, on a, d'après les équivalents du sulfate et du carbonate de soude :

$$887 : 662 :: p : x \text{ d'où } x = \frac{p . 662}{887}$$

Il faut remarquer toutefois qu'on emploie pour la falsification de la potasse une soude contenant environ 20 % de sulfate de soude. Il sera donc bon d'essayer la densité du sulfate de potasse après la filtration : si cette densité est la même que celle de la solution primitive, celle-ci n'a rien dissous ; la densité se trouve, au contraire, augmentée si cette solution s'est chargée de sulfate de soude.

aréomètre particulier auquel il a donné le nom de *Natromètre* (de *natron*, ancien nom du carbonate de soude, et de μέτρον; mesure).

On prend 50 grammes d'un échantillon moyen des potasses à essayer ; on les dissout dans 200 gr. environ d'eau distillée ; la solution, neutralisée par l'acide sulfurique, est refroidie jusqu'à la température de l'atmosphère, puis filtrée, après agitation, dans une éprouvette à pied, et lavée avec une solution saturée de sulfate de potasse pur, qui sert en même temps à compléter le volume de 300 centim. cubes, indiqué par un trait sur l'éprouvette. Après avoir mêlé les différentes couches de liquide, on y plonge le natromètre.

Cet instrument porte 2 échelles contiguës, dont les zéros coïncident; l'une, celle des températures, teintée de rose, indique, pour chaque degré du thermomètre centigrade, les points d'affleurement dans une solution saturée de sulfate de potasse pur; l'autre représente des centièmes de soude (oxyde de sodium) : c'est l'échelle sodique.

Si la potasse essayée est pure, l'instrument affleurera au degré de température auquel on a fait l'expérience; si elle contient de la soude, on trouvera quelques degrés en sus, dont le nombre mis en regard de l'échelle sodique, qui est contiguë, se transforme de l'autre côté en centièmes de soude. Par exemple, un essai fait à + 12°c donne une solution qui marque 25 degrés au natromètre (1) : il y a un excédant de 13 degrés, en regard desquels on lit sur l'échelle sodique le nombre 4; c'est-à-dire que la potasse essayée contient 4 centièmes de soude.

La table suivante, dressée par M. *Pesier*, indique combien cette quantité représente de carbonate, de chlorure, ou de sulfate. Ainsi 4/100 de soude font 6°,28 à l'alcalimètre, et proviennent de 6,83 de carb. de soude sec, ou de 7,50 de chlorure de sodium, ou de 9,13 de sulfate de soude; c'est-à-dire que la matière essayée contient cette proportion de l'un ou l'autre de ces sels pour 100 parties. Si l'al-

(1) On peut négliger, sans grande erreur, les fractions de degré du natromètre, puisque 3 degrés de l'échelle des températures n'occupent qu'un espace à peu près égal à un centième de soude.

cali avait un titre de 60 degrés, par exemple, on retrancherait 6,28 des 60 degrés trouvés, et on aurait 53°,72, qui correspondent, comme l'indique une deuxième table, à 75,77 de carbonate de potasse.

Tableau.

SOUDE TROUVÉE.	DEGRÉS alcalimétriques DU COMMERCE.	CARBONATE DE SOUDE SEC.	CHLORURE de SODIUM.	SULFATE de SOUDE.	SOUDE TROUVÉE.	DEGRÉS alcalimétriques DU COMMERCE.	CARBONATE de SOUDE SEC.	CHLORURE DE SODIUM.	SULFATE de SOUDE.
1° représ.	ou 1,57	ou 1,70	ou 1,87	ou 2,28	30 représ.	ou 47,09	ou 51,22	ou 56,29	ou 68,46
2	3,14	3,41	3,75	4,56	31	48,65	52,92	58,17	70,74
3	4,71	5,12	5,63	6,84	32	50,22	54,63	60,05	73,02
4	6,28	6,83	7,50	9,13	33	51,79	56,34	61,92	75,31
5	7,85	8,53	9,38	11,41	34	53.36	58,05	63,80	77,59
6	9,42	10,24	11,26	13,69	35	54,93	59,75	65,67	79,87
7	10,99	11,95	13,13	15,97	36	56,50	61,46	67,55	82,15
8	12,55	13,66	15,01	18,25	37	58,07	63,17	69,43	84,44
9	14,12	15,36	16,89	20,54	38	59,64	64,88	71,30	86,72
10	15,69	17,07	18,76	22,82	39	61,21	66,58	73,18	89,00
11	17,26	18,78	20,64	25,10	40	62,78	68,29	75,06	91,28
12	18,83	20,49	22,52	27,38	41	64,35	70,00	76,93	93,56
13	20,40	22,19	24,39	29,66	42	65,92	71,70	78,81	95,85
14	21,97	23,90	26,27	31,95	43	67,49	73,41	80,69	98,13
15	23,54	25,61	28,15	34,23	44	69,06	75,12	82.56	100,41
16	25,11	27,32	30,03	36,51	45	70,63	76,83	84,44	»
17	26,68	29,02	31,91	38,79	46	72,20	78,53	86,32	»
18	28,25	30,73	33,77	41,08	47	73,77	80,24	88,19	»
19	29,82	32,44	35,65	43,36	48	75,34	81,95	90,07	»
20	31,39	34,14	37,53	45,64	49	76,91	83,66	91,95	»
21	32,96	35,85	39,40	47,92	50	78,48	85,36	93,82	»
22	34,53	37,56	41,28	50,20	51	80,05	87,07	95,70	»
23	36,10	39,27	43,16	52,49	52	81,62	88,78	97,58	»
24	37,67	40,97	45,03	54,77	53	83,19	90,49	99,45	»
25	39,24	42,68	46,91	57,05	54	84,76	92,19	»	»
26	40,81	44,39	48,79	59,33	55	86,33	93,90	»	»
27	42.38	46,09	50,66	61,63	56	87,89	95,61	»	»
28	43,95	47,80	52,54	63,90	57	89,46	97,31	»	»
29	45,52	49,51	54,42	66,18	58	91,03	99,02	»	»

TABLEAU N° 2.

DEGRÉ alcalimétrique.	CARBONATE de POTASSE.	DEGRÉ alcalimétrique.	CARBONATE de POTASSE.	DEGRÉ alcalimétrique.	CARBONATE de POTASSE.	DEGRÉ alcalimétrique.	CARBONATE de POTASSE.
1 rep.	1,41	19	26,79	37	52,18	55	77,57
2	2,82	20	28,21	38	53 59	56	78,98
3	4,23	21	29,62	39	55,00	57	80,39
4	5,64	22	31,03	40	56,41	58	81,80
5	7,05	23	32,44	41	57,82	59	83,21
6	8,46	24	33,85	42	59,23	60	84,62
7	9,87	25	35,26	43	60,65	61	86,03
8	11,28	26	36,67	44	62,06	62	87,44
9	12,69	27	38,08	45	63,47	63	88,85
10	14,10	28	39,49	46	64,88	64	90,26
11	15,51	29	40,90	47	66,29	65	91,67
12	16,92	30	42,31	48	67,70	66	93,08
13	18,83	31	43,72	49	69,11	67	94,49
14	19,74	32	45,10	50	70,52	68	95,00
15	21,15	33	46,54	51	71,93	69	97,31
16	22,56	34	47,95	52	73,34	70	98,73
17	23,97	35	49,36	53	74,75	71	100,13
18	25,38	36	50,77	54	76,16		

Le procédé proposé en 1845 par M. *O. Henry* repose sur l'insolubilité du perchlorate de potasse et sur la solubilité du perchlorate de soude dans l'alcool. On prépare d'abord ce dernier sel, que l'on dissout dans l'alcool à 37 degrés et dont on fait une liqueur titrée; le mélange des deux carbonates alcalins (soude et potasse) est converti en acétate, évaporé à siccité et repris par l'alcool à 37 degrés. Dans cette liqueur, on ajoute la liqueur normale de perchlorate de soude, jusqu'à cessation de précipité de perchlorate de potasse; et on évalue la quantité de ce dernier alcali par celle du perchlorate de soude qui a été employée (1). La soude est donnée par différence. On détermine, par un premier essai alcalimétrique (procédé *Gay-Lussac*), le titre du mélange des deux carbonates, on en retranche le titre qui appartient à la soude, et on a la proportion réelle de potasse contenue dans le mélange.

Le chlorure de potassium et le sulfate de potasse n'étant

(1) 0 gr., 884 de perchlorate de soude sec correspondent à 1 gr. de carbonate de potasse pur.

pas dissous par l'alcool, à l'aide duquel on reprend l'acétate de potasse, le perchlorate de soude ne précipite que la potasse provenant du carbonate.

Cette opération s'exécute à l'aide d'un instrument particulier que **M.** *O. Henry* a appelé *potassimètre* (Voy. *planches* à la fin du volume). Voici un tableau qui peut donner quelques indications sur cet appareil.

Potasse du commerce.	Degrés alcalimétr.	Degrés au potassimèt.	Carbonate de potasse et carbon. de soude en centièmes.
100	137,19	100	Carbon. de pot. 100 %
100	68,59	50	Carbon. de pot. 50 %
100	85,5	50	Carbon. de pot. 50 % — de sou. 13 %
100	85,5	25	— de pot. 25 % — de sou. 26 %
100	70	30	— de pot. 30 % — de sou. 17 %

Ce procédé a, selon nous, l'inconvénient d'exiger des opérations d'une pratique longue et minutieuse, et une préparation, celle du perchlorate de soude, qui est lente et coûteuse (1). En outre, les déterminations de degrés, par cessation de précipité, ne se font pas sans des tâtonnements, parfois assez difficiles.

Pour purifier la potasse du commerce, on la distribue en morceaux dans des entonnoirs de verre dont la douille a été garnie de quelques fragments de verre qui s'opposent à la sortie du sel alcalin; on couvre ces entonnoirs de papier et on les porte à la cave sur des récipients. Il s'écoule peu à peu un liquide sirupeux, très-dense : c'est l'*huile de tartre par défaillance* des anciens chimistes; elle contient plus de la moitié de son poids de carbonate de potasse, quelques traces de chlorure de sodium, et pas la moindre quantité de sulfate de potasse.

(1) Le perchlorate de soude se prépare en décomposant le perchlorate de potasse par un courant de gaz acide fluo-silicique; l'acide perchlorique résultant de cette décomposition est saturé par du carbon. de soude cristallisé; on filtre, et on évapore, au bain de sable, jusqu'en consistance de sirop; le résidu est traité à chaud par son poids environ d'alcool à 37 degrés, puis filtré.

Un autre procédé, proposé par M. *Artus*, consiste à traiter la potasse du commerce par la moitié de son poids d'eau distillée, la solution éclaircie par le repos est décantée, puis saturée au moyen du vinaigre distillé : on évapore jusqu'à siccité. L'acétate de potasse, ainsi obtenu, est humecté avec le 1/4 de son poids d'eau distillée; abandonné au repos, il tombe en déliquium, tandis que les sels étrangers qui en altéraient la pureté restent indissous. La solution est décantée avec précaution, puis évaporée jusqu'à siccité; le résidu est décomposé au rouge dans un creuset de Hesse. La masse est ensuite reprise par l'eau distillée, et la solution filtrée, évaporée à siccité, donne le carbonate de potasse pur.

2° POTASSE CAUSTIQUE.

La potasse caustique ou *protoxyde de potassium* se trouve à l'état d'hydrate dans le commerce ; on en distingue deux sortes : la *potasse à la chaux* ou *pierre à cautères*, et la *potasse à l'alcool* ou *hydrate de potasse pur*. Cet alcali est solide, blanc, cassant, très-caustique, fusible au-dessous du rouge. Exposé à l'air, il tombe rapidement en déliquium. L'eau le dissout en toutes proportions ; il est également soluble dans l'alcool.

Usages. — La potasse caustique est employée comme réactif. En médecine, on s'en sert, sous diverses formes, comme caustique. La potasse caustique impure sert à la fabrication des savons mous.

Altérations. La potasse caustique contient quelquefois des substances étrangères, telles que : la *chaux*, l'*alumine*, la *silice*, des *sulfates*, des *chlorures*, des *oxydes métalliques* (*argent*, *cuivre*, *plomb*, *fer*); toutes ces impuretés proviennent d'un défaut de soin dans la préparation de ce produit ou des vases dans lesquels celle-ci a été exécutée. La chaux, l'alumine, seront décelées en sursaturant une solution aqueuse de cette potasse par l'acide nitrique; on aura un précipité de carbonate de chaux par un carbonate alcalin, et un précipité gélatineux d'alumine par l'ammoniaque; la silice restera sous forme de précipité gélatineux, insoluble dans la solution nitrique de la potasse; celle-ci donnera un précipité blanc avec le chlorure de baryum si la potasse contient des sulfates, et un précipité blanc, caillebotté, avec le nitrate d'argent, si elle contient des chlorures. Quant aux oxydes métalliques, leur présence se manifeste lorsqu'on fait passer un courant d'hydrogène sulfuré dans une solution aqueuse d'alcali : celle-ci brunit de plus en plus, et même laisse déposer des flocons noirs, que l'on recueille par décantation et lavage. Ce précipité est mis à bouillir avec quelques gouttes d'acide nitrique faible. La dissolution est évaporée à siccité, et le résidu, repris par l'eau distillée, est essayé par les réactifs. Si c'est de l'argent, l'acide chlorhydrique donnera le précipité blanc, caillebotté, caractéristique des sels d'argent. S'il y a du plomb, l'acide sulfurique pur produira un précipité ou au moins un trouble sensible. Si l'on a affaire à du cuivre, la solution sera colorée en bleu, et donnera une belle couleur bleu céleste par l'ammoniaque, et en même temps un précipité jaunâtre s'il y a du fer.

POUDRE AUX MOUCHES.

Ce produit, appelé vulgairement *mort aux mouches*, *mine de plomb*, porte aussi le nom de *Cobolt* ou *Kobolt* (1). Ce n'est autre chose que de l'arsenic métal réduit en poudre, qui a éprouvé un commencement d'oxydation par son exposition à l'air.

Malgré son bas prix, la poudre aux mouches a été l'objet d'une falsification signalée récemment par M. *V. Legrip*, auquel on a vendu, en place de ce produit, un mélange de *charbon* et d'*acide arsénieux*, réduits en poudre, mêlés à de l'eau, puis broyés en pâte et desséchés. Par suite de cette dessiccation, il était partie en masses amorphes, friables, d'un noir grisâtre ; partie en poudre fine, tachant le papier en gris noir charbonneux. 5 grammes de ce produit, soumis au grillage, n'ont point laissé de résidu appréciable.

Une cuiller d'argent exposée à la vapeur produite pendant cette opération fut recouverte d'une épaisse couche d'acide arsénieux d'un gris clair, sali par du charbon très-divisé.

M. *Legrip* ne put constater dans cette matière la pré-

(1) Ce nom paraît provenir de ce que cette substance est extraite en grande partie de l'acide arsénieux fourni par la *Cobaltine* (ou arsénio-sulfure de Cobalt), appelée *Kobolt* (mauvais génie des mines) par les Allemands.

sence du cobalt. Celle-ci fut soumise à plus de 40 lavages; le produit des décantations successives recueilli sur un filtre fut séché, ainsi que le résidu des lavages. Ce dernier, d'un gris blanc, était de l'acide arsénieux, sali par une petite quantité de charbon. Le produit resté sur le filtre, aussi noir que de la poudre impalpable de charbon, n'était autre que cette dernière substance mêlée à de l'acide arsénieux très-divisé, enlevé dans la décantation. L'eau de lavage contenait environ le 1/80 de son poids de cet acide en dissolution incolore et limpide comme l'eau distillée.

Le véritable minerai de cobalt arsenifère, examiné, comparativement, offrait à la loupe quelques fragments de cristaux brillants : il était d'un gris noirâtre, un peu moins foncé que la substance précédente; sa poudre tachait le papier en gris noir métallique. Soumis au grillage, il a laissé près de la moitié de son poids de résidu. Une cuiller d'argent exposée à la vapeur produite pendant le grillage se recouvrit d'une épaisse couche d'acide arsénieux très-blanc.

POUDRES MÉDICINALES.

Les poudres médicinales, et en général toutes les substances en poudre, présentent par leur état physique plus de prise à la sophistication que toutes les autres matières.

C'est ainsi que les *poudres de café*, de *café-chicorée*, le *cinabre*, la *cassonade*, les *poudres de cannelle de Ceylan*, de *gentiane*, de *garance*, de *gomme arabique*, d'*iris*, d'*os calcinés*, le *kermès*, le *lycopode*, le *minium*, les *farines*, la *poudre aux mouches*, le *poivre en poudre*, etc. (1), sont souvent falsifiés par d'autres matières pulvérulentes et de même apparence, dont l'introduction peut être masquée avec plus ou moins de succès.

En ce qui concerne les poudres médicinales, les pharmaciens seuls peuvent offrir non-seulement des garanties morales, mais encore une responsabilité que la loi leur impose; et nous pensons, par conséquent, que c'est chez eux *seulement* que l'on doit se fournir de pareils médicaments, et qu'eux seuls devraient les préparer.

(1) Voy. tous ces articles à leur ordre alphabétique.

PRÉCIPITÉ BLANC.

Le précipité blanc, ou *protochlorure de mercure par précipitation,* s'obtient en dissolvant le protonitrate de mercure dans de l'eau distillée chaude aiguisée d'acide nitrique, puis précipitant par l'acide hydrochlorique ou par le chlorure de sodium, lavant avec beaucoup de soin le précipité qui se forme, le faisant sécher, et le conservant à l'abri du contact de la lumière. Il est en poudre blanche, fine, qui se tasse et se grumelle comme la plupart des poudres obtenues par précipitation. Il retient presque toujours un peu d'eau interposée. On le vend aussi sous forme de petits pains orbiculaires.

Usages. — Ce protochlorure de mercure par précipitation est employé en médecine; il entre dans des pilules, dans des pommades, dans la poudre de Godernaux, etc. C'est un médicament actif en raison de son extrême division.

Altérations. — Ce précipité peut être mal lavé, et retenir soit de l'*acide chlorhydrique*, si on a employé cet acide, soit du *chlorure de sodium*.

On reconnaît qu'il contient de l'acide chlorhydrique en l'introduisant dans une cornue, ajoutant de l'eau et distillant. Si le chlorure est pur, l'eau qui passe à la distillation ne doit pas se troubler par l'addition de quelques gouttes de nitrate d'argent; dans le cas contraire, il y a formation d'un précipité de chlorure, et il est d'autant plus abondant, qu'il y avait plus d'acide non enlevé par le lavage.

On reconnaît qu'il retient du chlorure de sodium par la calcination dans un creuset de porcelaine ; le protochlorure de mercure se volatilise, le chlorure de sodium reste dans le creuset.

Falsifications. — Le précipité blanc, vendu dans le commerce, est souvent fraudé par des substances étrangères d'une moindre valeur, telles que le *carbonate* et le *sulfate de chaux* en poudre, le *carbonate de plomb*, l'*amidon*, la *silice*.

On peut déceler ces fraudes par la calcination. Le protochlorure de mercure se volatilise, et les substances mélangées restent dans le creuset ; on les examine ensuite pour reconnaître leur nature.

Si le protochlorure de mercure est mêlé d'*amidon*, celui-ci se décompose en fournissant du charbon et les produits qui résultent de la décomposition des matières végétales. On peut, en traitant le protochlorure mélangé d'amidon par l'eau à l'aide de la chaleur, obtenir une solution qui bleuit par l'eau iodée, ce qui n'aura pas lieu si le protochlorure ne contient pas d'amidon.

En examinant le résidu fixé par la chaleur, on reconnaît 1° le carbonate de chaux à ce qu'il fait effervescence avec les acides, et à ce qu'il donne naissance à un sel qui, dissous dans l'eau, n'est pas précipité par l'acide sulfhydrique, et qui est précipité en blanc par l'oxalate d'ammoniaque ;

2° Le sulfate de chaux, à ce qu'il ne fait pas effervescence par les acides ; à ce que, traité par l'eau distillée bouillante, il fournit un liquide donnant un précipité blanc, insoluble dans l'acide nitrique, avec le chlorure de baryum ; un précipité blanc avec l'acide oxalique ou l'oxalate d'ammoniaque.

Le sulfate de chaux est soluble à chaud dans l'eau aiguisée d'acide chlorhydrique ; par refroidissement, ce sel se prend sous forme neigeuse ;

3° Le carbonate de plomb, à ce qu'il est soluble dans l'acide nitrique, et qu'il fournit un liquide qui précipite en blanc par le sulfate de soude, en jaune par l'iodure de potassium, en jaune par le chromate de potasse, en noir par l'acide sulfhydrique, en blanc par le ferrocyanure de potassium ;

4° La silice, en ce qu'elle est insoluble dans les acides, soluble à l'aide de la potasse à l'alcool et de la chaleur, et qu'elle forme ainsi la liqueur dite *des cailloux*.

Le précipité blanc a été adultéré par le *sulfate de baryte*. M. *Lassaigne* fut chargé, en 1836, d'examiner un échantillon de *précipité blanc mis en trochisques* qui avait été vendu par un commerçant en gros de Paris. Voici ce que dit M. *Lassaigne* à propos de cet examen : « Ce composé mercuriel laissait, lors« qu'on le calcinait dans des vases fermés, un résidu blanc, « pulvérulent, abondant, insoluble dans les acides, et qui for« mait les 57/100 du poids de la substance. Les essais aux« quels nous le soumîmes nous firent bientôt reconnaître, en « le calcinant avec du charbon, que ce n'était autre chose que « du *sulfate de baryte naturel porphyrisé*.

« Le moyen de déterminer et d'évaluer la proportion de ce « sel est simple : il consiste ou à calciner un poids connu de « ce composé mercuriel falsifié, ou à le traiter directement « par un excès de solution concentrée de chlore ; tout le pro-« tochlorure est converti bientôt en bichlorure soluble, et le « sulfate de baryte reste intact. »

PYROPHOSPHATE DE POTASSE.

Le pyrophosphate de potasse est un sel livré depuis peu de temps par le commerce, depuis qu'il a été employé dans la dorure par les procédés électro-chimiques.

Nous avons eu l'occasion de reconnaître que, par suite d'une préparation vicieuse, du pyrophosphate de potasse livré au commerce était altéré 1° par du *phosphate de potasse;* 2° par de *l'eau;* 3° par des *chlorures* et des *sulfates* (1).

Ces altérations peuvent se démontrer 1° par la dessiccation, qui fait connaître la proportion d'eau ; 2° par le nitrate d'argent, qui donne un précipité blanc avec le pyrophosphate pur, et un précipité plus ou moins teinté de jaune avec le pyrophosphate mêlé de phosphate ; le même réactif donne avec le pyrophosphate pur un précipité soluble dans un excès d'acide nitrique, et avec le même sel mêlé de chlorure, un précipité non entièrement soluble dans l'acide nitrique : la partie insoluble est du chlorure d'argent ; 3° avec le chlorure de baryum, qui fournit un précipité entièrement soluble dans l'acide nitrique quand le pyrophosphate est pur, et un précipité en partie soluble quand il est mêlé de sulfate de potasse : la partie insoluble est du sulfate de baryte.

Q.

QUASSIA.

Le bois de quassia ou *de Surinam* est fourni par le *quassia amara* (rutacea). Il nous vient de la Jamaïque, de la Guyane, de Surinam, en morceaux cylindriques de longueur et de gros-

(1) Un échantillon de ce sel livré par un fabricant renfermait 22 % de matières étrangères, et, par conséquent, ne représentait que 78 % de pyrophosphate.

seur variables, d'une couleur jaune pâle, recouverts d'une écorce, rugueuse à l'extérieur, d'un gris blanchâtre, et à l'intérieur d'un gris jaunâtre. Cette écorce vient aussi séparément en morceaux plats, assez grands, mais minces et cassants, inodores, d'une saveur très-amère. Le bois de quassia est également inodore, mais il a une saveur moins amère que l'écorce. Il doit ses propriétés médicinales à un principe amer, cristallisable en prismes blancs et opaques, que *Thomson* a appelé *quassine*.

Le bois de quassia trop vieux doit être rejeté. On le reconnaît aux taches brunâtres, cendrées, bleuâtres ou noirâtres, qui le recouvrent. Il a quelquefois le goût de moisi, et il est plus léger, moins dur; en tout cas, il ne possède plus l'amertume franche et pénétrante qui caractérise le quassia de bonne qualité.

D'après M. *Morin*, le quassia contient: des traces d'une *huile volatile*, un *principe amer*, de la *gomme*, de la *fibre ligneuse*, des *oxalate*, *tartrate*, *sulfate* et *hydrochlorate de chaux*.

Usages. — Le quassia est un médicament amer, prescrit comme tonique et fébrifuge. On ne l'emploie guère que sous forme de tisane, de vin ou d'extrait.

Falsifications. — Le bois et l'écorce de quassia sont quelquefois remplacés par le bois et l'écorce du *rhus metopium*. Voici les caractères différentiels : l'infusion aqueuse du bois de rhus métopium noircit par l'addition du sulfate de fer, ce qui n'a pas lieu avec l'infusion de quassia ; l'écorce de rhus métopium est grise, piquée de taches noires, résineuses.

La râpure de quassia que l'on trouve dans le commerce est très-rarement pure; ce n'est le plus souvent qu'un mélange de *divers bois*, n'ayant aucune des qualités et des propriétés du quassia. Cette râpure colore l'eau bouillante en rouge clair, et la liqueur donne un précipité rouge brun avec le sulfate de fer (1).

QUINOÏDINE.

Alcaloïde découvert par *Sertuerner* dans les quinquinas

(1) Le pharmacien, au lieu d'acheter ce produit dans le commerce, doit râper lui même le bois de quassia.

jaunes et dans les quinquinas rouges. On le retrouve dans les eaux mères incristallisables provenant de la préparation de la quinine et de la cinchonine. Suivant *Geiger* et d'autres chimistes, la quinoïdine ne serait qu'un mélange de quinine, de cinchonine et de deux résines. D'après les recherches plus récentes de M. *Winckler*, c'est une modification isomérique de la quinine, qui ne possède plus la propriété de produire des sels cristallisables.

La quinoïdine est une masse brune, résinoïde, diaphane lorsqu'elle est en lamelles, et offrant l'aspect de la colophane. Elle est inodore et amère comme la quinine ; elle n'est point volatile, fond par la chaleur, et brûle à l'air sans laisser de résidu ; elle, est soluble dans l'eau chaude, très-soluble dans l'alcool. Sa solution aqueuse présente à peu près les mêmes réactions que les solutions de quinine. Elle neutralise complétement les acides, et donne avec eux des combinaisons gommeuses ou résineuses, brunes, incristallisables, amères, très-solubles dans l'eau et l'alcool.

Usages. — Elle est peu employée ; cependant elle a été formulée dans des prescriptions médicales.

Falsifications. — En 1849, M. *Ohme*, de Wolfenbuttel, a signalé l'adultération de la quinoïdine par 30 p. % d'*asphalte*.

Cette matière, qu'il s'était procurée dans une maison de commerce très-honorable, paraissait pure ; la cassure en était un peu brillante et opaque vers les bords ; par la trituration, elle dégageait une odeur de pétrole très-pénétrante, et, traitée par l'alcool, ou mieux par l'acide sulfurique étendu, elle a laissé pour résidu l'asphalte, dont il fut facile de déterminer le poids. La solution sulfurique précipitée par l'ammoniaque a fourni la quinoïdine pure.

QUINQUINA.

On a donné le nom de *quinquina* (*kinkina*) (1) à l'écorce des arbres du genre *cinchona* (rubiacées). Ces arbres croissent dans l'Amérique méridionale, particulièrement au Pérou et

(1) Les Péruviens l'appellent *Cascarilla*, et nomment *Cascarilleros* les individus chargés d'en faire la récolte.

dans les régions situées sur le versant occidental des Andes.

On distingue trois espèces principales de quinquina officinal :

1° *Le quinquina gris.*

2° *Le quinquina jaune.*

3° *Le quinquina rouge.*

On trouve aussi dans le commerce des quinquinas dits *de Carthagène ligneux*, de *Carthagène sec non ligneux*, le *quinquina nova colorada*, le *quinquina caraïbe*, le *quinquina bicolore* ou *pitaya*, le *quinquina piton* ou de *Sainte-Lucie*, le *contarea hexandra*, le *macrocnemum corymbosum*, le *pinckneia pubens*, etc.; mais ils doivent être rejetés par les pharmaciens, ils ne jouissent pas des propriétés fébrifuges des vrais quinquinas.

D'après MM. *Pelletier* et *Caventou*, les quinquinas contiennent : *kinate de quinine; kinate de chinchonine; rouge cinchonique soluble; rouge cinchonique insoluble; matière colorante jaune; matière grasse verte; kinate de chaux; amidon gomme; ligneux.*

Dans le quinquina jaune, la quinine est plus abondante que la cinchonine. Dans le quinquina gris, c'est la cinchonine qui domine. En tenant compte de la quantité totale des deux alcalis, le quinquina jaune est environ du double aussi riche que le quinquina gris. Dans le quinquina rouge, les deux alcalis sont plus également partagés; la quinine paraît toutefois y dominer, et le quinquina rouge est rarement aussi riche que le quinquina jaune.

Voici le tableau des quantités de sulfate de quinine et de sulfate de cinchonine fournies par 500 gr. de chacune des principales écorces de quinquina :

	Q. CALISAYA sans épiderme.	Q. CALISAYA avec épiderme.	Q. GRIS de Loxa.	Q. GRIS de Lima.	Q. ROUGE vif.	Q. ROUGE pâle.	Q. CARTHAG. ligneux.
Sulfate de quinine..	14 à 15 g.	12 gr.	»	»	8 gr.	6 gr.	»
Sulfate de cinchonine...........	»	»	6 à 8 gr.	5 gr.	4 gr.	4 gr.	1,5 à 2 gr. (1)

D'après M. *Pfaff*, voici les résultats que donnent 1000 gr. des quinquinas dont les noms suivent :

	Quinine.	Cinchonine.
	gr.	gr.
Huanuco, *dit* Lima...........	»	36,40
Pitaya (*Guibourt*)............	11,52	23,11
Rouge......................	1,56	31,94
Jaune royal, Calisaya..........	28,00	»
Huanaties, *dit* Havane........	»	16,50
Jaune Carthagène............	5,21	5,90
Loxa......................	»	9,25

Ces résultats montrent qu'il y aurait beaucoup à faire pour avoir une idée de la composition exacte des quinquinas, et que souvent on ne connaît pas la valeur de l'écorce qu'on achète pour les préparations pharmaceutiques.

Comme nous l'avons dit plus haut, les quinquinas que l'on doit employer de préférence pour obtenir la quinine et le sulfate de quinine sont les quinquinas jaunes ; les gris doivent être réservés pour l'extraction de la cinchonine et de son sulfate.

Le pharmacien doit toujours n'acheter que des quinquinas dont les caractères sont bien déterminés ; il doit laisser de côté tous ceux qui peuvent présenter le moindre doute : les quinologistes sont souvent embarrassés pour se prononcer sur les quinquinas ; à plus forte raison, les pharmaciens.

Le pharmacien ne doit jamais acheter de quinquina en poudre, à moins qu'il ne soit parfaitement sûr de l'expédition, ou qu'il ne contrôle par l'analyse la valeur des poudres qu'on lui a fournies.

(1) La quinine est très-difficile à en extraire ; elle est unie à une matière grasse particulière qui s'oppose à sa séparation.

Un fait qui démontre comment on fraude les poudres de quinquinas, c'est que de certaines quantités de ces dernières ont été vendues à plus bas prix que le quinquina, malgré la la main-d'œuvre employée, et la perte, minime, il est vrai, provenant des déchets.

Les principaux caractères auxquels on peut reconnaître les écorces de quinquina sont les suivants :

Quinquina jaune royal ou *calisaya*. — Selon quelques naturalistes, cette écorce provient du *cinchona lancifolia*, qui croît dans la province de la Paz; suivant d'autres, elle proviendrait du *cinchona cordifolia*. Les plus gros arbres qui les produisent atteignent à la hauteur de nos marronniers d'Inde, et leur tronc a souvent de 1^{m} à 1^{m},35 de diamètre.

Le quinquina jaune royal se compose d'écorces petites ou grosses, plates ou roulées, avec ou sans épiderme.

Dans les petites écorces, l'épiderme est gris argenté, assez mince, très-rugueux, marqué de distance en distance de crevasses transversales, et souvent chargé de lichens filamenteux. Cet épiderme se détache par plaques, et met à découvert une écorce intérieure épaisse d'environ 2 millim. (1 ligne), d'un brun jaunâtre à l'extérieur, d'un jaune fauve au dedans, d'une saveur très-amère et un peu astringente. La cassure de cette espèce, qui se trouve presque toujours en morceaux roulés, est un peu résineuse près de l'épiderme et très-fibreuse du côté qui adhérait à la branche.

Dans les grosses écorces, l'épiderme est extérieurement semblable à celui des petites, mais il est épais de 5 à 9 millim. (2 à 4 lignes), plus rugueux et plus profondément crevassé. L'écorce intérieure qu'il recouvre est plus épaisse, d'une texture plus fibreuse, d'une saveur aussi amère et plus astringente. Les fibres se séparent avec une grande facilité sous la dent, et ne présentent pas la résistance que l'on trouve dans les petites écorces, dont la texture est plus serrée.

Les écorces sans épiderme varient aussi dans leur grosseur, suivant l'âge des branches ou de l'arbre dont elles proviennent.

Rarement on les voit en petites écorces entièrement dépouillées de leur épiderme. Elles sont presque toujours roulées et offrent une surface unie, d'un brun jaunâtre au dehors et moins foncé à l'intérieur. Cette sorte présente, au reste, les mêmes caractères que le quinquina en petites écorces avec épiderme.

Le quinquina en grosses écorces sans épiderme est quelquefois roulé comme le quinquina avec épiderme; mais il est le plus souvent plat. Les morceaux varient en longueur de $0^m,35$ à $0^m,65$, et quelquefois 1 mètre; l'épaisseur est de 7 à 11 millim., et la largeur de 25 à 50 millim. Ces morceaux sont pesants, très-compactes, d'une couleur jaune rougeâtre à l'extérieur, d'un jaune brun au dedans. La texture en est très-fibreuse; la saveur astringente et très-amère. La poudre de ce quinquina est jaune pâle.

Cette sorte de quinquina jaune est celle que l'on préfère dans le commerce.

Quinquina calisaya léger. — Le quinquina jaune auquel on a donné ce nom est en écorces formées pour les trois quarts d'épiderme, et, pour le reste, d'une écorce intérieure fibreuse; sa saveur est moins amère que celle du précédent, dont il possède d'ailleurs à peu près les caractères.

Cette sorte contient moitié moins de quinine que les autres.

Il y a encore, parmi les quinquinas jaunes, le *quinquina carthagène*, dont on distingue deux sortes : le *jaune* ou *ligneux*, et le *brun* ou non *ligneux ;* ils sont peu estimés.

Quinquina gris de Lima. — Cette écorce, attribuée par MM. *de Humboldt* et *Bompland* au *cinchona scrobiculata*, varie de grosseur suivant les branches qui l'ont fournie. On la préfère de la grosseur d'une plume et n'excédant pas celle du petit doigt. Dans cette dimension, on lui donne le nom de *quinquina gris de Lima en petits tuyaux*. Son épiderme est d'un gris blanchâtre assez uniforme, légèrement fendillé et rarement couvert de lichens. Sa cassure est nette, compacte et résineuse; sa couleur intérieure est d'un jaune brun, sa saveur astringente et amère; son odeur rappelle faiblement celle du bois mort.

Ce quinquina vient aussi en écorces de la grosseur du pouce et au-dessus; l'épiderme est alors plus rugueux, plus fendillé; la cassure, nette et résineuse, devient un peu fibreuse à l'intérieur; la couleur est d'un jaune plus fauve. Sa poudre est d'une belle couleur fauve.

Quinquina gris de Loxa. — Attribué par MM. de *Humboldt* et *Bompland* au *cinchona condaminea.* Cette écorce, recouverte en grande partie de lichens foliacés ou filamenteux, est un peu rugueuse à l'extérieur, avec de petites fissures transversales. Elle est toujours très-mince, très-roulée, même quand elle provient des branches d'un grand diamètre. Elle a une cassure nette. Elle présente un rayon résineux près de l'épiderme, et une texture fibreuse, mais très-fine à l'extérieur; sa saveur est amère et astringente, son odeur un peu plus prononcée que celle du quinquina de Lima. On préfère cette sorte en tuyaux de la grosseur d'une plume et n'excédant pas celle du petit doigt.

Sous le nom générique de *quinquina Havane*, on comprend ordinairement, dans le commerce, toutes les mauvaises sortes de quinquinas gris.

Quinquina rouge vif. — Ce quinquina, attribué au *cinchona oblongifolia*, est en grosses écorces plates ou demi-cylindriques, couvertes d'un épiderme rugueux, fendillé comme celui du *calisaya*, mais plus spongieux et quelquefois d'un gris argenté. L'écorce intérieure est, près de l'épiderme, d'un rouge vif qui diminue sensiblement d'intensité en approchant de la partie qui adhérait à la branche. La cassure, compacte et comme résineuse dans la partie convexe, devient fibreuse dans la partie concave. La saveur est très-amère et plus astringente que celle des autres espèces. Sa poudre est d'un brun rougeâtre.

Ce quinquina, quand il est d'une belle couleur rouge, est très-recherché à cause de ses propriétés, qui sont analogues à celles du quinquina calisaya, quoique moins actives.

Quinquina rouge pâle. — Cette sorte, que l'on présente comme une variété de quinquina rouge vif, est en écorces quelquefois plates, souvent roulées, d'un rouge pâle, quelquefois dures et compactes, et quelquefois ligneuses; l'épiderme est rugueux, fendillé comme celui du quinquina gris de Lima en grosses écorces ; la cassure est résineuse près de l'épiderme, et fibreuse au côté opposé; l'intérieur se divise facilement, devient d'un rouge tellement pâle qu'il n'offre, pour ainsi dire, plus rien de la couleur qui sert de désignation à cette sorte de quinquina. La saveur de cette écorce, astringente et amère, se rapproche de celle du quinquina de Lima.

Quinquina rouge verruqueux. — Écorces roulées ou plates, à épiderme d'un gris rouge ou blanchâtre. Liber d'un rouge brun, chargé d'une grande quantité de *verrues.* Cassure fibreuse; à la scie, coupe résineuse. Poudre d'un rouge vif. Cette sorte est très-estimée.

Usages. — Les écorces de quinquina sont très-employées en médecine; elles servent à préparer des poudres, des extraits, des teintures, des vins, des opiats, etc.

Falsifications. — Les écorces de quinquina sont souvent mêlées à d'autres écorces; c'est pour cela que le pharmacien ne doit pas se procurer des quinquinas dont l'apparence puisse donner lieu même à un doute.

Les écorces qu'on a mêlées au quinquina, selon *Ébermayer*, sont celles du *quinquina nova*, dont la décoction ne précipite pas la noix de galle, les écorces du *cratægus aria, l'écorce du marronnier d'Inde*, les écorces d'une espèce de *saule* (*Bucholz*). On conçoit que le pharmacien qui examinera les quinquinas qui lui sont adressés ne pourra être trompé par ces mélanges.

La poudre de quinquina rouge est quelquefois falsifiée par la *poudre de santal rouge.* L'essence de térébenthine ou l'éther sulfurique dénotent cette fraude, à froid et instantanément si la proportion de santal est assez forte; au bout de quelques minutes si elle est faible.

Le vrai quina rouge ne communique pas de couleur à ces deux véhicules. Le quina adultéré leur communique une couleur safranée qui varie d'intensité suivant la proportion de santal ajoutée.

Fréquemment les quinquinas ont été *épuisés* d'une partie des principes qu'ils contiennent. *Ebermayer* dit qu'on mêle quelquefois à l'écorce du quinquina une écorce qui est bien celle du quinquina véritable, mais qui a déjà subi une décoction et que l'on a ensuite fait sécher. On reconnaît cette fraude à ce que la couleur de l'écorce est presque la même sur les deux surfaces et que la saveur est sensiblement faible. On constate mieux cette altération par la quantité d'extrait aqueux comparée à celle obtenue d'un quinquina de bonne qualité et dont on est certain. La décoction des quinquinas est moins colorée et elle ne se trouble pas par le refroidissement ; elle est presque transparente.

Depuis la découverte du sulfate de quinine, des fraudeurs ont eu l'idée, à Paris et à l'étranger, d'extraire par les acides une grande partie des alcaloïdes contenus dans les quinquinas. Ceux-ci, soumis à une coction dans l'eau acidulée, étaient ensuite lavés à grande eau ou avec une eau ammoniacale, et séchés; on les mettait ensuite en caisse et on les livrait au commerce.

Ces fraudes graves furent presque immédiatement signalées au public, et des indications furent données pour reconnaître les quinquinas ainsi lavés.

1° *Leur couleur est altérée et brunie* (1);

2° *Leur saveur n'est plus celle du quinquina, elle est salée ;*

3° *Souvent ils présentent à leur surface une efflorescence ; on distingue aussi, à l'aide de la loupe, dans les fissures des écorces, de petits cristaux de sulfate d'ammoniaque;*

4° *Ils retiennent toujours une partie des acides employés, soit à l'état de liberté, soit saturés par une base.*

Toutes les fois qu'on suspecte une écorce d'avoir été traitée par les acides, on la fait macérer dans l'eau, et on essaye le *macératum* par le chlorure de baryum ou par le nitrate d'argent, qui donne lieu à du sulfate de baryte si l'on a employé l'acide sulfurique, et à du chlorure d'argent si on a employé de l'acide chlorhydrique. Pour avoir un point de comparaison, on agit en même temps avec les mêmes réactifs sur un macératum préparé avec un quinquina de la pureté duquel on est certain.

Les quinquinas étant des médicaments actifs, et ces médicaments ayant été fraudés de manière à devenir nuisibles à la santé publique, il devrait être ordonné « que nulle écorce « de quinquina destinée à des préparations pharmaceutiques « ne puisse être vendue sans que le titre n'en ait été établi « par l'analyse chimique. » Une semblable mesure ferait cesser des manœuvres honteuses tournant au profit de l'homme qui, plus criminel que le voleur, ne craint pas de tromper

(1) Ce que l'on observe sur les quinquinas gris et rouges.

de malheureux malades qui peuvent être les victimes de sa cupidité.

Les quinquinas livrés aux pharmaciens étant souvent le sujet de doutes, ils pourraient faire sur ces quinquinas plusieurs essais propres à indiquer approximativement leur qualité, par les précipités que forment les réactifs appropriés dans un maceratum fait avec les diverses sortes de quinquinas (1 gr. de quinquina en poudre pour 16 gr. d'eau, laissés en contact pendant 24 heures) :

Voici un tableau de ces réactions :

Tableau.

	ESPÈCES.	CARACTÈRES du MACERATUM.	TEINTURE de TOURNESOL.	GÉLATINE.	TANNIN. (1)	ÉMÉTIQUE. (1)	SULFATE DE FER.	OXALATE D'AMMONIAQUE
Q. GRIS.	Quinquina de loxa, petites écorces....	Mousseux, jaune, foncé, astringent.	Rougie.	Précipité très-abondant.	Louche léger.	Trouble léger.	Couleur verte très-foncée, précipité	Trouble.
	Q. de loxa, grosses écorces	Jaune amer.		Très-trouble, sans précipité.	Précipité.	Très-trouble.	Vert très-foncé, trouble.	Précipité.
	Q. Lima fin........	Jaune pâle, amer.	Id.	Trouble.	Précipité rougeâtre.	Précipité jaunâtre.	Précipité vert.	Louche.
Q. JAUNES.	Q. calisaya en écorces...........	Jaune fauve, très-amer, styptique.	A peine rougie.	Trouble et précipité.	Précipité.	Précipité.	Liq. verte, précip. vert bleuâtre.	Précip. très-abondant.
	Q. calisaya mondé.	Jaune fauve, très-amer, astringent.	Rougie.	Précipité blanc abondant.	Id.	Précipité très-abondant.	Liqueur et précipité verts.	Id.
	Q. Carthagène	Jaune fauve, très-amer.	Id.	Id.	Précipité abondant.	Id.	Id.	Id.
Q. ROUGES.	Q. rouge vif.......	Rouge orangé, amer, astringent.	Id.	Précipité rougeâtre.	»	Précipité blanc jaunâtre.	Précipité vert.	»
	Qinq. rouge verruqueux	Jaune assez foncé, saveur amère, désagréable, analogue à celle du tan.	Id.	Id.	Précipité rouge.	Précipité.	Couleur verte de bile et précipité.	Précip. rougeâtre.
	Q. rouge de Lima..	Jaune pâle amer.	Id.	Id.	Précipité.	Trouble.	Verdit sans précipité.	Précipité.
FAUX QUINQUINAS.	Q. Nova..........	Rouge jaunâtre, saveur peu sensible, odeur du tan.	Un peu rougie.	Précipité abondant, brun rougeâtre.	»	Léger louche.	Précipité bleu.	Précip. peu abondant.
	Q. Piton.........	Brun, saveur très-amère.	Rougie.	Grand trouble, et précipité.	Trouble.	Trouble et précipité.	Vert noirâtre et précipité.	Précipité.
	Q. caraïbe.... ...	Jaune orangé, odeur désagréable, saveur très-amère.	Id.	Trouble et précipité.	Id.	Précipité orangé rouge très-abondant.	Vert noirâtre et précipité.	»
	Q. bicolore.... ...	Amer, non aromatique, ni très-agréable.	Id.	Léger louche.	Précipité.	»	Vert noirâtre et précipité.	Précipité coloré.

(1) Le tannin et l'émétique sont les meilleurs réactifs, parce que les précipités qu'ils produisent sont dus à l'alcaloïde des quinquinas qui se précipite à l'état de tannate et de tartrate. Le précipité est d'autant plus abondant que le quinquina contient plus d'alcaloïde.

Ces essais, toutefois, ne peuvent servir que d'indication, attendu qu'il existe dans beaucoup de végétaux des matières susceptibles de précipiter le tannin. On doit avoir ensuite recours aux procédés proposés et modifiés par plusieurs chimistes pour reconnaître la teneur des quinquinas en alcaloïde.

La méthode indiquée par M. *Thiboumery* est la suivante :

On prend un kilogramme de quinquina réduit en poudre (1); on le traite par dix litres d'alcool à 33°, acidulé par 16 grammes d'acide sulfurique à 66°. On distille les liqueurs obtenues jusqu'à réduction de moitié (à 5 litres). On décante, on passe avec expression, et on fait un nouveau traitement avec des quantités semblables d'alcool et d'acide, c'est-à-dire 10 litres et 16 grammes. On répète les opérations, on réunit les liqueurs, on ajoute 60 grammes de chaux vive en poudre et 64 grammes de charbon animal, fin et de bonne qualité. On distille le tout, jusqu'à ce qu'il ne reste que 5 litres de liqueur dans la cucurbite de l'alambic, pour séparer l'alcool de la quinine qui reste dans le bain-marie. Cette quinine, dissoute avec un petit excès d'acide sulfurique étendu, traitée par 16 grammes de noir animal purifié, fournit une liqueur qui, filtrée, donne du sulfate de quinine blanc, dont la quantité représente la valeur commerciale du quinquina.

MM. *Henry* et *Plisson*, M. *Tilloy*, ont aussi indiqué des procédés pour essayer les quinquinas. Voici celui qui est dû à M. *Tilloy* (2) :

On prend 30 grammes d'un échantillon moyen de quinquina réduit en poudre grossière; on les traite par 375 gr. d'alcool à 30° à une température de 40 à 50°. La chaleur est soutenue pendant une demi-heure ; on retire l'alcool, on la remplace par du nouveau, et on répète l'opération à chaud. On réunit les liqueurs, et on y verse de l'acétate ou du sous-acétate de plomb en quantité suffisante pour précipiter l'a-

(1) On conçoit qu'on peut fractionner cette quantité.

(2) M. *Tilloy* avait reçu de l'un de nos ports 250 kilog. de quinquina calisaya de belle apparence, dont l'amertume était bien prononcée. Ce quinquina ne lui avait pas fourni de quinine.

cide quinique et la matière colorante. On laisse en repos, puis on filtre. On ajoute alors au liquide quelques gouttes d'acide sulfurique, pour séparer le plomb de l'acétate qui pourrait être en excès; on filtre et on distille. On trouve dans le résidu de la distillation : 1° de l'acétate ou du sulfate de quinine, selon la quantité d'acide sulfurique ajoutée ; 2° une matière grasse qui adhère au vase. On décante, et on verse dans la liqueur décantée de l'ammoniaque qui précipite la quinine. Il ne faut pas en ajouter un excès qui redissoudrait une portion de la quinine ; on pourrait, dans ce cas, chasser ou saturer cet excès d'alcali.

La quinine est recueillie, lavée à l'eau tiède et traitée par l'eau aiguisée d'acide sulfurique et par un peu de noir animal; elle fournit alors du sulfate de quinine très-blanc. M. *Tilloy* dit avoir obtenu en 6 heures 0gr.,45 de sulfate de quinine, de 31 grammes de calisaya, et cependant on doit tenir compte des pertes occasionnées par le filtre et de la portion de quinine qui reste dans l'eau mère.

MM. *Henry* et *Plisson* ajoutent à une dissolution aqueuse et acide de quinquina une infusion de noix de galle ; le précipité bien lavé est dissous dans l'alcool, puis on précipite la solution par l'hydrate ou l'acétate de plomb. Le liquide décoloré est formé de quinate de plomb, de quinate de chaux, de quinine, de cinchonine, et d'une petite quantité de matière jaune qui a échappé à la décoloration. On sépare le plomb de ce liquide à l'aide de quelques gouttes d'acide sulfurique, ou d'un courant d'acide sulfhydrique, puis on filtre. On précipite ensuite l'alcaloïde par une petite quantité de chaux en bouillie claire ; la quinine précipitée et recueillie est ensuite transformée très-facilement en sulfate ; elle fournit des cristaux très-brillants et très-soyeux.

En définitive, tous ces procédés d'essai reposent sur l'extraction de la quinine brute que l'on convertit ensuite, au moyen de l'eau acidulée par l'acide sulfurique, en sulfate qui est dosé après une première cristallisation et décoloration préalable par le noir animal.

On a varié la nature du corps destiné à précipiter l'extrait de quinquina, sans, du reste, changer le principe de ce genre d'essais, au lieu des acétates de plomb, M. *Liebig* a conseillé le carbonate de soude en excès (1) ; le précipité obtenu est épuisé par l'alcool à 36° ; la liqueur alcoolique, décolorée par le noir animal, est concentrée à l'aide de la chaleur, et mise à cristalliser, pour séparer la cinchonine ; ensuite on y ajoute de l'eau et on chasse tout l'alcool par distillation.

Tous ces procédés laissent encore à désirer.

Dans ces derniers temps, M. *Rabourdin* a proposé un moyen de doser les alcaloïdes des quinquinas en utilisant la propriété du chloroforme de dissoudre ces corps au sein d'un liquide aqueux. On prend, par exemple, 20 gr. de quinquina jaune ou rouge (2), pulvérisé et tamisé ; on les humecte avec une certaine quantité d'eau acidulée par l'acide chlorhydrique (20 gr. d'acide pour 1 kilog. d'eau), et on les tasse dans une petite allonge. Une feuille de papier à filtrer est placée à la partie supérieure, et l'on verse de l'eau acidulée pour lessiver la poudre ; l'écoulement des liqueurs est arrêté quand elles passent incolores et insipides (3) ; on ajoute à la liqueur passée 5 à 6 gr. de potasse caustique et 10 à 15 gr. de chloroforme, on agite pendant quelques instants et l'on abandonne au repos. Il se fait un dépôt blanchâtre, très-dense, composé de quinine, de cinchonine et de chloroforme ; il surnage un liquide rouge, transparent, qui est décanté ; la solution chloroformique est lavée, recueillie dans une petite capsule ; et par l'évaporation spontanée du chloroforme, les alcoloïdes restent à l'état de pureté ; ils sont recueillis, séchés et pesés.

R.

RAISIN D'OURS. — V. BUSSEROLE.

RATANHIA.

La racine de ratanhia est fournie par le *krameria triandra* (polygalées). Elle est formée d'un corps de racine quelquefois très-gros et de radicules longues et nombreuses, d'une gros-

(1) M. *Calvert*, dont le procédé ressemble à celui de M. *Liebig*, achève la saturation par la soude caustique, jusqu'à ce que le liquide soit légèrement alcalin au papier de tournesol.

(2) La dose est élevée à 40 gr. pour les quinquinas gris.

(3) Lorsque la poudre de quinquina est uniformément et convenablement tassée, elle est épuisée quand on a recueilli 150 à 250 gr. de liquide.

seur variant de celle d'une plume à celle du doigt. Elle est recouverte d'une écorce rouge brunâtre, un peu fibreuse, très-astringente. Le cœur de cette racine est ligneux, dur, d'un jaune rougeâtre pâle.

La racine de ratanhia nous arrive ordinairement du Pérou, des Antilles.

Il résulte des expériences de MM. *Vogel*, *Gmelin*, *Peschier* et *Trommsdorf*, que la racine de ratanhia est composée de : *tannin*, *extractif*, *apothème insoluble*, *gomme*, *fécule* (en très-faible proportion), *matière muqueuse*, *quelques sels*, *un acide* mal déterminé.

Les racines du commerce sont fort inégales, et contiennent des proportions très-variables de matière astringente.

Usages. — La racine de ratanhia est employée, en médecine, comme astringente et tonique, sous forme de poudre, de tisane, d'extrait, de sirop, de teinture.

Falsifications. — D'après M. *Martiny*, de Darmstadt, on a mélangé au véritable ratanhia une forte proportion d'une racine qui n'appartient pas au genre *krameria*. Cette racine était dure, en morceaux dont les plus longs ne dépassaient pas $0^m,108$ à $0^m,135$, d'une grosseur variable de $0^m,002$ à $0^m,030$. L'épiderme était d'un rouge brun jaunâtre; l'écorce avait jusqu'à $0^m,004$ d'épaisseur : elle est tantôt lisse, tantôt inégale; elle a peu de lignes longitudinales, mais elle est en partie crevassée circulairement par la dessiccation.

Dans beaucoup de racines, l'écorce se détachait facilement de la partie ligneuse; dans d'autres, au contraire, elle y était fortement adhérente. La surface intérieure était d'un rouge brun grisâtre, couverte d'une infinité de rides longitudinales très-fines et ondulées. La cassure de cette écorce était lisse; sa saveur était astringente et nullement amère. Le cœur de ces racines était moins dur que celui du ratanhia. La couleur était d'un jaune brunâtre ressemblant à celle du bois de chêne.

RECOUPETTES. — V. Son.

RÉGLISSE (racine de).

La racine de réglisse (*glycyrrhiza glabra* — légumineuses) est cylindrique, longue, rampante, jaune, rayonnée dans l'intérieur par de petits vaisseaux nombreux et serrés, remplis d'un suc à saveur très-sucrée. Elle est un peu coriace, d'une couleur gris brun à l'extérieur et d'un beau jaune à l'intérieur.

La réglisse est cultivée en France et dans le Midi de l'Europe. On connaît, dans le commerce, 4 sortes de réglisse :

1° *La réglisse de Bayonne*, en racines très-longues, ordinairement assez grosses, grises en-dessus et d'un beau jaune à l'intérieur ;

2° *La réglisse de Catalogne*, qui diffère peu de la précédente; elle est mélangée de petites racines, de menus;

3° *La réglisse d'Alicante*, qui se distingue en deux sortes, la grise et la brune; elle est ordinairement moins grosse que les autres sortes;

4° *La réglisse de France*, qui est vendue sous deux formes : verte et sèche. Elle est en racines longues, unies, repliées sur elles-mêmes, d'un brun clair en dessus, d'un beau jaune à l'intérieur; elle a un goût agréable, mais moins prononcé que celui des réglisses d'Espagne.

D'après *Robiquet*, la racine de réglisse est composée de : *glycyrrhizine* ou *sucre de réglisse*, *fécule*, *asparagine*, *huile résineuse*, *albumine*, *sels*.

Usages. — La racine de réglisse s'emploie, en médecine, sous forme de poudre, d'extrait, de pâte et de suc. Elle sert le plus souvent comme moyen d'édulcorer les tisanes.

Falsifications. — La racine de réglisse est quelquefois mélangée ou remplacée par le *glycyrrhiza echinata*, racine connue sous le nom de *réglisse de Russie*, dont l'écorce rude a été enlevée avant de la livrer au commerce. Cette racine est très-sucrée ; mais elle n'a pas l'odeur particulière de la réglisse, et ses morceaux sont beaucoup plus gros, quoique moins pesants que ceux de la racine de réglisse vraie et de bonne qualité.

La poudre de réglisse est plus souvent l'objet de falsifications auxquelles sa forme même permet un succès plus assuré.

M. *Peltier*, de Doué, en a trouvé, dans le commerce, qui contenait de 12 à 50 % de *poudre de gayac*. Pour découvrir cette fraude, on la traite comparativement avec de la réglisse pure, en poudre, par l'alcool froid à 34° et par déplacement.

Le liquide alcoolique que l'on obtient bleuit ou verdit au contact du chlore et des hypochlorites ; lorsque la poudre de réglisse est pure, la liqueur alcoolique conserve, au contraire, une belle couleur jaune.

M. *Wichmann*, pharmacien à Hildesheim, a trouvé dans le commerce de la poudre de réglisse venant de Hollande sous le nom de *flores liquiritiæ*, et qui était falsifiée avec le *stil de grain* (1).

Le stil de grain (2) étant composé de carbonate de chaux, d'alumine et de la matière colorante de la graine d'Avignon, on pourrait reconnaître sa présence dans la poudre de réglisse en calcinant et incinérant cette dernière ; on aurait un résidu terreux (composé de chaux et d'alumine) que ne laisse jamais la poudre de réglisse pure.

Si le stil de grain est en quantité notable, on reconnaît sa présence aux caractères suivants : 1° le poids spécifique du mélange est plus grand que celui de la poudre de réglisse pure ; 2° en l'humidifiant avec l'haleine, il acquiert une odeur argileuse ; 3° par le lavage, on sépare seulement la partie la plus grossière du stil de grain, la partie la plus tenue reste avec la poudre de réglisse ; 4° l'acide chlorhydrique donne lieu à une effervescence, et contient en dissolution la chaux et l'alumine, qu'on sépare facilement au moyen de l'oxalate d'ammoniaque, puis de l'ammoniaque.

RÉGLISSE (SUC DE).

Le suc de réglisse, qui devrait porter le nom d'*extrait de réglisse*, est préparé avec la décoction de la racine, concentrée convenablement. On en trouve aussi qui est obtenu avec l'extrait de réglisse, de la gomme arabique, du sucre et une quantité suffisante d'eau, et aromatisé avec de la poudre d'iris

(1) M. *Wichmann* a trouvé 10 à 30 % de cette substance étrangère dans des échantillons de poudre de réglisse provenant de cinq maisons de droguerie différentes.

(2) C'est la poudre de réglisse de première qualité que l'on fraude par le stil de grain. En effet, cette dernière substance vaut 0 fr. 55 c. les 500 gr, tandis que la poudre de réglisse vaut, selon sa ténuité, 1 fr. 75, 1 fr. 25, 0 fr. 60, et 0 fr. 45 la poudre la plus grossière.

ou avec de l'essence d'anis. Ces deux préparations diffèrent par la forme. La première est ordinairement en billes ou bâtons de 0m,054 à 0m,17 de long, de 0m,027 d'épaisseur, et du poids de 60 à 125 grammes, un peu aplaties et arrondies aux deux extrémités. Ce suc est solide, d'un beau noir brillant, bien sec, cassant comme du verre, ne s'attachant pas aux doigts; sa saveur est douce, agréable, très-peu âcre. La seconde préparation est en grains, en petits bâtons cylindriques, quelquefois coulés en spirale.

Si le suc de réglisse n'a pas été préparé avec soin et si on l'a trop chauffé, il a un goût de brûlé. Si la pâte est de mauvaise qualité, elle est mollasse, rougeâtre, d'une cassure graveleuse.

Altérations et falsifications. — Le suc de réglisse est souvent allongé de *fécule* ou de *farine.* Il est alors d'un noir grisâtre, assez mou, à cassure terne et grumeleuse. Traité par l'eau froide, il laisse un dépôt pulvérulent qu'on peut laver, sécher peser, et essayer par l'eau iodée (V. *Extrait de réglisse*, t. , p. 304).

Quelquefois le suc de réglisse est mêlé de *débris minéraux* et *végétaux*, de *paille*, de *sable*, qu'on peut en séparer par l'eau.

Ebermayer dit que le suc de réglisse est quelquefois allongé de *suc de pruneaux* qui a été évaporé ; selon lui, le suc ainsi altéré est humide et visqueux.

Nous avons eu à examiner à Paris une certaine quantité de ce suc qui avait été allongé avec le suc retiré de *plantes fourragères*, et épaissi à l'aide de la chaleur. Ce suc de réglisse avait un goût particulier qui rappelait l'extrait de foin et de luzerne (1).

Le suc de réglisse est souvent altéré par des parcelles de *cuivre* qui proviennent des bassines dans lesquelles il a été préparé. Quelquefois ces parcelles sont visibles ; parfois elles se trouvent si bien mêlées à l'extrait qu'on ne les aperçoit

(1) Ce suc de réglisse avait été vendu à un négociant par un individu qui ne voulut pas s'exposer à un procès, et qui reprit de suite la marchandise livrée lorsqu'on lui eut dit qu'on la regardait comme étant mêlée à des substances étrangères au suc de réglisse.

qu'en faisant fondre le suc et en en faisant usage comme adoucissant et expectorant.

Nous avons souvent trouvé du suc de réglisse ainsi altéré *Schaub* a retiré 0gr.,15 de cuivre de 1 kilog. de suc, et *Dassel* 4 gr, 60 de deux kilogram.

On conçoit que le pharmacien ne doit pas livrer au public du suc de réglisse contenant du cuivre ; quoique ce mélange ne soit pas dangereux, on l'accuserait, avec juste raison, de négligence.

On constate que le suc de réglisse contient du cuivre soit par la dissolution dans l'eau, soit en le brûlant et traitant les cendres par l'ammoniaque. Le premier de ces deux moyens est le plus simple et le meilleur.

RÉSINES.

Les résines proprement dites, que les fraudeurs emploient fréquemment pour adultérer un grand nombre de produits, sont très-communément répandues dans les végétaux. Elles sont solides, sèches, rudes au toucher ; leur saveur est variable, et elle est souvent due à des matières étrangères. Elles sont très-inflammables, fondent facilement, et donnent un liquide visqueux, rude au toucher, caractère qui les fait aisément distinguer des corps gras. Elles sont insolubles dans l'eau, solubles à chaud dans l'alcool : la solution alcoolique mélangée avec l'eau devient laiteuse, et laisse déposer la résine sous forme de poudre. La plupart des résines sont solubles dans l'éther, dans les huiles fixes ou volatiles.

Les résines, comme nous allons l'indiquer, sont sujettes à de nombreuses sophistications tantôt par de la *terre*, du *sable*, comme cela a lieu pour le brai sec, tantôt par *d'autres résines de qualité et de prix inférieurs.*

RÉSINE COPAL.

Cette résine s'écoule spontanément du *voteria indica* (diptérocarpées). Elle se trouve tantôt sous forme de morceaux volumineux, incolores ou légèrement jaunâtres, non transparents à l'extérieur, et limpides à l'intérieur ; tantôt elle est jaune brunâtre, et renferme, dans son intérieur, des insectes et plus rarement des débris de végétaux. Sa densité varie de 1,139 à 1,145. Elle est très-dure, à cassure conchoïde, presque inodore et insipide. Exposée à l'action de la chaleur, elle se ramollit et devient élastique sans pouvoir s'étirer en fils. A une température plus élevée, elle fond; mais elle s'altère en même temps, et répand en bouillant des vapeurs d'une odeur aromatique, analogue à celle du bois d'aloès.

Le copal renferme : *résine soluble dans l'alcool à* 0,67, *résine soluble dans l'alcool anhydre*, *résine soluble dans une dissolution de potasse caustique*, *résine soluble dans l'ammoniaque*, *résine soluble dans l'éther*, et *huile essentielle.*

Usages.—La résine copal sert à la préparation des vernis. On l'a quelquefois employée en médecine, dans quelques préparations et en fumigations contre les maladies des poumons.

Falsifications. — La résine copal est souvent remplacée par du *faux copal* dit *copal tendre.* Ce dernier est généralement sous forme de larmes globuleuses, transparentes, presque incolores, un peu odorantes, friables, se laissant facilement rayer par la pointe d'un couteau.

Soumis à l'action de la chaleur, il devient élastique, mou, et se laisse tirer en fils aussi déliés que la soie. Il se dissout en partie dans l'alcool; la portion insoluble prend la consistance et l'aspect du gluten. Il se dissout presque complétement dans l'éther.

Suivant M. *Pédroni* fils, on vend sous le nom de copal tendre de la *résine de Courbaril*, en morceaux irréguliers, un peu louches, à odeur résineuse, ne se dissolvant qu'en partie dans l'alcool.

RÉSINE ÉLÉMI.

Cette résine s'extrait de l'*amyris elemifera*, et nous arrive du Mexique et de l'Amérique méridionale. Elle est jaunâtre, demi transparente, molle, odoriférante; sa densité est 1,08. Son odeur est forte, agréable, analogue à celle du fenouil, et due à une *huile volatile* que l'on peut obtenir par la distillation, et qui entre dans la proportion de 127,5 dans la composition de la résine; en outre, celle-ci renferme, d'après M. *Bonastre*, 60 parties d'une résine soluble dans l'alcool, 24 parties d'une résine soluble dans l'alcool bouillant, et qui se dépose sous forme cristalline par le refroidissement, et enfin une *matière extractive amère.*

Usages. — La résine élémi est employée dans quelques préparations des arts; mais particulièrement, dans l'usage médical, pour préparer les onguents d'Arcéus, de storax; le baume de Fioraventi, etc.

Falsifications. — On a fabriqué de toutes pièces la résine élémi avec du *galipot* et une petite quantité d'*huile d'aspic*. Si on plonge une tige de fer rougie au feu dans ce mélange, ou qu'on en projette quelques fragments sur des charbons incandescents, il se dégage une odeur de térébenthine facile à reconnaître.

On a substitué aussi à la résine élémi : 1° Le *brai blanc de Manille*, résine qui nous arrive de cette île et de la Chine. Elle est molle, facilement fusible, d'une couleur blanc jaunâtre ou tachée de parties noires. Elle a une odeur forte et pénétrante de graine de fenouil, une saveur amère et aromatique.

Elle se distingue de la véritable résine élémi, en ce qu'elle se dissout à moitié dans l'alcool chaud à 0,86 et laisse un résidu blanc, léger, spongieux, cristallisable, soluble dans l'éther. Le liquide alcoolique laisse déposer, par le refroidissement, une résine cristallisée en paillettes blanches, noires, brillantes, composée de :

Huile volatile		22
Résine insoluble dans l'alcool		43
Résines solubles	Cristallisable	21
	Incristallisable	12
Matières étrangères et perte		2
		100

2° La résine du *Pinus australis*, dite *fausse élémi*, qui est entièrement soluble dans l'alcool froid, ce qui n'a pas lieu pour la résine élémi.

3° La *gomme-résine d'olivier*, qui est bien différente : son aspect seul peut déceler la fraude.

RÉSINE DE GAYAC.

On extrait cette résine du *guayacum officinale*. Elle se présente sous forme de masses volumineuses, irrégulières, dures, demi-transparentes, friables, dont l'extérieur est d'un vert brunâtre, et dont la cassure est brillante. Sa densité varie de 1,205 à 1,228. Sa saveur est d'abord douceâtre, puis devient amère, et produit dans le gosier un sentiment de chaleur brûlante. Son odeur est faible et agréable; projetée sur des charbons ardents, elle répand des vapeurs aromatiques.

Exposée à l'air sous forme de poudre fine, elle absorbe de l'oxygène et devient verte. Lorsqu'on expose un papier enduit de teinture de gayac aux rayons violets du spectre, il devient vert.

L'alcool dissout les $^{9}/_{10}$ de la résine de gayac. La dissolution est brune; l'eau la précipite. L'éther dissout moins de résine que l'alcool. L'essence de térébenthine la dissout mieux à chaud qu'à froid; elle ne se dissout pas dans les huiles grasses.

La résine pure, obtenue par l'intermède de l'alcool, est d'une couleur brun foncé et presque opaque; elle donne avec l'ammoniaque une solution trouble de couleur jaunâtre. La résine naturelle n'est qu'incomplétement soluble dans l'ammoniaque.

Usages. — La résine de gayac est employée en médecine sous forme de poudre, de pilules, de potion.

Falsifications. — La résine de gayac a été falsifiée avec la *colophane*. Si on en met une partie en contact avec l'ammoniaque, cet alcali dissout le gayac et non la colophane. Ou bien, on fait une teinture de la résine, on filtre, et on ajoute au liquide environ autant d'eau distillée que d'alcool employé; on verse dans ce mélange une solution de potasse caustique en quantité suffisante pour l'éclaircir. Lorsque, après l'addition d'un excès d'alcali, le liquide reste clair, on peut être assuré de la pureté de la résine; mais s'il se forme un résinate insoluble, c'est une preuve de la présence de la colophane.

En projetant sur des charbons ardents une partie de la matière suspectée, on sent une odeur de térébenthine si la résine de gayac contient de la colophane.

En visitant les pharmacies du Palatinat, M. *Walz* a trouvé de la résine de gayac falsifiée par la *matière résineuse* provenant de la préparation de l'acide benzoïque par sublimation.

Ce produit artificiel se présentait en morceaux de la grosseur du poing et d'un brun rougeâtre foncé. Ils étaient peu brillants, légèrement translucides sur les bords. Leur cassure était brillante et presque unie. Les fragments détachés étaient d'un brun plus clair, transparents et friables ; la poudre avait une couleur brun rougeâtre qui n'éprouvait que peu de changement par le contact de l'air et même par l'action des rayons solaires, et ne devenait nullement verte.

Cette résine falsifiée contenait de l'acide benzoïque et avait une forte odeur de benjoin, surtout si on en exposait une petite quantité sur une plaque de fer rougie. Traitée par l'ammoniaque liquide, elle laissa un résidu insoluble qui avait tous les caractères du résidu résineux provenant de la préparation de l'acide benzoïque ; il n'y eut que 16 % de résine de gayac pure, entraînée en dissolution.

RÉSINE DE JALAP.

Cette résine s'extrait de la racine de *jalap* (*convolvulus jalappa*). Elle est compacte, d'une couleur jaune grisâtre terne, ou d'un brun rougeâtre (1), friable et fragile comme l'aloès ; d'une odeur faible et caractéristique, qui se fait surtout sentir lorsqu'on l'échauffe ou qu'on la frotte. Elle a une saveur âcre, amère, nauséabonde, et fournit une poudre d'un jaune clair. Insufflée dans l'œil, elle cause une cuisson douloureuse. Elle est très-soluble dans l'alcool, moins soluble dans l'éther. Elle se dissout très-bien dans l'acide et l'éther acétiques. Elle se dissout à froid dans l'acide nitrique à 32° Bé, sans dégagement de gaz.

Elle est composée de deux principes résineux qui diffèrent par leur solubilité dans l'éther.

Usages. — La résine de jalap est un purgatif énergique à la dose de 0, 30 à 0, 60gr., en produisant une vive action sur les intestins. On l'emploie sous forme de pilules (2).

(1) Il ne faudrait pas considérer comme impure la résine de jalap qui ne présenterait pas ces caractères, puisque celle qu'on trouve généralement dans les pharmacies, quoique très-pure, est d'un brun noirâtre et souvent d'une consistance d'extrait moitié dur.

(2) La résine de jalap est un de ces médicaments énergiques que le pharmacien devrait toujours préparer lui-même.

Falsifications. — La résine de jalap du commerce est rarement pure : on la fraude le plus ordinairement avec la *colophane*, la *poix*, *la résine d'agaric*, et surtout avec la *résine de gayac.*

Plusieurs procédés ont été successivement indiqués pour reconnaître l'adultération (déjà ancienne) par la résine de gayac.

D'abord, lorsqu'on l'expose à la flamme, elle dégage une odeur aromatique propre à la résine de gayac.

La solution aqueuse faite avec de la résine de jalap pure et de la gomme arabique est jaune ; au bout de quelques minutes, elle prend une teinte bleuâtre lorsque le jalap est falsifié avec la résine de gayac.

On a proposé l'acide nitreux et l'éther; mais, comme l'a fait observer M. *Gobley*, ces réactifs n'accusent la fraude que dans une certaine limite. Ainsi l'acide nitreux ne décèle la présence de la résine de gayac que lorsque la résine de jalap en renferme au moins 2 %. Quant à l'éther, il dissout bien la résine de gayac, mais il dissout aussi 30 % de la résine de jalap, obtenue en précipitant sa teinture alcoolique par l'eau, tandis qu'il ne dissout pas sensiblement celle qu'on obtient par le procédé de *Planche* (extraction par l'alcool à 0,60); dans ce dernier cas, l'éther est un très-bon agent pour constater la pureté de la résine de jalap, en ce qu'il permet d'isoler les plus minimes quantités de résine de gayac.

La colophane et la résine d'agaric peuvent être également décelées dans le jalap, par le même moyen.

Le procédé par l'acide nitreux consiste à dissoudre une petite quantité de la résine soupçonnée dans de l'alcool, à imbiber de cette liqueur une feuille de papier blanc qu'on expose ensuite à l'action du gaz nitreux (1). Si l'alcoolé de résine de jalap contient de la résine de gayac, le papier prend une coloration bleue ; dans le cas contraire, il ne change pas de couleur.

(1) Ce gaz nitreux se produit très-facilement en versant quelques gouttes d'acide nitrique sur de la limaille de fer ou de cuivre placée dans un verre à expérience.

M. *de Malte* a proposé l'emploi de l'iode, de l'acide nitrique, de l'acide sulfurique, de l'ammoniaque liquide.

1 p. de résine de jalap mêlée par trituration avec $^1/_6$ de son poids d'iode, puis additionnée de quelques gouttes d'alcool, se colore en bleu si elle renferme de la résine de gayac.

La même résine ainsi falsifiée, triturée dans un mortier de porcelaine avec quelques gouttes d'acide nitrique, développe une couleur vert bleuâtre qui passe rapidement au jaune; on n'observe pas de coloration semblable avec la résine de jalap pure. Ce procédé promet de reconnaître l'existence de $^1/_{40}$ de résine de gayac.

L'acide sulfurique, versé sur 1 p. de jalap pulvérisé contenant du gayac, le colore en rouge cramoisi et dégage en même temps une odeur propre à cette dernière résine; en ajoutant de l'eau à ce mélange, la couleur rouge disparaît et il se forme un précipité d'un noir bleuâtre. La résine de jalap pure donne, dans les mêmes circonstances, une coloration jaune pâle qui disparaît par une addition d'eau pure. L'acide sulfurique peut déceler $^1/_{30}$ de résine de gayac, et même $^1/_{60}$, suivant M. *Henrard.*

La résine de jalap est insoluble dans l'ammoniaque, tandis que celle de gayac s'y dissout et communique à l'alcali une couleur verdâtre. Cette différence de propriétés fournit un moyen de reconnaître le gayac dans le jalap.

M. *Peltier*, de Doué, a indiqué l'emploi d'une solution de chlore, qui, ajoutée à une teinture alcoolique de jalap mêlé de gayac, y produit une coloration bleue; le chlorure de calcium donne lieu à une couleur d'un beau vert pâle.

M. de *Smedt* aîné préfère les hypochlorites de potasse et de soude, qui offrent assez de sensibilité pour signaler $^1/_{320}$ de résine de gayac dans le jalap; la coloration est d'un vert foncé, au lieu d'être bleue comme avec le chlore pur.

M. *Giovanni Righini*, d'Ologgio, propose de triturer la résine suspecte avec une quantité suffisante de sirop de rhubarbe et de délayer le mélange dans de l'eau. Si la résine est pure, elle se présente dans un état de parfaite division; ce que l'on n'observe pas quand elle contient des corps étrangers.

Enfin, M. Ch. *Pasquier-Nalinne*, pharmacien à Fleurus, a

proposé l'emploi du bichlorure de mercure (1) et du savon amygdalin pour caractériser la résine de gayac mêlée, même en quantité très-minime, de résine de jalap.

Si l'on met en contact avec la résine suspecte un mélange de bichlorure de mercure et de savon amygdalin, une coloration bleue très-intense se manifestera par la présence de la plus petite quantité de résine de gayac.

RÉSINE MASTIC.

Cette résine est fournie par le *pistacia lentiscus* (Térébinthacées), arbre qui croît en Italie, en Espagne, en Provence, mais principalement dans l'île de Chio.

On distingue deux sortes de mastic : le *mastic en larmes* et le *mastic commun*. Le premier (2) est en petites gouttes ou larmes jaunâtres, demi-translucides, dures, friables, ordinairement arrondies, souvent irrégulières et quelquefois aplaties, recouvertes d'une poussière légère occasionnée par le frottement continuel des morceaux. La cassure de cette résine est vitreuse ; son odeur agréable ; sa saveur aromatique, un peu amère ; elle se ramollit sous la dent.

La deuxième sorte contient beaucoup de morceaux irréguliers, de menus, de morceaux adhérents à des fragments d'écorce ou mêlés de sable et de terre.

Projeté sur des charbons ardents, le mastic répand une odeur assez forte. Sa densité est de 1,074.

Le mastic renferme : *masticine* (résine blanche, molle, visqueuse), une *résine soluble dans l'alcool*, une *résine insoluble dans l'alcool*.

Usages. — Cette résine est employée comme masticatoire, en Orient, pour parfumer l'haleine ; de là le nom qu'elle porte. On s'en sert pour faire des fumigations excitantes, dans le traitement des rhumatismes ; à l'intérieur, on s'en est servi comme stomachique ou dans le traitement des catarrhes

(1) Le précipité rouge, le protochlorure de mercure, n'exercent aucune action sur la résine de gayac.

(2) Le mastic en larmes est la seule sorte que les pharmaciens doivent employer.

chroniques. Elle entre dans la composition de plusieurs onguents, emplâtres, poudres fumigatoires, et mastics pour les dents. Elle fait partie de quelques vernis.

Falsifications. — On a quelquefois vendu de la *sandaraque* sous le nom de mastic. La sandaraque est en larmes d'un jaune pâle, plus allongées que celles du mastic, recouvertes d'une poussière très-fine à cassure vitreuse; elle se réduit en poudre sous la dent au lieu de s'y ramollir; elle est insoluble dans l'essence de térébenthine, très-peu soluble dans l'éther, tandis que le mastic se dissout très-bien dans les deux véhicules. M. X. *Landerer*, pharmacien à Athènes, a signalé de la résine mastic, falsifiée par 16 °/₀ environ de *sel marin*, en grains difficiles à distinguer, à première vue, de ceux du mastic. Mais, par un traitement aqueux du mastic, on dissoudrait le sel marin, que l'on pourrait faire cristalliser ou recueillir à l'état de sulfate de soude après l'avoir traité préalablement par l'acide sulfurique. La solution aqueuse du mastic donnerait avec le nitrate d'argent un précipité blanc, caillebotté, soluble dans l'ammoniaque, insoluble dans l'acide nitrique.

RHUBARBE.

La rhubarbe est la racine du *rheum australe* (Polygonées) de la Tartarie. Elle est distinguée aussi sous trois noms : *rhubarbe palmée* (*rheum palmatum*), *rhubarbe ondulée* (*rheum undulatum*), *rhubarbe compacte* (*rheum compactum*).

Dans le commerce, on connaît quatre sortes principales de rhubarbe :

1° La *rhubarbe de Moscovie* ou *de Russie*, ainsi appelée parce qu'elle nous vient du commerce de ce pays avec les contrées qui la produisent. Elle est en morceaux irréguliers, convexes d'un côté, aplatis de l'autre, perforés de grands trous ; à cassure nette ; d'une couleur jaunâtre à l'extérieur, veinée de rouge jaune et de blanc à l'intérieur. Elle colore la salive en jaune safrané et croque sous la dent. Sa poudre est d'un beau jaune. C'est la sorte la plus estimée.

2° La *rhubarbe de Chine* ou *de l'Inde* se divise en rhubarbe *demi-mondée*, dépourvue de la partie la plus grossière de son écorce, et en rhubarbe *mondée* ou privée entièrement de son écorce ; elle a un extérieur lisse et uni, et se présente en morceaux réguliers.

La rhubarbe de Chine est en morceaux plus ou moins cylindriques, compactes ; elle est marquée d'entailles faites pour marquer les défectuosités de la racine ; elle est percée d'un trou dans lequel on aperçoit quelquefois la corde qui a servi à la suspendre lorsqu'on l'a fait sécher. Elle a un extérieur ridé, une odeur prononcée et une saveur plus amère que les autres sortes ; elle est d'un jaune sale extérieurement, d'une couleur rouge pâle et comme briquetée intérieurement. Elle croque sous la dent, colore la salive en jaune orange. Sa poudre est d'un moins beau jaune que celle de la rhubarbe de Moscovie. Elle est la plus recherchée après cette dernière.

3° La *rhubarbe de Perse*, qui nous arrive ordinairement par l'Angleterre, est mondée au vif. Elle se présente en morceaux plats, de grosseur variable, légers, et plus spongieux que les autres sortes de rhubarbes. Elle est d'un jaune pâle extérieurement, et rougeâtre mêlé de lignes blanches intérieurement. On n'y observe pas de trous.

4° La *rhubarbe de France* ou *rhubarbe indigène* (1) est en morceaux irréguliers, tantôt longs, tantôt plats. Elle a une cassure rouge et blanche ; elle est mucilagineuse, d'une couleur jaune à l'intérieur. C'est de toutes la moins recherchée.

D'après *Brandes*, la plus belle rhubarbe de Russie paraît contenir : *Gomme*, 31 ; *résine*, 10 ; *extrait*, *tannin* et *acide gallique*, 26 ; *phosphate de chaux*, 2 ; *malate de chaux*, 6,5 ; *fibre ligneuse*, 16,3 ; *eau*, 8,2.

(1) La culture de la rhubarbe a été tentée, à plusieurs reprises, en France. Dès 1765, *Vandermonde* avait envoyé au jardin du Roi la plante qui fournit cette racine. Divers cultivateurs se sont occupés de sa naturalisation. On la cultiva en grand à Grosbois, près Paris ; en Bretagne, en Dauphiné. Enfin, à Malabrie, commune de Chatenay (Seine), M. *Mendès-Dacosta* obtint de la rhubarbe que l'Académie de médecine jugea capable de remplacer la rhubarbe étrangère, en élevant sa dose de $^1/_4$ environ, de telle sorte que 2 gr. de rhubarbe de France équivalent à 1 gr. 50 de rhubarbe exotique. Mais la poudre de cette rhubarbe s'humidifie et se pelote. On cultive encore, en ce moment, à Vanvres (Seine), de la rhubarbe ; elle est livrée aux herboristes de Paris, qui la vendent en cachette.

Suivant l'analyse de M. *Hornemann*, elle a la composition suivante :

	Rhubarbe de Chine.	Rhubarbe venue par l'Angleterre.
Amer de rhubarbe (*rhabarbarin* de *Pfaff*, *caphopicrite*)	16,042	24,475
Matière colorante jaune	9,582	9,166
Extrait avec tannin	14,687	16,854
Apothème avec tannin	1,458	1,249
Matière extraite par la potasse	28,333	30,416
Acide oxalique (1)	1,042	0,833
Fibre	13,583	15,416
Humidité	3,333	3,125

En traitant les différentes rhubarbes par l'acide nitrique, M. *Garot* a obtenu une matière particulière qu'il a désignée sous le nom d'*érythrose* (du grec ἐρυθραίνω, rougir) : elle est jaune lorsqu'elle provient des rhubarbes indigènes, qui en fournissent 8 à 10 %, et de couleur orange pour les rhubarbes exotiques, qui en donnent 15 à 20 %. L'érythrose est presque entièrement soluble dans l'alcool et l'éther ; elle forme, avec les alcalis, des composés rouges ou amarantes (*érythrosates*) possédant une grande puissance colorante (2).

Usages. — La rhubarbe est surtout employée comme tonique et purgatif, en poudre, tablettes, extrait, sirop, vin, teinture.

(1) Dans la rhubarbe de Chine, l'oxalate de chaux forme, suivant *Henry*, le $^1/_3$ du poids de la racine. La rhubarbe de Moscovie en contient un peu moins, la rhubarbe de France tout au plus 10 %.

(2) L'érythrosate de potasse possède, suivant M. *Garot*, une puissance colorante six fois plus forte que la cochenille. L'érythrosate d'ammoniaque a une force colorante au moins quatre fois plus forte que celui de potasse. Ces composés seront susceptibles d'applications aux arts, à la pharmacie.

Les érythrosates de potasse ou d'ammoniaque, des différentes rhubarbes, doivent être classés dans l'ordre suivant, par rapport à leur force colorante : *rhubarbe de Moscovie, de Chine, indigène.*

La puissance colorante de l'érythrose des rhubarbes exotiques est au moins trois fois plus forte que celle de l'érythrose des rhubarbes indigènes : ce caractère pourrait permettre de reconnaître leur origine, si surtout on tient compte en même temps du produit en érythrose et de sa couleur.

Altérations. — On trouve assez souvent, dans le commerce, de la rhubarbe qui a été *mal desséchée* et qui est *noire* dans l'intérieur. Cette rhubarbe est d'une très-belle couleur jaune à l'extérieur, couleur que lui ont donnée les marchands, qui la roulent dans de la poudre de très-belle rhubarbe. On s'aperçoit de la fraude en coupant les morceaux.

Falsifications. — Les vers attaquent souvent la rhubarbe ; pour cacher cette altération, les marchands bouchent les trous avec une pâte de *poudre de rhubarbe*, de *gomme* et d'*eau*, ou simplement de l'*ocre jaune*, et en roulent les morceaux dans de la poudre de rhubarbe de belle qualité. Pour découvrir cette supercherie, on frotte la surface de la racine sur un drap qui enlève toute la poudre et laisse apercevoir les piqûres, ou bien on soumet la racine à un lavage.

Il faut aussi casser quelques morceaux pour s'assurer s'ils ne sont pas noirs à l'intérieur.

Souvent aussi on masque, avec du *curcuma*, les défauts extérieurs de la rhubarbe. On reconnaîtra cette fraude au moyen de l'acide borique, qui n'attaque point la couleur naturelle de la rhubarbe, tandis qu'il brunit, au contraire, le curcuma.

En 1846, on a cultivé, dans la banlieue de Paris, de la rhubarbe, qui était ensuite vendue comme rhubarbe exotique (1). Il paraît qu'une partie de cette rhubarbe était expédiée en province à des pharmaciens, et que l'autre partie, réduite en poudre, était mêlée à de la poudre de rhubarbe de Chine.

On mélange aussi la rhubarbe avec la *racine de rhapontic* (*rheum rhaponticum*), dont la couleur, l'odeur et la saveur sont analogues, quoique plus faibles. Le rhapontic est presque toujours en morceaux longs, minces, cylindriques, moins jaunes extérieurement et plus rouges à l'intérieur que la vraie rhubarbe.

Cette racine a des stries qui partent, sous forme de rayons, du centre à la circonférence. Son infusion est plus pâle ; sa saveur est plus âcre, plus astringente et moins amère ; enfin,

(1) Nous avons trouvé de la poudre de cette rhubarbe chez un herboriste qui la vendait comme exotique : elle était insipide et inodore.

lorsqu'on la mâche, elle est plus mucilagineuse, plus coriace, et ne croque pas sous la dent.

ROCOU.

Le rocou s'extrait des fruits du *bixa orellana* (Liliacées); il est connu aussi sous le nom de *ruka*, *uruka*, *ornotto*, *attala*, *terra orleana*, etc.

Cette matière se trouve, dans le commerce, en pâte molle, de consistance butyreuse, en gâteaux aplatis, allongés ou carrés, de 5 à 8 kil. environ, enveloppés de feuilles de balisier, de bananier ou de roseau. Le rocou a un toucher onctueux et non terreux, une saveur à peine sensible ; son odeur rappelle celle de l'urine en putréfaction.

Le rocou est soluble dans l'eau, plus à chaud qu'à froid : la dissolution est d'un rouge brunâtre. Il est soluble dans l'alcool et l'éther, dans les huiles essentielles, dans les liqueurs alcalines : la dissolution est jaune-orange ; les acides, l'alun, le sulfate de fer, y produisent un précipité orange. Traité par l'acide sulfurique, le rocou devient d'un bleu-indigo magnifique.

Le rocou renferme, d'après M. *John : matières colorantes et résineuses*, 28 ; *gluten végétal*, 26, 5 ; *ligneux*, 20 ; *matière colorante extractive*, 20 ; *matières semblables au gluten et extractif*, 4 ; *matière ligneuse et acide*, 1, 5.

Il nous vient, en grande partie, de l'Amérique espagnole, du Brésil et des Indes orientales.

Usages. — Le rocou est très-employé dans la teinture sur lin, laine, coton et surtout sur la soie : il sert à préparer quelques couleurs à l'eau et à l'huile ; à colorer les vernis, les huiles, le beurre, le fromage ; en pharmacie, on l'emploie pour colorer certains onguents et emplâtres.

Falsifications. — Le rocou (1) est souvent fraudé par l'*ocre rouge*, le *colcotar*, le *bol d'Arménie*, la *brique pilée*. Ces falsifications ont été constatées par M. *Girardin*, de Rouen, qui a indiqué en même temps les procédés pour les reconnaître.

(1) Le rocou vaut de 6 à 8 fr. le kilog.

On commence par calciner, après dessiccation, 5 grammes de rocou dans un creuset de platine ou de porcelaine, taré à l'avance. La matière se décompose, répand des vapeurs empyreumatiques très-fortes et fuligineuses; elle noircit, puis s'enflamme, au contact de l'air. La calcination une fois opérée complétement, on pèse le creuset refroidi; la différence de poids (déduction faite de la tare) donne celui des cendres.

Les bons rocous donnent de 8 à 13 °/₀ de cendres; tout rocou qui donnera plus de 13 °/₀ sera fraudé (1). Ces cendres sont grisâtres ou jaunâtres, lorsque la substance est pure; dans le cas contraire, elles ont une couleur rouge-brique.

On apprécie ensuite la richesse tinctoriale du rocou, au moyen d'une opération de teinture et de l'emploi du colorimètre de M. *Houtou-Labillardière.*

On monte deux bains avec le rocou type et le rocou à essayer, dans les proportions suivantes : rocou desséché, 5 grammes; sel de tartre (carbonate de potasse), 10 grammes; eau pure, 400 grammes. On porte ces bains à l'ébullition et on y plonge des écheveaux de coton bien blanchis, du poids de 12 grammes; on retire le feu, et on laisse tremper pendant une heure, en les lissant le plus souvent possible. Au bout de ce temps, les écheveaux sont relevés, tordus, lavés à grande eau et séchés à l'ombre.

On compare alors la hauteur des nuances; puis on passe les écheveaux dans l'eau légèrement acidulée par du vinaigre ou par du jus de citron, qui vire la nuance aurore à l'orangé, et on examine ces nouvelles nuances.

Comme moyen de contrôle, on a recours au colorimètre, (voy. art. *Garance*, t. I, p. 390). On fait des dissolutions alcooliques avec 0,5 gr. de rocou desséché à 100° et 50 grammes d'alcool. Après douze heures de contact, on décante la liqueur fortement colorée, et on la remplace par une égale quantité d'alcool, qu'on laisse en contact pendant le même temps. Il faut 350 grammes d'alcool pour épuiser un rocou. On compare alors les liqueurs alcooliques des rocous types et

(1) M. *Girardin* a examiné des rocous, qui ont donné de 22 à 40 °/₀ de cendres, accusant la présence de 9 à 27 °/₀ de matières terreuses étrangères.

à essayèr ; on ajoute de l'alcool à la plus colorée, jusqu'à ce que les deux tubes du colorimètre paraissent de la même nuance. En comparant les deux longueurs des colonnes liquides, les rocous seront entre eux comme ces longueurs. Si, par exemple, il faut ajouter à la liqueur type 30 p. d'alcool pour arriver à une égalité de nuance, le rapport 130 : 100 représentera la richesse tinctoriale du rocou essayé.

Selon M. *Girardin*, le rocou est fraudé par l'introduction d'une grande quantité de *feuilles de roseau* dans les barils qui le renferment. Les bons rocous ne doivent pas contenir plus de 6 % de feuilles.

S.

SABINE.

Parmi les médicaments employés en pharmacie, on compte la *sabine* (*juniperus sabina*), de la famille des Conifères. Les feuilles de sabine sont très-petites, squamiformes, rapprochées, imbriquées sur la tige, opposées, ovales, aiguës, ou épineuses; les chatons des fleurs sont portés sur de petits pédoncules recourbés et écailleux. Les fruits ont la forme de petits pois un peu ovoïdes; ils sont charnus, d'un bleu noirâtre, et contiennent un ou deux noyaux.

Les feuilles ont une odeur forte, aromatique, térébinthacée, une saveur âcre et amère. Elles doivent ces qualités à une huile volatile, très-abondante.

Usages.—La sabine est employée en médecine ; ses feuilles jouissent de propriétés stimulantes, énergiques ; leur action a lieu spécialement sur l'utérus, et elles favorisent le travail de la menstruation (1). On l'applique quelquefois sur les plaies, pour ronger des productions charnues, ou pour déterger les vieux ulcères; elle entre dans des conserves, des poudres, bols, pilules, cérats, emplâtres, pommades, savons; on l'emploie pour préparer des extraits, des infusions, décoctions, teintures, etc. (2).

(1) Données en poudre à une dose élevée, elles déterminent de très-graves accidents et peuvent occasionner un empoisonnement par inflammation de l'estomac.

(2) La sabine a été souvent employée dans des vues criminelles pour

Falsifications. — D'après *Ebermayer*, on a souvent substitué aux feuilles de sabine, les feuilles du *genévrier des Bermudes* (*juniperus Bermudiana*), ou celles du *genévrier de Virginie* (*juniperus Virginiana*); mais les différences qui existent dans ces feuilles, dont les rameaux sont couverts d'une écorce jaune, brunâtre, l'odeur différente de ces feuilles et de celles de sabine font facilement découvrir cette substitution.

SAFRAN.

Le *safran*, originaire de l'Asie, est formé par les stigmates de la fleur du *crocus sativus* (Iridées). Depuis longtemps cultivé en Espagne et en France, le safran a été analysé par *Bouillon-Lagrange*, qui y a trouvé : *extrait uni à une matière colorante*, 65; *huile volatile*, en quantité non déterminée; *cire végétale*, 0,50; *gomme*, 6,50; *albumine*, 0,50; *eau*, 10; *débris végétaux*, 10; *sels à base de potasse, de chaux et de magnésie* 2,50. Ce principe colorant, appelé *polychroïte* par *Bouillon-Lagrange* et *Vogel*, a été plus tard obtenu pur par *Henry* père. La poudre de safran est d'un rouge écarlate; elle colore la salive en jaune; elle est très-peu soluble dans l'eau froide, plus soluble dans l'eau chaude, l'alcool, les huiles fixes ou volatiles, moins soluble dans l'éther. L'acide sulfurique fait passer sa couleur au bleu, puis au lilas; l'acide citrique la colore en vert-pré; ces colorations disparaissent si l'on étend les dissolutions.

On divise le safran en trois espèces, dont voici les caractères principaux :

1° Le *safran du Gâtinais* est en filaments longs, larges et épais; son odeur est aromatique; sa saveur légèrement amère; sa couleur est d'un beau rouge. L'extrémité des filaments est jaune pâle assez ordinairement. Il est toujours un peu humide. C'est la sorte la plus estimée.

2° Le *safran du Comtat et d'Angoulême* a des filets maigres et allongés, d'un rouge sombre, mêlés de nombreux filets jaunâtres.

3° Le *safran d'Espagne* est peu différent de celui du Gâti-

produire l'avortement, et les femmes qui en ont fait usage ont été, dans divers cas, victimes de cette tentative.

nais; seulement il est plus sec, plus rouge, et contient moins de filets jaunes.

Usages. — On emploie le safran, soit comme médicament tonique, stomachique, excitant, soit comme parfum et comme couleur, dans la pharmacie, dans l'art du confiseur, dans la teinture, et dans les usages domestiques.

Altérations. — D'après M. *Delanoy*, il nous vient du Levant, sous le nom de *safran du Levant*, *de Macédoine*, *d'Égypte*, *de Perse*, du safran qui a été imbibé d'*huile*, pour en conserver, dit-on, la couleur. Ce safran souvent sent le rance.

Quelquefois le safran, ayant été *mouillé*, pour lui faire acquérir du poids, a subi une fermentation. Il répand alors une odeur particulière aigre; d'autresfois, il est placé dans des lieux humides, il absorbe de l'eau et fermente. Le safran doit donc être conservé dans des boîtes de bois sec, l'humidité empêchant de le garder pendant plusieurs années. Le pharmacien doit rejeter le safran *mal épluché*, où l'on trouve d'autres parties que les stigmates.

Falsifications. — Le safran subit diverses falsifications; on connaît le *safran mouillé*, le *safran huilé*, le *safran privé de matière colorante*, le *safran allongé de carthame* (ou *safran bâtard*), *le safran mêlé avec des pétales de souci*, *avec du sable*, *avec des fibres de chair musculaire coloriée et desséchée.*

Le safran mouillé est reconnaissable à ce qu'il tache les doigts et le papier, ce que ne fait pas le safran qui n'a pas subi ce mouillage. Le safran huilé *graisse* le papier dans lequel on l'enveloppe.

Le safran épuisé de matière colorante (1) a peu ou point d'odeur; sa couleur a perdu son intensité; elle est d'un rouge pâle, terne, uniforme dans toute sa masse; il teint à peine la salive en jaune. Mis en contact avec l'eau, il la colore faiblement; ces différences seront plus sensibles si l'on fait une expérience comparative avec du safran de bonne qualité.

Le safran mêlé de carthame peut être reconnu en l'examinant à la loupe, ou bien en le faisant macérer dans l'eau. Le sa-

(1) Lorsque nous exercions la pharmacie, un juif nous présenta du safran qu'il disait tenir d'un propriétaire du Gâtinais. Nous reconnûmes que ce n'était que du safran mélangé de safran épuisé; il fut démontré dès lors à ce marchand qu'il n'était qu'un fraudeur.

fran se présente sous forme d'un *stigmate trifide*, tandis que le carthame se présente sous forme *tubulée*. Les fleurs de carthame sont d'une couleur rouge orange; l'odeur et la saveur sont moins fortes que celles du safran.

Le safran mêlé de pétales de souci peut se reconnaître par les mêmes moyens; les pétales de souci se présentent sous forme de lames plates. On peut, par le triage, séparer du safran, soit le carthame, soit les pétales de souci. Voici, au reste, d'après MM. *Winckler* et *Gruner*, les caractères différentiels que présentent avec le nitrate d'argent et le chlorure de fer, le safran, le carthame et le souci, dont 10 grammes ont été mis en macération dans l'eau froide pendant 24 heures :

	PROPRIÉTÉS PHYSIQ. du macéré.	NITRATE D'ARGENT.	CHLORURE DE FER.
SAFRAN....	Parfaitement clair, d'un rouge foncé; odeur et saveur franches de safran.	Pas de changement sensible.	Coloration brun-rouge foncé.
CARTHAME..	Assez clair, couleur jaune brunâtre; odeur et saveur faiblement herbacées.	Précipité floconneux, brun, verdâtre; liqueur surnageante claire, jaune vineux.	Coloration noir brunâtre.
SOUCI......	Très-clair, couleur jaune-paille, presque inodore; saveur faiblement amère.	Précipité gris noir, volumineux; liqueur surnageante claire, jaune vineux pâle.	Précipité noir, floconneux, peu abondant; liqueur surnageante, brun noirâtre.

Le safran mêlé de sable est agité sur un tamis de crin à mailles larges, à travers lesquelles passe le sable, que l'on recueille sur une feuille de papier.

Le safran mêlé de fibres de chair musculaire se reconnaît par un examen attentif : lorsqu'on le chauffe, les fibres de chair musculaire *se contournent, se meuvent;* ce que ne font jamais les stigmates du safran.

Un de nos confrères nous a fait connaître, que l'on avait présenté du safran mêlé de carthame, qui était sali par de l'*huile*, et par du *sulfate de chaux ;* ce prétendu safran, traité par l'éther, puis par l'eau, laissait déposer le sulfate de chaux, qui pouvait être séparé, puis analysé (1).

(1) Ce safran était exploité par des Espagnols, qui en avaient vendu

M. *Vandenbroucke*, pharmacien à Bergues (Nord), qui nous a signalé cette fraude en 1845, reçut depuis, en 1846, de plusieurs maisons de drogueries du Nord : une partie de safran contenant de 10 à 12 °/₀ de fleurons teints de souci (*calendula officinalis*); une autre partie de safran renfermant 8 à 10 °/₀ de demi-fleurons, auxquels on avait donné une couleur rouge vineux, au moyen de la *matière colorante du bois de Fernambouc;* ils donnent la même teinte à l'ammoniaque, dans laquelle on les immerge, tandis que le safran communique à cet alcali une couleur jaune.

M. *Vandenbroucke* pensa que les maisons de drogueries qui le fournissent, jouissant, à juste titre, d'une réputation de bonne foi, avaient été trompées ; et comme elles avaient tiré leurs safrans du Gâtinais, on serait porté à croire que c'est dans le Gâtinais même que se fait la fraude.

Ebermayer dit qu'on a mêlé le safran avec des *fleurs de grenadier* coupées longitudinalement. Nous n'avons jamais observé cette adultération.

On a signalé dans le commerce, du safran falsifié par les *fleurs de chardon des teinturiers*. L'odeur de celles-ci est très-faible, et elles fournissent, par la macération dans l'eau ou dans l'alcool, une teinture très-foncée en couleur.

Le safran est quelquefois vendu à l'état de poudre : le pharmacien ne doit jamais acheter le safran sous cette forme.

Suivant *Ebermayer*, on aurait vendu pour poudre de safran, un mélange pulvérisé, formé de *jaune d'œufs cuits*, *de carthame*, *d'amandes* et *de safran*. On conçoit qu'une semblable poudre jetée dans l'eau ne se comporterait pas avec ce liquide comme la poudre de safran.

Suivant M. *Guibourt*, le safran peut être mêlé à du *plomb*. Il serait facile de constater cette falsification. En jetant une

100 kilog. lorsqu'ils furent arrêtés. L'analyse fit connaître que ce produit contenait sur 100 parties : safran 25, carthame 75, le tout fortement imprégné de 15 °/₀ d'une substance grasse et enduit de *sulfate de chaux*. Les fraudeurs furent acquittés. Le procureur du roi, à qui cette affaire avait été référée, déclara : « Qu'il n'y avait pas lieu à saisie, attendu « que les inculpés n'avaient pas vendu ce mélange dans la ville où ils « résidaient, » de sorte qu'ils ont pu, dès le lendemain, aller exercer leur coupable industrie dans la ville voisine.

certaine quantité de safran dans l'eau, le plomb, le sable et les matières analogues tombent au fond du liquide.

SAGAPÉNUM.

Le *sagapénum* est le suc gommo-résineux d'une ombellifère que *Willdenow* croit être le *ferula persica.* Celui qui nous est apporté des contrées orientales est en masses amorphes composées de fragments mous et adhérents, demi-transparents, rouge jaune extérieurement, brunissant à l'air. Nous avons souvent vu de ces masses parsemées de larmes brillantes. Le sagapénum a une consistance cireuse et cassante ; il est mêlé d'impuretés et de petits fruits plus ou moins brisés que l'on reconnaît pour des akènes d'ombellifères.

L'odeur du sagapénum a quelque chose d'alliacé, elle est plus marquée que celle du galbanum et moins sensible que celle de l'*assa fœtida.*

Le sagapénum s'amollit sous les doigts et devient tenace ; il brûle avec une flamme blanche en produisant beaucoup de fumée et laissant pour résidu un charbon léger et spongieux.

D'après *Brandes*, le sagapénum est formé de : *résine*, 50, 29 ; *huile volatile* 3, 73 ; *gomme* et *sels* 32, 70 ; *mucilage* (*bassorine*, Pelletier), 4,48 ; *corps étrangers*, 4,3 ; *eau*, 4,6 ; *nitrate*, *sulfate* et *phosphate de chaux.*

Usages.— Le sagapénum entre dans plusieurs préparations pharmaceutiques ; en médecine, il sert quelquefois comme fondant, emménagogue, etc.

Falsifications. — Cette gomme-résine est souvent falsifiée par d'autres de qualité inférieure : le sagapénum est alors en masse uniforme, c'est-à-dire que l'on remarque dans les masses ou pains l'absence des larmes caractéristiques du sagapénum. Cela tient à ce que cette substance a été mélangée avec des matières étrangères et que pour les y bien incorporer on a fait fondre le tout ensemble afin de lui donner une consistance homogène. Ainsi l'absence de ces larmes blanches dans le sagapénum peut indiquer le mélange de gommes-résines étrangères ; de plus, l'odeur et la saveur sont beaucoup plus faibles.

D'autres fois on compose, dans le commerce, une sorte de

sagapénum qui n'a que l'apparence du véritable. C'est un mélange d'*assa fœtida*, de *galbanum* et de *gommes-résines de mauvaise qualité*.

On peut s'assurer de cette fraude par la cassure des morceaux. Le véritable sagapénum est jaunâtre à l'intérieur, tandis que le mélange de matières gommo-résineuses qu'on lui substitue est brun foncé à l'intérieur. La saveur et l'odeur ont également des caractères totalement différents. Quelquefois, pour donner à ce mélange la couleur naturelle jaune intérieure du sagapénum, on mêle au composé une certaine quantité de *colophane*, qui est facilement reconnaissable : car, lorsque l'on projette quelques fragments de ce mélange sur des charbons ardents, l'odeur particulière de la colophane décèle la fraude ; l'odeur d'ail, au contraire, est une preuve de sa bonne qualité.

Le *bdellium* est quelquefois substitué au sagapénum, mais il est très-facile de le reconnaître : car le bdellium se réduit en poudre lorsqu'on le mâche, de plus, il ne colore pas la salive ; le sagapénum, au contraire, se dissout dans la salive et la colore en blanc. Lorsqu'on brûle du bdellium, il répand une odeur balsamique très-agréable, tandis que la principale odeur du sagapénum est celle de l'ail. Le bdellium est moins soluble dans l'eau que le sagapénum ; celui-ci, étant trituré dans l'eau, fournit une dissolution jaune bien différente de celle du bdellium.

SAGOU.

Le *sagou* est une fécule qui se présente sous la forme de grains arrondis ; elle est préparée aux îles Moluques avec la moelle d'une espèce de palmier nommé par Rumph, *sagus farinaria*.

Il est sous la forme de grains arrondis plus ou moins gros, plus ou moins réguliers ; ils sont blanchâtres, roses ou brunâtres, très-durs, élastiques, demi-transparents, difficiles à écraser sous la dent ou à pulvériser, sans odeur, d'une saveur fade et douceâtre.

Le sagou est insoluble dans l'eau froide (1) ; il se ramollit et

(1) L'eau dans laquelle le sagou a séjourné prend une très-belle couleur

se gonfle dans l'eau bouillante; il devient transparent sans perdre sa forme.

Dans le commerce, on connaît deux sortes de sagou, le *sagou rouge* et le *sagou blanc*. Le premier, qui est le plus estimé, ne doit cette teinte rougeâtre qu'à un commencement de torréfaction qu'on lui a fait subir.

M. *Guibourt* distingue trois variétés de sagou : le *sagou ancien*, le *sagou des Moluques* et le *sagou tapioka*. Les deux premiers n'ont pas éprouvé l'action du feu; ils ne cèdent rien à l'eau froide, seulement ils s'y gonflent beaucoup. Le sagou ancien résiste à l'action de l'eau bouillante et laisse de nombreux téguments; le sagou des Moluques est moins résistant. Le sagou tapioka est formé de petites masses tuberculeuses irrégulières; il a subi l'action du feu, aussi donne-t-il avec l'eau froide une liqueur qui se colore fortement par l'iode.

Usages. — Le sagou est employé dans les usages alimentaires.

Falsifications. — On a quelquefois imité le sagou en se servant de *farine de pommes de terre*, et, suivant quelques auteurs, de *farine de légumineuses;* mais le produit ainsi fabriqué est beaucoup moins dur et se brise avec facilité; mis en contact avec de l'eau bouillante, il se réduit facilement en bouillie, ce que ne fait pas le vrai sagou.

M. *Guibourt* dit qu'il a vu du sagou fabriqué avec de la *pomme de terre*, mais qu'il était facile de le reconnaître à la saveur caractéristique de ce tubercule.

SAINDOUX. — V. Axonge.

SALEP.

Le salep est la bulbe mondée et desséchée de plusieurs espèces d'orchis et notamment des *orchis morio et bifolia* (Orchidées).

Cette racine, qui est apportée à l'état sec de la Turquie, de l'Anatolie et de la Perse (1), nous arrive en amandes rondes

bleue par l'iode, ce qui semblerait démontrer que, lors de la fabrication du sagou, une partie de cette fécule s'est convertie en une modification soluble.

(1) Le salep pourrait être recueilli et préparé en France. *Geoffroy*, le

ou ovales, extrêmement dures, quelquefois enfilées et sous forme de chapelets; leur couleur est le gris jaunâtre; leur cassure est cornée et semi-transparente; le salep exhale une légère odeur particulière; sa saveur est mucilagineuse, un peu salée.

L'analyse du salep indigène a été publiée par *Mathieu de Dombasle;* il contient : *huile très-odorante*, *gomme mucilagineuse* en grande quantité ; du *ligneux* (3 ou 4 pour cent) ; *carbonate de potasse* et *chlorure de potassium.*

Usages.—Le salep est employé comme médicament; il entre dans la fabrication de bouillons et de chocolats analeptiques; le plus ordinairement il est employé comme aliment. On s'en sert comme mucilagineux contre la diarrhée, la dyssenterie, les toux sèches et inflammatoires.

Falsifications. — Le salep en bulbes n'est point falsifié, mais le salep réduit en poudre a été additionné de *fécule cuite* et *sèche.*

On peut, à l'aide de l'eau iodée, constater la pureté du salep. En effet, cette racine est composée d'une matière gommeuse analogue à la bassorine ; elle ne contient que des traces d'amidon, tandis que le salep fraudé contient une grande quantité de fécule. Il est donc facile de reconnaître, en agissant avec de l'eau iodée et d'une manière comparative, si le salep en poudre est pur ou non.

M. *Brande*, d'Hœxter (Prusse), a indiqué le moyen suivant pour reconnaître si des substances étrangères ont été mêlées au salep.

On prend :	Salep en poudre....	0 gr. 24
	Magnésie calcinée...	0 gr. 12
	Eau...............	150 gr.

On fait chauffer. Le mélange, s'il est formé de salep pur, acquiert par le refroidissement une très-grande *dureté*, ce qui n'arrive pas avec le salep allongé d'*albumine*, de *gomme*, d'*amidon*, de *colle de poisson*, de *mucilage de coings*, de *fécule.*

premier, l'a démontré ; et un pharmacien-chimiste, M. *Aubergier* fils, de Clermont-Ferrand, a préparé avec les orchis d'Auvergne du salep qui ne le cédait en rien à celui que nous recevons de l'étranger.

On peut encore, par l'examen microscopique, reconnaître la falsification du salep par la fécule ou l'amidon.

SALPÊTRE. — V. NITRATE DE POTASSE.

SALICINE.

La *salicine* est un principe immédiat, cristallisable, découvert par M. *Leroux* dans l'écorce de divers saules et peupliers. Elle se présente sous forme de petites lames rectangulaires, dont les bords paraissent taillés en biseau ; si la cristallisation s'est faite rapidement, les cristaux sont plus petits, et leur aspect est nacré. La salicine a une saveur très-amère qui a quelque chose d'aromatique. Elle est inodore, fusible un peu au-dessus de 100 degrés ; par le refroidissement elle se prend en une masse cristallisée ; elle est très-soluble dans l'eau bouillante, l'alcool ; insoluble dans l'éther et dans les huiles volatiles. L'acide sulfurique concentré et froid donne une liqueur rouge qui laisse déposer, lorsqu'on l'étend d'eau, un sédiment rouge (*rutiline* de M. *Braconnot*).

Usages. — La salicine, qui a été vantée comme un fébrifuge susceptible de remplacer le sulfate de quinine, a beaucoup perdu de sa réputation ; aussi maintenant est-elle peu usitée comme médicament.

On n'en fabrique pas moins une assez grande quantité, qui sert à frauder le sulfate de quinine.

Falsifications. — La salicine a été tout récemment allongée de *sulfate de chaux*, obtenu en cristaux neigeux ; et nous avons vu une lettre dans laquelle on demandait de ce sulfate, *en indiquant l'usage auquel il était destiné et les caractères qu'il devait présenter.*

Si on voulait s'assurer de la pureté de la salicine, il faudrait la traiter par l'alcool bouillant, qui dissoudrait la salicine et qui laisserait le sulfate de chaux indissous. Le sulfate, isolé de la salicine, traité par l'eau distillée bouillante, fournirait un liquide qui donnerait avec le chlorure de baryum et avec l'oxalate d'ammoniaque des précipités blancs de sulfate de baryte et d'oxalate de chaux. En chauffant avec l'eau distillée aiguisée d'acide chlorhydrique, on aurait une solution qui par le refroidissement laisserait déposer le sulfate de chaux cristallisé. Si la solution était trop étendue, la précipitation n'aurait lieu qu'après la concentration de la liqueur.

SALSEPAREILLE.

La *salsepareille* est la racine du *smilax salsaparilla* (Smilacées). Cette plante sarmenteuse nous vient du Mexique, du Pérou, de la Colombie, du Brésil et d'autres contrées de l'Amérique et des Indes orientales.

Les salsepareilles sont de diverses sortes, assez faciles à distinguer ; mais on n'est pas parfaitement d'accord sur leur origine.

M. *Guibourt* distingue les sortes suivantes : *salsepareille du Mexique*, dite *de Honduras*, la plus estimée ; *salsepareille de la Vera-Cruz; salsepareille rouge*, dite *de la Jamaïque; salsepareille ligneuse; salsepareille caraque*, ou de *Caracas ; salsepareille du Brésil*, dite *de Portugal* (1). Il signale aussi de fausses salsepareilles, qui ont été proposées comme succédanées des vraies salsepareilles : 1° La *fausse salsepareille* fournie par l'*agave Cubensis* de *Jacquin*, dont l'écorce est foliacée, et dont l'intérieur est composé de fibres distinctes, qu'il suffit de séparer pour obtenir une filasse très-forte et très-bonne à faire des cordages. 2° La fausse salsepareille produite par le *carex arenaria* ou *salsepareille d'Allemagne*, et qui est fournie par des rhizomes de la grosseur du chiendent; ceux-ci, nerveux et articulés comme le chiendent, sont couverts de fibres déliées, qui sont les débris des écailles foliacées partant de chaque nœud ; ils sont rougeâtres en dehors, blanchâtres en dedans. 3° La fausse salsepareille, connue sous le nom de *salsepareille grise d'Allemagne*. Elle ne se fend pas longitudinalement avec facilité; lorsqu'elle est fendue, si on essaye de la rompre en agissant de façon à ce que la partie corticale soit en dehors, elle casse net, ce que ne fait pas la vraie salsepareille. Cette racine en masse offre une odeur peu marquée de vieux spi-canard ; quelquefois elle est insipide, mais d'autres fois elle a une saveur

(1) On conçoit que nous ne pouvons donner ici la description de toutes ces salsepareilles, ce serait sortir du cadre que nous nous sommes imposé. Nous renverrons donc à l'ouvrage de M. *Guibourt*.

un peu aromatique et comme camphrée. 4° La salsepareille dite *salsepareille grise de Virginie*, fournie par l'*aralia nudicaulis*, tige rampante, qui peut se distinguer de la salsepareille en ce qu'au-dessous de son épiderme, qui est d'un gris blanchâtre, se trouve une partie corticale jaunâtre, spongieuse, molle, quelquefois gluante et comme gorgée d'un suc mielleux; l'intérieur présente un corps ligneux, blanchâtre, cylindrique, pourvu au centre d'un canal médullaire, qui n'existe pas dans la salsepareille, dont le cœur est plein et ligneux. L'*aralia nudicaulis* a une odeur fade, peu marquée, et une saveur légèrement sucrée et aromatique ; son odeur se rapproche de celle de la racine de persil. 5° La *fausse salsepareille de l'Inde* (le *nunnari* des Anglais), vendue sous le nom impropre de *smilax aspera*, est une racine qui a de $0^m,32$ à $0^m,50$ de longueur ; sa grosseur varie de celle d'une plume à celle du petit doigt; elle est tortueuse et souvent fléchie en divers endroits ; son écorce est épaisse, souvent marquée de fissures transversales, se séparant par places du *meditullium* ligneux, qui est formé de fibres rayonnées et contournées; il se rompt lorsqu'on le ploie, et présente alors une cassure qui, vue à la loupe, offre une infinité de tubes poreux ; son épiderme est d'un rouge obscur, l'intérieur de l'écorce est grisâtre. La saveur de cette racine est à peine sensible, mais elle offre un parfum très-agréable de fève de Tonka ; la racine en masse présente la même odeur.

La difficulté de différencier toutes ces salsepareilles indique au pharmacien qu'il ne doit prendre que celles dont les caractères sont bien nets et bien tranchés ; et pour peu qu'il y ait doute, il peut consulter les hommes habiles qui ont étudié ces racines avec la plus grande persévérance.

Divers chimistes se sont occupés de la recherche du principe actif de la salsepareille. M. *Palotta*, le premier, a extrait de cette racine une matière blanche, astringente, à laquelle il a donné le nom de *pariglinc*. M. *Folchi*, ayant décoloré un macéré de salsepareille par le charbon animal, obtint par l'évaporation de la liqueur une substance cristalline, à laquelle il donna le nom de *smilacine*. M. *Batka* la prit pour un acide et l'appela *acide parillinique ;* enfin, M. *Thubœuf* obtint du traitement alcoolique de cette plante un produit cristallisé qu'il désigna sous le nom de *salseparine.*

M. *Poggiale* démontra ultérieurement par diverses expériences et par celles de M. *Thubœuf*, que la *parigline*, la *smilacine* et la *salseparine* constituaient une seule et même substance.

Trois analyses de la salsepareille ont été publiées ; en voici les résultats :

Première analyse. — *Matière cristalline*, *matière colorante cristalline*, *huile essentielle*, *gomme*, *bassorine*, *amidon*, *albumine*, *matière extractiforme*, *gluten* et *glaïadine*, *tissu cellulaire* et *fibreux*, *acide pectique*, *acide acétique ; chlorures de calcium*, *de potassium*, *de magnesium* ; *carbonate de chaux*, *oxyde de fer* et *alumine* (Batka).

Deuxième analyse. — *Substance cristalline*, *salseparine*, *matière colorante*, *matière résineuse*, *ligneux*, *amidon*, *chlorure de potassium*, *nitrate de potasse ; huile épaisse*, *fixe et aromatique ; substance cireuse* (Thubœuf).

Troisième analyse. — *Résine âcre et amère*, 2,8 ; — *extrait gommeux*, 5,5 ; — *amidon*, 54,2 ; — *fibre ligneuse*, 27,8 ; — perte 9,7. — (Canobio).

Usages. — La salsepareille est très-usitée en médecine ; elle s'emploie en extrait, en tisanes, en sirop, en vin ; elle fait la base de la plupart des sirops et des robs dits *dépuratifs*.

Falsifications. — La racine de salsepareille doit être achetée entière par le pharmacien ; il ne doit point acheter des salsepareilles coupées, car il est alors plus difficile de les reconnaître. On a falsifié la salsepareille coupée par la racine d'*arrête-bœuf* (*ononis spinosa*) (1), très-facile à distinguer de la salsepareille.

On trouve dans des ouvrages anglais, que la racine de salsepareille est mêlée avec les racines de l'*asparagus officinalis*, avec les *jeunes pousses de houblon*. Nous ne pensons pas qu'on puisse être trompé par des fraudes aussi grossières.

La salsepareille ne doit pas non plus être achetée *en bottes* sans un examen préalable ; nous avons vu de ces bottes qui au dehors étaient *parées* avec de la salsepareille de la meil-

(1) Voy. t. I, p. 91.

leure qualité, tandis que l'intérieur était rempli de *souches* et souvent de produits tout à fait étrangers à la salsepareille.

On a quelquefois vendu de la salsepareille *épuisée;* sa couleur est uniforme, l'épiderme fort souvent détaché; la couleur extérieure est brunâtre. Si on la mâche, elle est complétement insipide.

SANG-DRAGON.

Résine extraite par incision de différentes espèces de *calamus*, principalement du *pterocarpus draco* et *santalinus*, du *dracœna draco* et des fruits du *calamus rotang* (1). On en connaît trois sortes principales :

Le *sang-dragon en baguettes* ou *en gros roseaux* est en bâtons longs de 0m, 33 à 0m, 35, épais comme le doigt, entourés de feuilles de *licuala*, et fixés tout autour au moyen d'une lanière très-mince de tige de rotang. Il est d'un rouge brun foncé, opaque, fragile, friable, insipide et inodore; sa poudre est d'un rouge de vermillon.

Le *sang-dragon en larmes* est en olives ou globules de 0m, 02 à 0m, 04 d'épaisseur; il est enveloppé d'une feuille de palmier et disposé en chapelet; toujours inodore, d'un rouge brun foncé; poudre vermillon.

Le *sang-dragon en masse* est en pains d'un poids assez considérable, d'un rouge vif, contenant une assez grande quantité de débris végétaux.

Le sang-dragon a une saveur légèrement astringente; il est friable, à cassure nette présentant des points luisants; il croque sous la dent; est presque complétement soluble dans l'alcool, insoluble dans l'eau, soluble dans l'éther, les huiles grasses et volatiles; ces dissolutions sont rouges; placé sur des charbons ardents, il brûle en dégageant une fumée âcre. Sa densité est 1,196. D'après M. *Herberger*, le sang-dragon est composé de : *résine rouge* ou *draconine*, 90,7; *huile grasse*, 2; *acide benzoïque*, 2; *oxalate de chaux*, 1,60; *phosphate de chaux*, 3,7.

(1) Suivant M. *Guibourt*, tout le sang-dragon du commerce est fourni par les fruits du *calamus draco*, des îles Moluques.

Usages. — Le sang-dragon s'emploie dans la fabrication des vernis rouges.

Falsifications. — Dans le commerce, on vend quelquefois pour du sang-dragon, soit un mélange de *résine commune*, de *bol d'Arménie*, de *colcotar* ou d'*ocre rouge*, de *santal*, de *brique pilée*, et de *sang-dragon;* soit une imitation faite avec un mucilage épais de *gomme arabique* ou de *cerisier* coloré au moyen du *bois de Fernambouc*, et évaporé en consistance telle, qu'on puisse en former des pains assez semblables à ceux du sang-dragon.

Ces faux produits sont peu solubles dans l'alcool, très-solubles dans l'eau; exposés au feu, ils dégagent une odeur très-désagréable; enfin, leur poudre est d'un rouge terne foncé.

SANGSUES.

On donne le nom de *sangsues* à plusieurs espèces d'un genre compris dans la famille des hirudinées, ordre des annélides suceurs, de la classe des annélides.

Les sangsues ont le corps allongé, plane en dessous, convexe en dessus, mou, rétractile et composé d'un grand nombre d'anneaux; il existe à chaque extrémité de leur corps une cavité dilatable et préhensile qui agit à la manière d'une ventouse et permet à l'animal d'adhérer fortement aux objets sur lesquels il applique ces organes; la bouche est placée au fond de la ventouse antérieure, dite *ventouse buccale* ou *orale*, et est armée de petites mâchoires très-comprimées et fortement dentelées, l'anus est situé à la base de la ventouse postérieure ou *ventouse anale*.

C'est à cause de la faculté que possèdent les sangsues de se fixer sur la peau des animaux, d'y pratiquer des ouvertures pour sucer le sang qui s'en écoule, qu'on les emploie en médecine pour pratiquer des saignées locales. Ces animaux sont aujourd'hui l'objet d'un commerce important (1).

Les sangsues marchandes sont : la *sangsue officinale* ou *sangsue verte* (*sanguisuga* ou *hirudo officinalis*), la *sangsue grise*

(1) Les masses de sangsues importées en France sont énormes, et la valeur de ces annélides est considérable; de plus, les sangsues qui va-

(*sanguisuga* ou *hirudo medicinalis*). Chacune de ces deux espèces présente plusieurs variétés distinctes qui pourraient être classées : 1° d'après leurs bandes dorsales, tantôt continues, tantôt réduites à des points ou réunies par des mouchetures transversales ; 2° d'après la couleur, d'ailleurs très-variable de leur robe.

Il y a aussi la sangsue *truite* ou *dragon* (*hirudo troctina*) de Sardaigne et d'Afrique, qui, dans nos climats, souffre pendant les mois de chaleur ; elle est alors moins propre à la succion et périt en grand nombre.

Toutes ces sangsues viennent des marais de la Hongrie, de la Sardaigne, de la Suisse, de la Russie, de la Valachie, de la Turquie, de la Grèce, de l'Égypte, des provinces du Maroc et de l'Algérie. Les marais de l'Espagne, de l'Italie, du Tyrol, de la Bohême ; un certain nombre de ceux de nos départements (*Indre*, *Loir-et-Cher*, *Vienne*, *Deux-Sèvres*, *Vendée*, *Indre-et-Loire*, *Loire-Inférieure*, *Maine-et-Loire*, *Haute-Marne*, etc.), qui avaient jusqu'alors pourvu à notre

laient il y a quelques années, de 1827 à 1832, 15 centimes la pièce, sont vendues aujourd'hui de 40 à 50 centimes.

Il a été importé en France :

En 1827	33634494	sangsues d'un val. officielle de	1009035 fr.
1828	27360100		820803
1829	44580754		1337422
1830	35534000		1066020
1831	36443475		1093304
1832	57491000		1724730
1833	41654300		1249629
1834	21885965		656759
1835	22560440		676813
1836	19855800		595674
1837	25767754		773633
1838	22409050		672272
1839	22415406		672462
1840	17557295		526719
1841	17478663		524359
1842	20382358		611471
1843	17607695		528231
1844	15224673		456740

L'examen de ce tableau fait voir que l'importation de la sangsue en France a été progressivement en diminuant depuis 1833. Une petite quantité de ces annélides est ensuite exportée à l'étranger.

consommation, sont actuellement à peu près dépeuplés de ces annélides, à cause de la manière inintelligente dont la pêche des étangs et des marais a été conduite.

Quoi qu'il en soit, dans le commerce de ces animaux on admet en général quatre choix spéciaux :

1° Le premier choix ou les sangsues dites *grosses*, qui pèsent le mille, de 2 kil. 875 à 3 kil. 125.

2° Le deuxième choix ou les sangsues dites *grosses moyennes*, qui doivent peser le mille de 1 k. 725 à 2 k. 250.

3° Le troisième choix comprenant les sangsues dites *petites moyennes* dont le mille pèse 625 à 750 gr.

4° Le quatrième choix comprenant les *petites sangsues*, les sangsues dites *filets*, qui ne devraient pas être pêchées. Elles pèsent de 380 gr. à 450 gr. le mille.

Outre ces quatre choix, il existe une cinquième sorte de sangsue très-grosse, qui pèse de 4 k. à 12 k. jusqu'à 12 et 16 k. le mille; cette sangsue, dite *vache*, est vendue séparément (1).

Lorsqu'on achète des sangsues, il faut donc avoir le soin d'examiner leur poids au mille. Il faut de plus s'assurer si le mille de ces annélides est formé de sangsues du même choix.

La sangsue de bonne qualité a le corps allongé et déprimé, sa peau à l'extérieur présente un aspect velouté particulier, elle se meut dans l'eau avec une vivacité extrême en se présentant sous une forme allongée remarquable. Son élasticité est telle, qu'on peut la prendre, l'étendre, tripler même sa longueur, et s'en entourer le doigt comme on le ferait avec un ruban. Elle peut être comprimée dans toute sa longueur.

(1) On a demandé l'interdiction de la vente des sangsues vaches et des filets : des premières, parce qu'elles font des blessures trop grandes dont on arrête difficilement le sang; des seconds, parce qu'ils sont trop petits pour produire un effet utile qui compense le grave inconvénient de la dépopulation résultant de leur pêche. Pour atteindre ce but, l'École de pharmacie et l'Académie de médecine ont demandé, en 1848, au ministre de l'agriculture et du commerce, qu'il voulût bien interdire la pêche et la vente des sangsues pesant moins de 2 gram. et plus de 6 gram., et autoriser cependant la vente ou la pêche des sangsues, par exception, quand elles seront destinées à peupler des réservoirs; mais ne l'autoriser que sur une décision du préfet, faisant connaître la quantité de ces sangsues et leur destination.

Elle ne doit pas, par une forte pression opérée de la tête à la queue, fournir de sang; et s'il s'en échappait une minime quantité, ce qui s'observe quelquefois sur les grosses sangsues de marais, ce sang, au lieu d'être *rouge* comme celui fourni par les sangsues gorgées, ainsi qu'on le verra plus loin, est visqueux et d'un *noir verdâtre*.

Une sangsue de bonne qualité est reconnaissable aussi à sa marche, à la vigueur et à la rapidité de ses contractions, à la quantité de recouvrements qu'opère chaque anneau l'un sur l'autre, à la certitude de sa marche qui dépend surtout de la précision avec laquelle s'appliquent les ventouses.

En examinant le corps d'une sangsue de bonne qualité, à l'état de repos, on voit que les segments se recouvrent, de manière à faire disparaître entièrement les intervalles qui les séparent, à moins que la sangsue n'ait pris accidentellement une forme allongée. Plus elle se pelotonne sur elle-même, plus elle est vigoureuse.

Les sangsues ont la propriété de gonfler leur corps, de manière à tromper sur leur volume. Un signe de bonne qualité est l'effilement de la partie antérieure de leur corps relativement à la partie postérieure. Un autre caractère consiste encore dans la dépression ou l'aplatissement du corps. Sous la main, au toucher, on sent également que les contractions s'exercent avec plus ou moins de vigueur.

On conçoit bien, du reste, que la faculté de rapprocher les anneaux, que l'élasticité du corps, que la forme aplatie de l'animal ne peuvent exister que si son tube intestinal est vide ou à peu près.

Falsifications. — Après le court exposé que nous venons de faire, il est facile de prévoir que le commerce des sangsues est sujet à des fraudes assez graves (1), dont nous allons nous occuper successivement.

(1) En 1847, les sieurs L... et V... faisant le commerce des sangsues furent traduits devant la 7e chambre, pour vente de sangsues qui étaient, au dire d'experts, mélangées de *bâtardes* et d'officinales *gorgées* de sang. Le tribunal condamna les sieurs L... et V... à un mois de prison et chacun à 25 fr. d'amende; à payer au sieur M..., à titre de dommages et intérêts, savoir: 500 fr. pour réparation de la tromperie sur la

1° Les sangsues sont de bonne qualité; mais les *choix sont mêlés.*

2° Les sangsues sont *gorgées de sang* dans une proportion de 45 à 50 %, afin de leur donner un volume et un poids plus considérables.

3° Les sangsues après avoir servi sont soumises à l'opération du *dégorgement*, pour être ensuite revendues.

4° Les sangsues sont mélangées à des hirudinées d'un autre genre, dites *sangsues bâtardes* (1).

5° Les sangsues sont mélangées à des *sangsues malades.*

L'inspection seule et la balance font reconnaître la première fraude.

La mauvaise qualité des sangsues peut dépendre, lorsque l'espèce est bonne, de leur état de plénitude qui tient à deux causes : à ce qu'elles ont été gorgées de sang depuis qu'elles sont sorties du marais, ou à ce qu'elles se sont nourries récemment dans le marais.

nature de la marchandise vendue, et 100 fr. pour dénonciation calomnieuse; fixa à un an la durée de la contrainte par corps; ordonna l'insertion du jugement dans quatre journaux, un journal judiciaire, un journal de médecine et deux autres au choix du sieur M... et aux frais de L... et V... Ceux-ci interjetèrent appel de ce jugement, qui fut confirmé, seulement avec élévation de peines. En effet, la cour d'appel condamna les sieurs L... et V... chacun à une amende de 750 fr. et à une année de prison; solidairement et par corps à payer à M.., à titre de dommages-intérêts, la somme de 6000 fr. pour délit de tromperie, et celle de 2500 fr. pour dénonciation calomnieuse et fixa à deux années la durée de la contrainte par corps pour l'exécution des condamnations pécuniaires prononcées, tant dans l'intérêt de l'État que de celui des parties civiles.

En 1848, les sieurs B... et G..., marchands de sangsues, furent traduits devant le tribunal corrrectionnel (7e chambre) pour vente de sangsues qui, d'après le rapport des experts, étaient *gorgées* dans une proportion de 89 % et généralement pour le quart de leur poids au moins. Sur les conclusions du ministère public, le tribunal condamna les sieurs B... et G... chacun à 4 mois de prison et 1000 fr. d'amende, tous deux solidairement aux dépens.

(1) A Paris, les sangsues bâtardes sont également nommées *sangsues noires*; tandis que dans le Levant et à Marseille la dénomination de *sangsues noires* est réservée aux espèces officinales ou médicinales, par contraste sans doute avec les sangsues dragons dont les teintes sont plus claires.

Vauquelin est le premier qui ait signalé le gorgement des sangsues dans le but de les grossir (1).

La sangsue gorgée a le corps moins allongé que la sangsue vide; elle a de la tendance à se présenter sous la forme d'une olive; elle est souvent, lorsqu'elle est placée dans l'eau, engourdie et comme somnolente (2); l'aspect velouté de sa peau n'est pas le même que celui de la sangsue non gorgée; quand on la presse entre les doigts, on aperçoit un reflet rougeâtre (3). Cet annélide ne s'allonge pas entre les doigts; et quand on le presse, de la tête à la queue, on voit bientôt que le sang dont il a été gorgé s'accumule vers l'extrémité; alors, si on le presse fortement, le sang en est expulsé, quelquefois sous forme de jet (4). Ce sang est rouge et ne peut

(1) Par cette manœuvre, on convertit les sangsues dites *filets*, qui se vendent au kilog., en petites sangsues qui se vendent au cent; les petites sangsues, qui se vendent 75 fr., en sangsues moyennes qui se vendent 130 fr.; enfin les sangsues moyennes en sangsues grosses qui se vendent 280 fr.

(2) Il est à remarquer que la torpeur n'existe pas, ou à peine, dans les sangsues qui se sont gorgées au marais; ce qui tient sans doute à ce qu'on ne les observe que lorsque la digestion est déjà avancée, et à ce que le sang qu'elles y puisent est plus compatible avec leurs organes, d'abord parce qu'il provient d'animaux différents, ensuite parce qu'étant passé immédiatement du corps de l'animal sucé à celui de la sangsue il n'a subi aucune altération à l'air.

(3) Cependant ce caractère ne se retrouve pas dans la sangsue de Turquie, qui a un système musculaire beaucoup plus épais.

(4) Tous les procédés de dégorgement peuvent être employés dans le but de constater le gorgement des sangsues. Outre celui que nous venons d'indiquer et qui est le plus simple, on peut aussi, pour arriver au même but, plonger les sangsues dans l'eau tiède salée; on peut également les saupoudrer de sel marin, de cendres de bois, de cendres de vigne, de tartre de vin, soit pur, soit mêlé avec portion égale de sel marin, de nitrate de potasse, en les exposant sur un grillage à la vapeur de l'eau chaude. On peut encore opérer le dégorgement de ces animaux en les excitant avec du tabac, de la soude, du vinaigre, etc.

Tous ces moyens agissent en déterminant des contractions du corps de l'animal, et sont par conséquent plus fatigants que la simple pression.

M. *Ollivier*, ayant remarqué des cicatrices produites sur le corps de certaines sangsues par la morsure que leur avaient faite d'autres individus de leur espèce, a conseillé de pratiquer une incision au dos de cet animal, à quelque distance sur le côté de la ligne médiane, lieu qui permet

être confondu avec la liqueur noir verdâtre que laisse quelquefois exsuder la sangsue des marais.

Quelques marchands ont prétendu que le sang qu'on trouve dans les sangsues gorgées provenait de ce que d'autres marchands le leur donnaient pour leur permettre de supporter le long voyage qu'elles ont à faire. Cette assertion ne saurait être acceptée; car les sangsues gorgées voyagent difficilement, et l'on éprouverait des pertes bien plus considérables qu'avec les sangsues *vierges* qui supportent mieux le transport.

Si le sang est coagulé dans le corps de l'animal, on peut, comme l'a signalé *Vauquelin*, sentir, en pressant l'animal entre les doigts, des caillots de ce liquide rouler en grumeaux.

Comment faire la distinction du sang provenant du gorgement ou du marais? On peut, au toucher, remarquer que le sang, s'il a été récemment administré, n'occupe pas la même partie du canal intestinal que dans le cas où déjà un mois ou deux se sont écoulés depuis que l'animal s'en est nourri. Comme on le conçoit facilement, il est d'autant plus près de la partie postérieure qu'il y a plus longtemps qu'il a été avalé. Or, comme les *sangsues étrangères* (1) ne nous arrivent qu'après un laps de temps plus ou moins long, s'il existe du sang dans la partie antérieure de l'animal, on a la certitude qu'il a été gorgé. Quand il existe vers la partie postérieure de l'animal, il est probable que ce sang provient du marais. Il pourrait cependant en être autrement, si l'animal avait été gardé deux, trois mois dans des réservoirs avant d'être vendu.

L'emploi du microscope fournit un moyen de distinguer, dans certains cas, le sang introduit par gorgement, du sang

d'éviter le vaisseau dorsal et les autres organes importants. Cette incision doit pénétrer jusqu'au canal digestif, pour pouvoir faire sortir par la pression le sang que renferme l'animal.

Il n'est, au reste, aucun moyen de dégorgement plus complet que celui qu'on peut obtenir par le procédé de M. *Joseph Martin*, procédé qui consiste dans le retournement au quart, au tiers de l'animal, et qui permet de nettoyer l'intérieur de l'annélide.

(1) Cette remarque serait moins applicable aux sangsues provenant de France. Il se pourrait qu'elles contînssent une quantité considérable de sang dans la partie antérieure, bien qu'elles l'eussent réellement pris avant d'être pêchées.

provenant du marais. En effet, ce dernier sang appartient rarement à des mammifères, et offre par conséquent des globules elliptiques, tandis que le gorgement des sangsues se fait à l'aide du sang de bœuf, de veau, de mouton ou autres animaux mammifères quadrupèdes dont le sang a des globules lenticulaires. Du reste, après deux ou trois mois d'injections, le sang s'altère dans le canal intestinal ; on n'y reconnaît p us la forme des globules; il est d'une couleur noir verdâtre, d'une fluidité visqueuse, tandis que, plus récemment avalé, il offre une couleur rouge et la forme des globules est conservée.

Des sangsues gorgées mises dans un sac teignent la toile en rouge. Celles qui ne contiennent que du sang de marais donnent lieu au même phénomène, mais la couleur vire au rouge noirâtre et même elle est nuancée de vert.

Il est important de remarquer, dans le cas où l'on trouverait des sangsues mises dans un sac ou dans un bocal, que ces animaux rejettent en mourant du sang rouge qui provient de leurs propres vaisseaux. Il est, du reste, facile de constater en ouvrant l'animal si son canal intestinal est ou non chargé ; et l'on peut également, à l'aide du microscope, distinguer si le sang provient de la sangsue, ou d'un autre animal.

Dans des vases remplis d'eau ou même vides, les sangsues gorgées laissent échapper un sang rose qui suffit pour rendre leur gorgement très-probable. Ce n'est que dans le cas où il en meurt, que l'eau ou les vases peuvent se trouver salis, comme cela a été dit pour les sacs, par du sang rouge.

Les sangsues achèvent de digérer et ne laissent point échapper de sang pris dans le marais, à moins qu'on ne les place dans des conditions propres à les dégorger. Il arrive aussi quelquefois qu'elles gardent celui dont elles se sont nourries, soit dans une application, soit lorsqu'on leur en fait avaler artificiellement, et principalement lorsque la quantité en est peu considérable, et que les sangsues sont d'ailleurs bien portantes. C'est ainsi, comme nous l'avons observé nous-même, que des sangsues, conservées pendant plusieurs mois dans des vases pleins d'eau, perdent de leur poids, quoiqu'elles puissent ne pas teindre en rouge l'eau qui les contient. Cette déperdition résulte de l'augmentation de leurs sécrétions, qui sont toujours beaucoup plus actives quand la sangsue est pleine, et surtout si elle est remplie récemment.

Le prix élevé des sangsues, l'emploi qu'on a fait des sangsues dégorgées dans les hôpitaux, a donné l'idée à plusieurs industriels de recueillir les sangsues qui ont servi, pour les dégorger et pour les vendre après ce dégorgement. Mais l'application des sangsues qui ont servi est une opération qui inspire du dégoût ; dans l'opinion de quelques praticiens, elle n'est pas sans danger (1). Il est donc important de pouvoir reconnaître les sangsues qui ont été soumises au dégorgement.

Les sangsues dégorgées offrent des rides et une flexibilité dans les téguments qui accusent qu'elles ont été soumises à une distension considérable et que leurs tissus ne sont pas encore revenus à leur état primitif. La ventouse orale est gonflée et blanchâtre. On sent que le tube intestinal, dont les parois s'appliquent immédiatement l'une sur l'autre, offre une cavité large, que l'épaisseur de la chair qui constitue leur corps est diminuée. Elles conservent plus ou moins de vivacité suivant les moyens qui ont été employés pour les dégorger. Quand on ne leur a fait subir qu'une pression convenable, elles n'ont qu'un peu de mollesse et de lenteur dans les mouvements. Les sangsues dégorgées sécrètent un mucus abondant lorsqu'elles ont été soumises à l'action d'irritants, elles paraissent plus fatiguées. Elles prennent mieux que les sangsues artificiellement gorgées depuis peu de temps, mais leur piqûre est moins profonde. On peut répéter ce dégorgement de sangsues un certain nombre de fois, et surtout si l'on

(1) Il faut dire cependant, que cette opinion n'est pas partagée par le plus grand nombre des praticiens.

Des faits très-nombreux attestent, au contraire, l'innocuité des sangsues après leur dégorgement et les avantages que l'on peut trouver dans leur emploi. La réapplication des sangsues date de 1824 et 1825. Elle fut mise en pratique dans les hôpitaux militaires de Pampelune et de Bayonne, et, depuis, dans les hôpitaux de Paris, de Bordeaux, de Toulouse, de Reims, de Douai, de Metz, de Rochefort, d'Angers ; elle n'a présenté aucun inconvénient et a produit des économies notables qui ont permis de soulager d'autres misères. Plusieurs médecins ont introduit, avec succès, cette pratique dans quelques localités. De plus, il résulte des expériences faites par une commission composée de MM. *Orfila*, *Serres* et *Soubeiran*, que les sangsues dégorgées et reposées tirent autant de sang que les sangsues prises dans le commerce.

n'a point eu recours à l'emploi de moyens qui aient fait souffrir l'animal (1).

Pour augmenter leurs bénéfices, les marchands vendent des sangsues parmi lesquelles il s'en trouve de bâtardes ; ces sangsues, n'étant pas organisées pour entamer la peau, ne sont d'aucune utilité pour le malade : celui-ci, tourmenté par les essais infructueux qu'on a faits pour lui appliquer ces sangsues qui ne prennent pas ou qui prennent mal et tirent peu de sang, ne retire aucun avantage de ces essais, qui doivent au contraire le fatiguer et empirer la maladie.

Les sangsues bâtardes n'appartiennent pas au genre sanguisuga. Il en est parmi elles, et particulièrement les espèces du genre *néphélis*, dont la robe ressemble à celle des sangsues proprement dites. Il faut un examen attentif à la loupe pour s'apercevoir qu'elles sont tout à fait impropres à l'usage qu'on en peut attendre (2).

Le commerce ne se borne pas à qualifier du nom de bâtardes des hirudinées étrangères aux sanguisuga ; car il suffit que des espèces qui appartiennent réellement au genre sangsue soient d'un faible usage pour que des commerçants qui s'y connaissent les qualifient du nom de bâtardes. Mais il convient mieux de les appeler sangsues de qualité inférieure. Telles sont des espèces qualifiées, en raison de leur

(1) D'après un travail assez récent de M. *Réveil*, il paraîtrait que la sangsue dégorgée retiendrait toute la fibrine du sang.

(2) Les annélides provenant de genres voisins aux sangsues proprement dites sont faciles à reconnaître. Ainsi, parfois on a trouvé, dans les sangsues du commerce, une grande espèce connue sous le nom de *sangsue de cheval* ou *sangsue noire, pointue* (*hæmopis vorax*), très-connue dans les eaux douces de l'Europe. C'est à tort qu'on lui attribue les accidents inflammatoires qui se développent quelquefois à la suite de l'application de ces animaux, car elle se refuse constamment à se fixer sur la peau de l'homme et ne l'entame jamais. Les hæmopis ont les mâchoires ovales, non comprimées et peu dentelées.

L'aulostome vorace (*aulostoma gulo*) se distingue par sa couleur, l'absence de bandes régulières, le refus de se ramasser en olive. Il ne serait pas, d'ailleurs, de l'intérêt du marchand de mélanger aux sangsues un annélide qui les dévorerait.

Quant aux néphélis que l'on a prétendu avoir été livrées pour sangsues médicinales, il suffit de rappeler que ces annélides meurent quand on les tient hors de l'eau pendant quelques instants.

couleur, du nom de bâtardes *brunes*, bâtardes *claires*, bâtardes *blondes* ; celles appelées *chalans;* espèces venant du Calvados, de la Manche ; celles dites *demoiselles* ou *fleuries*, les *syriennes*, quelques-unes très-semblables aux dragons d'Afrique, etc.

Pour faire passer les bâtardes dans le commerce, on mêle une certaine proportion de ces hirudinées impuissantes avec des sangsues de bonne qualité, et l'on a, en apparence, satisfait aux demandes.

Comme les bonnes sangsues peuvent se trouver mélangées à des sangsues malades, il n'est pas superflu de décrire ici en peu de mots les maladies qui attaquent ces annélides.

Une des plus funestes et des plus communes est l'*affection putride :* elle se manifeste par l'enflure des extrémités ; celle-ci gagne bientôt tout le corps, qui est comme distendu par les gaz qui résultent de la putréfaction du sang. Les sangsues atteintes de cette maladie laissent écouler par la bouche un liquide rouge et séreux. Cet écoulement précède de peu leur mort, et ne doit pas être considéré comme l'indice du gorgement. Les circonstances dans lesquelles se manifeste la maladie putride, sont : 1° la chaleur ; 2° l'accumulation de sangsues en trop grand nombre ; 3° le contact de sangsues mortes ou malades, et surtout par l'affection putride ; 4° le renouvellement insuffisant de l'eau ou de la terre argileuse qui les renferme ; 5° les lavages trop rares ou dans une eau impure ; 6° leur conservation dans des sacs non nettoyés ; 7° l'état de plénitude et surtout de gorgement, particulièrement en été ; 8° leur déplacement, surtout dans les voyages à l'époque de la gestation.

Une autre maladie se manifeste par l'excrétion trop abondante de leurs mucosités ; on la désigne sous le nom d'*affection muqueuse*. Dans cet état, les sangsues ne tardent point à s'amollir et à diminuer sensiblement. Cette maladie, qui dure quelques jours, est favorisée dans son développement : 1° par l'état de captivité des sangsues ; 2° par le changement de milieu ; 3° par la perturbation produite dans le transport ; 4° par le maniement ; 5° par un emballage portant mauvaise odeur.

Les sangsues deviennent quelquefois, comme on le dit,

noueuses, c'est-à-dire que l'extrémité postérieure de leur corps présente un rétrécissement qui commence à la ventouse anale et va en se prolongeant en avant. Le doigt peut apprécier des sortes de granulations dans la partie rétrécie. Cette maladie, qui se manifeste le plus souvent dans une partie des circonstances déjà précitées, affecte surtout les sangsues qui ont été longtemps conservées avant la vente ; et comme on ne pêche pas dans les marais de sangsues atteintes de cette maladie, cette dernière est une conséquence de la captivité, et peut-être de la nourriture artificielle que l'on croit devoir donner à ces animaux dans quelques réservoirs.

La gelée, lorsqu'elle ne les tue pas immédiatement, donne lieu à divers accidents; elles se nouent, deviennent boutonneuses, rejettent des matières sanguinolentes.

On croit avoir observé que certains principes délétères puisés sur des malades par des sangsues avaient causé la maladie et la mort de celles-ci.

Les sangsues se blessent entre elles. Le lieu de la blessure, qui se reconnaît par une tache tantôt blanchâtre, tantôt d'un gris foncé, tantôt d'un gris rougeâtre, est souvent aussi le point de départ de rétrécissements dans le corps de l'animal. Les sangsues affectées de cette lésion sont dites *piquées*.

L'*exténuation* est aussi une cause de mort pour les sangsues.

SAPIN (BOURGEONS DE).

Les *bourgeons de sapin* (*abies pectinata*) viennent particulièrement de la Russie.

Ils ont une forme conique, arrondie ; ils sont ordinairement composés de six bourgeons latéraux, placés tout autour de la base d'un bourgeon terminal plus gros, long de 14 à 27 millimètres. Ces bourgeons sont revêtus d'écailles rougeâtres droites, et sont tous gorgés de résine, dont une partie même exsude à la surface, sous forme de larmes; leur odeur et leur saveur sont résineuses, légèrement aromatiques.

Usages. — Les bourgeons de sapin sont employés dans les affections scorbutiques, goutteuses et rhumatismales.

Falsifications. — On substitue aux bourgeons de sapin des bourgeons provenant du pin sauvage (*pinus silvestris*), et ceux fournis par la *sapinette blanche* (*abies alba*). Les premiers, qui viennent du Berri, sont d'une couleur plus foncée que ceux du sapin; ils sont beaucoup plus longs, cylindriques, et recouverts d'écailles recourbées en dehors, et roulées en volutes; ils sont rarement chargés d'exsudation résineuse; les autres, qui sont tirés d'Allemagne, sont cylindriques, longs de 27 à 41 millimètres; leur diamètre est de 2 à 5 millimètres. Ils sont toujours recouverts de très-petites écailles de couleur jaune, imbriquées très-régulièrement. Ces deux dernières espèces sont très-usitées, dit-on, en Allemagne.

SANTOLINE.

La *santoline* ou *santolin*, substance particulière trouvée par *Kahler* et *Alms* dans le semen-contra et dans les sommités fleuries de plusieurs variétés d'*artemisia*, se présente en cristaux brillants, incolores. Elle est insipide, inodore, volatile, insoluble dans l'eau; soluble dans l'alcool, l'éther, l'essence de térébenthine. Sa dissolution alcoolique est franchement amère. Elle fond à 168° et donne un liquide incolore qui se concrète, par le refroidissement, en une masse cristalline.

La santoline se combine aux bases, et forme la baryte, l'oxyde de plomb, des sels cristallisables avec la chaux.

Usages. — La santoline est employée comme anthelminthique; elle a, dit-on, des propriétés vermifuges très-prononcées à la dose de 30 à 40 centigrammes.

Falsifications. — M. *J. Ruspini*, de Bergame, a signalé la falsification de cette substance par l'*acide borique;* il a proposé l'action de la chaleur pour découvrir cette fraude.

La santoline pure, fondue à une légère chaleur sur un papier blanc, se liquéfie sans crépitation, en laissant le papier un peu gras; et, par le refroidissement, elle cristallise en masse de couleur jaunâtre.

La santoline mêlée d'acide borique fond avec une légère crépitation, comme les sels qui perdent leur eau de cristallisation. Elle endult le papier, et l'acide borique se sépare sous forme de poudre blanche.

La santoline qui contient la plus petite quantité d'acide borique colore la flamme de l'alcool en vert.

On a, dit on, falsifié la santoline avec de la *gomme* et

de la *résine*. Cette fraude serait décelée par l'odeur qu'exhalerait la substance projetée sur des charbons ardents. D'ailleurs, la gomme pourrait être séparée au moyen de l'alcool, qui ne la dissout point.

SAPONAIRE.

La *saponaire* ou *savonnière* (*saponaria officinalis*) (Caryophyllées) doit son nom à la propriété qu'elle possède de donner à l'eau une apparence savonneuse, et de faciliter le blanchissage du linge. La saponaire contient de la *saponine*, une *résine molle*, de l'*extractif*, de la *matière gommeuse*, de l'*albumine*.

Usages. — La saponaire est employée en médecine ; on fait usage du suc de la décoction, de la poudre, de l'extrait. Les anciens se servaient de la saponaire pour laver les étoffes, et les préparer à la teinture. On vend la racine de cette plante réduite en poudre, sous le nom de *savonnière*.

Falsifications. — On substitue à la saponaire le *lychnis dioïque* (*lychnis dioïca*) (1); mais il est facile de distinguer le *lychnis* de la *saponaire :* la racine de la saponaire est cylindrique, rampante, noueuse, courbe, rameuse, articulée, solide, chevelue ; elle est très-longue, rougeâtre ou rouge brun à l'extérieur, jaune à l'intérieur, blanche au centre, sans odeur sensible. Les feuilles sont opposées, lisses, lancéolées, non dentées, d'une couleur verte vive, et à trois nervures principales partant de la base; la racine du *lychnis* n'est pas rouge, mais blanche et ligneuse; les feuilles sont ovales, allongées, pointues, d'un vert mat et blanchâtre, rudes, velues, ne présentant point les trois nervures qu'on remarque dans les feuilles de saponaire.

Les fleurs de la saponaire sont en petits bouquets, celles du lychnis sont isolées.

(1) Beaucoup de plantes officinales qui doivent entrer dans la préparation des médicaments sont remplacées par d'autres. Il serait à désirer qu'un botaniste signalât ces substitutions dans un ouvrage spécial ; nous pensons que notre collègue M. *Chatin* rendrait un grand service aux pharmaciens en s'occupant de la rédaction d'un semblable ouvrage.

SASSAFRAS.

On désigne, sous ce nom, la racine et le bois d'un laurier (*laurus sassafras*) (Laurinées) originaire de l'Amérique septentrionale.

Le sassafras nous est apporté en souches ou en morceaux de la grosseur du bras; l'écorce a une couleur de rouille; elle est beaucoup plus aromatique que le bois, qui est veiné, poreux et jaunâtre, quelquefois avec des veines roses; l'odeur forte et agréable du sassafras est due à une huile volatile, plus dense que l'eau, incolore au moment de son extraction, jaunissant avec le temps. Trois kilogrammes de sassafras en fournissent jusqu'à 46 grammes.

Usages. — Le sassafras est employé en médecine comme diaphorétique et diurétique. On en prépare une infusion, une eau distillée, un sirop. Il entre dans les espèces sudorifiques.

Altérations. — Le sassafras ne devrait être employé par le pharmacien qu'au moment où il vient d'être *râpé* ou *raboté*. S'il est mis d'avance en copeaux, il a perdu la plus grande partie de son huile essentielle et de ses propriétés, à moins qu'il n'ait été renfermé dans des vases hermétiquement clos.

Falsifications. — Le sassafras divisé du commerce est souvent mêlé de *bois étrangers*. Il faut donc, lorsqu'on l'achète, examiner avec attention la *texture*, et ne pas se fier à l'odeur : les copeaux d'autres bois mêlés au sassafras prenant l'odeur de ce dernier, on serait induit en erreur.

Selon *Hahnemann*, il se trouve quelquefois parmi les bois de sassafras, des morceaux qui ont une texture plus dense et plus solide, une odeur d'anis; on doit les rejeter comme inactifs.

Autrefois, ce bois étant d'un prix très-élevé, on lui a substitué du bois de *pin*, bouilli dans une *infusion de fenouil*.

SAVONS

On appelle *savons* (1) des sels formés par les acides gras (acides stéarique, margarique, oléique) avec les oxydes

(1) *Pline* attribue aux Gaulois la découverte des savons.

métalliques. Les savons à base de potasse, de soude et d'ammoniaque sont seuls solubles dans l'eau.

Pour les besoins de la médecine, on incorpore quelquefois au savon des substances susceptibles de lui communiquer des propriétés nouvelles ; on forme alors les savons dits *médicinaux*.

Outre le savon employé pour le savonnage du linge, les savons de toilette et les savons médicinaux, on trouve également dans le commerce, depuis plusieurs années, trois espèces de savons : l'une le *savon de résine*, qui est fabriqué avec de la soude et de la résine commune, et qui sert surtout dans la marine; l'autre le *savon hydrofuge de Menotti*, qui n'est pas, à proprement parler, un savon ; et enfin la troisième espèce, *savon ponce*, et qui n'est autre chose que du savon ordinaire, à la pâte duquel on a incorporé à dessein des matières siliceuses (1).

Dans le commerce, on distingue les savons en savons *durs* ou *à base de soude*, et en savons *mous* ou *à base de potasse ;* ces derniers, dits savons *noirs* ou *verts*, sont plus généralement employés dans les pays du nord ; en France, on emploie de préférence les savons durs. Les savons formés par une même base sont d'autant plus durs que la matière grasse employée à la saponification a un point de fusion plus élevé.

On trouve aussi dans le commerce deux espèces de savons : le savon *blanc* et le savon *marbré*. Les veines bleuâtres que l'on remarque dans ce dernier sont produites par une petite quantité de savon à base d'alumine et de protoxyde de fer, et par du sulfure de fer formé aux dépens d'un peu de sulfure de sodium qui existe toujours dans les lessives employées à la fabrication du savon.

Le savon dur, de bonne qualité et parfaitement pur, doit être sans odeur étrangère, ne produire aucune tache sur le papier, ne pas graisser les doigts, ne pas s'humecter à l'air ni se couvrir d'efflorescences ; il doit, par la dessiccation, perdre

(1) Le silicate de potasse a été d'abord employé en Angleterre pour la fabrication du savon. Ce savon siliceux est fabriqué, sans doute, pour une foule d'usages techniques et ne doit pas, par conséquent, être considéré comme une sophistication.

45,2 % d'eau si on a affaire à du savon blanc, et 30 % si l'on opère sur du savon marbré (1).

Placé sur les charbons ardents, le savon fond, se boursoufle et noircit en répandant une fumée épaisse, d'une odeur d'huile brûlée. En brûlant ainsi complétement toute la matière organique, le savon blanc perd 50,2 %, et le savon marbré 64 % ; le premier laisse 4,6 % de cendres, et le second 6 %. Dans les deux cas, ce résidu de cendres est constitué par de la soude.

Le savon doit bien se dissoudre dans l'eau distillée, de même que dans l'alcool. La solution aqueuse est opaline, et mousse fortement par l'agitation ; elle présente une faible réaction alcaline au papier de tournesol rougi ; elle précipite en flocons blancs l'eau de chaux et l'eau de baryte, décompose toutes les dissolutions métalliques, et est décomposée par tous les acides qui s'unissent à la base du savon, en séparant les acides margarique, stéarique et oléique.

Le savon vert, fabriqué avec la potasse et les huiles de graines, contient en général plus d'alcali qu'il n'en faut pour la saturation de l'huile. C'est un savon complétement dissous dans une lessive alcaline ; il doit être transparent, d'une belle couleur verte, qu'on lui donne quelquefois au moyen de l'indigo.

Il se dissout facilement dans l'eau, et ne se dissout pas dans une lessive de potasse très-concentrée, en sorte que l'on peut par ce moyen purifier un savon qui, par suite d'une préparation vicieuse, contient soit trop de sels, soit trop d'alcali caustique ou carbonaté. Du reste, le savon mou se dissolvant bien dans l'alcool, on peut en séparer ainsi les sels étrangers.

Par la dessiccation à l'étuve, le savon vert abandonne 46,5 % d'eau, et le produit séché perd, par la calcination et l'incinération, 44 % de matière grasse, en laissant 9,5 % de cendres. Les cendres sont formées par la potasse.

Les savons de toilette sont, comme les précédents, tantôt à

(1) La présence des marbrures est un indice certain que le savon ne renferme pas au delà de 30 % d'eau ; en effet, quand la pâte est plus hydratée, elle est plus fluide et plus légère ; alors les composés métalliques s'y déposent facilement, et l'on ne réussit plus à les incorporer, sous forme de veines, dans les savons.

base de soude et tantôt à base de potasse. Ceux qui sont à base de soude se font avec les huiles d'amande douce, de noisette, de palme, d'olive ; avec le saindoux, le suif, le beurre ; ils sont, en général, très-hydratés. Ceux qui sont à base de potasse ne se font qu'avec les graisses et, en général, le saindoux.

Tous ces savons doivent leur odeur agréable à diverses essences qu'on y introduit ; on y incorpore quelquefois différentes matières colorantes organiques. Dans tous les cas, leur saveur ne doit pas être caustique, et il est nécessaire qu'ils soient autant que possible dépourvus d'alcali libre.

Quelques-uns de ces savons sont transparents, ils renferment alors une quantité plus ou moins considérable d'alcool.

Usages. — Le savon est employé au blanchissage des étoffes et du linge, au foulage du drap. Le savon mou est plus propre au lavage que le savon dur, parce qu'il contient un peu plus d'alcali ; on s'en sert pour laver le linge grossier et dans le foulage du drap. Le savon dur, au contraire, est employé pour laver le linge fin, les tissus de coton et de soie. Le savon est employé pour le graissage des machines. On se sert aussi, dans les arts, de savons métalliques pour le bronzage des plâtres et l'imitation de la patine antique. La parfumerie fait un grand usage des savons dits de toilette (1). La médecine et la pharmacie utilisent les savons dits médicinaux.

Le savon à l'état solide est employé dans certains essais par la voie sèche comme un flux réductif. La solution aqueuse ou alcoolique de savon blanc est usitée comme réactif dans quelques circonstances. L'action décomposante qu'exercent sur elle les sels à base de chaux et de magnésie la fait servir pour constater la plus ou moins grande pureté des eaux potables de sources, de rivières et de puits.

Falsifications. — Il y a plus d'un demi-siècle que déjà on falsifiait le savon (2).

(1) Les savons de toilette et pour nettoyer le linge sont à base de potasse et de soude.

(2) Nous en trouvons la preuve dans le tome VII de l'*Encyclopédie méthodique, Arts et métiers mécaniques*, p. 245 : « La fraude la plus « difficile à reconnaître est celle qui a lieu quand le savon est cuit et « entièrement liquide dans la chaudière ; on fait boire à la pâte plusieurs

Dans ce but on l'allonge souvent d'*eau* ; pour augmenter son poids, on y incorpore des matières peu coûteuses, telles que de la *farine*, de la *fécule* (1), de la *silice* (2), de l'*alumine* (3), des *silex*, du *talc*, de la *terre à foulon blanche*, de la *terre de pipe*, de la *terre glaise de couleur bleue*, de la *poudre de chaux tamisée*, du *plâtre*, du *sulfate de baryte* (4). Souvent aussi on vend du savon fait avec des *huiles de graines* et des *graisses*, pour du savon fabriqué avec de l'huile d'*olive* ou d'*amande douce*. Les savons de toilette peuvent renfermer des matières odorantes de qualité inférieure, ou des matières colorantes inorganiques, nuisibles à la santé.

L'une des falsifications les plus en usage pour le savon, c'est l'addition d'une quantité considérable d'eau. Le savon fortement additionné d'eau est conservé dans des caves humides, à l'abri de l'air, qui lui ferait perdre de ce liquide; on le couvre même de linges trempés dans de l'eau salée : quelques marchands vont jusqu'à tenir les savons dans des vases pleins d'eau salée. Ces savons sont faciles à reconnaître à leur pâte

« chaudrons d'eau claire qu'on remue bien et qu'on incorpore à la pâte, « si bien qu'elle ne paraît pas. Cette eau rend même le savon plus blanc, « et ce n'est que dans la suite qu'on s'aperçoit de cette fraude ; car un « quintal (100 livres ou 50 kilogrammes) perd, après environ huit « jours, 20 à 25 °/₀ de son poids, parce que cette eau s'évapore; tandis « que lorsqu'il n'est pas ainsi humecté, au bout de mois entiers, la « diminution la plus forte est d'environ 3 ou 4 °/₀. Le gain que procure « cette fraude n'est pas certain; car, pour qu'elle puisse avoir lieu, il faut « que le fabricant vende immédiatement son savon. »

(1) L'introduction de 5 à 6 °/₀ de fécule au savon a pour but de le dulcifier lorsqu'il est trop alcalin; il y a même eu un brevet de pris pour cette addition.

(2) En Angleterre, on a fabriqué des savons contenant jusqu'à 19 °/₀ de silice. En les calcinant, puis les traitant par l'acide chlorhydrique, la silice reste pour résidu, sous forme d'une poudre blanche.

(3) A Bordeaux, on a vendu sous le nom de *savon économique*, *savon de ménage*, des savons contenant de la marne ou de l'alumine (*Pédroni fils*).

(4) Le docteur *Arends* dit avoir examiné du savon qui renfermait une proportion considérable de sulfate de baryte en poudre.

Le docteur *Geiseler* a examiné un savon qui contenait 33 °/₀ de savon pur et 51 °/₀ de *colle animale*, insoluble dans l'alcool et formant une gelée avec l'eau bouillante.

molle et blanche ; il suffit de les presser avec les doigts pour se convaincre de la fraude. On peut évaluer la quantité d'eau qu'ils contiennent en pesant une certaine quantité de savon en raclures minces, puis le faisant sécher rapidement dans une étuve à 100°, et prenant le poids du produit desséché. La différence entre les deux poids indique directement la proportion de l'eau qui se trouvait dans le savon suspecté.

Lorsque le savon est additionné de farine, de fécule, de silice, d'alumine, de talc, de terre glaise, de terre à foulon, de chaux, de plâtre, de pierres, etc., rien n'est plus facile que d'en apprécier la véritable quantité. En effet, tous ces corps étant insolubles dans l'alcool, il suffit de traiter le savon suspect par ce véhicule, et de filtrer la solution pour séparer toutes les substances étrangères qui, restant sur le filtre, peuvent être pesées après dessiccation préalable.

On peut ensuite, par un examen spécial, reconnaître la nature de ces substances étrangères.

On pourrait encore déterminer la quantité de savon réelle renfermée dans un savon douteux, en le faisant sécher d'abord, pour déterminer la quantité d'eau qu'il contient, puis en faisant bouillir le produit desséché dans une solution concentrée de sel marin. Cette opération détermine d'une part la précipitation des matières insolubles, et d'autre part la dissolution des matières solubles : il s'ensuit que le savon, surnageant la solution de sel marin et insoluble dans cette dernière, peut ensuite être repris, filtré à travers un linge, puis séché de nouveau et pesé. La perte de poids indique la proportion de matières étrangères. Ce procédé d'analyse ne peut évidemment s'appliquer qu'aux savons de soude, car les savons de potasse se transforment en savons de soude lorsqu'on les fait bouillir avec du chlorure de sodium.

Si le savon à essayer ne renferme que des matières insolubles dans l'eau, on peut le traiter directement par ce liquide; car les corps ayant servi à la fraude se précipitent alors au fond du vase dans lequel on fait la solution de savon, et on peut les reprendre pour les laver, sécher et peser. Lorsque les savons sont fabriqués avec des matières grasses de qualité inférieure, telles que l'huile de graines de pavot, de chènevis, de noix, de hêtre, bien que vendus pour des savons fabriqués avec des corps gras d'un prix très-élevé, il n'y a pas d'autre moyen de reconnaître la fraude que celui qui consiste à décomposer le savon suspecté, au moyen d'un acide, pour en soustraire les corps gras, qu'on soumet ensuite à un examen approprié (*voyez* art. *Huile*, *Axonge*, *Graisses*).

Pour vérifier si le savon est fait avec de l'huile ou avec de la graisse, on fait dissoudre un peu de savon (10 gr. environ) dans un demi-verre d'eau ; lorsque la solution est complète, on ajoute dans le liquide deux ou trois cuillerées de vinaigre, ou mieux une quinzaine de gouttes d'acide sulfurique, afin de neutraliser l'alcali ; immédiatement après ce mélange, la liqueur se trouble et le corps gras se sépare de l'eau ; on agite légèrement avec une bûchette, à laquelle vient adhérer la graisse si le savon en contient, tandis qu'après un moment de repos l'huile surnage, si elle faisait la base du savon. Pour recueillir la matière grasse, on ajoute, d'après *d'Arcet*, 5 gr. de cire sèche et pure ; on chauffe ; on obtient un gâteau de cire très-dur, qui est desséché et pesé. Son poids, déduction faite des 5 gr., indique celui de la matière grasse contenue dans le savon essayé.

Dans le cas où le savon renfermerait de l'huile et de la graisse, on obtiendrait un mélange de ces deux substances, d'autant moins compacte que l'huile y existerait en plus grande proportion. Pour bien réussir dans cet essai, il faut avoir égard à la température. Si on faisait cette épreuve à chaud, la graisse liquéfiée par la chaleur pourrait être confondue avec l'huile ; il faut alors avoir le soin de laisser refroidir le mélange avant d'asseoir son jugement. Si on la faisait par un temps trop froid, l'huile pourrait être concrétée, et serait prise pour de la graisse. Il est donc nécessaire que le liquide sur lequel on opère soit a une température moyenne.

Il en est de même des essences qui servent à aromatiser les savons de toilette.

Quant aux matières colorantes minérales que renferment quelquefois ces derniers, rien n'est plus facile que de les découvrir. Il suffit, en effet, de traiter le produit par de l'alcool, qui dissout le savon et laisse presque toujours indissoute la matière colorante, qui est ordinairement insoluble dans ce liquide; c'est ainsi qu'on retire des composés de plomb et de mercure colorés en rouge, des combinaisons cuivreuses vertes ou bleues, etc.

Il arrive quelquefois que des savons devant contenir de la soude, et vendus pour tels, renferment des quantités plus ou moins considérables de potasse, ce qui nuit à leur consistance. Alors on conçoit bien que ces savons donnent, par l'incinération, des quantités de cendres différentes de celles que nous avons indiquées précédemment, et dans lesquelles il est facile de déterminer les quantités relatives de potasse et de soude, à l'aide des procédés ordinairement employés pour la séparation de ces deux bases (*voyez* art. *Potasses*).

Suivant le docteur *Stæckhardt*, les savons de suif et d'huile fabriqués par une nouvelle méthode dite *méthode vive* sont additionnés d'*huile de coco*, qui leur donne la qualité de mousser davantage.

Les acides gras du savon de suif préparé selon l'ancienne méthode commencent à fondre vers 44 ou 45° ; ceux du savon de suif par le procédé vif fondent à 30 ou 33°; ceux du savon de noix de coco, à 23 ou 24°.

Suivant *Rolffs*, on parvient sans peine à reconnaître la présence de l'huile de coco dans le savon, en versant quelques gouttes d'acide sulfurique dans la dissolution de ce dernier. Cette addition développe instantanément l'odeur caractéristique du beurre de coco.

Savons médicinaux. — Le savon ordinaire et de bonne qualité, parfaitement pur, est employé en médecine pour calmer les ardeurs d'urine, dissoudre les pierres des reins et de la vessie, etc; dans ces divers cas, le savon marbré ordinaire ne doit pas être employé, parce que ces marbrures sont produites par des substances métalliques, telles que du cuivre, de l'oxyde de fer, de la terre jaune, du manganèse, du vitriol bleu, de l'orpiment, etc., etc., toutes substances qui, à l'intérieur ou même à l'extérieur, pourraient causer parfois de graves accidents. Nous conseillons donc aux pharmaciens de fabriquer eux-mêmes le savon blanc ordinaire qui doit servir aux usages de la médecine.

Pour plusieurs autres maladies, on compose les savons suivants dont nous allons faire connaître les vrais caractères afin de se mettre en garde contre les altérations dont ils sont susceptibles.

1° *Savon antimonial.* — Ce savon doit parfaitement se dissoudre sans laisser de résidu dans l'eau et l'alcool. Sa dissolution, additionnée d'acide sulfurique faible, forme un précipité abondant de soufre doré d'antimoine orangé ; il dégage du gaz hydrogène sulfuré, et sa surface se charge d'huile. Ce savon doit avoir une couleur d'un blanc grisâtre ; s'il était rouge, sa préparation n'aurait pas été bien faite et il ne faudrait pas s'en servir ; mais comme on peut voir cette couleur lors de la préparation, il suffirait d'ajouter de la potasse caustique pour lui donner la couleur voulue.

Cette préparation a besoin d'être employée de suite, car elle s'altère d'une manière tellement sensible, que l'hydrogène sulfuré se dégage en totalité et qu'il ne reste qu'une dissolution incomplète et inutile. On peut s'assurer de cette altération par l'addition d'un acide dans le savon antimonial ; cet acide fait reconnaître que la dissolution ne dépose pas de sulfure d'antimoine, qu'il n'y a pas dégagement d'hydrogène sulfuré, et qu'il ne reste que de l'huile grasse et de l'oxyde d'antimoine blanc, combinés avec la potasse.

2° *Savon mercuriel.* — Il est gris-noirâtre ; sa saveur est âcre, piquante, savonneuse ; il est soluble dans l'eau froide et plus encore dans l'eau chaude : mais dans l'une ou dans l'autre de ces solutions, l'oxyde de mercure ne se dissout pas, il se dépose au fond, parce qu'il n'est pas lui-même parfaitement dissous dans le savon, mais seulement incorporé de manière à ne pouvoir s'en séparer même par une filtration à travers un papier quadruple.

On substitue quelquefois au savon mercuriel du *savon commun* et du *mercure soluble d'Hahnemann*. Cette sophistication est facilement reconnaissable au précipité gris-noir d'oxyde qui se produit par la dissolution dans l'eau distillée. Le savon mercuriel vrai donne pareillement un précipité d'oxyde de mercure, ainsi que nous l'avons dit ci-dessus ; mais celui-ci se fait beaucoup plus lentement, il est surtout d'une couleur moins intense.

Quelquefois il arrive que, par suite d'une préparation mal faite, le savon mercuriel n'est pas propre aux usages auxquels il est spécialement destiné. Il contient des dépôts ou flocons huileux qui apparaissent particulièrement dans la dissolution ; tandis que, lorsque le savon est bien préparé, la solution aqueuse ne doit présenter aucune trace de matières grasses à sa surface. Cette altération est produite lorsqu'on n'a pas mis une quantité suffisante de potasse caustique. Si, au contraire, il y a excès de potasse caustique, le savon se trouve également altéré et impropre à son application. Cette altération se reconnaît à la saveur âcre et caustique du savon, et aussi en ce que le papier de tournesol rougi par l'acide acétique ou le vinaigre est plus promptement ramené au bleu par le savon altéré, tandis que ce changement ne s'opère que très-lentement et très-imparfaitement par le savon mercuriel pur.

D'autres fois enfin, le savon mercuriel peut contenir du *mercure métallique*, provenant de ce que, pendant sa fabrication, le savon a subi un trop haut degré de chaleur lors de son évaporation à siccité. Le mercure se découvre facilement par le frottement du savon dans les mains.

3° *Savon médicinal.* — Ce savon, particulièrement affecté aux usages internes, est blanc, solide, non graisseux ; il doit se dissoudre entièrement dans l'eau distillée et l'alcool. Les acides décomposent sa solution aqueuse, et l'huile qui s'en sépare est soluble dans l'alcool. L'ammoniaque ne bleuit pas la solution aqueuse du savon médicinal ; le sirop de violettes, le papier de curcuma ne changent point de couleur par le contact de cette solution ; mais les infusions végétales contenant un principe astringent, ainsi que l'eau de chaux, la précipitent.

Ce savon est quelquefois altéré par des substances métalliques, telles que le *cuivre*, le *plomb*, le *fer* provenant des vases dans lesquels sa préparation a été exécutée. Ces altérations peuvent, on le comprend aisément, amener de graves résultats, lorsque surtout ce savon est destiné à l'usage interne. Il faut donc y apporter la plus sérieuse attention et chercher à reconnaître si le savon médicinal ne contient point l'une de ces dangereuses substances.

L'ammoniaque caustique donne une teinte bleue au savon contenant du cuivre, tandis que cette teinte ne se produit pas si le savon est pur; de plus, le savon ainsi altéré a une légère couleur plus ou moins verdâtre selon la quantité de cuivre qu'il contient.

Le sulfhydrate d'ammoniaque donne une couleur noirâtre aux flocons blancs visqueux qui se forment dans la dissolution aqueuse du savon contenant du plomb.

Enfin, l'oxyde de fer se reconnaît à la couleur plus ou moins jaunâtre du savon médicinal, et lors de sa dissolution il se fait un dépôt de flocons brun-jaunâtres.

A part ces altérations capitales, il en est d'autres que nous ne pouvons passer sous silence.

Le savon médicinal doit se préparer avec de l'huile végétale, et non avec une graisse animale, ainsi que cela arrive quelquefois; de même, cette huile végétale peut être de mauvaise qualité. On reconnaît que le savon contient de la graisse au lieu d'huile, en le dissolvant dans l'alcool. En cas de fraude, cette solution alcoolique devient et reste gélatineuse; tandis que si le savon était pur, s'il était préparé avec de la bonne huile végétale, la solution resterait fluide à la température ordinaire. La rancidité, la mauvaise odeur et le mauvais goût du savon indiquent qu'il a été préparé avec de l'huile de qualité inférieure.

Le savon médicinal a quelquefois une saveur alcaline âcre; ce signe caractéristique indique la présence d'un excès de soude, et on peut s'en convaincre facilement en ce que la solution de ce savon brunit le papier de curcuma et verdit le sirop de violettes, ce qui n'a pas lieu avec le savon bien préparé. En outre, d'après l'observation de *Planche*, on le broie bien sec, avec un peu de protochlorure de mercure; ce dernier devient gris-noir, lorsqu'il y a un excès d'alcali.

SCAMMONÉE.

La *scammonée* est une gomme-résine, dont on distingue deux espèces principales : la *scammonée d'Alep;* la *scammonée de Smyrne.*

La première est extraite de la racine du *convolvulus scammonia* (Convolvulacées), qui croît en Syrie. Ce suc concret se divise en morceaux très-irréguliers, secs, légers, poreux, très-friables, à cassure noire et brillante et d'un gris foncé à l'extérieur; frottés avec le doigt mouillé, ces morceaux deviennent laiteux et blanchâtres; leur poudre est d'un blanc grisâtre. La saveur de la scammonée d'Alep est amère et suivie d'âcreté, l'odeur forte qu'elle exhale se rapproche de celle du beurre rance. Elle fournit avec l'alcool une teinture d'un brun pâle.

La deuxième provient, selon quelques auteurs, du *periploca secamone* qui croît en Anatolie. Cette sorte, moins estimée que la précédente, est compacte, peu friable, d'un brun noirâtre, et d'une cassure terne. Son odeur et sa saveur sont moins prononcées que celles de la scammonée d'Alep. Elle forme avec l'eau une émulsion d'un gris foncé. Elle colore plus fortement l'alcool que la scammonée d'Alep.

On trouve, dans le commerce, une troisième sorte: c'est la *scammonée de Montpellier* qui est fabriquée dans le midi de la France, avec le suc du *cynanchum monspeliacum* (Apocynées), auquel on incorpore souvent diverses résines et des substances purgatives (quelques euphorbes ou plantes âcres, laiteuses, de la farine d'Orbe, des cendres et d'autres matières analogues); elle est tout à fait noire, très-dure et très-compacte. Elle se dissout dans l'eau, et donne un liquide d'un gris foncé, onctueux et tenace. Cette scammonée, de même que celles qui sont sous forme de *galettes*, ou qui présentent d'autres caractères que ceux que nous avons indiqués en parlant de la *scammonée d'Alep* et de *celle de Smyrne*, doivent être rejetées.

D'après *Bouillon-Lagrange*, la scammonée est composée de: *résine*, 60; *gomme*, 3; d'une *matière extractive*, 2; *débris divers*, 35.

D'autres analyses ont donné les résultats suivants:

	Scammonée d'Alep.	Scammonée de Smyrne.
Résine.	75	29
Extrait alcoolique........	6,25	5
Extrait gommeux.........	3,12	8
Matière végétale insoluble.	7,25	58
Matière terreuse.........	8,38	
	100,00	100

Il y a des scammonées dans le commerce qui contiennent depuis 20 jusqu'à 80 % de résine.

M. *Dublanc* a trouvé des scammonées qui contenaient des quantités de résines bien différentes, quoiqu'elles eussent un aspect convenable : la première en contenait 17 %; la seconde, 20 %; la troisième, 22 %; la quatrième, 27 %; la cinquième, 28 %; la sixième, 36 %; la septième, 50 %; la huitième, 64 %; la neuvième, 96 %.

On voit, d'après cela, qu'une scammonée, si elle ne contient que 17 % de résine, peut être un faible purgatif; le contraire a lieu si elle en contient 96.

M. *Thomas Southal* a fait connaître dans le *Pharmaceutical Journal* que sur sept échantillons de scammonée pris dans le commerce, le premier fournissait 83 % de résine; le second, 75; le troisième, 66; le quatrième, 49; le cinquième, 39; le sixième, 32; enfin, le septième, 7,50.

Il faudrait, pour obvier à cet inconvénient, n'employer que de la résine dans les quotités voulues et ne pas faire usage de la scammonée commerciale.

En résumé, la scammonée de bonne qualité est presque entièrement soluble dans l'alcool; lorsqu'on la traite par l'éther, elle doit fournir de 75 à 80 % de résine, et ne donner par l'incinération que 3 % environ de cendres. On favorise cette incinération par l'addition d'une petite quantité de bioxyde de mercure.

Usages.—La scammonée est employée en médecine comme purgatif. Elle entre dans des potions, dans des poudres, pilules, tablettes; on en fait un savon.

Falsifications.— La scammonée de Montpellier, en poudre, est souvent substituée à la scammonée d'Alep. Aussi le pharmacien ne doit-il jamais acheter ce produit à l'état de poudre, mais entier, et présentant les caractères que nous venons d'indiquer.

Nous avons vu la poudre de scammonée mêlée de *fécule*; elle fournissait un décoctum épais qui bleuissait par l'eau iodée, ce que ne fait pas le décoctum de scammonée pure. Le pharmacien doit faire usage de la scammonée d'Alep, de préférence à toute autre. Elle est toujours d'un prix élevé. En effet, la scammonée d'Alep s'est vendue de 60 à 64 francs le kilog. ; celle de Smyrne, 50 francs ; la scammonée en *galettes*, 7 fr.

Ebermayer dit que la scammonée d'Alep est sujette à diverses falsifications opérées avec de la *farine*, de la *cendre*, du *carbonate de chaux*, du *sable*, du *charbon*, du *suc d'apocyn*. Il faut rejeter, suivant cet auteur, la scammonée qui est en morceaux denses et non friables, qui a une odeur d'empyreume ; qui, dissoute dans l'eau, se prend en gelée par le refroidissement ; qui fournit des bulles de gaz acide carbonique lorsqu'on l'extrait par les acides ; qui, jetée sur les charbons ardents, répand une odeur de poix, et ne fournit pas une émulsion laiteuse de couleur verdâtre.

L'odeur et la saveur peuvent encore faire distinguer la scammonée pure, de celle qui ne l'est pas.

Si la scammonée contenait de la résine de *gaïac*, on pourrait le voir, à l'aide de l'hypochlorite de soude, qui communique à la solution alcoolique du mélange une coloration verte, en présence d'une petite quantité de résine de *gaïac*.

M. *Peschier* a examiné une scammonée prétendue d'Alep, qui se vendait en Suisse. Voici le résultat de son examen : elle avait une saveur fade, une odeur nauséeuse ; elle était dure, au point de résister au marteau ; elle était insoluble dans l'alcool, se ramollissait dans l'eau, et a paru à M. *Peschier* être composée de *fécule*, de *gélatine*, et d'une *matière colorante* inerte. Ce produit se vendait moitié moins cher que la vraie scammonée d'Alep.

On a signalé aussi de la scammonée adultérée par de l'*oxyde gris-de-plomb*. Cette fraude se découvrirait en incinérant une petite quantité de la matière suspecte ; on aura pour résidu des globules de plomb visibles à la loupe ; ou bien, les cendres traitées par l'acide nitrique, évaporées à siccité, et reprises par l'eau distillée, fourniront un liquide où l'on recherchera le plomb, à l'aide des réactifs convenables (sulfate de soude, acide sulfurique, iodure de potassium, acide sulfhydrique, etc.).

Il serait à désirer que l'on fît une nouvelle analyse de la scammonée pure ; ses résultats seraient utiles, en ce qu'ils éclaireraient sur les falsifications qu'on fait subir à cette substance.

SCILLE MARITIME.

La scille est la bulbe du *scilla maritima* (Asphodélées); elle croît en Espagne, en Italie, en Afrique et en Syrie.

Ces bulbes sont d'une odeur et d'une saveur très-âcres et très-caustiques, légèrement mucilagineuses. Les squames extérieures de cet oignon sont rouge-brunâtres; celles intérieures sont d'une belle couleur blanche rosée : les premières sont sèches; les deuxièmes sont charnues, succulentes. L'eau s'empare des principes de la scille, mais ils sont plus solubles dans l'alcool et le vinaigre. Les sels de sesquioxyde de fer colorent en pourpre foncé l'infusum des bulbes de scille maritime.

D'après les analyses de M. *Vogel* et de M. *Tilloy*, la scille contient : *matière volatile*, *scillitine*, *résine*, *gomme*, *tannin*, *citrate de chaux*, *matière sucrée*, *matière grasse*.

Usages. — En médecine, on l'emploie comme un puissant diurétique, pour combattre diverses hydropisies; on l'emploie également contre l'asthme, les catarrhes chroniques; elle facilite l'expectoration.

Falsifications. — Les bulbes de la scille sont quelquefois falsifiées par des bulbes d'origine inconnue, désignées sous le nom de *scille française*.

Ebermayer raconte qu'un négociant de Munich reçut de France, en 1810, des bulbes de scille, à l'état frais, sous le nom de *scille française*; qu'ayant suspecté ces oignons, le négociant les soumit à l'examen de M. *Buchner*, qui les compara avec de la scille maritime vraie. De cet examen il résulta que, tant sous le rapport chimique que sous le rapport médical, non-seulement ils ne pouvaient être assimilés à la scille vraie, mais encore qu'ils produisaient un effet tout différent de celui de la scille, qui agit comme diurétique.

Ces oignons de *scille française*, examinés par M. *Buchner*, avaient une grosseur variable : ainsi quelques-uns n'étaient pas plus gros qu'un œuf de pigeon, d'autres égalaient un œuf de poule, enfin les autres étaient de grosseurs intermédiaires; ils n'avaient pas d'odeur sensible; ils avaient une saveur désagréable, âcre et mucilagineuse. Leur forme était un ovale allongé, et ils étaient composés de tuniques enchâssées les unes dans les autres ; enfin, le suc extrait de ces oignons, frais et filtré, était d'un blanc sale, trouble et mucilagineux.

SEIGLE ERGOTÉ.

On a donné le nom d'*ergot*, de *seigle ergoté*, de *secale cornutum*, d'*ergot de seigle*, de *blé cornu*, de *seigle noir*, à la dégénérescence solide et cornée du grain de plusieurs graminées ou cypéracées ; il est très-nuisible dans l'usage alimentaire (1).

L'ergot est une végétation oblongue, légèrement anguleuse ; ayant un peu la forme du grain de seigle, mais beaucoup plus développée, car il est de ces ergots qui ont de un demi-centimètre à un centimètre, et même plus, de longueur. Sa forme est un peu courbée sur sa longueur, quelquefois arquée, recourbée en croissant, et offrant quelque ressemblance avec l'ergot d'un coq, d'où lui est venu son nom. Sa couleur est d'un violet noirâtre, marqué de plusieurs sillons ; sa cassure est compacte, nette comme celle d'une amande, blanche au centre, se colorant d'une teinte vineuse près de la surface. L'extrémité qui adhérait à la fleur est jaunâtre ; l'autre, supérieure, libre, est mince et comme crevassée. On remarque sur les ergots, des déchirures transversales ; quelquefois, elles sont au nombre de deux dans le sens de la longueur ; on pourrait penser que la matière intérieure, trop à l'étroit, aurait fait éclater les parois de la pellicule externe qui la renferme ; l'odeur de l'ergot est celle des champignons, selon d'autres, celle de moisi. Il présente une saveur peu marquée d'abord, suivie d'une astriction persistante vers l'arrière-bouche.

L'analyse de l'ergot a été faite par plusieurs chimistes, au nombre desquels nous citerons *Vauquelin*, *Wiggers* et M. *Legrip*. Voici, d'après *Wiggers*, la composition de ce produit, considéré

(1) On ne saurait trop prémunir les habitants des campagnes contre l'emploi de ce grain empoisonné. De nombreux exemples attestent les funestes effets de l'emploi de farines qui contiennent du seigle ergoté.

Récemment, cinq habitants de la commune de Saint-Léger-les-Bruyères (Allier) viennent d'éprouver des accidents terribles, causés par du pain préparé avec des farines ergotées. Un enfant a été obligé de subir l'amputation de la jambe ; la mère et trois enfants étaient dans un état déplorable.

par les botanistes comme un champignon (*sclerotium clavus* de *de Candolle*) : *huile grasse incolore*, 35; *extractif nitrogéné*, analogue à celui des champignons, 7,76; *extractif gommeux nitrogéné*, avec un principe colorant rouge, 2,33; *mannite*, 1,55; *albumine végétale*, 1,46; *ergotine*, 1,25; *stéarine cristallisable*, 1,05; *cérine* 0,76; *fongine*, 46,19; *phosphate acide de potasse*, 4,42; *phosphate calcaire*, avec des traces d'*oxyde de fer*, 0,29; *silice*, 0,14.

Usages. — Le seigle ergoté est employé pour l'usage obstétrical depuis 1747; mais déjà en 1688, *Camerarius* avait signalé ses propriétés. Aujourd'hui, il est très-employé, quoique quelques personnes nient ou doutent de ses propriétés. C'est un excellent hémostatique; on l'administre en poudre, potion, sirop, extrait, etc.

Altérations. — Le seigle ergoté recueilli dans des années pluvieuses, et qui n'est pas bien desséché, perd de ses propriétés; conservé dans un air humide, il éprouve une altération putride, dégage une odeur de poisson pourri, et devient la proie d'un sarcopte semblable à celui du fromage; celui qui est trop ancien s'échauffe, et n'a plus d'action. Pour qu'il soit de bonne qualité, on doit le recueillir à la main par un temps sec, le dessécher et le conserver dans un bocal placé dans un lieu bien sec.

Falsifications. — On eût pu croire que le seigle ergoté, produit naturel que l'on récolte en France, dans les provinces du centre, dans le Lyonnais, l'Orléanais (1), ne serait point susceptible de falsifications. Cependant, il est démontré qu'on a cherché à fabriquer du seigle ergoté de *toute pièce*, à faire passer le *charbon* pour du seigle ergoté (2).

O. Schauguery dit qu'on a préparé du seigle ergoté avec du

(1) Des droguistes avaient demandé l'autorisation de faire entrer en France du seigle ergoté venant d'Allemagne; d'après l'avis de l'Académie de médecine, cette autorisation leur fut refusée.

(2) Il n'est pas indifférent de savoir, dit M. *Giovanni Righini*, que le froment, par l'effet de vicissitudes organiques, produit une graine qui a beaucoup d'analogie avec le seigle ergoté. Cette ressemblance n'est qu'apparente : la différence est bientôt constatée par le simple examen de la substance intérieure de cette graine qui est noire, tandis que la blancheur caractérise la substance interne du seigle ergoté.

gypse (sulfate de chaux) coloré et de la *colle de farine*; ce mélange était ensuite moulé. Il serait facile de reconnaître cette falsification : un semblable produit, mis en contact avec de l'eau, se déforme, se réduit en bouillie ; en outre, la cassure ne présentera pas un centre blanc, puis un cercle violet, enfin l'extérieur brun-noir.

Le pharmacien ne doit jamais acheter de poudre de seigle ergoté ; il doit acheter l'ergot, et le pulvériser lui-même.

SEL AMMONIAC.

Ce sel, connu aussi sous les noms de *muriate*, *chlorhydrate* ou *hydrochlorate d'ammoniaque*, *chlorure d'ammonium*, est blanc, inodore, d'une saveur piquante. Il cristallise en cubes ou en octaèdres qui le plus souvent se réunissent et se disposent les uns à côté des autres, sous l'apparence de barbes de plume. Il est volatil, soluble dans l'eau, un peu soluble dans l'alcool ; sa densité est 1,450 ; mêlé en poudre avec un peu de chaux vive, il laisse dégager des vapeurs ammoniacales.

Dans le commerce, on le rencontre sous forme de pains sublimés, blancs ou gris, à cassure fibreuse.

Usages. — Le sel ammoniac blanc est très-employé en médecine, à l'intérieur, comme stimulant, fondant, contre l'hydropisie, les maladies scrofuleuses ; à l'extérieur, on s'en sert en lotions, gargarismes, collyres. Le sel ammoniac gris est employé par les chaudronniers pour faire l'étamage.

Altérations. — Le sel ammoniac est rarement pur dans le commerce. Il contient souvent du *sulfate* d'*ammoniaque*, du *chlorure de sodium*, du *sulfate de chaux*, du *fer*, du *cuivre* (1), provenant des vases dans lesquels on l'a préparé.

La dissolution de ce sel altéré fournira, avec le chlorure de baryum, un précipité blanc, insoluble dans l'acide nitrique, s'il contient du sulfate d'ammoniaque. Par la sublimation, il laisse pour résidu le sel marin et le sulfate de chaux.

S'il contient du fer, il est jaune-rougeâtre ; sa dissolution aqueuse fournit une coloration bleue par le cyanure jaune ; un précipité noir avec le tannin, l'infusion de noix de

(1) Il y a formation de *fleurs ammoniacales martiales*, et de *fleurs ammoniacales cuivreuses*.

galle ; dans le cas où il contiendrait du cuivre, le cyanure jaune y produit une coloration brun-marron.

SEL COMMUN.

Le sel commun, appelé aussi *muriate*, *hydrochlorate* ou *chlorhydrate de soude*, *chlorure de sodium*, *sel marin*, *sel de cuisine*, *sel de gabelle*, est de tous les sels solubles le plus abondamment répandu dans le règne minéral et organique.

Les eaux de la mer (1) forment le réservoir principal de cette substance, qu'on y puise pour la livrer ensuite au commerce : c'est ce qui lui a valu le nom de *sel marin*, bien qu'elle se rencontre en quantités très-considérables aussi dans le sein de la terre, particulièrement à la partie inférieure des terrains secondaires, comme à Wiéliczka en Pologne, en Hongrie, dans le Tyrol, à Chester (Angleterre), à Cardona dans la Catalogne, à Poza en Castille, dans plusieurs parties de la Russie, à Bex en Suisse ; en France, à Dieuze (Meurthe), à Salins (Jura), et dans d'autres départements de l'est ; à Briscous (Basses-Pyrénées), à Camarade (Ariége). Tantôt ce sel, extrait à l'état solide, comme à Wiéliczka, à Dieuze, prend le nom de *sel gemme*, *sel rupestre ;* il est translucide, parfois même transparent. Tantôt, au contraire, sa présence est indiquée, comme à Salins, à Briscous, par des sources qu'il sature à des degrés différents, d'où on le retire, par évaporation, à l'aide de la chaleur.

Le chlorure de sodium pur cristallise en petits cubes blancs, inaltérables à l'air, inodores, d'une saveur franche bien connue ; il ne renferme pas d'eau de cristallisation, mais de l'eau d'interposition, qui, étant engagée entre les cristaux, détermine de petites explosions en les écartant, ou ce qu'on appelle la *décrépitation* du sel lorsqu'on le projette sur un corps chauffé au rouge. Il fond au dessus de la chaleur rouge, puis se volatilise, surtout sous l'influence d'un courant d'air ou de tout autre gaz.

Il est presque aussi soluble dans l'eau à froid qu'à chaud ;

(1) L'eau de la mer contient à peu près 2,5 °/₀ de chlorure de sodium.

il est soluble dans l'alcool, dont il colore la flamme en jaune.

En France, le sel s'extrait des eaux de la mer (1) par l'évaporation spontanée, pendant les mois de juin, juillet et août. S'il provient des côtes de l'Ouest, il constitue le *sel gris;* sa nuance varie du gris très-foncé au gris blanc très-clair. Le sel extrait des salines du Midi (2) est blanc, en cristaux, tantôt très-volumineux, tantôt très-menus.

Voici la composition de divers sels du commerce :

(1) Les principales localités d'où le commerce de Paris tire les sels marins qu'il livre à la consommation sont les suivantes :

Vannes, Sarzeau, dans le Morbihan; le Croisic, Guérande, le Pouliguen, Bourgneuf, dans la Loire-Inférieure; île de Noirmoutiers, île de Boin, Beauvoir, Sables-d'Olonne, dans la Vendée; la Rochelle, île de Ré, île d'Oléron, Marennes, le Gua, la Tremblade, Nieul, dans la Charente-Inférieure.

(2) Cette (Hérault), Bouc (Bouches-du-Rhône), Hyères (Var).

TABLEAU.

SALINES.		CHLORURE de SODIUM.	SULFATE de MAGNÉSIE.	CHLORURE de MAGNÉSIUM.	SULFATE de CHAUX.	MATIÈRES INSOLUBLES.	EAU HYGROSCOP.	SULFATE de SOUDE.
Du Midi (France), d'après M. DUMAS.	Étang de Berre.... 1831	94,46	2,64	1,06	1,58	0,26	»	»
	Étang de Berre.... 1833	99,12	0,44	»	0,39	0,05	»	»
	Languedoc	98,70	»	0,26	1,00	0,04	»	»
De Chester (Angleterre), d'après M. HENRY		98,60	»	0,10	1,20	0,10	»	»
D'après M. BERTHIER.	de St-Ubes (Portugal). 1re qualité	95,19	1,69	»	0,56	0,11	2,45	»
	de St-Ubes (Portugal). 2e qualité	89,19	6,20	»	0,81	0,20	3,60	»
	de St-Ubes (Portugal). 3e qualité	80,60	7,27	»	3,57	0,20	8,36	»
	du Midi (France)..... Bouc	95,11	1,30	0,23	0,91	0,10	2,35	»
	de l'Ouest (France)... Croisic	87,97	1,58	0,50	1,65	0,80	7,50	»
De Moutier (Savoie)		98,67	0,40	0,18	»	»	»	0,75
De la Valdas, d'après M. DUMAS		98,50	»	»	1,24	0,26	»	»
					chlorure de calcium.	chlorure d'aluminium		
D'après M. HESSE.	d'Oustkout (Russie)	74,85	»	3,57	5,21	1,17	»	15,20
	d'Irkoutsk (Russie) (1)	91,49	»	2,05	1,10	2,60	»	2,76

(1) En Russie, on profite des fortes gelées pour concentrer les eaux salées, en s'appuyant sur le principe que l'eau salée gèle à une température beaucoup plus basse que l'eau pure.

L'inspection de ce tableau fait voir que les sels du Portugal sont caractérisés par le sulfate de magnésie qu'ils contiennent en plus forte proportion. Les sels du Midi et de l'Ouest, moins purs, sont caractérisés par une teinte grise due à l'argile, et par une plus forte proportion de chlorure de magnésium, qui entretient l'humidité.

Les sels raffinés sont plus purs et exempts de chlorure déliquescent; presque toujours ils contiennent quelques centièmes d'eau hygroscopique. Ils sont caractérisés par leur cristallisation en forme de trémies larges, moyennes ou petites; il y en a aussi en cristaux blancs, très-menus, dits *sels fins* (1).

Il y a aussi les sels blancs dits de *Bayonne*, provenant des salines des Basses-Pyrénées. Ces sels, comme ceux de l'Est, ne contiennent pas de substances insolubles, terreuses et organiques; d'après nos expériences, ils renferment moins de sels magnésiens que le sel marin; ils salent davantage, et contiennent en effet, 4 à 5 % de plus de sel pur (2).

A Paris et dans le Nord, on fabrique des sels raffinés, en évaporant des dissolutions de sel marin, préalablement clarifiées. Ces sels sont très-beaux, mais ils contiennent beaucoup d'eau laissée à dessein pour compenser les déchets de fabrication.

On raffine encore à Paris des *sels de morue*, calcinés préalablement pour détruire les matières organiques qui leur communiquent une odeur nauséabonde. Le résidu de cette calcination, dissous dans l'eau, puis évaporé, donne un sel blanc raffiné très-pur.

Usages.— Les applications du sel sont très-nombreuses (3). On en fait d'abord une grande consommation comme condiment entrant dans la préparation de nos aliments. En agriculture, on l'emploie à la nourriture des bestiaux, au

(1) Les sels fins sont généralement préférés pour l'usage de la table; aussi les nomme-t-on *sels de table*.

(2) Une commission, consultée, en 1847, par M. le préfet de police, sur l'emploi du sel de Bayonne dans les usages culinaires, émit un avis semblable en tous points à celui que nous avions donné nous-même, en 1846, à la direction des salines de Bayonne.

(3) L'exploitation du sel dans 27 départements en France comprend

chaulage des grains et à l'amendement de certaines terres. Il sert comme antiseptique; on l'emploie à faire les salaisons de viandes, de poissons, de peaux et intestins, de comestibles, et à préparer les feuilles de tabac. Il sert à la fabrication du sulfate de soude, de l'acide chlorhydrique, du chlore, des soudes, des savons durs, du sel ammoniac, des hypochlorites, des chlorures de mercure, des luts souples à la température du rouge sombre. On l'emploie au vernissage des poteries de grès; pour le traitement des mines argentifères, au Pérou; il entre dans la composition des mélanges réfrigérants des glaciers. Dans les laboratoires de chimie, on l'emploie comme réactif. Enfin, le sel marin entre dans la composition d'un grand nombre d'eaux minérales artificielles. On l'emploie en pédiluve, comme légèrement rubéfiant.

ALTÉRATIONS. — Le sel marin peut contenir du *cuivre*, du *plomb*, du *fer*, et de l'*arsenic*. Cette altération accidentelle est très-importante à constater : de déplorables événements en ont quelquefois été la suite (1). On a constaté la présence de

76 marais salants, 12 sources salées, 21 laveries de sables salés et 1 mine de sel gemme.

En France, la consommation moyenne du sel est répartie de la manière suivante :

Pour l'alimentation	216	millions de kilog.
— la fabrication de la soude	55	»
— diverses industries	20	»
— agriculture	25	»
— pêche et salaisons sur mer	65 à 80	»
Total	381 à 396	»
Exportation	40 à 80	»

Les sels de l'Ouest entrent pour près de 40 % dans la consommation; les sels du Midi, 30 %; les sels de l'Est et de Bayonne, 30 %.

A Paris, la consommation annuelle des sels gris et blancs dépasse, en moyenne, 5 millions de kilog.

(1) En 1827, une épidémie qui atteignit plus de 400 personnes, dans le département de la Marne, fut causée par la vente d'un sel de cuisine que l'on reconnut contenir des iodures et de l'*arsenic*. Il provenait d'une raffinerie de sels de varech, où l'on préparait en même temps des sels arsenicaux. Du sel semblable fut vendu à Paris et rendit malade une famille entière. Ce sel déterminait la boursouflure de la face, des douleurs de tête, une soif ardente, l'inflammation des amygdales, des dou-

0,001 environ d'*acide arsénieux* dans le sel. Pour s'en assurer, on convertit en sulfate de soude le sel à essayer, et on l'introduit dans un appareil de Marsh, fonctionnant à blanc; ou bien, l'on traite par l'hydrogène sulfuré, et on soumet aux réactions ordinaires le sulfure obtenu.

Quant au cuivre, au plomb et au fer, ils proviennent des ustensiles, chaudières et appareils servant à l'extraction ou au raffinage du sel. Sa solution aqueuse prendra une coloration bleue par l'ammoniaque, s'il y a du cuivre, et donnera, en outre, un précipité floconneux rougeâtre, s'il y a du fer. Le plomb sera décelé par l'hydrogène sulfuré, le chromate de potasse, l'iodure de potassium.

Falsifications. — Le sel marin a été l'objet de fraudes nombreuses qui, malgré toutes les mesures prises par l'autorité municipale (1), sont à peine réprimées.

leurs intolérables dans tout le trajet de l'estomac et des intestins, suivies d'un flux diarrhéique presque toujours sanguinolent.

En 1843, à la Haye, la servante d'un épicier, une fille de 20 ans, mêla de l'acide arsénieux au sel vendu par son maître, afin de diminuer son travail domestique en éloignant les chalands. Heureusement les suites de ce calcul aussi stupide que criminel ne furent pas mortelles. Sur les trente-six personnes environ, victimes de cet empoisonnement, la vie seulement d'une vieille femme fut sérieusement menacée. Après un traitement convenable et rationnel, tous les malades furent guéris.

(1) Le 20 juillet 1832, M. le préfet de police, dont l'attention fut éveillée par de nombreuses plaintes sur la qualité des sels, rendit l'ordonnance suivante :

PRÉFECTURE DE POLICE.

Ordonnance concernant les falsifications du sel.

Nous, conseiller d'État, préfet de police,

Considérant que, dans un but de cupidité, l'on fabrique et expose en vente du sel marin ou de cuisine, altéré par le mélange de substances étrangères; que des maladies et accidents plus ou moins graves ont été attribués à l'usage de sels ainsi falsifiés, et qu'il importe de prendre des mesures pour réprimer une fraude aussi préjudiciable à la santé publique ;

Vu 1° la loi du 16-24 août 1790, titre XI, art. 3 ;

2° La loi du 22 juillet 1791 ;

3° Les articles 319, 320, 475, § 14 ; 477 et 471, § 15 du Code pénal ;

4° Les rapports du Conseil de salubrité;

En vertu des arrêtés du gouvernement des 12 messidor an VIII et 3 brumaire an IX,

Ordonnons ce qui suit :

Art. 1er. — Il est expressément défendu à tous fabricants, raffineurs,

On le falsifie avec le *sulfate de chaux*, le *plâtre cru en poudre* (a); les *sels de varech*, qui renferment des *iodures* et des

marchands en gros, épiciers et autres, faisant, dans le ressort de la préfecture de police, le commerce du sel marin ou de cuisine, d'y ajouter, soit des sels retirés du salpêtre ou du varech, soit des sels provenant de diverses opérations chimiques, soit de la poudre de pierre à plâtre, soit enfin toutes les autres substances étrangères au sel.

Art. 2. — Les commissaires de police à Paris, et les maires ou les commissaires de police dans les communes rurales, feront, à des époques indéterminées, avec l'assistance des hommes de l'art, des visites dans les ateliers, magasins et boutiques des fabricants, marchands, débitants de sel, à l'effet de vérifier si celui dont ils sont détenteurs est de bonne qualité et exempt de tout mélange.

Art. 3. — Le sel altéré ou falsifié à l'aide de telle substance que ce soit sera saisi, sans préjudice des poursuites à exercer contre les contrevenants, devant les tribunaux compétents.

Art. 4. — La présente ordonnance sera imprimée, publiée et affichée. Les sous-préfets des arrondissements de Saint-Denis et de Sceaux, les maires des communes rurales du ressort de la préfecture de police, et l'inspecteur général des halles et marchés, sont chargés d'en assurer l'exécution.

Le Conseiller d'État, Préfet de police,
Signé : GISQUET.

La fraude du sel, qui avait cessé vers la fin de 1832, par suite des mesures que l'administration avait prises, reparut vers 1834.

En 1839, de nombreuses visites furent faites par les membres du Conseil de salubrité, chez les raffineurs de sels, chez les fabricants de produits chimiques et les épiciers de Paris. Les échantillons pris chez ces négociants furent soumis à une analyse, qui démontra que les sels étaient mélangés de sulfate de chaux, de sulfate de potasse et d'iodures ; des hommes de l'art, interrogés, déclarèrent que le mélange était de nature à porter atteinte à la santé publique.

Les contrevenants furent traduits devant le tribunal de simple police, sous l'inculpation de vente de comestibles nuisibles, et condamnés à une amende qui varia de 3 à 10 francs. Plus de 1500 jugements furent ainsi prononcés. Mais comme ces condamnations minimes n'arrêtaient pas la fraude, le ministère public prit le parti de poursuivre à l'avenir les délinquants devant le tribunal de police correctionnelle, sous la prévention non plus d'une contravention, mais d'un délit, celui de tromperie sur la nature de la marchandise vendue. Les premiers qui eurent à lutter contre les nouvelles poursuites du parquet furent les sieurs L..., salpêtrier, et S..., fabricant de produits chimiques. L... fut acquitté et S... condamné à 6 jours de prison.

Sur l'appel de ce dernier, son avocat soutint *en droit* « que l'art. 423 « du Code pénal ne punit la tromperie des vendeurs qu'autant qu'elle

bromures (1) ; la *terre*, l'*argile* (2), le *grès en poudre* ou le *sablon*, l'*alun*, le *sulfate de soude* (3), le *chlorure de potassium*, les *sels blancs résultant de l'extraction du salpêtre ;* les *sels provenant des salaisons*, dits *sels de morue;* enfin, il y a des sels qui sont par trop riches en *eau* (4).

La falsification du sel par le plâtre cru, ou par le sulfate de

« porte sur la nature de la chose vendue ; or, disait-il, le mélange re-
« proché au prévenu, fût-il établi, altérerait la qualité des sels, mais n'en
« changerait pas la nature. C'est du sel de qualité inférieure vendu
« pour du sel de bonne qualité, mais ce n'est pas une marchandise
« substituée à une autre. En fait, l'avocat de l'inculpé s'est attaché à
« démontrer la bonne foi de son client, auquel on ne pouvait imputer
« le mélange, et qui avait revendu les sels dans l'état où on les lui avait
« livrés. »

Ces moyens ayant été combattus par M. l'avocat général, la cour rendit l'arrêt suivant :

« Considérant que les faits établis contre S... ne constituent pas seu-
« lement la simple exposition en vente de sels nuisibles, comme étant
« plus ou moins altérés, mais la substitution de sels destinés aux arts
« au sel destiné à l'alimentation ;

« Adoptant au surplus les motifs des premiers juges, met l'appella-
« tion au néant ; ordonne que ce dont est appel sortira son plein et
« entier effet ; condamne l'appelant à l'amende et aux dépens. »

Par ordre de M. le préfet de police, les membres du conseil de salubrité analysèrent plus de *quatre mille* échantillons de sel.

Vers 1841, on reconnut que les sels de cuisine vendus à Paris étaient encore falsifiés. Les sels étaient mêlés avec du plâtre cru et avec des sels de varech ; les sels blancs étaient fraudés avec des sels de varech raffinés. Sur 3023 échantillons prélevés dans Paris, 309 (plus de 1/10) furent reconnus falsifiés ; 84 échantillons de sels gris l'étaient avec du plâtre ou des sels de varech ; et 225 échantillons de sels blancs, par des sels de varech raffinés. — Il y en avait aussi qui contenaient des traces de cuivre.

(*a*) A Paris, un manége fut utilisé pour la pulvérisation de cette pierre à plâtre, vendue ensuite dans le commerce, sous la dénomination naïve de *poudre à mêler au sel.*

(1) On a trouvé, par exemple, du *bromure de magnésium* dans un sel vendu à Bruxelles, et qui provenait du marché de Liverpool.

(2) Nous avons trouvé près de 12 % d'argile blanche dans un sel pris à Marseille.

(3) Cette falsification, quoique beaucoup plus rare, a été constatée dans les départements de l'Aube et de la Côte-d'Or.

(4) Nous avons examiné un sel provenant du département du Rhône, qui contenait 11 % d'eau, sans la présence d'aucune autre substance étrangère.

chaux, est de beaucoup la plus fréquente, ainsi que le démontrent les condamnations auxquelles ce mélange a donné lieu (1)

Les sels mêlés de plâtre cru, traités par quatre parties d'eau, fournissent une solution saline, et laissent en résidu le plâtre, qui peut être recueilli sur un filtre, lavé, séché et pesé.

On peut encore laver le sel sur un tamis : le plâtre cru, délayé dans l'eau, passe à travers les mailles du tamis; on laisse déposer l'eau qui a entraîné le plâtre; on décante quand le liquide s'est éclairci ; puis le plâtre est lavé, séché, et pesé.

On peut encore mettre 50 grammes, par exemple, de sel à essayer dans de petits sachets de toile ayant la forme d'une chausse; ils sont préalablement desséchés à l'étuve et tarés, ensuite ajustés sur un bocal à très-large ouverture ; on verse dessus de l'eau distillée, de manière à dissoudre le sel : la dissolution saline tombe dans le bocal; on continue jusqu'à ce qu'il n'y ait plus apparence de stries dans le liquide; on reprend le sachet, on le remet dans de nouvelle eau distillée, de manière à dissoudre tout ce qui est soluble; puis on porte le sachet à l'étuve : les matières insolubles restant

(1) En 1848, le sieur V... a été traduit devant le tribunal de police correctionnelle, sous la prévention d'avoir vendu du sel marin allongé de plâtre cru; le tribunal a condamné le sieur V... à 100 fr. d'amende et aux dépens.

En 1850, un marchand de sel de la banlieue, le sieur D..., fut cité devant le tribunal de police correctionnelle sous la prévention de tromperie sur la nature de la marchandise par lui vendue. Il fut constaté, d'après l'expertise et les dires des témoins, qu'on retira de chaque sac de sel, vendu par lui à un épicier de la commune de V..., 5 kil. de sel gris, qu'il remplaça par autant de kil. de plâtre cru, de pierre à plâtre réduite en poudre.

On ne put déterminer exactement dans quelles proportions le mélange avait été fait, par la raison que le sel, toujours humide, sur lequel on répand cette poudre, la fixe de telle sorte qu'il devient ensuite impossible de faire, par le pelletage, un mélange exact des sels plâtrés avec ceux qui ne le sont pas.

Le sieur D... convint du fait qui lui était imputé; il chercha à s'excuser en disant *qu'il était forcé de falsifier le sel pour satisfaire aux exigences du public, qui veut le payer au-dessous du cours.*

Conformément aux conclusions sévères de M. le procureur de la République, le tribunal condamna le sieur D... à un an de prison et 200 fr. d'amende.

dans la pointe du sachet sont ensuite pesées; défalcation faite de la tare du sachet sec, on a le poids des matières insolubles.

Pour arriver à un résultat plus exact, M. *Lassaigne* a proposé l'emploi d'une solution saturée de sulfate de chaux, à la température de 20° (1). On met dans un bocal l'échantillon de sel à examiner, avec 7 à 8 fois son poids de solution saturée. Tout le plâtre qui peut se trouver mêlé au sel se précipite sous forme d'une poudre grisâtre ou jaunâtre, qu'il ne s'agit plus que de laver, avec la même solution, à plusieurs reprises, avant de le recueillir; on le sèche ensuite à 30° ou 40° dans une étuve, afin de ne pas le priver de son eau de cristallisation (2). L'expérience a prouvé que ce procédé peut servir à estimer soit la faible proportion du sulfate de chaux qui se trouve naturellement mélangé au sel marin, soit celle qui y a été ajoutée dans un but de falsification.

Pour la recherche des sels de varech (3), on mêle une pincée du sel suspect, dans une soucoupe de porcelaine, avec un peu d'eau amidonnée chlorée; si le sel est ioduré, il se manifeste, par suite de l'iode que le chlore met à nu, une coloration bleuâtre dont l'intensité est en rapport avec la quantité d'iode (4).

(1) Ce moyen est fondé sur le fait connu et pratiqué depuis longtemps pour la purification de certains sels dans les arts et dans les laboratoires, à savoir que : *l'eau saturée d'un sel au point de n'en plus dissoudre peut opérer la solution d'un autre sel.*

(2) Le dosage pourrait aussi avoir lieu après la calcination au rouge obscur, dans un creuset de platine, au contact de l'air, pour détruire la matière organique qui existe souvent dans les divers sels ; dans ce dernier cas, il y aurait à ajouter au poids du sulfate de chaux les 0,21 de son poids en eau, pour avoir la proportion de ce sel hydraté tel qu'il existait dans le mélange.

(3) D'après les recherches que nous avons faites avec M. *O. Henry*, et celles de M. *Boutigny*, cette fraude du sel de cuisine par les sels de varech se pratique presque exclusivement à Paris. On a attribué à cette sophistication une maladie qui se déclara, il y a quelques années déjà, à Fère-Champenoise ; sur 2400 habitants, on en compta 400 affectés de coliques et d'autres symptômes plus ou moins graves.

Nous avons vu du sel blanc destiné aux soldats; c'était du sel de varech, réduit en petits grains, par son passage à travers un tamis de fil de cuivre, recouvert de *vert-de-gris*.

(4) Il faut éviter de mettre un excès de chlore, qui détruirait la coloration bleue.

On peut encore traiter le sel par l'alcool, qui dissout les iodures; le liquide alcoolique est évaporé, et le résidu dissous dans l'eau est essayé par l'eau amidonnée chlorée.

Pour reconnaître les bromures, on réduit en poudre une partie du sel à essayer; on en fait un cône, qu'on place sur une soucoupe de porcelaine, et on verse dessus une petite quantité d'eau chlorée. Ce cône prendra une teinte d'autant plus jaune, que la quantité de bromure sera plus forte. Le sel marin pur ne présente pas cette coloration.

L'alun (1) se reconnaîtra par un sel soluble de baryte (nitrate ou chlorure), et par l'ammoniaque, qui donnera lieu à un dépôt gélatineux d'alumine.

Le sulfate de soude qui serait mêlé en proportion notable au sel marin le rendrait amer, efflorescent à l'air. Il serait décelé par le précipité blanc, insoluble dans l'acide nitrique, qu'il produirait avec un sel soluble de baryte.

Le chlorure de potassium (2) dans le sel marin sera décelé par le chlorure de platine, qui donnera un précipité jaune-serin de chlorure double de platine et de potassium, insoluble dans l'alcool.

Pour retrouver les sels de salpêtre (3) dans le sel de cuisine, on mêle une certaine quantité de ce dernier avec de la limaille de cuivre et un peu d'eau; puis on verse de l'acide sulfurique, qui donne lieu à un dégagement de vapeurs nitreuses que l'on rend manifestes en exposant au-dessus un papier imprégné de teinture de gaïac récemment préparée; le papier prend une couleur *bleue* plus ou moins intense,

(1) En Belgique, où le sel est sujet à de fréquentes sophistications, on ajoute souvent 2 °/₀ d'alun au sel raffiné, pour le rendre plus dur et moins hygrométrique.

(2) Il y a plusieurs années, M. *Lassaigne* a constaté, dans quelques échantillons de sel vendu par des épiciers de la banlieue, la présence de 23 à 24 °/₀ de chlorure de potassium.

(3) Les sels de salpêtre contiennent une certaine quantité de sels de potasse; ils sont aussi *iodurés*, ce que l'on reconnaît à l'aide de l'eau amidonnée chlorée.

En 1850, un marchand de sel, le sieur L..., qui avait dans ses magasins des sels de salpêtre, a été traduit devant les tribunaux, condamné à l'amende et aux frais, et à la destruction des sels saisis.

suivant qu'il y a plus ou moins de sel de salpêtre dans le mélange.

La présence des sels de morue se reconnaît à l'odeur désagréable de poisson et en même temps ammoniacale, que dégage la potasse caustique, du sel soumis à l'examen (1).

Le sel ne doit contenir que 8 °/₀ d'eau en moyenne; si on l'a humecté par fraude, cette proportion peut s'élever jusqu'à 18 °/₀. On s'en assure par la perte de poids qu'éprouveront 100 grammes de sel, après la dessiccation dans une étuve.

SEL DE NITRE. — V. NITRATE DE POTASSE.

SEL D'OSEILLE.

Le *sel d'oseille*, ou *oxalate acidule de potasse*, *bioxalate de potasse*, *suroxalate de potasse*, *sel à détacher*, cristallise en prismes rhomboïdaux tronqués, d'un blanc opaque, rougissant le papier bleu de tournesol. Il a une saveur très-acide, est inaltérable à l'air, soluble dans l'eau, plus à chaud qu'à froid, insoluble dans l'alcool.

Le sel d'oseille du commerce est tantôt du bioxalate, tantôt du quadroxalate de potasse.

USAGES. — Le sel d'oseille fait la base des *tablettes* ou *pastilles pour la soif.* On l'emploie pour enlever les taches d'encre sur le linge, et pour blanchir les chapeaux de paille.

FALSIFICATIONS. — Le sel d'oseille est quelquefois altéré par du *bitartrate* ou par du *bisulfate de potasse* (2).

En projetant un peu de sel pulvérisé sur des charbons ardents, il dégage une odeur de caramel caractéristique du tartre, lorsqu'il renferme de ce dernier.

Quant au bisulfate, il se reconnaîtrait par le précipité blanc,

(1) Il est évident que ce que nous disons ici pour les sels de morue ne s'applique qu'à ceux qui n'ont pas été calcinés ou qui, ne l'ayant été qu'imparfaitement, conservent, malgré leur blancheur, un goût désagréable.

(2) Nous avons vu du sel d'oseille qui renfermait 40 °/° de bisulfate de potasse.

insoluble dans l'acide nitrique, que le chlorure de baryum fournirait dans une solution aqueuse du sel suspecté.

SEL DE SATURNE. — V. ACÉTATES DE PLOMB.

SEL DE SEIGNETTE. — V. TARTRATE DE POTASSE ET SOUDE.

SEL DE SOUDE. — V. SOUDES.

SEL VOLATIL DE CORNE DE CERF. — V. CARBONATE D'AMMONIAQUE.

SEMENCES FROIDES.

On donne ce nom aux semences de *calebasse*, de *concombre*, de *pastèque*, de *melon*, mondées de leur écorce. Ces semences sont employées comme rafraîchissantes : on en fait principalement des bouillons ; mais on ne doit en faire usage que lorsqu'elles sont bien fraîches, qu'elles n'ont aucun goût d'âcreté ou de randicité, ce qui arrive dans le cas où elles sont depuis quelque temps mondées : souvent même, elles sont alors attaquées par les insectes.

Les droguistes et les herboristes qui vendent ces sortes de semences les livrent aux consommateurs malgré ces altérations, en cherchant à les dissimuler autant que possible. A cet effet, ils mêlent des semences fraîches avec des vieilles, afin d'atténuer l'âcreté ou la rancidité de ces dernières ; ils les passent au crible pour les séparer des insectes ; ils les blanchissent par divers moyens, peu propres à les rendre meilleures.

Quels que soient, du reste, les procédés que l'on puisse employer pour masquer les altérations que nous venons de signaler, on doit toujours rejeter ces semences comme impropres, du moment qu'elles ne sont pas parfaitement fraîches, qu'elles ont le goût rance, ou que l'on trouve des caries et de petits trous, dont la présence décèle l'invasion des insectes.

SEMEN-CONTRA.

Le *semen-contra*, nommé aussi *sementine*, *semence sainte*, *barbotine*, *semencine*, *graine de zédoaire*, est constitué par les fleurs non épanouies, et non par les semences, comme on l'a cru longtemps, de deux espèces d'*armoise* (*artemisia judaïca*, *contra* et *glomerulata*, — Synanthérées) qui croissent en Perse et en Judée.

Tel que l'offre le commerce, le semen-contra se compose d'un tiers de petits grains gros comme le quart d'un grain d'avoine, allongés, striés, obtus aux deux extrémités, d'un jaune verdâtre ; d'un tiers de petites sommités rabougries, de la couleur des grains; enfin, d'un tiers de corps étrangers formés de pédoncules et de débris végétaux divers. L'odeur du semen-contra est aromatique, très-forte et comme anisée; sa saveur est âcre et amère.

On connaît trois espèces de semen-contra : celui d'*Alep* ou du *Levant*, celui d'*Orient* ou de *Judée*, et celui d'*Afrique* ou de *Barbarie*. Le premier est la meilleure qualité et la plus pure; il est vert-brunâtre, quelquefois jaune-verdâtre; glabre; en petits grains lisses, un peu allongés ; d'une odeur forte et aromatique assez analogue à celle de la zédoaire ; d'une saveur amère, désagréable ; les grains sont obtus aux deux extrémités, et sont assez semblables à l'avoine, mais beaucoup plus petits.

Le second, celui d'Orient, est d'une qualité inférieure; il est jaune-grisâtre; son odeur est plus faible, de même que sa saveur; il est mélangé d'une quantité plus grande de matières étrangères ; il est d'une grande légèreté.

Enfin, le semen-contra de Barbarie est encore de plus mauvaise qualité ; ce n'est, pour ainsi dire, qu'un mélange de tiges, de fleurs, de graines et de parties diverses de plantes analogues aux artemisia judaïca et contra, mais qui n'ont aucune des propriétés de la véritable fleur de la plante.

D'après l'analyse de *Trommsdorff*, le semen-contra renferme : *huile volatile*, *résine dure*, *extrait amer*, *ligneux cire*, *gomme*, *matière colorante*, *sels de chaux et de potasse*. On y a reconnu, depuis, une matière cristallisée, qui a reçu le nom de *santonine*, à laquelle M. *Calloud* attribue des propriétés vermifuges.

Usages. — Le semen-contra s'emploie, comme vermifuge, en poudre, en infusé, en sirop, biscuits, dragées; il entre dans la composition de l'*opiat de Salomon*.

Falsifications. — On mélange quelquefois au semen-contra les semences et les fleurs d'une armoise de nos pays, l'*artemisia abrotonum* et les semences de l'*aurone*, ainsi que celles de la *tanaisie* (*tanacetum vulgare*). Mais les premières se font reconnaître à leur odeur, qui rappelle celle de l'absinthe; à leur couleur jaune-clair, et à leur saveur amère et persistante. Elles ne contiennent que très-peu de pédoncules brisés. Quant à la semence de l'aurone, elle est extrêmement amère, fortement aromatique, d'une saveur agréable, d'une couleur jaune-clair, lisse. La semence de la tanaisie est allongée, légèrement courbe, sillonnée et couronnée par un rebord membraneux. Elle ne possède que peu d'odeur et de saveur aromatiques.

M. *Batka*, droguiste à Prague, a fait connaître qu'on vendait quelquefois sous le nom de semencine, un mélange de *graines d'ombellifères*. Ces semences, qu'il a reconnues pour appartenir, l'une, à un *pimpinella*, l'autre à un *anethum*, imitent assez bien, à la première vue, le semen-contra. Mais pour peu qu'on les examine avec attention, on reconnaît qu'elles ont tous les caractères des semences des ombellifères.

Comme le semen-contra perd une grande partie de sa couleur verte, et acquiert une teinte rougeâtre en vieillissant, les droguistes sont dans l'usage de le teindre avec un mélange de *curcuma* et d'*indigo*.

Quelques personnes ont indiqué la falsification du semen-contra par la *coralline pulvérisée*, et ont avancé qu'on lui communiquait une belle couleur verte en le mouillant avec l'alcool.

SÉNÉ.

Sous ce nom on comprend les feuilles, les fruits ou les follicules de divers végétaux appartenant à la famille des légumineuses et du genre *cassia*, connus sous les noms de *cassia obovata*, *cassia ovata* ou *æthiopica*, *cassia acutifolia*, *cassia lanceolata*, *cassia elongata*. Ces plantes croissent principalement aux Indes orientales, dans la Syrie, l'Arabie, l'Égypte, la Libye, l'Abyssinie, les contrées septentrionales de l'Afrique; en Espagne, en Italie et dans quelques îles de l'Amérique.

Le cassia obovata est l'espèce connue de la plupart des botanistes sous le nom de *cassia senna* (1), connue aussi sous les noms de *séné du Saïd*, *séné des pauvres*, *séné de Barbarie*, *séné d'Alep*, *séné d'Italie*, *séné d'Espagne*, *séné de la Thébaïde*, *séné de Tripoli*, *séné du Sénégal*. Elle a reçu le nom de *cassia obovata* à cause de la forme obtuse et ovale renversée de ses feuilles, contrastant avec la forme lancéolée, aiguë, de celles du cassia acutifolia. Outre ce caractère bien tranché, les feuilles du cassia obovata sont longues d'environ $0^m,027$, larges de $0^m,011$ à $0^m,016$, glabres, d'une couleur vert-jaunâtre, et terminées par une petite pointe courte au sommet. Quelquefois la base du pétiole est munie de deux stipules subulées, persistantes et entières. La saveur de ces feuilles est amère et nauséeuse; leur odeur, forte et *sui generis*. Les follicules de cette espèce sont plats, minces, longs de $0^m,027$ à $0^m,034$, larges de $0^m,011$ à $0^m,013$, arqués en rein, ayant une sorte d'aile sur le dos; au milieu de leur surface et au-dessus, on remarque une ligne noirâtre, visible des deux côtés, qui correspond aux semences: sur chacune de celles-ci il y a une fissure transversale; les semences sont noires, en cœur allongé, avec une pointe sur laquelle on voit une saillie en couture, et une dépression qui la coupe en croix.

Le cassia acutifolia (2), qui porte également les noms de *feuilles orientales*, *séné d'Alexandrie*, *séné de Bucharie*, *séné de la ferme*, *séné palthe* ou *de la palthe*, *séné de Nubie*, offre des feuilles entières, ovales, lancéolées, aiguës, pubescentes en dessus, un peu glabres en dessous, à nervures alternes, d'une couleur vert-jaunâtre; les follicules sont de la longueur de ceux du cassia obovata, mais non recourbés en rein, minces, ovales et larges; les semences sont blanchâtres et sans fissure sur la ligne mitoyenne qui indique la position qu'elles occupent.

Le cassia lanceolata, qui paraît fournir les sénés connus sous les dénominations de *séné de la Mecque*, *séné Moka*, forme une espèce ne différant de la précédente que par ses feuilles

(1) *Senna* vient, suivant quelques auteurs, de *sanare*, guérir, et, suivant d'autres, de *Sennaar*, nom de l'un des pays où l'on récolte le séné.

(2) Sorte la plus estimée.

plus étroites, subulées, non pubescentes, et ses pétioles glanduleux. Ses follicules ne sont pas connus dans le commerce.

Le cassia elongata, qui fournit le *séné de l'Inde*, *le séné de la pique*, a des folioles allongées, linéaires-lancéolées, et dont quelques-unes ont jusqu'à 0^m,050 de long sur 0^m,007 à 0^m,011 de large; elles ont une odeur forte et nauséabonde; elles sont d'un vert jaunâtre, terne, un peu glauque; fragiles, minces; leur saveur est herbacée, fade et un peu amère; elles colorent la salive en vert jaunâtre. Les follicules sont minces, glabres, luisants, un peu arqués, vert-olive sur les bords, noirâtres au centre, au-dessus duquel s'élèvent des impressions qui indiquent l'emplacement des semences: celles-ci, au nombre de 5 à 7 au cœur, sont chagrinées et comme réticulées; les nervures sont anastomosées, plus épaisses vers les sutures que vers le milieu; la surface est piquetée de points blanchâtres; le sommet est arrondi. La longueur de ces follicules est de 0^m,040 à 0^m,054 et leur largeur de 0^m,016 à 0^m,020. Ils ont une odeur un peu plus faible que celle des folioles; une saveur nauséeuse, fort désagréable, déterminant dans la bouche une sensation de chaleur, sans amertume. Ils colorent fortement la salive en jaune brun.

Le cassia ovata, qui, ainsi que le cassia obovata, fournit le *séné* dit *de Tripoli*, se compose de petites feuilles exactement ovales, aiguës au sommet, légèrement pubescentes en dessous, au moins au voisinage de la côte moyenne; elles sont fragiles, d'un vert pâle, et le plus souvent brisées. Les follicules sont minces, d'un jaune pâle, ovales, d'un tiers plus petits que ceux du cassia obovata, et non arqués comme eux; ils contiennent quelques semences cordiformes, blanchâtres, qui ne laissent qu'une trace peu marquée sur le milieu des gousses, et sans fissure au-dessus.

D'après l'analyse de MM. *Lassaigne* et *Feneulle*, les feuilles du séné seraient composées de : *cathartine* (matière purgative du séné), *chlorophylle*, *huile volatile peu abondante*, *matière colorante jaune*, *matière muqueuse*, *albumine*, *acide malique*, *quelques sels*.

Les follicules contiennent moins de cathartine et beaucoup plus de mucilage.

Usages. — Le séné est un médicament qui paraît avoir été introduit par les Arabes dans la matière médicale. C'est un purgatif très-énergique et très-employé ; mais il a une saveur amère et désagréable, et il donne souvent des coliques. La décoction lui faisant perdre de ses propriétés, c'est sous forme d'infusé qu'on l'administre, soit en potions, soit en lavements. On l'associe souvent à des purgatifs minoratifs. On en prépare une poudre, un extrait, une teinture.

Falsifications. — Dans le commerce, on est dans l'usage de débiter sous le nom de séné de la Palthe, un produit résultant du mélange des folioles des cassia acutifolia et obovata et des feuilles du *cynanchum arguel*, dans les proportions de 5 du premier, 3 du second et 2 du dernier. Le mélange se présente à l'œil sous l'aspect de folioles plus ou moins brisées, d'un vert jaunâtre. La présence des feuilles de l'arguel dans le séné est une falsification qui a presque passé en habitude (1). Quant à nous, nous pensons qu'il serait bon

(1) En octobre 1828, M. le préfet du Nord reçut une lettre de M. le maire de Tourcoing, dans laquelle ce fonctionnaire faisait connaître à l'autorité supérieure plusieurs empoisonnements causés par un séné acheté chez les épiciers de la ville. Le préfet fit aussitôt droit à la demande du maire, et une commission d'examen fut envoyée sur les lieux. Voici un extrait du rapport fait par M. *Fée*, au nom de cette commission :

« Nous trouvâmes du séné chez tous les épiciers ; car la loi qui leur « interdit la vente des drogues simples au détail, leur permettant d'en « vendre au *demi-gros*, tous peuvent facilement éluder les dispositions « de l'ordonnance de police du 18 pluviôse an IX, et celles de la loi du « 21 germinal an XI. Ainsi devient nulle et insuffisante la prévision du « législateur, et l'on voit quels sont les tristes résultats de ces mesures « incomplètes qui, tenant lieu de bonnes lois, empêchent de voir les « lacunes qui existent dans notre législation *medico-pharmaceutique*. »

Le jury médical constata que plusieurs empoisonnements avaient eu lieu dans cette ville, mais heureusement aucun n'avait eu de suites mortelles.

« Il fut facile de reconnaître dans les sénés mélangés, des feuilles de « *cynanque arguel* et des feuilles de *redoul* (*coriaria mystifolia*), « tantôt offrant une quantité d'arguel, hors de toute proportion avec « celle qu'on trouve communément dans les sénés, et qui, dans le séné « de la Palthe, n'excède jamais un dixième ; tantôt présentant du redoul « en quantité variable de 5 à 15 et même à 25 %. Ces sénés étaient plus « brisés que ne le sont communément les sénés du commerce, et paraissaient intermédiaires entre ceux de bonne qualité et le grabeau : au-

qu'il n'en fût pas ainsi. Il serait, du reste, facile d'enlever les feuilles d'arguel, car elles sont très-différentes de celles du séné. Les feuilles de l'arguel sont opposées, fermes, simples, sessiles, un peu glauques, lancéolées, entières, légères, vivement chagrinées sur les deux surfaces, surtout inférieurement où elles sont pubescentes, avec une ligne médiane prononcée, mais sans nervures transversales bien apparentes comme dans tous les sénés. Les feuilles ont une saveur amère plus prononcée que celles du séné, avec un arrière-goût sucré; leur odeur est nauséeuse. Elles sont plus purgatives que celles qui composent le séné, et c'est à leur présence dans ce médicament qu'il faut certainement attribuer les coliques et autres accidents auxquels il donne souvent lieu.

On mêle aussi quelquefois au séné les feuilles du *redoul* (*coriaria myrtifolia*) (1), arbrisseau qui croît en Provence et en Languedoc, dont les feuilles sont fort astringentes, vénéneuses, et qui, prises intérieurement, déterminent souvent les accidents les plus funestes. Les feuilles du redoul sont ovales, lancéolées, glabres, très-entières, larges de $0^m,007$ à $0^m,027$, longues de $0^m,020$ à $0^m,054$: elles offrent, outre la nervure du milieu, deux autres nervures très-saillantes qui partent, comme la première, du pétiole, s'écartent et se courbent vers le bord de la feuille, et se prolongent jusqu'à la pointe. Dans les plus grandes feuilles, on observe quelques autres nervures transversales qui joignent ces trois premières. Mais dans les plus petites, qui peuvent seules être confondues avec le séné, on n'aperçoit que les trois nervures principales, et ce caractère suffit pour les distinguer. D'ailleurs ces feuilles sont plus épaisses que celles du séné, un

« trement, la fraude eût été trop facilement reconnue, ce qui ne fe-« rait pas le compte des falsificateurs. Néanmoins, ils négligent parfois « cette précaution. »

Les sénés saisis avaient été achetés à Lille, ce qui nécessita une visite dans cette ville, tant chez les pharmaciens que chez les épiciers. Les premiers ne fournirent que des sénés de bonne qualité; les seconds présentaient des sénés contenant au delà de 20 °/₀ de feuilles d'arguel brisées.

(1) C'est la falsification du séné, à la fois la plus ordinaire et la plus dangereuse. En 1847, M. *Meurin*, de Lille, reçut sous le nom de ***séné de la palthe***, du séné contenant au moins 75 °/₀ de ***redoul !***

peu chagrinées à la surface, non blanchâtres comme l'arguel, douées d'une saveur astringente non mucilagineuse, et d'une odeur assez marquée et un peu nauséeuse.

Le séné renferme aussi très-souvent, sous le nom de *grabeaux*, les débris de feuilles de substances végétales diverses, dont il serait difficile de déterminer la nature et le caractère, et que l'on devrait rejeter, comme ne pouvant occasionner que les résultats les plus déplorables (1).

Nous donnons ici le tableau comparatif des réactions obtenues par l'addition de certains réactifs chimiques aux infusions de séné, de redoul, d'arguel, et de grabeau, faites avec une partie de feuilles concassées et dix parties d'eau distillée bouillante.

(1) En 1825, M. *Dublanc* jeune, pharmacien de Paris, rapporta le fait suivant : « Un malade auquel on avait prescrit une tisane purgative acheta « chez un droguiste 15 gr. de séné connu sous le nom de *grabeau*. La tisane « ordonnée fut préparée et prise par le malade, qui éprouva presque aussitôt tous les symptômes d'un empoisonnement, lesquels, très-heureuse- « ment, n'eurent pas une longue durée. Ces accidents ayant été attribués « à une mauvaise disposition du malade, il reprit, le lendemain, la même « dose de tisane, et les symptômes d'intoxication reparurent plus vio- « lents que la veille. Alors le malade, soupçonnant la mauvaise nature « de la substance qu'on lui avait vendue pour du séné, me la fit exa- « miner, et je ne tardai pas à acquérir la preuve qu'on ne lui avait pas « vendu du séné pur. »

En 1827, un nommé G..., de B..., voulant se purger, fit acheter chez un pharmacien 30 gr. de séné en place duquel on lui vendit du *grabeau*, dont on fit une décoction d'environ 150 gr. que G... prit vers les 6 heures du matin. Comme toute la décoction ne put être contenue entièrement dans le même verre, l'excédant (30 gr. environ) fut pris par la belle-sœur du malade, qui avait elle-même préparé le purgatif. Immédiatement après avoir bu ce liquide, G... éprouva successivement des coliques, de violentes convulsions générales, et enfin un tétanos avec resserrement des mâchoires, au point de couper avec les dents une cuiller d'étain qu'on lui introduisit dans la bouche pour lui faire avaler la potion prescrite ; 4 heures après, il mourut sans avoir eu aucune déjection alvine.

D'un autre côté, la belle-sœur du malheureux G..., quoique n'ayant pris qu'une minime quantité de la fatale décoction de grabeau, éprouva aussi les mêmes symptômes, moins énergiques il est vrai, mais assez prononcés pour donner les craintes les plus sérieuses. Des blancs d'œuf, délayés dans l'eau, qu'elle prit vers le soir, la mirent hors de danger. Depuis, elle a contracté un état maladif qui ne lui était point habituel avant cet accident.

RÉACTIFS.	INFUSION DE SÉNÉ.	INFUSION D'ARGUEL.	INFUSION DE REDOUL.	INFUSION DE GRABEAU EXAMINÉE PAR M. DUBLANC.
Résidu........................	Vert-brunâtre, très-mucilag.	Verdâtre.	Sec, non mucil., d'un vert-pomme.	»
Couleur........................	Très-brune.	Verdâtre, presque gélatineuse	Très-peu colorée.	Fauve.
Odeur........................	Aromatique très-prononcée.	»	»	Faiblement aromatique.
Saveur........................	Amère, peu marquée.	Amère.	Astringente.	Très-astringente.
Papier bleu de tournesol.....	Rougi.	»	»	Rougi.
Alcool........................	Flocons abondants.	»	»	Flocons abondants.
Persulfate de fer..............	Couleur verdâtre.	Couleur verte ; précipité gélatineux très-abondant.	Précipité bleu très-abondant.	Précipité gris-noir abondant.
Gélatine........................	»	»	Précipité blanc très-abondant.	Précipité.
Noix de galle..................	Louche.	»	»	Précipité.
Acétate neutre de plomb.....	Précipité jaune-fauve abond.	»	»	Précipité jaune-paille abond.
Solution de chlore..........	Précipité.	»	»	Rien.
Émétique.....................	»	»	Précipité blanc très-abondant.	Précipité.
Oxalate d'ammoniaque.....	Précipité très-abondant.	Trouble.	Précipité très-abondant.	
Chlorure de baryum.......	»	»	Très-trouble.	
Bichlorure de mercure.....	Rien d'abord.	»	Précipité blanc.	
Chlorure d'or.............	Rien ; puis trouble bleuâtre.	Réduction lente ; précipité jaune métallique.	Réduction instantanée ; précipité pourpre-noirâtre.	
Nitrate d'argent............	Précipité jaunâtre très-abond.	»	Précipité jaunâtre passant au noir.	
Potasse caustique.........	Rien ; odeur de lessive.	Précipité gélatineux transparent.	Précipité gélatineux très-abondant, rougissant à l'air ; odeur de petite centaurée.	

Il résulte des faits consignés dans ce tableau, qu'on aura affaire à un séné falsifié, toutes les fois qu'une partie du produit suspect traitée par dix parties d'eau distillée bouillante donnera un infusé peu coloré, amer ou astringent et fournissant : un résidu sec, vert, non mucilagineux ; un précipité blanc par la gélatine, l'émétique ; un précipité bleu, vert ou gris, par le sulfate de fer, par le deutochlorure de mercure ; un précipité noirâtre instantané, par le chlorure d'or ; un précipité jaunâtre, passant au noir par le nitrate d'argent.

Outre les falsifications que nous venons de faire connaître, il arrive parfois que l'on mélange au séné, suivant *Nectoux*, les *feuilles du baguenaudier* (*colutea arborescens*, — Légumineuses). Les feuilles du baguenaudier sont exactement ovales, douces au toucher, non rétrécies à la base, obtuses, un peu échancrées au sommet, sans pointe. Ces feuilles sont plus vertes, plus minces que celles du séné ; leur saveur est amère et fort désagréable.

Le séné est aussi falsifié par les feuilles de l'*airelle ponctuée* (*vaccinium vitis idæa*) (1). Les feuilles de l'airelle ponctuée ressemblent un peu à celles du buis ; elles sont ovales, épaisses, entières, obtuses, lisses et d'un vert foncé en dessus, pâles et ponctuées de petits points noirâtres en dessous ; elles ont leur bord un peu replié postérieurement ; ce qui cache quelques dentelures peu marquées dont elles sont munies.

Il paraît également que l'on a quelquefois ajouté aux feuilles de séné celles du *tephrosia apollinea* (Légumineuses).

Enfin, le séné est quelquefois altéré par des taches brunes, et il est presque entièrement jaune, soit par suite des corps

(1) M. *Pédroni* fils a fait connaître, en 1846, que, se trouvant un jour chez un droguiste, au moment où on ouvrait une futaille de séné de Tripoli, expédiée de Marseille, il reconnut que ce séné contenait des feuilles étrangères, qu'un plus long examen lui permit de juger être celles de l'airelle ponctuée. 100 parties de ce prétendu séné de Tripoli contenaient :

Feuilles de séné	15	parties.
Feuilles d'airelle	78	—
Bûchettes et débris de bois	5,50	—
Poussière et sable	1,50	—
Total	100,00	—

étrangers qui y sont mêlés, soit par suite de la vétusté. Il faut donc rejeter ce séné, qui ne pourrait être que nuisible.

Dans tous les cas, quel que soit le séné auquel on a affaire, le premier soin des marchands doit être d'en séparer, à la main, les petites pierres, les bûchettes et les autres corps étrangers. Le séné, ainsi nettoyé, prend le nom de *séné mondé;* mais on conçoit bien que son prix doive s'élever, en raison directe de la quantité de corps étrangers qu'on en sépare.

SERPENTAIRE DE VIRGINIE.

La racine de *serpentaire de Virginie* ou *vipérine (aristolochia serpentaria* —Aristolochiées) croît dans les forêts de la Virginie, de la Caroline, de la Floride, où elle est renommée contre la morsure des serpents à sonnettes.

Elle se présente sous la forme d'un grand nombre de filaments minces, entrelacés, partant d'un collet noueux, quelquefois garni des débris de la plante ; elle a une couleur grise à l'extérieur, blanche à l'intérieur ; elle possède une odeur aromatique et pénétrante, qui a quelque analogie avec celle du camphre ; sa saveur est amère ; elle contient, d'après M. *Chevallier : huile volatile*, *amidon*, *résine*, *albumine*, *matière jaune*, *amère; acides malique* et *phosphorique* combinés à la *potasse*, à la *chaux; oxyde de fer*, *silice*. D'après M. *Bucholz : huile volatile*. 3,05 ; *résine jaune verdâtre*, 2,85 ; *matière extractive*, 1,07 ; *extrait gommeux*, 18,01 ; *ligneux*, 62,04 ; *eau*, 14,45.

Usages. — La serpentaire sert, en médecine, comme stomachique, emménagogue, diurétique et même purgative ; elle est employée en décoction, en teinture ; elle entre dans l'*eau générale*, dans l'*eau thériacale*, l'*orviétan*, et dans des remèdes vantés comme alexipharmaques.

Falsifications. — Quelquefois la serpentaire de Virginie est mêlée aux racines de l'*asarum virginicum*, et à celles de la *collinsonia præcox*.

Elle est aussi, dit-on, mélangée avec les racines inférieures de l'*aristolochia hastata* et *tormentosa*, et avec celles du *spigelia marylandica*.

La racine d'*asarum virginicum* est d'une couleur noire,

totalement distincte de la serpentaire. Du reste, ces trois espèces de racines peuvent facilement se reconnaître à la forme, à l'odeur et à la saveur; en les comparant avec la véritable racine de la serpentaire, il est impossible de s'y méprendre.

M. *Favre*, dans son traité sur la *Sophistication des substances médicamenteuses*, dit que l'on substitue à la serpentaire la racine de *cabaret*, qui a à peu près la même forme; cependant, ajoute-t-il, il est facile de les distinguer l'une de l'autre, parce que la racine de cabaret a une couleur noire à l'extérieur; son odeur et sa saveur, quoique fortes, diffèrent aussi de celles de la racine de serpentaire de Virginie.

SIROPS.

Les sirops sont des préparations ou *conserves liquides*, qu'on obtient avec l'*eau*, les *infusions*, les *décoctions*, les *émulsions*, les *eaux distillées*, le *vin* et le *sucre*, le tout amené, à l'aide de la chaleur, au degré de consistance convenable.

Les sirops sont *simples* ou *composés :* le *sirop simple* n'est formé que d'eau et de sucre; les *sirops composés* contiennent plusieurs substances outre le sucre, qui en fait la base.

Les modes de préparation des sirops varient; ainsi on prépare des sirops, 1° par la solution à froid du sucre dans un liquide; 2° par la solution du sucre à l'aide de la chaleur; 3° par coction et clarification; 4° par la solution du suc dans des liquides obtenus par distillation.

Le sucre qu'on emploie varie pour sa pureté selon la nature des sirops à préparer; mais, en général, les substances qui entrent dans leur composition doivent être de bonne qualité.

Le pharmacien doit préparer tous les sirops qu'il délivre dans son officine, autrement il manquerait à la mission que lui impose le titre qu'on lui a conféré. En effet, qui lui garantira que le sirop qui lui est livré a été préparé d'après les indications données dans les formulaires? et supposons qu'il veuille s'en assurer, ne devra-t-il pas employer plus de temps pour obtenir des résultats incertains qu'il n'en aurait mis à préparer lui-même les sirops ?

Usages.—Les sirops sont employés dans divers cas comme rafraîchissants, dans d'autres cas comme médicaments.

Falsifications. — Depuis quelques années, les confiseurs, les distillateurs, les liquoristes, etc., ont préparé des sirops en faisant usage, 1° de *sirop de fécule de pommes de terre, de glucose;* 2° de *sirop de froment, sirop de blé (préparé par la saccharification de l'amidon* au moyen de l'acide sulfurique) (1). Le but qu'ils se sont proposé en employant le premier est de pouvoir obtenir des sirops à meilleur marché. En effet, le sirop de fécule de pommes de terre leur est livré de 37 à 38 centimes le kilogramme, tandis qu'un kilogramme de sirop de sucre revient au moins à 1 fr. 10 ou 1 fr. 20 cent. et plus. On conçoit que si on mêle, comme cela s'est fait, 40 p. 100 de sirop de fécule au sirop de sucre, on obtient un sirop qui, au lieu de revenir à 1 fr. 20 le kilog., ne revient qu'à 85 cent. environ, différence de 35 cent., à l'aide de laquelle certaines maisons ont fait une concurrence funeste pour s'attirer des clients qu'elles ont bientôt perdus, puisque le procédé qu'elles avaient employé était mis en pratique par ceux à qui elles faisaient d'abord concurrence. Il en est résulté que le consommateur a été trompé (2); que les sirops dits *d'agrément* ont perdu de leur qualité : en effet, leur saveur ainsi que leur propriété sucrante (3) étaient modifiées, ils ne sucraient point comme les sirops obtenus avec le sucre, et, dans quelques cas, ils donnaient lieu à des maux de gorge (4).

L'introduction de sirops de glucose dans les sirops livrés au commerce ayant été signalée à l'administration, des mesures ont été prises pour faire cesser cette fraude, et les jurys chargés des visites dans Paris et la banlieue, et dans les divers départements, ont fait saisir des sirops glucosés; les ven-

(1) On a vendu aux épiciers des sirops préparés avec 60 p. de sirop de sucre, et 30 p. de sirop de fécule.

(2) On sait qu'avec le mot *bon marché* on séduit, en France, non-seulement les ouvriers, mais même les personnes qui, par leur intelligence et leur éducation, ne devraient pas faire ces *coûteuses* économies.

(3) 400 gr. de sirop de fécule de pommes de terre sucrent *à peu près* la même quantité de liquide que 100 gr. de sirop de sucre, et il y a encore différence dans la saveur de l'eau sucrée à la glucose, saveur qui n'a rien d'agréable.

(4) MM. *Soubeiran* et *Guérard* nous ont fait connaître qu'on avait essayé d'employer le *sirop de fécule* dans les hôpitaux; mais l'usage de ce

deurs, traduits devant les tribunaux, ont été condamnés. Ces poursuites se continuent, et on doit espérer que par une répression juste et sévère on fera cesser ces fraudes, nuisibles aussi bien pour le vendeur que pour l'acheteur : pour le vendeur, en ce que la différence du prix de la glucose au sirop de sucre ne lui profite pas en raison de la concurrence ; pour l'acheteur, en ce que le sirop qu'il achète ne sucre pas, et qu'il est forcé d'employer deux parties de sirop glucosé, au lieu d'une partie de sirop de sucre pur.

On a indiqué divers moyens pour reconnaître la présence du *glucose de pommes de terre*, et du *glucose de froment* dans le sirop de sucre (1). Celui qu'on emploie le plus souvent pour les *sirops de gomme*, de *guimauve*, de *capillaire*, d'*orgeat*, consiste à traiter, dans un petit ballon, à l'aide de la chaleur (lampe à alcool), 10 ou 15gr de ces sirops, par 10gr d'une solution de potasse préparée, en prenant : eau 90gr, potasse 1gr,3. Si le sirop est exempt de glucose et de sirop de froment, il prend, par l'ébullition, une belle couleur jaune d'or. Si, au contraire, il est mêlé de glucose, il acquiert une couleur café, et une odeur de caramel (2).

Ce mode de faire ne peut point indiquer dans quelle proportion le mélange a été fait, il ne peut pas non plus être mis en pratique pour les sirops acides, même les plus blancs, parce que le *sucre de canne interverti* (3) par la présence des acides se colore aussi par la potasse ; on doit alors avoir recours à l'emploi du saccharimètre (*Voyez* art. *Sucre*). Nous allons faire connaître ici les résultats que M. *Soubeiran* a obtenus à l'aide de cet instrument.

Pour exécuter l'analyse d'un mélange de sirop de sucre et de sirop de fécule, on se base sur ce que :

sirop a déterminé des maux de gorge, qui ont mis l'administration dans la nécesssité de le faire cesser (Voy. le mémoire de M. *Soubeiran*, *Journal de Pharmacie et de Chimie*, 3e série, t. XVIII, p. 328).

(1) Un marchand nous disait qu'il employait le sirop de froment pour empêcher le sucre de cristalliser.

(2) Une addition de 0gr,5 de glucose lui fait prendre une couleur de vin de Malaga foncé.

(3) Le sucre de canne dévie les rayons de lumière polarisée, à *droite*, lorsqu'il est pur; à *gauche*, lorsqu'il a été *interverti*.

1° Un volume de sirop de sucre de canne ordinaire, marquant 35° à l'aréomètre, étendu de neuf volumes d'eau, donne au saccharimètre, à la température de 15°, dans le tube de 0m,20 de longueur, une rotation à droite de 52°.

2° Dix volumes de cette même liqueur, mélangés avec un volume d'acide chlorhydrique pur et concentré, et chauffé dans un matras en verre, au bain-marie, jusqu'à la température de 68°, fournissent par le refroidissement une liqueur qui, observée au saccharimètre, dans un tube de 0m,20, et à la température de 15°, donne une rotation à gauche de 21°,3, ce qui est la conséquence du pouvoir d'inversion, déterminé par M. *Biot*, 38° à gauche, 100 à droite.

3° Le sirop de fécule du commerce, traité de la même manière, donne au saccharimètre 100° à droite pour la rotation primitive, et 100° à droite encore après la réaction de l'acide.

4° La dextrine, qui se trouve toujours dans le sirop de fécule du commerce, se comporte au saccharimètre de la même manière que la glucose, et par conséquent n'apporte aucun trouble dans les observations.

Ceci étant bien établi, lorsque l'on veut analyser un mélange de sirop de fécule et de sirop de sucre de canne, on le soumet au traitement indiqué ci-dessus, c'est-à-dire qu'on l'étend de 9 volumes d'eau, et qu'on prend sa rotation à la température de 15° dans le tube de 0m,20. Puis on ajoute à 10 volumes de cette solution un volume d'acide chlorhydrique concentré, on chauffe doucement au bain-marie jusqu'à la température de 68°, et l'on prend de nouveau la rotation à la température de 15° dans le tube de 0m,20.

Dans l'action de l'acide, le sirop de fécule conserve son degré, mais le sirop de sucre de canne est interverti, de façon que 100° à droite deviennent 38° à gauche, lesquels neutralisent 38° de sucre de fécule, de sorte que le degré restant se compose de la totalité du sucre de fécule moins la portion qui se trouve masquée par le sucre interverti.

Sachant que 100 parties de sucre de canne donnent dans les conditions de l'expérience 52° à droite, le calcul fait connaître quelle est la proportion de ce sirop dans le mélange. La déviation qui lui appartient est donnée en multipliant par la fraction 100/138 la perte de degrés opérée par l'inversion, et la proportion en volume de sucre de canne est donnée à son tour en multipliant le produit de la précédente opération par 100/52.

Plus simplement encore, on a la proportion en volume du sirop de sucre de canne dans le mélange, en multipliant par 1,4 la perte de degrés opérée par l'inversion. Il est bien entendu que si la rotation, après l'action de l'acide chlorhydrique, se faisait à gauche, la perte serait représentée par la rotation à droite avant l'action de l'acide, plus l'excès de rotation à gauche après cette action.

Le tableau suivant donne un exemple de ce genre de résultats :

SIROP.	ROTATION.	PERTE après l'inversion.	VOLUME de sirop de sucre POUR 100.
Sirop de sucre........	52° à droite.	71,76	100
9 vol. sirop de sucre.. 1 — fécule..	56,8	64,68	90
8 — sucre.. 2 — fécule..	61,6	57,36	80
7 — sucre.. 3 — fécule..	66,4	50,2	70
6 — sucre.. 4 — fécule..	71,2	43	60
5 — sucre.. 5 — fécule..	76	35,9	50
4 — sucre.. 6 — fécule..	80,8	28,68	40
3 — sucre.. 7 — fécule..	85,6	21,5	30
2 — sucre.. 8 — fécule..	90,4	14,4	20
1 — sucre.. 9 — fécule..	95,2	7,2	10

Les sirops livrés au commerce par quelques confiseurs sont confectionnés avec ceux qui ont servi à cuire les fruits pour les confire, et avec les *débris d'office* (1). Ces sirops

(1) Les sirops ainsi mélangés se sont vendus à si bas prix à Paris,

sont impurs et impropres aux usages auxquels on les fait servir ; ils sont glucosés.

SIROP DE CAPILLAIRE.

Ce sirop est préparé avec l'infusion de capillaire et le sucre blanc (1), d'après la formule suivante :

Capillaire du Canada	100 gr.
Eau	1600 gr.
Sucre	1100 gr.

Usages. — Le sirop de capillaire est considéré comme un excellent béchique fort employé par les personnes atteintes de rhumes et de catarrhes.

Falsifications. — On substitue souvent au sirop de capillaire du *sirop de sucre* préparé avec du sucre plus ou moins pur.

Le sirop de capillaire préparé avec du sirop très-blanc est peu coloré lui-même ; additionné de quelques gouttes d'ammoniaque, il prend une coloration *jaune d'or foncé*, ce qui n'a pas lieu avec le sirop de sucre seul.

Le sirop de capillaire fait avec du sirop de sucre glucosé noircit lorsqu'on le traite par la potasse, à l'aide de la chaleur.

Le goût du sirop préparé avec le capillaire peut aussi faire reconnaître aux *personnes exercées* s'il renferme cette substance médicamenteuse.

SIROP DE GOMME.

Le *sirop de gomme* est un sirop médicamenteux qui, aux termes de l'arrêt de la cour de cassation du 7 février 1851, *constitue une préparation pharmaceutique qui ne peut se faire que conformément à la formule établie par le Codex, et que l'infraction à cette règle rentre dans les prévisions de l'arrêt du règlement du parlement de Paris du 23 juillet 1748, lequel pro-*

qu'on en a fourni les départements dans un rayon de plus de 80 kilomètres.

Les débris d'office sont des candis brisés ou salis, des pastilles invendables et qui contiennent des aromates, des acides, des matières colorantes.

(1) Le Codex prescrit 192 gr. de capillaire pour 3 kilog. de sirop de capillaire.

nonce une peine excédant la compétence du tribunal de simple police (1).

Ce sirop, d'après le texte de l'arrêt du 7 février 1851 (2), doit donc être préparé d'après la formule suivante :

Gomme arabique blanche.	500 gr.
Eau froide..............	500 gr.
Sirop simple............	4000 gr.

Et nul ne peut la modifier.

Ce sirop est blanc, conservant toujours un aspect opalin ; sa saveur est douce et mucilagineuse ; sa densité considérable : il a beaucoup de viscosité et coule lentement.

Usages. — Le sirop de gomme est employé contre un très-grand nombre de maladies, et particulièrement comme émollient, adoucissant, calmant ; il convient dans les inflammations, les irritations, les épuisements. On le donne surtout dans les maladies de poitrine. C'est, disent *Mérat* et *Delens*, *le remède populaire et domestique des rhumes, des catarrhes et de toutes les espèces de toux avec sécheresse, fatigues*, etc.

Falsifications. — Le sirop de gomme, étant un médicament, aux termes de l'arrêt précité, ne devrait être préparé que par les pharmaciens ; mais il n'en est rien : le sirop de gomme est préparé par des confiseurs, des distillateurs, des liquoristes, des épiciers, etc., etc., qui, pour le rendre plus agréable au goût que ne l'est le sirop préparé par les pharmaciens, retranchent une partie de la gomme, l'aromatisent, de telle sorte qu'on fait d'un sirop médicamenteux un sirop d'agré-

(1) Cet arrêt fut rendu par cassation, pour cause d'incompétence, d'un jugement du tribunal de simple police de Paris du 17 octobre 1850, lequel, statuant au fond, renvoya le sieur V..., distillateur, de la poursuite dirigée contre lui, en vertu de l'article 475 n° 6 du Code pénal, pour falsification de sirop de gomme.

(2) Voici ce texte :

« Lorsqu'une boisson, mise en vente et comprise dans la nomencla- « ture des médicaments portés au codex, est saisie comme falsifiée, « le débitant doit être traduit devant le tribunal de police correction- « nelle, et non devant le tribunal de simple police. »

Ainsi les personnes qui altèrent les sirops en les mêlant avec de la glucose, du sirop de blé, du sirop de froment, doivent être traduites devant le tribunal de police correctionnelle, et non devant le tribunal de simple police.

ment, qui n'a plus les propriétés pour lesquelles il est ordonné (1).

(1) En 1849, nous fûmes chargé, par le juge d'instruction près le tribunal de première instance de la Seine, d'examiner chez les sieurs L..., O... et B. G..., distillateurs, les sirops de gomme, d'orgeat, de guimauve, de capillaire, etc., qu'ils pouvaient avoir en magasin. Cette visite fut ordonnée par suite de celle que le jury médical avait faite dans le département de l'Aube. On saisit des sirops mêlés de glucose, ou ne contenant pas les substances médicamenteuses dont ils portaient le nom ; ces sirops furent déclarés avoir été fournis par des maisons de Paris. Il résulta de notre examen que les sirops étaient les uns allongés de glucose, les autres contenant une quantité nulle ou insuffisante des substances servant à leur dénomination.

Les sieurs L..., O... et B. G... furent traduits, en 1850, devant le tribunal de police correctionnelle, sous la prévention de tromperie sur la nature de la marchandise vendue. Ils furent condamnés chacun à 200 fr. d'amende, à la confiscation des sirops saisis et aux dépens.

Le tribunal admit, par le texte même du jugement, que les sirops de gomme, de guimauve, de capillaire, d'orgeat, devaient être préparés d'après les formules consignées au Codex, qui sont les formules *officielles*.

Les pharmaciens et tous ceux qui préparent des sirops ne doivent donc pas se permettre de modifier la composition de ces médicaments.

Les sieurs L... et B. G... interjetèrent appel de ce jugement, qui fut confirmé, sauf cependant une réduction à 50 fr. de l'amende prononcée contre chacun d'eux.

En mai 1850, le sieur L..., distillateur à Paris, fut traduit devant le tribunal de simple police, sous la prévention d'avoir été détenteur de sirops de gomme qui ne contenaient presque pas de gomme, et de plus fabriqués avec du sirop de fécule ou de glucose. Le tribunal condamna le sieur L... à 10 fr. d'amende et ordonna la confiscation des boissons saisies. Ce jugement fut confirmé par le tribunal de police correctionnelle.

Par suite d'autres visites, 20 autres distillateurs de Paris furent cités devant le tribunal de simple police : les uns avaient vendu du sirop de gomme sans gomme, les autres des sirops mêlés de glucose; ils furent condamnés à 0 et 10 fr. d'amende et aux frais.

La même année, après une visite du jury médical d'Orléans, 28 droguistes, confiseurs et épiciers de cette ville furent cités devant le tribunal correctionnel, comme prévenus d'avoir employé de la glucose au lieu de sucre dans la fabrication des sirops de sucre, de guimauve, de gomme et d'orgeat, ou d'avoir fait des sirops dits et étiquetés sirops de gomme, de guimauve, de capillaire, et qui ne contenaient ni gomme, ni guimauve, ni capillaire. Le tribunal renvoya de la plainte tous les épiciers, comme n'ayant point fabriqué les sirops saisis, plus 2 ou 3 fabricants qui se trouvaient dans une position spéciale et à l'égard desquels, par exemple, on n'éta-

Le sirop de gomme a été additionné de *glucose* (1). On a indiqué, pour reconnaître ces falsifications, l'emploi, 1° de la potasse, à l'aide de la chaleur (2); 2° l'emploi de l'alcool. On

blissait pas le fait de vente des sirops saisis en dehors de leurs officines; et sur les 10 prévenus restants, il en acquitta 2, déclara les 8 autres coupables du délit de tromperie sur la nature de la marchandise, et les condamna, en vertu de l'article 423 du Code pénal, à 50 fr. d'amende et à la confiscation des marchandises saisies. Les 8 prévenus interjetèrent appel de ce jugement. La cour d'Orléans rendit un arrêt contraire à celui de la cour de cassation, renvoya 2 prévenus des fins de la plainte et confirma pour les 6 autres le jugement du tribunal correctionnel, mais en les condamnant, en outre, aux frais de première instance et d'appel, en ce qui les concerne.

Cet arrêt de la cour d'Orléans portait : Le Code pharmaceutique et les formules qu'il contient ne sont obligatoires que pour les pharmaciens. En conséquence, les distillateurs ou confiseurs qui vendent des sirops dans la préparation desquels n'entre pas la quantité des principes émulsifs ou médicamenteux déterminée par le Codex ne peuvent être poursuivis comme ayant trompé les acheteurs sur la nature de la marchandise. Il n'en est pas de même à l'égard des sirops préparés avec du sucre de fécule ou glucose, au lieu de sucre ordinaire, ou qui ne contiendraient pas les substances sous lesquelles ils sont dénommés et étiquetés; dans les divers cas, si l'acheteur n'est point averti qu'on lui vend un sirop qui ne contient pas de sucre ordinaire, ou qui n'est pas composé avec la substance indiquée sur l'étiquette, il y a tromperie sur la nature de la marchandise, et par conséquent délit dans le sens de l'article 423 du Code pénal.

La fabrication ne constitue point le délit ; mais il existe, alors qu'il y a eu vente, ou même simple exposition ou mise en vente, de la part du fabricant.

En 1851, 8 distillateurs de Paris, 2 confiseurs et 1 pharmacien furent traduits devant les tribunaux et condamnés pour falsification de sirops, par suite de saisies que firent les professeurs de l'École de pharmacie.

Les prévenus ne furent condamnés qu'à 6 et 10 fr. d'amende et à l'effusion des sirops saisis.

Deux autres distillateurs de Paris furent condamnés à 100 fr. d'amende pour vente de sirops glucosés.

Nous pourrions encore citer beaucoup d'autres exemples de falsification des sirops.

(1) On a préparé du sirop de gomme avec du *sirop de sucre* mêlé de *sirop de fécule*, puis additionné d'une solution de *gélatine*.

D'autres ont mis en vente des sirops étiquetés *sirops de gomme glucosés*, pensant vendre un produit perfectionné !

(2) Le sirop de sucre mêlé de *sirop de miel* se colore aussi par la potasse à l'aide de la chaleur.

Ebermayer parle de sirops ainsi mélangés.

introduit dans un tube 10 p. de sirop de gomme, et on ajoute 90 p. d'alcool à 33 degrés, puis on agite. La gomme est précipitée par l'alcool à l'instant même ; elle se dépose sous forme de filaments qui la fixent sur les parois du tube. On peut séparer l'alcool, puis laver la gomme à l'aide de ce véhicule, la faire dissoudre dans l'eau, et évaporer, afin d'en prendre le poids.

Mais ces moyens ne sont pas toujours suffisants ; en effet, voici ce que dit M. *Soubeiran :*

« La viscosité et la propriété de précipiter par l'alcool « étant communes au sirop de gomme et au sirop de fécule, « la fraude se fait sentir ici plus que jamais. Il est facile de la « reconnaître : 1° par la potasse qui, à l'ébullition, colore le « sirop de fécule en noir, tandis que le sirop de gomme reste « blanc dans les mêmes circonstances ; 2° par l'alcool. En « effet, en ajoutant à chacun des deux sirops un volume égal « au sien d'alcool à 34°, le sirop de gomme devient très-lai- « teux, tandis que le sirop de fécule reste transparent, ce qui « tient à ce que la dextrine est soluble dans l'alcool affaibli. « Une plus grande quantité d'alcool déterminerait une pré- « cipitation, mais toujours moins abondante que celle pro- « duite dans le sirop de gomme (1).

« On peut encore avoir recours au saccharimètre. Il « suffit de savoir que le sirop de gomme pur, marquant « 29° bouillant, a pour densité, à la température ordinaire, « 1,321, et qu'il contient alors en poids 1 partie de gomme « arabique, 1 partie d'eau et 8 parties de sirop, et en vo- « lume 1 partie de gomme, 1 partie d'eau et 6 parties de « sirop. Or, un poids de gomme arabique, dissous dans 9 « parties d'eau, exerce au saccharimètre une rotation vers la « gauche de 28° ; la rotation de la gomme seule est donc de « 280°. Comme le sirop de gomme en contient $^1/_8$ de son « volume, l'effet sur 1 volume de sirop est de 35° à droite. « Le sirop de sucre a une rotation de 520°, soit pour 6 vo- « lumes 3120° ; lesquels 6 volumes, étant dans le sirop, « étendus à 8 volumes, donnent, pour la rotation de 1 vo- « lume de sirop 390° à droite.

(1) Cette précipitation a des caractères bien différents : le sirop de gomme donne un précipité *filamenteux* ; le sirop de fécule, un précipité qui se sépare au fond du vase et qui a une apparence sirupeuse.

« En retranchant 35° de déviation à gauche, produite par « la gomme, la rotation restant à 1 volume de sirop sera « 255°, de sorte qu'en faisant l'observation sur 1 volume de « sirop de gomme étendu de 9 volumes d'eau on trouvera « 35°,5 dans le tube de 0m,20.

« En appliquant ce calcul à des sirops faits avec d'autres « proportions de gomme, on peut savoir quelle en est la dose.

	Sirop de gomme............	35°,5	à droite.
1/10	de gomme en moins........	36,7	»
2/10	»	38	»
3/10	»	39,6	»
4/10	»	41,2	»
5/10	»	42,1	»
6/10	»	44,24	»
7/10	»	46	»
8/10	»	47,8	»
9/10	»	49,8	»

« Un moyen de contrôle consiste à mélanger 1 volume de « sirop de gomme avec 2 volumes d'une dissolution d'a- « cétate neutre de plomb marquant 20°, d'ajouter 7 vo- « lumes d'alcool, et de filtrer pour séparer le magma de gom- « mate de plomb.

« La liqueur filtrée marque alors au saccharimètre :

	Sirop de gomme pur.......	39°	à droite.
Avec 1/10	de gomme en moins........	50,3	»
2/10	»	48,7	»
3/10	»	47,2	»
4/10	»	46	»
5/10	»	44,6	»
6/10	»	43,3	»
7/10	»	42,1	»
8/10	»	41	»
9/10	»	40	»

« La proportion de gomme qui entre dans un sirop fait « avec la gomme et le sucre est donc donnée par l'une ou « par l'autre des tables ci-dessus. Il ne faut cependant appli- « quer cette table d'une manière absolue, car le lavage que « l'on fait subir à la gomme en fait perdre une partie ; et de « plus, la présence de quelques morceaux de gomme inso- « luble peut en diminuer encore la proportion.

« On peut avoir directement la proportion de gomme contenue dans un sirop, en agitant celui-ci avec 5 ou 6 volumes d'alcool rectifié, chauffant au bain-marie jusqu'à l'ébullition, et recevant la gomme sur un filtre taré; on lave la gomme à plusieurs reprises avec de l'alcool; on sèche le filtre et on ne le pèse que lorsque la gomme a repris à l'air la proportion d'eau hygrométrique qu'elle renferme dans son état ordinaire.

« Si l'on veut savoir immédiatement si un sirop est suffisamment chargé de gomme, le mieux est d'avoir du sirop dont on soit sûr, et de les précipiter tous les deux comparativement avec un même volume d'alcool.

« Si l'on a affaire à un mélange composé de sirop de sucre, de gomme et de sirop de fécule, rien n'est plus facile que de reconnaître le mélange, et rien de plus difficile que d'en déterminer les proportions. Un tel sirop est coloré fortement par la potasse; et au saccharimètre, il a toujours une rotation à droite plus forte que celle du sirop de gomme, plus forte surtout que celle du sirop de sucre. Il ne faut pas précipiter le sirop par l'alcool; car il est trop difficile de dépouiller le dépôt, qui contient la dextrine, de tout le sucre qu'il a entraîné. »

M. *Lepage*, de Gisors, a proposé le procédé suivant pour constater la présence de la gomme dans le sirop de gomme. Il est fondé sur la propriété que *Planche* découvrit à la gomme arabique, de bleuir par son contact avec la teinture de gaïac. On verse dans 30 gr. du sirop à essayer, 15 à 20 gouttes de teinture alcoolique de résine de gaïac, et on agite. Si le sirop renferme de la gomme dans les proportions indiquées par le Codex, une assez belle teinte bleue s'y développera dans l'espace de 10 à 15 minutes (1). Un sirop qui ne renferme qu'une petite quantité de gomme (1/8, par exemple, de la proportion indiquée par le Codex) n'offre, au bout d'un quart d'heure, avec le même réactif qu'une légère teinte *verdâtre* bien différente de celle qui apparaît dans un sirop normal. Ce n'est qu'au bout de plusieurs heures qu'il présente la teinte bleue qui se déve-

(1) Les sirops de guimauve et de consoude, qui renferment, comme on sait, un mélange précipitable par l'alcool à la manière de la gomme, ne bleuissent pas par leur contact avec la teinture alcoolique de gaïac.

loppe en 10 à 15 minutes dans un sirop conforme au Codex ou à peu près.

Les essais devront donc toujours être faits simultanément avec un sirop normal, et au bout d'un quart d'heure on examinera comparativement la teinte qui se sera développée dans chacun d'eux.

SIROP DE GOMME ADRAGANTE.

Ce sirop doit sans doute ses propriétés à l'arabine et à une petite quantité de matière extractive.

Usages. — Le sirop de gomme adragante est employé dans les mêmes cas que le sirop de gomme arabique.

Falsifications. — On a substitué au sirop de gomme adragante le *sirop de gomme arabique ;* mais il est facile de reconnaître cette substitution à l'aide de l'alcool : le sirop de gomme arabique, traité par ce véhicule, donne lieu à un précipité caillebotté blanc abondant ; le sirop de gomme adragante donne, avec l'alcool, un précipité floconneux, semi-transparent.

SIROP DE GROSEILLES.

Ce sirop se prépare avec le suc des groseilles et le sucre.

Usages. — Le sirop de groseilles est très-usité ; on en fait une grande consommation comme rafraîchissant, comme sirop d'agrément.

Il est cependant prescrit aux malades comme tempérant, antiphlogistique, pour combattre la pléthore, les fièvres, les chaleurs d'entrailles, les inflammations, les exanthèmes, le scorbut.

Falsifications. — La plupart des sirops de groseilles vendus dans Paris et expédiés dans les départements sont bien préparés et de bonne qualité. Il en est cependant qui sont allongés de *glucose*, ou qui sont préparés avec l'*acide tartrique* et une *matière colorante*, étrangère à la groseille (1).

La présence de la glucose dans le sirop de groseilles ne peut être démontrée par la potasse. Il faut alors avoir recours

(1) Suivant M. *Stanislas Martin*, on a vendu, comme sirop de groseilles, le mélange suivant : *vin rouge*, 500 gr. ; *sucre blanc*, 875 gr. ; *sirop de framboises*, quantité suffisante pour aromatiser. Ce sirop peut

au saccharimètre. Voici ce que dit M. *Soubeiran* à ce sujet :

« Lorsqu'on opère sur des sirops acides, la méthode em- « ployée pour l'analyse d'un mélange de sirop de sucre et de « glucose n'est plus applicable : car on opère sur un liquide « renfermant, 1° du sucre de fécule qui dévie à droite la lumière « polarisée ; 2° du sucre de canne interverti sous l'influence « de l'acide, et qui dévie à gauche cette même lumière ; « 3° enfin, du sucre de canne qui n'a pas encore été changé, et « qui dévie à droite le rayon de lumière polarisée.

« Il devient, dès lors, difficile de dire dans quelles propor- « tions le mélange a été fait ; et l'on ne peut même faire usage, « en pareil cas, de la potasse, qui colore le sucre interverti « comme celui de fécule. Il faut ou précipiter le sirop sus- « pecté par l'alcool, qui dénote la présence de la dextrine ; ou « intervertir le sirop, et mesurer sa rotation dans le tube de « 0m,22. Il doit marquer alors de 19° à 20° à gauche, s'il a été « fait avec du sucre de canne ; et avoir une rotation plus faible « à gauche, et même une rotation à droite, s'il est entré dans « la composition, du sirop de fécule. Avec le sirop de fécule « marquant 100° à droite, qui se trouve aujourd'hui dans le « commerce de Paris, l'intervention du sirop, étendu de 9 « volumes d'eau et de 1 volume d'acide chlorhydrique, serait, « pour les sirops acides, toujours moins cuits que les autres « sirops, s'ils ont été faits avec

	Sucre pur................	17°,70	à gauche.
1/10	sirop de fécule...........	7,70	»
2/10	»	4,24	à droite.
3/10	»	16,2	»
4/10	»	28,2	»
5/10	»	30,12	»
6/10	»	52,12	»
7/10	»	54,10	»
8/10	»	76	»
9/10	»	88	»

se reconnaître au trouble qu'il produit avec une solution aqueuse de gélatine. Ce trouble est dû à ce que la gélatine en s'unissant au tannin du vin donne lieu au *tannate de gélatine* insoluble.

On nous a fait connaître aussi que certaines personnes ont vendu du sirop de groseilles fabriqué avec 60 de *sirop de sucre*, 30 de *sirop de fécule* ; le tout coloré par les *fleurs de coquelicot* et acidulé par l'*acide tartrique*.

« Mais les résultats fournis par cette expérience ne sont « vrais que lorsqu'on n'a pas dans le mélange un sirop de « fécule ayant une rotation différente, comme cela arrive « avec un produit nouvellement introduit dans le commerce, « connu sous le nom de sirop de blé, et qui a donné 174° à « droite, au saccharimètre, et 170° à droite, après l'action de « l'acide chlorhydrique.

« Une autre difficulté se présente également lorsque le « sirop acide a été fait avec des jus de fruits, parce que ceux-« ci contiennent naturellement du sucre tournant à gauche. « Mais heureusement, l'influence de ce sucre naturel est très-« faible, parce que les sucs de fruits n'en contiennent que « très-peu. Leur densité ne s'élève jamais à plus de 8 ou 10°, « ce qui, en supposant qu'elle fût due en entier au sucre de « fruits, ne correspondrait qu'à une déviation à gauche de 5 « à 6°; et comme, d'ailleurs, ces sucs n'entrent guère dans « dans les sirops que pour le tiers du volume, il en résulte « qu'ils ne peuvent causer qu'une différence qui ne s'élève « pas à 2°.

« L'acide tartrique, qui a un pouvoir de rotation sur la « droite, ainsi que celui du sucre de fécule, peut bien conduire « à des résultats erronés, quand il se trouve dans les sirops « acides. Mais on peut négliger son effet, en raison de la petite « quantité d'acide tartrique qui entre dans les sirops; et cet « effet est d'ailleurs nul dans les méthodes, qui conduisent à « connaître le volume de sirop de sucre de canne qui fait « partie du mélange. »

Quant à l'addition d'une matière colorante étrangère, elle se reconnaît à l'aide des alcalis : le sirop qui contient la matière colorante de la groseille vire, par les alcalis, à la couleur verte ou à la couleur vert-brunâtre; les sirops de groseilles colorés par des matières étrangères ne changent pas de couleur, ou en acquièrent une *violacée.*

Si le sirop a été préparé à l'aide de l'acide tartrique, on peut le reconnaître en l'additionnant d'une certaine quantité de chlorure de potassium, agitant, laissant en repos; il y a, dans ce cas, formation d'un dépôt cristallin de crème de tartre (bitartrate de potasse).

SIROP DE GUIMAUVE.

Ce sirop se prépare avec un macéré de racine de guimauve (*althœa officinalis*), et du sirop simple, d'après la formule suivante :

Racine de guimauve incisée...........	100
Eau froide..............................	600
Sirop de sucre..........................	3200

Il contient donc 31 grammes de guimauve pour 1000 grammes de sirop ; il ne doit pas être sensiblement coloré.

Usages. — Le sirop de guimauve, en raison de son mucilage, est employé dans les affections avec irritation et inflammation, il est donné comme calmant et émollient pectoral; on en fait usage dans les rhumes, les inflammations intestinales, la fièvre, etc.

Falsifications. — Sous le prétexte que le sirop de guimauve dans lequel on fait entrer de la guimauve est sujet à s'altérer, on livre dans le commerce du *sirop de sucre coloré*, ou du *sirop de sucre glucosé* aromatisé avec une petite quantité d'eau de fleurs d'oranger, auquel on donne gratuitement le nom de sirop de guimauve. La vente d'un semblable produit est une fraude qui peut être nuisible au malade. Le sirop de guimauve bien préparé peut se conserver assez longtemps. Dans tous les cas, si on en manque, on doit le déclarer aux demandeurs, et le préparer du jour au lendemain. On a ainsi rempli son devoir, et on n'a pas trompé l'acheteur sur la nature d'une préparation destinée à l'usage médical.

On reconnait que le sirop de guimauve est bien préparé : 1° par la dégustation, 2° à l'aide d'une solution alcaline. Par la dégustation, on retrouve la saveur particulière de la guimauve; la solution alcaline de potasse ou d'ammoniaque fait prendre au sirop de guimauve une couleur *jaune verdâtre*. Pour faire ce dernier essai, il ne faut pas que le sirop ait une couleur jaune; ce qui tient à ce qu'on a employé du sucre de qualité inférieure, ou du sirop qui avait été macéré avec certains fruits. Mais les sirops provenant du traitement des fruits, ne doivent point entrer dans les préparations de sirops qui ont une *dénomination caractéristique*, indiquant les principes qu'ils doivent contenir.

Le sirop de guimauve glucosé brunit lorsqu'on le traite par la potasse, à l'aide de la chaleur.

SIROP D'IPÉCACUANHA.

Ce sirop, fait avec l'extrait alcoolique d'ipécacuanha, dissous dans de l'eau distillée et additionné de sirop simple (1), est un médicament qui ne doit être préparé que par le pharmacien.

Usages. — Ce sirop, destiné surtout aux enfants, est le plus souvent donné comme vomitif. On l'utilise pour débarrasser l'estomac des sécrétions muqueuses dans la poitrine, que l'enfant avale et ne rejette pas comme le fait l'adulte.

Falsifications. — Le sirop d'ipécacuanha a été falsifié. Nous avons eu à examiner un sirop qui portait ce nom, et que l'analyse a fait reconnaître pour être un sirop fait avec du *sucre impur*, et dans lequel on avait fait dissoudre de l'*émétique*.

On reconnaît cette falsification, 1° en étendant le sirop d'eau pure, et en y faisant passer un courant d'acide sulfhydrique : l'antimoine, dans ce cas, est précipité à l'état de sulfure, on le recueille et on constate sa nature ; 2° en faisant évaporer le sirop, carbonisant et incinérant, traitant les cendres obtenues par l'eau régale, faisant évaporer pour chasser l'excès d'acide : puis, après addition d'acide tartrique, on fait bouillir, on filtre et on introduit dans l'appareil de Marsh ; 3° en carbonisant le sirop à l'aide de l'acide sulfurique, traitant le charbon obtenu par de l'eau et l'acide tartrique, faisant bouillir, filtrant la liqueur, et l'introduisant dans un appareil de Marsh, fonctionnant à blanc. Si le sirop avait été additionné d'émétique, on obtient alors des taches antimoniales, dont on constate les caractères chimiques.

(1) 30 gr. de sirop d'ipécacuanha contiennent 0,20 gr., d'extrait.

SIROPS DE LIMONS ET D'ORANGES.

Le *sirop de limons* se prépare avec le suc dépuré obtenu des limons (*citrus limonum*), et le sucre blanc. On prépare de même le *sirop d'oranges*.

Usages. — Les sirops de limons et d'oranges sont antiseptiques, rafraîchissants ; on les prescrit dans diverses maladies, contre les vomissements, le scorbut, les fièvres putrides.

Altérations. — On substitue quelquefois l'*acide tartrique* au suc de limons ou d'oranges. On reconnaît cette substitution en traitant le sirop soupçonné par une solution concentrée de chlorure de potassium qui, au bout de quelques heures, donnera un dépôt grenu et cristallin de crème de tartre, si le sirop contient de l'acide tartrique.

Ebermayer dit qu'on a quelquefois substitué le vinaigre au suc de limons, mais qu'on s'aperçoit de cette substitution, à l'odeur acétique que répand le sirop ainsi préparé. On pourrait, à l'aide de la distillation, séparer une partie du vinaigre employé.

SIROP D'ORGEAT.

Ce sirop, qui s'obtient avec une émulsion dans la préparation de laquelle on fait entrer des amandes douces, des amandes amères, du sucre et de l'eau de fleurs d'oranger, est un des sirops les plus agréables lorsqu'il est bien confectionné. Il est opalin, d'un blanc jaunâtre. La matière émulsionnée se sépare souvent du sirop par le repos ; on est forcé de l'agiter lorsqu'on veut s'en servir.

Le sirop d'orgeat étendu d'eau doit fournir une émulsion agréable, sucrée et aromatisée.

Usages. — Le sirop d'orgeat s'emploie le plus souvent comme sirop d'agrément; il est aussi ordonné par les praticiens, comme rafraîchissant et sédatif. *Mérat* et *Delens* disent *que ce sirop, pris pur à la dose de* 30 *grammes, est un calmant doux, d'un effet plus certain que l'opium, pour beaucoup de personnes ; qu'il n'a point, comme l'émulsion, l'inconvénient de peser, d'être froid, comme on le dit, sur l'estomac.*

Falsifications.—Le sirop d'orgeat a d'abord été falsifié par la soustraction d'une partie des amandes qui fournissent l'émulsion qu'on doit y faire entrer ; puis par l'addition du *sirop de glucose*, addition qui se faisait, dans quelques maisons, ainsi que nous l'avons constaté, dans la proportion de 33 de sirop de glucose pour 66 de sirop de sucre.

Le sirop d'orgeat est susceptible de *s'altérer* et de *s'acidifier* à la longue. On reconnaît facilement au goût cette altération.

Le sirop d'orgeat mêlé de sirop de glucose est reconnaissable en ce que, traité par la potasse, à l'aide de la chaleur, il se colore en brun, ce que ne fait pas le sirop qui n'a pas été additionné de glucose ou de *sirop de froment*.

SIROP DE VIOLETTES.

Le sirop de violettes s'obtient à l'aide d'une infusion de fleurs de violettes (*viola odorata*), et de sucre très-blanc. Il doit avoir une belle couleur bleue, une odeur agréable de violette, une saveur douce et mucilagineuse ; il est sujet à fermenter, et sa couleur s'altère.

Usages. — Le sirop de violettes est employé par les chimistes comme réactif; il est employé, en médecine, pour édulcorer les boissons, dans les cas de rhume, de catarrhe, dans les légères inflammations des voies aériennes ou digestives ; il entre dans diverses préparations.

Altérations. — Le sirop de violettes s'altère quelquefois, et, surtout dans les années humides, il *entre en fermentation ;* il perd alors sa belle couleur bleue. Quelquefois on remarque une espèce de précipitation suivie de décoloration.

On a substitué au sirop de violettes du sirop préparé avec d'autres fleurs d'une couleur analogue à celle de la violette, telles que la *fleur du pied d'alouette*, celle de la *pensée tricolore ;* puis on ajoutait un peu d'*iris de Florence* pour lui donner l'odeur de la violette. Le sirop ainsi préparé sera facilement reconnu : son odeur n'est pas la même, sa saveur a de l'âcreté. Il faut alors comparer le sirop suspect avec du vrai sirop de violettes.

Selon *Ebermayer*, on a fait du sirop de violettes en se servant du *choux rouge*, du *coquelicot*, de l'*airelle*, et faisant virer la couleur de ces parties de plantes avec une petite quantité de *potasse*. Mais tous les sirops artificiels préparés avec ces substances peuvent être reconnus immédiatement par les alcalis, qui ne leur communiquent pas la couleur verte que prend le sirop de violette dans les mêmes circonstances.

Nous avons vu du sirop dit de violettes préparé avec le *tournesol* et l'*iris;* ce sirop ne prenait pas non plus la couleur verte lorsqu'on le mettait en contact avec une eau alcaline. Il n'a pas une couleur bleue franche, sa teinte est violâtre, et lorsqu'on interpose le flacon qui le renferme entre l'air et la lumière, il paraît d'un rouge intense ; sa saveur est urineuse et désagréable.

On a préparé du sirop de violettes avec l'*iris*, du *sirop de sucre* et une solution d'*indigo*. Ce sirop serait reconnaissable en ce qu'il ne verdirait pas par les alcalis, qu'il ne se colorerait pas en rouge violet par les acides.

On a fait du sirop de violettes avec de l'*iris germanica* seul, ou mêlé de 1/5 de violettes et aromatisé avec la poudre d'*iris de Florence*. On a employé aussi, dans le même but, l'*alcœa atropurpurea* (?). Cette plante, très-commune dans les jardins, donne une teinture d'un rouge vineux; ce qui porte à douter de la sophistication.

SON.

Le son ou *recoupe*, *recoupette*, est la partie corticale des graines de céréales dont on débarrasse la farine par le tamisage.

Le son gras contient toujours, suivant MM. *Parmentier* et *Herpin*, 75 % de farine.

D'après une analyse de M. *Millon*, le son a la composition suivante :

Amidon, dextrine, sucre	53
Sucre de réglisse	1
Gluten	14,9
Matière grasse	3,6
Ligneux	9,7
Sels	0,5
Eau	13,9
Matières incrustantes et principes aromatiques	3,4
Total	100,0

Usage. — Le son est employé principalement à la nourriture des animaux domestiques.

Altérations. — Le son, les recoupettes, sont quelquefois altérés par suite d'une mauvaise conservation. Voici un exemple de ce qu'on observe dans ce cas :

En mai 1844, nous fûmes chargé par M. *Couverchel* de l'assister et de l'accompagner dans l'établissement du sieur M..., situé à Ivry, à l'effet de reconnaître la nature et l'état dans lequel se trouvaient des recoupettes et des remoulages. Nous reconnûmes que ces recoupettes et ces remoulages étaient en tas dans les greniers, *qu'ils étaient échauffés, qu'ils repandaient une forte odeur de moisi*, enfin *qu'ils étaient détériorés.* Selon nous, ces produits étaient dans un état qui ne permettait pas de les faire entrer dans la nourriture des animaux. En effet, on sait que le développement des moisissures dans les substances alimentaires destinées aux animaux peut donner lieu à des accidents plus ou moins graves, même causer quelquefois la mort.

Des échantillons de recoupette et de remoulage ayant été pris chez le sieur M..., nous les examinâmes comparativement avec des remoulages et des recoupettes de bonne qualité. On reconnut :

1° Que les recoupettes prises chez M... avaient un poids spécifique plus considérable que les recoupettes de bonne qualité. En effet, celles de M... pesaient 300 grammes le litre, tandis que les recoupettes de bonne qualité ne pesaient que 213 grammes, différence 87 grammes.

2° Que les remoulages pris chez M... présentaient des différences analogues de pesanteur. En effet, ils pesaient 396 grammes le litre, tandis que le remoulage pris chez un grènetier ne pesait que 319, différence 77 grammes.

3° Que les recherches faites sur les recoupettes et sur les remoulages de M... ont démontré que ces issues ne contenaient ni substances terreuses, ni sciure de bois.

4° L'examen de ces recoupettes et des remoulages, fait à l'aide du microscope, nous a demontré que ces issues ne provenaient pas seulement du blé, mais qu'elles contenaient des traces de péricarpes qui nous ont paru appartenir à des semences de *seigle*, d'*orge* et de *fèves*.

Falsifications. — En 1840, M. *Lesage-Picou* a signalé la falsification du son par la *sciure de bois blanc*, qu'on y avait mélangée dans la proportion de 35 à 40 °/₀.

Ce son avait été livré au sieur G..., nourrisseur à Paris, qui avait soupçonné la fraude par la quantité moindre de lait que sa vache lui fournissait depuis qu'il employait cette nouvelle livraison de recoupe.

Par un examen attentif au microscope, M. *Lesage-Picou* put reconnaître des parties ligneuses blanches d'un aspect micacé, mélangées de petites plaques couleur de rouille, qui étaient le son, et de poudre blanche qui était la farine. Les parties ligneuses blanches furent séparées par des lavages répétés sur un tamis.

Le son dont il est parlé dans cet article fut le sujet d'un rapport que nous transcrivons ici vu son importance et son utilité dans le cas où cette falsification, qui est plus commune qu'on ne le pense, serait de nouveau mise en pratique.

« Nous, etc., chargé d'examiner du *son de blé* dit *remou-* « *lage, saisi chez les sieurs M. et G., dans le but de reconnaître* « *si ce son contient des substances étrangères*, nous nous som- « mes fait remettre les échantillons du son à examiner. Ces « échantillons étaient au nombre de six : quatre avaient été « prélevés dans de grands sacs déposés au greffe ; le cin- « quième provenait d'un grand sac qui se trouvait dans le « même lieu, mais qui n'était qu'à moitié plein ; le sixième « était dans un petit sac, dit *musette*, qui se trouvait aussi au « greffe.

« Voulant agir d'une manière comparative, nous nous pro- « curâmes d'abord des échantillons de son, dit *remoulage* « *pur ;* puis nous examinâmes successivement et séparément « une portion de chacun de ces échantillons, soit à l'aide de la « loupe, soit en nous servant du microscope.

« Nous remarquâmes par suite de cet examen, qui fut fait « avec la plus grande attention et à plusieurs reprises, qu'il « existait dans les six échantillons de son provenant des ma- « gasins des sieurs M. et G. des corps allongés qui n'appar- « tiennent pas au son, qui n'existent pas dans le son pur ; « corps allongés que nous regardons comme étant de la sciure « de bois blanc.

« Voici comment nous avons opéré sur les sons saisis chez « les sieurs M. et G. Une forte pincée de chacun de ces pro- « duits a été placée séparément sur une feuille de papier, à « laquelle on a imprimé le mouvement de *va-et-vient:* les « parties les plus grossières s'amoncelèrent à la surface ; les « unes étaient d'un *blanc rosé*, les autres d'un *jaune-paille*, « et un grand nombre d'un *blanc pâle*. Ces dernières présen- « taient une forme allongée, les extrémités en étaient légère- « ment enroulées.

« On a placé entre des lames de verre 10, 20, 30 de ces « corpuscules de teintes différentes et de volumes variables ; « puis, par capillarité, on a introduit entre ces lames de l'eau « iodée, très-légèrement aiguisée d'acide acétique. A l'instant « même tous les globules de fécule provenant du son se sont « colorés en bleu, et on a pu observer au bout de quelques « minutes les phénomènes suivants, soit en s'aidant d'une « simple loupe, soit en faisant usage du microscope : les cor- « puscules *jaune-paille* avaient pris à leur face opposée une « *teinte bleuâtre*, que l'examen microscopique démontrait « être due à un grand nombre de grains de fécule, enchâssés « dans la trame organique végétale. Ces corpuscules *jaune-* « *paille* composent la partie ligneuse ; le *son*, les corps *blancs-* « *rosés* sont formés par une proportion plus considérable de « fécule : aussi l'eau iodée les bleuissait presque entièrement.

« Quant aux corps *allongés*, voici ce qui se passait : ils jau- « nissaient au bout de 3 ou 4 minutes, et la teinte se fonçait « de plus en plus, surtout vers les bords. L'examen microsco- « pique faisait reconnaître que la trame ligneuse était diffé- « rente de celle du son, et que les extrémités filamenteuses, « déchirées, avaient le même aspect enroulé ; en outre, il « n'y avait pas de fécule se colorant en bleu, ou, si on en « apercevait, c'étaient des globules qui, provenant du son, « se trouvaient interposés entre le ligneux et la lame de « verre. Dans ce cas, les granules, au lieu d'être bleus, pa- « raissaient noirs, en raison de l'opacité du corps ligneux con- « tre lequel ils étaient appliqués.

« Ces essais, faits, comme nous l'avons dit, sur les six « échantillons différents, nous portent à les considérer comme « étant un mélange de son et de sciure de bois en quan-

« tité très-notable, mais dont nous n'oserions évaluer la « proportion, en raison de la finesse d'une partie de cette « sciure.

« Les fragments de sciure qui sont plus visibles que « les autres peuvent offrir une largeur de 1 demi-millimètre, « une longueur de 10 millimètres. Ces dimensions semblent « indiquer que les bois blancs qui ont fourni la sciure doi- « vent être sciés à l'aide d'un instrument dont les dents ont « une largeur d'environ 1 millimètre, sur une profondeur « de 3 à 4 millimètres.

« La présence de la sciure de bois dans les échantillons de « son que nous avons examinés nous ayant été démontrée, « nous avons cherché par divers essais à isoler le son de « la sciure de bois, afin de reconnaître dans quelles propor- « tions le mélange avait été fait ; mais ces essais ne nous « permirent pas d'atteindre le but que nous nous propo- « sions.

« Le premier de ces essais fut fait en prenant le mélange, « le mouillant avec de l'eau, faisant une pâte, délayant cette « pâte dans l'eau et la jetant sur un tamis de soie. L'examen « du produit qui restait sur le tamis, fait à l'aide du micro- « scope, nous démontra que la portion séparée qui restait sur « le tamis était encore un mélange de son et de sciure de « bois.

« Le deuxième essai fut fait en délayant le mélange dans « l'eau et coulant le tout sur un tamis de crin, lavant avec « de l'eau filtrée jusqu'à ce que l'eau, traversant les mailles du « tamis, fût claire et limpide ; laissant ensuite sécher le résidu « qui se trouvait sur le tamis : mais l'examen de ce produit fit « reconnaître qu'il était composé de son et de sciure de bois ; « le produit qui avait passé à travers les mailles du tamis était « aussi un mélange de son et de sciure de bois.

« Le troisième essai fut fait en jetant sur de l'eau de petites « portions du mélange de son et de sciure : nous pûmes aussi « isoler une portion de cette sciure, mais l'autre partie se « mouillait bientôt et se mêlait avec le son.

« Nous essayâmes, en outre, de séparer le son de la sciure « en nous servant de réactifs chimiques, comme l'acide sul- « furique étendu, les solutions alcalines ; mais nous ne pûmes,

« par ces moyens, parvenir à séparer ces deux corps, et « établir les proportions du mélange.

« Voulant cependant démontrer au tribunal qui nous avait « chargé de l'examen du son saisi chez les sieurs M. et G., « que ce son était mêlé à de la sciure de bois, nous cher- « châmes de nouveau quels étaient les moyens à employer « pour isoler une partie de cette sciure ; l'emploi d'un tamis « de crin à mailles peu serrées nous a paru le moyen le plus « convenable. En effet, des échantillons, au nombre de six, « ayant été soumis à l'action de ce tamis, ils nous fournirent « une poudre dans laquelle on distingua facilement la sciure « de bois, sous forme de corps blancs, allongés, dont les ex- « trémités sont enroulées.

« De tout ce qui précède il résulte pour nous : 1° que le son « que nous avons examiné, par suite du jugement rendu par « la sixième chambre, le 9 décembre 1840, a été mêlé à de « la sciure de bois ; 2° que ce mélange a une moindre valeur « que le son, et qu'il peut être nuisible à la santé des ani- « maux qui en font usage (1). »

Le son a aussi été mêlé avec des *criblures*, avec des *matières terreuses* et du *sable*. Voici ce qui fut observé :

En 1847, nous fûmes chargé, en compagnie de deux négociants, et en vertu d'une ordonnance rendue contre le sieur P., d'examiner des remoulages livrés au sieur N., et les pièces à conviction à l'effet de donner notre avis sur la nature de cette marchandise, et de dire : 1° si le remoulage saisi contient ou non des substances étrangères ou nuisibles ; 2° quelle est la nature de ces matières étrangères.

Nous fîmes toutes les expériences convenables, qu'il serait trop long de rapporter ici, et nous conclûmes dans notre rapport :

(1) Le rapport fait, l'affaire fut poursuivie : les falsificateurs furent interrogés à l'audience; des voituriers qui avaient conduit la sciure de bois dans les magasins des fraudeurs furent entendus ; enfin il intervint un jugement de la 6e chambre, jugeant en police correctionnelle, le 25 juin 1841, qui condamna : 1° les sieurs M. et B. chacun à 6 mois de prison et à 1000 fr. d'amende ; 2° le sieur M... jeune à 3 mois de prison et 200 fr. d'amende ; 3° enfin solidairement les sieurs M... et B... aux frais, avec contrainte par corps pendant un an.

« 1° Que le remoulage vendu par le sieur P. au sieur N.
« était mêlé à des matières terreuses, à du sable, dans la pro-
« portion de 5 pour 100 ;

« 2° Que ce mélange pouvait bien provenir de ce que l'on
« aurait ajouté au remoulage et après la mouture, des criblu-
« res, des balayures de moulin ;

« 3° Que nous ne pensons pas que ces substances terreu-
« ses, qui sont en petite quantité dans ce remoulage, puissent
« être nuisibles à la santé des animaux ; mais nous devons
« dire que les substances ajoutées ne peuvent servir à leur
« alimentation. »

Ce sable, en raison de sa pesanteur, pouvait être séparé par le lavage et pesé.

L'incinération du son normal et de celui qui est mêlé de matières terreuses fournit des résidus dont la quantité peut servir à démontrer la fraude.

On nous a signalé un individu comme recueillant partout les criblures des moulins pour les mêler au son. Ces criblures, qui ont peu de valeur, contiennent des débris de semences diverses, des fragments de cailloux ; elles sont moulues avant d'être mélangées ; l'examen microscopique des sons contenant ces mélanges, la calcination et l'incinération de ces produits, faite comparativement avec du son pur, peuvent faire reconnaître la fraude.

SOUDES.

Sous le nom de *soudes* on comprend, comme pour les potasses, les *soudes du commerce* et les *soudes caustiques*, *à la chaux* ou *à l'alcool*.

1° Soudes du commerce.

Les soudes du commerce se distinguent en soudes *brutes*, *naturelles* ou *artificielles*, et en *sel de soude cristallisé*.

Les soudes naturelles sont des carbonates de soude impurs, résidus de l'incinération de certaines plantes venues sur les bords de la mer ou dans des terrains salés ; on les extrait aussi en Égypte, en Hongrie, en Amérique, après l'évaporation spontanée de petits lacs d'eaux alcalines salées. Ces soudes naturelles portent le nom de *natron*, et sont formées de sesquicarbonate de soude, de sel marin, de sulfate de soude et de quelques centièmes de matières insolubles. Le natron est gris-brun sale, il est en masse comme boursouflée, sa cassure est grise et grenue, il jouit d'une légère transparence ; mis sur les charbons ardents, il devient opaque.

Les soudes naturelles portent le nom du lieu de leur extraction. Les principales espèces sont les suivantes :

La *soude d'Alicante*, connue sous le nom de *barille* (1). Il y en a de trois sortes : la première, désignée sous les noms de *soude d'Alicante douce, barille douce, soude de première qualité*, est d'une couleur cendrée, en masse assez bien fondue; sa couleur est semblable à celle des scories de soufre; la seconde, ou *barille mélangée*, est d'une couleur noirâtre, remplie de boursouflures dans l'intérieur, très-dure et à cassure nette ; la troisième, nommée *bourde*, contient beaucoup de sel marin et de charbons légers, qui viennent flotter à la surface de l'eau dans laquelle on la dissout. Ces trois espèces de soude d'Alicante contiennent de 25 à 40 °/₀ de sous-carbonate de soude pur.

Parmi les soudes d'Espagne, qui sont en général très-estimées dans le commerce, il y a la *soude de Malaga;* la *soude de Carthagène*, ressemblant à la barille mélangée, et supérieure à la bourde.

La *soude de Ténériffe*, dans l'île de ce nom, est fournie par le *mesambrianthemum cristallinum* (Ficoïdées).

Il y a trois espèces de soudes françaises : 1° la *soude de Narbonne* ou *salicor*, extraite du *salicornia annua*, plante cultivée aux environs de Narbonne. Cette soude contient 14 à 15 °/₀ de carbonate de soude.

2° La *soude d'Aigues-Mortes* ou *blanquette*, fournie par le *salicornia europæa*, le *salsola tragus*, l'*atriplex portulacoïdes*, le *salsola kali*, le *statice limonium*, de la famille des Chénopodées. On la prépare sur les bords de la Méditerranée, entre Frontignan et Aigues-Mortes. Elle ne contient que de 4 à 10 °/₀ de carbonate de soude pur.

(1) La *barille* est une plante cultivée sur les côtes d'Espagne, qui donne les soudes d'Alicante, de Malaga, de Carthagène.

3° La *soude de varechs* ou *soude de Normandie, de Cherbourg*, est le produit de l'incinération des varechs (fucus, algues marines appelées vulgairement *goëmon*), qui se fait sur les côtes du département de la Manche. On peut dire que c'est à tort que ce produit est désigné sous le nom de soude; elle n'en contient qu'une très-faible proportion, c'est plutôt une matière à potasse. Les soudes ou sels de varechs renferment environ : *carbonate de soude*, 0,02; *chlorures de sodium et de potassium, sulfates de potasse et de soude, iodure de potassium*, 33 à 75; *carbonate de chaux, oxysulfure de calcium, phosphates de chaux et de magnésie, silice, charbon*, etc., 42 à 67 (1).

Les soudes brutes naturelles sont loin d'ailleurs d'avoir une composition constante.

Les soudes brutes artificielles sont fabriquées, d'après le procédé de *Leblanc*, en décomposant, à une température élevée, un mélange, en proportions convenables, de sulfate de soude, de carbonate de chaux (craie) et de poussier de charbon. Cette soude brute contient du sel marin, du sulfate de soude, des matières étrangères insolubles (*oxysulfure de*

(1) D'après M. *Girardin*, de Rouen, les résultats d'analyse de quelques échantillons de ces produits sont les suivants :

	SEL DE VARECH DE CHERBOURG.		SEL DE VARECH de Granville.	DIVERS.	
Eau	5,00	8,00	5,00	2,00	4,00
Sulfate de potasse	22,19	42,54	13,50	18,80	22,00
Chlorure de potassium	16,00	19,64	15,60	»	»
Sel marin	45,78	25,38	65,68	72,20	68,00
Carbonate de soude	9,50	3,71	0,22	6,00	6,00
Matières insolubles	1,50	0,73	»	»	»
Iodures solubles	traces.	traces.	traces.	traces	traces
	10,000	100,00	100,00	100,00	100,00

calcium, carbonate de chaux, charbon, matières argileuses et sableuses). Voici, d'après M. *Unger*, la composition d'une soude brute provenant de la fabrique de Ringkuhl, près de Cassel :

Sulfate de soude	1,99
Chlorure de sodium	2,54
Carbonate de soude	23,57
Hydrate de soude	11,12
Carbonate de chaux	12,90
Sulfure de calcium basique	34,76
Sulfure de fer	2,45
Silicate de magnésie	4,74
Charbon	1,59
Sable	2,02
Eau	2,10

La soude brute raffinée sert à la préparation du carbonate de soude cristallisé, connu aussi sous les noms de *sel de soude, cristaux de soude.* Ce sel cristallise en prismes rhomboïdaux ou en pyramides quadrangulaires à sommets tronqués et appliqués base à base. Sa saveur est âcre et alcaline ; il verdit fortement le sirop de violettes et ramène au bleu le papier de tournesol rougi. Il s'effleurit à l'air en perdant de l'eau de cristallisation ; il éprouve la fusion aqueuse et la fusion ignée sans décomposition. Il est soluble dans l'eau, insoluble dans l'alcool. D'après *Vauquelin*, 10 gr. de carbonate sec et pur sont saturés par 98gr,94 d'acide sulfurique à 10°.

Usages. — La soude brute est pour la plus grande partie destinée à la préparation du sel de soude, à la fabrication du savon (1), au blanchissage du linge, à la fabrication des verres

(1) Pour contracter la pâte du savon, on emploie des soudes *salées*, c'est-à-dire dans lesquelles on a laissé à dessein beaucoup de sel marin non décomposé.

Voici la composition de quelques-unes d'entre elles, d'après M. *Girardin*, de Rouen :

Eau	1,00	1,00
Carbonate de soude	23,29	16,94
Chlorure de sodium	46,90	23,91
Oxysulfure de calcium	20,41	52,15
Charbon et sable	8,40	6,00
Totaux	100,00	100,00

à vitres, des glaces, de la gobeleterie, des crown-glas, des bouteilles en verre brun-verdâtre. La soude de Narbonne est employée pour la fabrication du verre vert ou chambourin (1).

Falsifications. — On a signalé, dans le commerce, du carbonate de soude cristallisé, falsifié par le *sulfate de soude*. Pour s'assurer de cette fraude, on réduira en poudre quelques grammes de soude suspecte, et on les traitera par l'acide acétique pur, jusqu'à cessation d'effervescence, on décantera et on lavera avec une autre portion d'acide ; le sel non dissous sera du sulfate de soude, qui sera séché et pesé afin de connaître la proportion dans laquelle il aura été mêlé au carbonate ; car on sait que les sels de soude contiennent souvent des traces de sulfate.

On s'assurera, par un essai préalable, que la matière sur laquelle l'acide acétique n'a pas eu d'action contenait réellement de la soude.

Quant à l'essai des soudes, il se fait de la même manière que celui des potasses (V. art. *Potasses*) ; seulement la quantité équivalente de soude pure sera de 3,185 gr.

De plus, quand on opère sur des soudes brutes, on s'assure préalablement qu'elles ne contiennent ni sulfures ni sulfites, autrement ceux-ci, saturant une portion de l'acide d'épreuve, seraient calculés à tort comme matière utile. Dans le cas où elles en contiendraient, MM. *Welter* et *Gay-Lussac* ont indiqué de les calciner avec une quantité de chlorate de potasse suffisante pour changer les sulfites et les sulfures en sulfates.

MM. *Barreswil* et *Riess* ont employé, pour déterminer la causticité des sels de soude, un procédé qui repose sur les réactions chimiques suivantes :

1° Si l'on verse dans une dissolution de carbonate de soude un excès de chlorure de baryum, la liqueur filtrée n'est pas troublée par l'acide carbonique.

2° Si dans une solution neutre de chlorure de baryum on verse une petite quantité d'alcali, la liqueur filtrée est troublée par l'acide carbonique.

(1) Il est livré annuellement au commerce ou à l'industrie 70 millions de kilog. de soude brute, ou leur équivalent en sels de soude.

On dose donc la baryte éliminée du chlorure de baryum, par l'alcali caustique renfermé dans le sel de soude ; on pèse 10 grammes de la soude à essayer, qu'on fait dissoudre dans l'eau ; on ajoute à la dissolution 25 grammes de chlorure de baryum, en solution bien neutre, et on fait traverser la liqueur filtrée par un courant d'acide carbonique ; elle est portée à l'ébullition, puis le précipité est recueilli, lavé et séché. A 1 équiv. de carbon. de baryte, correspond 1 équiv. de soude caustique.

2° Soudes caustiques.

La soude caustique ou *protoxyde de sodium* se trouve à l'état d'hydrate ; dans le commerce on en distingue deux sortes : la *soude à la chaux* et la *soude à l'alcool* ou *hydrate de soude pur*. Cet alcali est solide, blanc, cassant, très-caustique ; exposé à l'air, il se liquéfie d'abord, puis plus tard s'effleurit en une poudre blanche formée de carbonate de soude. L'eau le dissout en toutes proportions ; il est également soluble dans l'alcool.

Usages. — La soude caustique sert aux mêmes usages que la potasse. La soude caustique liquide, dite *lessive des savonniers*, est employée par les parfumeurs pour fabriquer leurs savons solides et transparents. Les pharmaciens s'en servent pour préparer le savon médicinal.

Altérations. — La soude caustique est sujette aux mêmes altérations que la potasse caustique ; nous renvoyons donc à ce qui a été dit à l'art. *Potasses*, p. 215.

SOUFRE.

Ce métalloïde dont la présence a été constatée dans les trois règnes de la nature se trouve particulièrement, à l'état natif, dans le règne minéral, dans les terrains argileux, dans les terrains marneux, salifères, crétacés, avec de la chaux sulfatée ; dans les terrains volcaniques, en beaux octaèdres allongés à base rhombée, translucides, sur de la strontiane sulfatée ; on le trouve le plus souvent à l'état amorphe, en masses opaques plus ou moins volumineuses, pur ou mélangé de matières terreuses, en dépôts considérables qu'on appelle *solfatares*, et qui se trouvent près des ouvertures des volcans en activité, et à la proximité des cratères des volcants éteints. Le soufre qui en France alimente la plupart de nos fabriques vient de Pozzuolo (Pouzzoles) près de Naples ; les solfatares ou soufrières naturelles les plus importantes sont ensuite celles de Sicile (environs de l'Etna), d'Ancône, de Télamone en Toscane, d'Islande, de la Guadeloupe (1).

Le soufre a une couleur jaune-citron ; il est fragile, facile à pulvériser ; il acquiert une légère odeur par le frottement, et développe alors de l'électricité négative ; il est très-mauvais conducteur de l'électricité, de la chaleur : aussi celle de la main suffit-elle pour briser un canon de soufre avec bruit. Sa densité est 2,087 (*Leroyer* et *Dumas*). Il fond vers 108^{oc}. ou 111^{oc}. ; il est alors liquide, d'un jaune clair transparent, et conserve ces caractères jusqu'à ce qu'il ait acquis une température supérieure à 140^{oc}. ; à 160^{oc}., il commence à s'épaissir, devient rougeâtre ; et si l'on continue à chauffer de 200 à 250^{oc}, il acquiert une telle consistance, qu'on peut retourner le vase dans lequel il est contenu sans que le soufre ainsi fondu puisse couler ; dans cet état, on remarque qu'il a une couleur brune ; audelà de 250^{oc}, il perd sa teinte brune, et reprend sa liquidité. Si, lorsqu'il est chauffé de 350 à 400^{oc}., on le jette dans l'eau, il affecte la forme d'une masse brune et pâteuse, molle, élastique, susceptible de se réduire en fils très-minces ; elle ne conserve sa couleur et sa solidité qu'après un

(1) Il y a quelques années, une compagnie anglo-française avait conçu l'espoir d'exploiter des mines de soufre qui se trouvent dans la régence de Tripoli, aux environs de Linouf, Moukta et Brega ; mais l'autorité locale s'opposa à cette exploitation et accorda à la compagnie une indemnité pécuniaire, qui ne pouvait être équivalente aux résultats qu'on avait le droit d'attendre de cette exploitation. Ce soufre ne paraissait pas avoir une origine volcanique, puisqu'il se trouve avec du sulfate de soude dans un terrain salifère ; il n'aurait exigé que peu de travaux avant d'être expédié en France.

On trouve, dans le commerce, mais rarement, du soufre provenant de l'exploitation de quelques sulfures. Cette opération n'est économique qu'en certaines localités et ne peut être profitable que dans des cas exceptionnels. Ainsi elle a été perfectionnée et utilement pratiquée par *Dartigues*, lorsque, durant la révolution de 1793, la France ne pouvait plus tirer le soufre de la Sicile.

certain laps de temps. On profite de cette propriété du soufre, de rester mou pendant quelque temps, pour prendre des empreintes de médailles, qui durcissent à l'air. Le point d'ébullition du soufre n'est pas encore bien exactement déterminé : il est à 316° (*Dumas*), vers 400° (*Berzélius*), à 420° (*Baudrimont*), à 440° (*Thénard*). Il se contracte considérablement quand il se solidifie. Le soufre en ébullition se transforme en une vapeur jaune orangée ou d'un brun rougeâtre qui se maintient à cette température ; plusieurs métaux peuvent brûler dans ce gaz comme dans l'oxygène. La densité de la vapeur de soufre est 6,617 (*Dumas*). Le soufre est insoluble dans l'eau, soluble dans les huiles fixes et volatiles ; l'alcool et l'éther en dissolvent très-peu.

Le soufre chauffé au contact de l'air et, à plus forte raison, du gaz oxygène, prend feu à 150°c, environ, et brûle avec une flamme bleue en répandant des vapeurs d'acide sulfureux contenant des traces d'acide sulfurique et parfois des acides hyposulfurique et hyposulfureux.

Dans le commerce, le soufre se trouve sous trois états : *brut* ou en *masses*, en *canons*, en *fleurs* ou en *poudre obtenue par sublimation.*

On prépare aussi, en pharmacie, du soufre très-divisé, par voie de précipitation, et connu sous le nom de *magistère de soufre* ou *soufre précipité.* Il est jaune-grisâtre, odorant, et contient en combinaison une certaine quantité d'hydrogène sulfuré. Vu au microscope, il se présente sous la forme de petits globules opaques qui n'ont aucune apparence cristalline.

Usages. — Le soufre est très-employé dans les arts (1). On s'en sert pour fabriquer les acides sulfurique, sulfureux ; le sulfure de carbone ; les poudres de guerre, de chasse, de mine ; le cinabre ; le caoutchouc volcanisé ; pour sceller le fer dans la pierre ; pour faire différents luts et mastics (mas-

(1) Le soufre étant la base de la fabrication de l'acide sulfurique qui est d'un emploi si important dans les arts (V. t. I, p. 41), on peut dire que la consommation de ce métalloïde donne la mesure de l'état ou de l'importance de la chimie industrielle chez les peuples.

En France, la consommation du soufre, qui était en 1820 de 6,790,000 kil., a atteint en 1846 le chiffre, presque quadruple, de 26,000,000 kil.

tic de fonte) ; pour prendre des empreintes de médailles, de cachets ; pour la confection des allumettes, des mèches soufrées ; pour le blanchiment de la soie, de la laine, de la paille, des sparteries, des intestins insufflés, des cordes de boyaux dites *harmoniques*, de l'ichthyocolle, etc. En pharmacie, on le fait entrer dans la préparation d'un très-grand nombre de médicaments sulfurés, de pommades, opiats, poudres, etc., etc. (1).

Altérations. — Le soufre livré au commerce en *masses* ou *morceaux* irréguliers pour la fabrication de l'acide sulfurique, du soufre en canon, ou du soufre sublimé (fleurs de soufre), peut être plus ou moins pur, plus ou moins mélangé de *matières terreuses* (*sulfate* et *carbonate de chaux*, *silice*, *alumine*, *magnésie*, *oxyde de fer*). Des soufres prélevés sur les ports de Paris et de Rouen, et que nous avons essayés, contenaient de 2 à 12 °/₀, de matières étrangères, fixes qu'on peut en séparer par la distillation ou par la sublimation.

Le plus ou moins de pureté du soufre est d'une assez grande importance dans les fabriques, puisque plus le soufre que l'on brûle est pur, plus on obtient d'acide sulfurique, et cela sans augmentation de dépense dans la main-d'œuvre.

On reconnaît l'impureté du soufre en chauffant, dans un creuset, un poids donné de cette substance. Le soufre se volatilise en laissant pour résidu les substances étrangères fixes qu'il contient. Le poids de ces matières fait connaître le degré d'impureté du soufre examiné (2).

On peut aussi distiller le soufre dans une cornue ; l'opération terminée, on coupe la panse de la cornue et on détache le résidu, dont on détermine le poids.

On nous a fait connaître que des soufres transportés par eau étaient quelquefois *mouillés* pour cacher un déficit dû à l'enlèvement frauduleux d'une certaine quantité de soufre.

(1) Le magistère de soufre paraît être beaucoup plus actif que le soufre sublimé.

(2) Nous avons vu des soufres qui laissaient dans le creuset une matière fixe qu'on ne pouvait en détacher ; dans ce cas, nous opérions sur 10 gr., en nous servant d'un creuset de porcelaine pesé d'avance : le poids du creuset pris après l'opération faisait connaître la quantité de matières fixes laissées par le soufre.

Il est très-facile de déterminer la quantité d'eau, au moyen d'une double pesée, faite avant et après la dessiccation du soufre à 100°c.

Le soufre, selon *Hahnemann*, *Westrumb*, *Richter*, contient quelquefois de l'*arsenic*. Nous n'en avons pas trouvé dans des soufres tirés de la Sicile ou de l'Afrique ; mais nous avons constaté sa présence dans du soufre acheté à Strasbourg, que l'on disait provenir de l'exploitation des pyrites. On conçoit qu'un soufre arsénifère ne peut être employé par les pharmaciens (1). Quelques auteurs ont avancé, il est vrai, que le soufre qui contenait de l'arsenic se décelait par une couleur jaune se rapprochant plus ou moins de celle de l'orpiment ; mais nous avons été à même de constater l'inexactitude de cette assertion, car le soufre arsenical que nous avons eu à examiner n'offrait aucune différence pour sa couleur avec le soufre pur. *Ebermayer* avait déjà émis un avis semblable, car il dit : « Lorsque le soufre ne contient « qu'une très-petite quantité d'arsenic, sa couleur n'en est « pas altérée, et c'est le cas ordinaire. »

Divers procédés ont été indiqués pour reconnaître le soufre arsenical. *Hahnemann* faisait fondre à un feu modéré 1 partie du soufre supposé arsenical avec 2 parties de potasse pure ; il pulvérisait la matière encore chaude et la faisait dissoudre dans dix fois son poids d'eau bouillante ; la dissolution, encore chaude, était filtrée et séparée à l'air libre jusqu'à ce que toute odeur sulfureuse fût dissipée ; il séparait alors le dépôt qui s'était formé et le faisait sécher. Si ce dernier, projeté sur des charbons, brûlait en répandant une odeur alliacée, on en concluait que le soufre essayé contenait de l'arsenic.

Westrumb prenait 50 parties de soufre suspecté, 60 parties d'acide nitrique, 40 parties d'acide hydrochlorique, 90 parties d'eau ; portait à l'ébullition, séparait le liquide, lavait le résidu avec de l'eau distillée ; le liquide et l'eau de lavage réunis étaient concentrés par évaporation.

On plonge dans ce liquide une baguette de zinc bien nette : si le soufre essayé contient de l'arsenic, le zinc se recouvre

(1) Le soufre non arsénifère est préférable aussi pour la fabrication de l'acide sulfurique.

de paillettes métalliques, d'un noir ou gris de plomb, qui se volatilisent, par l'action de la chaleur, en répandant une odeur alliacée.

D'autres auteurs traitent le soufre par l'acide chlorhydrique presque concentré.

Richter conseille de brûler 1 partie de soufre avec quatre ou cinq fois son poids de nitrate de potasse; le résidu, dissous dans l'eau distillée, est saturé par l'acide sulfurique et additionné de nitrate d'argent en solution. Si le soufre examiné est arsénifère, il se forme un précipité rouge-brique d'arséniate d'argent.

Le procédé de *Richter* est encore suivi, mais au lieu d'employer le nitrate d'argent on se sert de l'appareil de Marsh pour reconnaître la présence de l'arsenic. A cet effet, on sature à chaud, par l'acide sulfurique en excès, la solution du résidu de la déflagration; on concentre les liquides et on les introduit dans l'appareil de Marsh.

Suivant MM. *Geiger* et *Reimann*, on peut reconnaître des traces d'arsenic dans le soufre, par le procédé suivant : faire digérer quelque temps le soufre en poudre dans de l'ammoniaque liquide; filtrer, traiter par l'acide chlorhydrique en excès; un précipité jaune indique la présence de l'arsenic.

Le moyen le plus simple consiste à prendre le soufre réduit en poudre; à le traiter par l'acide sulfurique à 66° à faire chauffer, laisser refroidir, étendre l'acide d'eau, filtrer et introduire dans un appareil de Marsh fonctionnant à blanc : si le soufre ne contient pas d'arsenic, il n'y a pas production de taches par la combustion du gaz hydrogène; dans le cas contraire, on en obtient un plus ou moins grand nombre. Ce dernier moyen est plus simple et plus facile à exécuter.

Le soufre provenant des pyrites, celui de Fahlun, par exemple, contient quelquefois du *sélénium*. On reconnaît, d'après M. *Ebelmen*, que le soufre est sélénifère, en le calcinant avec du peroxyde de manganèse dans une cornue de grès, et en dissolvant dans l'eau le gaz qui s'en dégage; on agite ensuite cette solution avec du peroxyde de manganèse : l'odeur d'acide sulfureux disparaît et le liquide répand une forte odeur de radis ou de raifort, si le soufre renfermait seulement une trace de sélénium.

La fleur de soufre employée dans les préparations pharmaceutiques doit être débarrassée de l'*acide sulfurique* et du *sulfate d'ammoniaque* qu'elle contient. L'acide sulfurique provient de l'action de l'air humide sur l'acide sulfureux resté adhérent aux particules soufrées pendant la sublimation du soufre. La fleur de soufre du commerce rougit fortement la teinture de tournesol. Pour les besoins de la pharmacie, on lui enlève cet acide sulfurique par un *lavage* à l'eau distillée chaude, continué jusqu'à ce que le liquide ne précipite plus par le chlorure de baryum.

On reconnaît que le soufre contient du sulfate d'ammoniaque en faisant évaporer la première eau de lavage et traitant par la potasse, qui met en liberté l'ammoniaque, dont on constate la présence soit par l'odeur, soit par les acides.

Le soufre lavé sert à préparer certains médicaments, les pastilles de soufre; il entre dans des émollients. S'il n'était pas lavé, le soufre fournirait des pastilles qui attireraient l'humidité de l'air et s'altéreraient; il pourrait coaguler les émulsions (1).

Le magistère de soufre a été mêlé de *sulfate de chaux* (2), de *craie* (*carbonate de chaux*), de *silice*, d'*alumine*, de *magnésie*, d'*écailles d'huîtres porphyrisées*, enfin d'*amidon*.

Le soufre mêlé de sulfate de chaux, de carbonate de chaux, d'écailles d'huîtres, de silice, d'alumine, de magnésie, soumis à l'action de la chaleur dans un creuset, se volatilise en laissant pour résidu les matières fixes qui lui avaient été ajoutées. Si l'on en a pris une quantité donnée et qu'on pèse le résidu, on connaît dans quelles proportions le mélange avait été fait; puis on recherche quelle est la nature du résidu.

Le soufre précipité mêlé d'amidon, soumis à la calcination dans un creuset, fournit des produits volatils résultant de la décomposition partielle de l'amidon, et un résidu charbonneux; on peut, à l'aide de la chaleur, dissoudre dans l'eau

(1) *Ebermayer* dit qu'on a falsifié le soufre sublimé avec de la *farine*. Ce fait nous paraît très-douteux. Il serait d'ailleurs très-facile de reconnaître la fraude.

(2) Aux États-Unis, on a vendu, en 1847, du soufre précipité contenant 80 à 95 % de sulfate de chaux.

une partie de l'amidon, dont la présence sera décelée par l'eau iodée.

Lorsqu'il a été mal lavé, le soufre précipité a une saveur saline, une odeur très-marquée d'hydrogène sulfuré.

SPIGÉLIE.

La *spigélie anthelminthique*, *spigelia anthelmia* (Gentianées), croît naturellement aux Antilles, au Brésil, à la Martinique, et dans d'autres îles du nouveau monde.

Depuis nombre d'années, on fait usage, en Europe, de cette plante, comme remède antivermineux. Mais, d'après les observations de M. *Rigout Verbert*, ce n'est point la spigelia anthelmia, mais bien la *spigelia marylandica* qui nous est expédiée d'Amérique ; on y mêle aussi le *zinnia multiflora* (brésine).

Les caractères distinctifs de ces plantes sont les suivants :

La spigelia anthelmia est une plante annuelle, à racines traçantes, fibreuses, noires. Tige glabre, cylindrique, striée, presque simple, quelquefois ramifiée à l'aisselle des fleurs inférieures. Feuilles sessiles, opposées, aiguës ; quatre feuilles amples et disposées en croix terminent les tiges et les rameaux ; elles sont souvent plus grandes que les inférieures. Fleurs sortant du centre des feuilles supérieures, terminales, spiciformes; épis médiocrement ramifiés à leur base et un peu grêles; les fleurs ne sont pas tout à fait sessiles, mais presque unilatérales ; saveur âcre.

La spigelia marylandica est une plante à racines vivaces, menues, grises, semblables à celles de la serpentaire de Virginie ; tige droite, rude et quadrangulaire, surtout à la partie supérieure. Feuilles toujours opposées, ovales, oblongues. Fleurs terminales sessiles, disposées en épis solitaires, unilatérales ; celles-ci sont plus longues que les feuilles munies des bractées opposées ; saveur amère, astringente.

La brésine a des racines blanches-jaunâtres, grosses comme le chiendent, rampantes et cylindriques, à division fibreuse, à texture ligneuse ; tige cannelée, velue, à distance rougeâtre ; feuilles opposées, sessiles, ovales, pointues ; fleurs composées, nombreuses, à couleurs variées ; saveur amère et mucilagineuse.

SQUINE.

La *squine* est une racine produite par deux variétés de *smilax china* (Asparaginées), plante sarmenteuse qui croît naturellement en Chine et au Japon ; la tige est de la grosseur d'une plume. Les racines ont de 55 à 160 millimètres de longueur sur 55 à 110 millimètres de circonférence ; elles sont noueuses, géniculées, inégales, tuberculeuses, compactes et quelquefois spongieuses, recouvertes d'un épiderme luisant d'un brun rougeâtre ; la texture présente des aspects différents et une couleur blanche rosée dans les racines tendres, et brune dans les racines compactes et résineuses.

Il faut choisir la squine lourde, bien entière, compacte, résineuse et non piquée.

Usages. — La squine est employée aux mêmes usages que la salsepareille, on l'a considérée comme sudorifique : on l'employait dans les affections de la peau, le rhumatisme, la goutte, la paralysie, les engorgements des viscères, le squirrhe, les scrofules, les lésions des voies urinaires, les hydropisies.

Altérations et Falsifications. — La squine est quelquefois mélangée à une autre espèce de squine dite *squine rouge*, du *Mexique* ou d'*Amérique*, qui lui est inférieure en qualité. Cette dernière est plus spongieuse, plus grosse, plus légère ; sa couleur est plus foncée, brune en dessus, rougeâtre à l'intérieur ; sa saveur est moins sucrée.

Quelquefois la squine présente des piqûres d'insectes ; d'autres fois, quand on la brise, on voit qu'elle est vermoulue dans son intérieur.

On a, suivant certains auteurs, mais le fait est contestable, employé de la *litharge* et de la *terre bolaire* pour restaurer des squines détériorées. Nous en avons vu qui avaient été restaurées à l'aide d'une pâte préparée avec de la *colle* et des *poudres végétales*.

Toutes ces altérations de la squine peuvent se reconnaître facilement ; il suffit d'un simple examen. On peut, dans ces cas, faire intervenir comme point de comparaison de la squine de bonne qualité. On trouve souvent, lorsque la squine a été piquée, les excréments des insectes et les insectes eux-mêmes dans les trous qu'ils ont perforés.

Si on avait employé de la litharge, on pourrait s'assurer de sa présence, en traitant par l'acide nitrique les cendres de la squine et des matières qui servaient à boucher les trous : la dissolution, évaporée à siccité et reprise par l'eau distillée, serait ensuite essayée par le sulfate de soude, l'iodure de potassium, l'acide sulfurique, etc.

Les pharmaciens ne doivent jamais acheter la squine en poudre.

STRYCHNINE.

La *strychnine* a été découverte, en 1818, par *Pelletier* et *Caventou*. Cet alcaloïde existe dans beaucoup de plantes de la famille des Strychnées, dans *la fève de Saint-Ignace*, (*strychnos ignatia*), dans *la noix vomique* (*strychnos nux vomica*), dans *le bois de couleuvre* (*strychnos colubrina*), dans *l'upas-tieuté* ou *tshettik* des Javanais : c'est l'un des plus redoutables poisons du règne végétal.

La strychnine se présente, lorsqu'elle est pure, sous forme de poudre blanche, formée de très-petits prismes, inaltérables à l'air ; elle est inodore, sa saveur est excessivement amère, son action sur l'économie est des plus délétères ; elle ne renferme pas d'eau de cristallisation ; elle est non fusible, non volatile ; entre 312 et 315°c. elle subit un commencement de décomposition. Elle est très-peu soluble dans l'eau, ce liquide froid en dissout 1/7000 ; à la température de l'ébullition, 1/2500 ; l'alcool anhydre ne dissout pas la strychnine, l'alcool à 94° en dissout à peine ; mais cet alcaloïde est soluble dans l'alcool ordinaire, dans les huiles volatiles ; très-peu soluble dans l'éther, insoluble dans les huiles grasses. Souvent la strychnine prend une couleur rouge au contact de l'acide nitrique ; cette réaction n'est pas due à l'alcaloïde même, mais à ce qu'il retient de la *brucine*. L'acide sulfurique concentré la colore d'abord en rouge brun, puis en violet.

La strychnine précipite la plupart des bases organiques alcalines ; ses sels sont neutres, cristallisables, très-amers, extrêmement vénéneux. Ils sont précipités par le tannin ; les oxalates et les tartrates ne les précipitent pas; le perchlorure d'or les précipite en jaune-serin. D'après M. *Eug. Marchand*, la strychnine pure, triturée avec du peroxyde de plomb (oxyde puce) dans quelques gouttes d'acide sulfurique concentré contenant 1/100 de son poids d'acide nitrique, donne lieu à une belle couleur bleue passant rapidement au violet, puis au rouge et finalement au jaune-serin.

Les résultats donnés par les divers chimistes qui l'ont analysée sont assez variables; d'après M. *Regnault*, elle est formée de : *carbone*, 75, 87 ; *hydrogène*, 6,48 ; *azote*, 8, 35 ; *oxygène*, 9, 44.

Usages. — La strychnine est employée dans l'usage médical en pilules, en teinture, en dissolution dans l'acide acétique, en potion, en poudre (1).

Altérations. — La strychnine peut être mêlée de *brucine*, et ce mélange se colore en rouge par le contact de l'acide nitrique, mais cette coloration ne peut indiquer la proportion de brucine. Suivant *Robiquet*, on peut reconnaître ce mélange, en délayant la strychnine suspectée dans un peu d'eau chaude à laquelle on ajoute quelques gouttes d'acide chlorhydrique; lorsque la dissolution est opérée, on fait bouillir et on précipite la solution bouillante à l'aide de l'ammoniaque: si la strychnine est pure ou presque pure, le précipité est pulvérulent et *bien détaché;* si elle contient une quantité notable de brucine, le précipité prend un aspect résinoïde et adhère aux parois du vase; enfin, si la proportion de brucine est considérable, le précipité se présente sous forme d'une masse poisseuse affectant les caractères physiques d'une matière grasse. Entre ces extrêmes, il y a quelques points intermédiaires qui pourraient être étudiés (2).

La strychnine peut être altérée par la présence du *phosphate de chaux*. Ce sel provient de ce que l'on a décoloré les liqueurs acides contenant la strychnine avec du charbon ani-

(1) En Angleterre, elle est employée, dit-on, pour donner de l'amertume à la bière ; ce fait n'a pas, que nous sachions, été démontré d'une manière irrécusable (V. t. I, p. 118).

(2) D'après M. *Oppermann*, les solutés des sels de strychnine acidifiés par l'acide tartrique précipitent par les bicarbonates alcalins ; les sels de brucine ne précipitent pas.

mal non lavé. Ces liqueurs, précipitées ensuite par les alcalis, fournissent de la strychnine mêlée de phosphate de chaux. On reconnaît cette altération en carbonisant et incinérant la strychnine, et examinant le résidu.

Falsifications. — On a mêlé à la strychnine : du *sulfate de chaux*, de la *magnésie* (1), de l'*amidon*, des *sels d'une très-minime valeur*.

Tous ces produits peuvent être isolés de la strychnine par l'alcool ordinaire bouillant, qui dissout la strychnine et ne dissout pas les matières étrangères; par suite, on peut déterminer dans quelle quotité le mélange a été fait; d'ailleurs, les matières étrangères seront rendues apparentes par la combustion sur une feuille de platine. La strychnine pure ne laisse pas de résidu ; impure, elle en laisse un plus ou moins abondant.

On s'est servi aussi pour frauder la strychnine d'un *sel soluble* dans l'eau et dans l'alcool, d'une *matière grasse cristallisée*, de *sucre* (*Nestler*).

La strychnine allongée d'un sel soluble dans l'eau pourrait en être débarrassée par un simple lavage, qui dissoudrait le sel et à peine l'alcaloïde.

Quant à la matière grasse, on peut s'assurer de sa présence ou de son absence, en jetant sur un *papier buvard* une petite quantité de la strychnine suspectée et chauffant doucement le papier : si la strychnine a été mêlée de matière grasse, le papier se tachera, ce qui n'a pas lieu dans le cas contraire ; on peut alors, en délayant une quantité donnée de strychnine dans de l'eau et traitant par un acide, séparer la matière grasse, qui reste indissoute, de la strychnine, qui devient soluble en passant à l'état salin.

La strychnine mêlée de sucre est facile à reconnaître : en la traitant par l'eau, le sucre se dissout, la strychnine reste insoluble.

Une fraude sur la strychnine est un crime : elle peut être la cause de la mort des malades, et celui qui s'en rend coupable commet le crime d'*homicide volontaire*. En effet, supposons

(1) *Robiquet* a eu à examiner de la strychnine qui était mêlée de 40 à 50 % de matières étrangères.

qu'un médecin fasse prendre dans une officine une préparation de strychnine. Si les effets de cette dernière sont peu marqués, le médecin sera porté à en augmenter la dose ; la dose étant ainsi augmentée, supposons que, par une raison queiconque, on vienne à prendre cet alcaloïde dans une autre officine, où il sera livré pur, la dose, quoique la même, produira alors d'autres effets, qui peuvent être tels, que le malade soit empoisonné et succombe, quoiqu'il n'ait pris que la même quantité de strychnine, ordonnée par le médecin ; seulement, dans un cas, le médicament était falsifié, et dans l'autre il ne l'était pas.

Cette hypothèse s'est malheureusement réalisée deux fois à notre connaissance. Dans le premier cas, le malade a, dit-on, succombé ; dans le second, il y eut des accidents qui ne furent pas suivis de mort (1).

STYRAX.

Baume produit par le *styrax officinale*, qui croît en Syrie et en Arabie.

On distingue deux sortes de styrax :

Le *styrax calamite* ou *storax*, et le *styrax liquide*.

Le storax est rouge brun, d'un aspect brillant et résineux ; en masses agglomérées, parsemées de larmes amygdaloïdes ; d'une odeur de vanille très-agréable ; d'une saveur aromatique et légèrement amère ; se ramollissant facilement entre

(1) En avril 1851, une malheureuse ouvrière, la dame B..., dont le mari était malade depuis longtemps, demanda, dans l'officine de M. P..., des pilules *de strychnine* et *de chiendent*. La quantité de strychnine qui devait y entrer fit réfléchir le pharmacien. Celui-ci observa *qu'il était impossible, à trois heures de distance, d'administrer des pilules semblables* ; la femme de l'ouvrier répondit que *depuis deux mois* son mari prenait tous les jours de ces pilules et que le médecin avait ordonné de doubler la dose. Après tous ces pourparlers, le pharmacien exécuta la formule, mais il recommanda à madame B... de ne faire prendre à son mari qu'une pilule le soir et d'attendre au lendemain pour en faire prendre une seconde; fort heureusement le conseil fut suivi. M. P... apprit, dans la matinée, que le malade avait ressenti des effets si énergiques après avoir pris une seule pilule, qu'on avait eu des craintes sérieuses. Des accidents survinrent, heureusement ils purent être conjurés.

les doigts, et soluble presque en totalité dans l'alcool rectifié. On en trouve deux variétés dans le commerce : le *styrax en larmes* et le *styrax en pains*.

Le styrax liquide a la consistance du miel, une teinte d'un gris-brunâtre, opaque; une odeur forte, désagréable, et une saveur aromatique ; il est soluble dans l'alcool chaud.

Suivant M. *Simon*, le styrax liquide est composé de :

Huile volatile ou *styrole*, *résine*, *styracine*, *acide cinnamique*.

Usages. — Le styrax est employé en pharmacie et en parfumerie. On l'administre sous forme de pilules, de sirop, d'onguent. Il remplace quelquefois le baume de copahu dans le traitement de la blennorrhée et de la leucorrhée.

Falsifications. — Souvent, sous le nom de storax, on vend un mélange de *résines ordinaires*, et de *styrax liquide*, auquel on ajoute des *larmes* de *benjoin*, de *gomme-ammoniaque* ou de *tacamahaca*.

Ce produit est facile à reconnaître à sa couleur noire, à sa consistance demi-solide, à son odeur peu suave. L'alcool ne le dissout qu'en partie et laisse toujours un résidu considérable composé de sable et d'impuretés.

On a vendu aussi, sous le nom de *storax en pains*, de la *sciure de bois* imprégnée d'une petite quantité de *styrux liquide* pour lui donner de l'odeur (1).

SUBLIMÉ CORROSIF. — V. Chlorure (bi-) de mercure.

SUC D'ACACIA.

Le *suc d'acacia* est solide, d'une couleur brune tirant sur celle du foie, d'une saveur acide, styptique, un peu douceâtre et mucilagineuse. Avec l'eau froide, il donne une solution froide, trouble, ayant une couleur et une apparence de décoction de quinquina gris. La liqueur filtrée est rouge, rougit le tournesol, forme un précipité très-abondant avec le sulfate de fer, un précipité tenace et élastique avec la gélatine, précipite fortement l'émétique et l'oxalate d'ammoniaque, pré-

(1) M. *Pédroni* fils dit avoir vu un styrax semblable chez un droguiste de Bordeaux.

cipite également par l'alcool et les carbonates alcalins.

Dans le commerce, on donne ordinairement, sous le nom de suc d'acacia, celui des *fruits non mûrs du prunier sauvage*. Il est plus dur, plus pesant, plus brun, plus âcre que le premier ; il est entièrement sec et dur, d'un brun rouge, d'une saveur de pruneaux. Il est insoluble dans l'alcool, peu soluble dans l'eau, et laisse, après avoir été traité par ce liquide bouillant, une matière abondante qui a l'apparence de l'albumine coagulée.

SUC DE CITRONS OU DE LIMONS.

Le *suc de citrons* est une liqueur acide qu'on obtient, par expression, des fruits du *citrus limonium* qui croît en Syrie, en Perse, en Espagne, en Italie, dans le midi de la France.

Ce suc, expédié d'Italie, de Sicile, dans des tonneaux ou dans des bouteilles, est jaunâtre, d'une saveur acide, agréable, particulière.

Usages. — Il est employé dans l'économie domestique, dans l'art médical ; on s'en sert pour préparer l'acide citrique, pour précipiter les laques.

Altérations. — Le suc de citrons doit être clarifié ; lorsqu'il n'a pas été convenablement débarrassé d'une subsistance mucilagineuse qu'il contient, il fermente, moisit, et acquiert une odeur et une saveur désagréables.

Falsifications. — Le suc de citrons est quelquefois affaibli par de l'*eau*. M. *Dorfurth* qui a étudié cette falsification, dit que le suc de citrons doit saturer le huitième de son poids de sous-carbonate de potasse. D'après *Ebermayer*, 15,50 gr. de suc de citrons doivent saturer 0,8 gr. de sous-carbonate de potasse. Selon d'autres, 90 parties de suc de citrons de bonne qualité doivent saturer 10 parties de carbonate de soude sec et pur.

Le suc de citrons est falsifié par de l'*acide acétique* (du vinaigre), de l'*acide sulfurique*, de l'*acide nitrique*, de l'*acide chlorhydrique*, de l'*acide tartrique*.

On reconnaît la présence de l'acide acétique (vinaigre) par la distillation, recueillant le produit distillé, qui est plus ou moins acide selon que le suc contient plus ou moins de vinaigre.

On reconnaît la présence de l'acide sulfurique par les sels solubles de baryte qui donnent lieu à la formation d'un précipité blanc de sulfate de baryte, insoluble dans l'acide nitrique. Le poids de ce précipité peut faire apprécier la quantité d'acide sulfurique ajouté.

La présence de l'acide hydrochlorique est décelée par la distillation. Le liquide qu'on obtient en distillant le suc de citrons pur ne se trouble pas par le nitrate d'argent ; l'eau distillée obtenue est, au contraire, précipitée lorsque le suc a été allongé d'acide chlorhydrique.

On reconnaît la présence de l'acide nitrique en concentrant le suc et y ajoutant de la limaille de cuivre et de l'acide sulfurique : il y a alors dégagement de gaz nitreux qui bleuit le papier mouillé de teinture de gaïac.

On reconnaît la présence de l'acide tartrique en concentrant le suc et y versant une solution concentrée de chlorure de potassium, qui donne lieu à la formation de crème de tartre qui se précipite quand le suc a été mêlé d'acide tartrique ; ce qui n'a pas lieu avec le suc pur. La combustion de l'extrait obtenu avec le suc pur et le suc allongé d'acide tartrique est encore un moyen de reconnaître la fraude. Le suc allongé d'acide tartrique fournit un extrait qui brûle avec l'odeur caractéristique des tartrates.

On a dit qu'on substituait au suc de citrons le suc du *verjus*, mais la saveur de ces deux sucs est bien différente ; s'il y avait mélange, il faudrait rechercher s'il contient de l'acide tartrique ou un tartrate.

MM. *Bussy* et *Boutron-Charlard* recommandent de verser de l'acétate de potasse dans le suc suspect. Si le suc est pur, il ne se forme pas de cristaux ; s'il est mêlé de verjus, il y a formation sur les parois du vase de cristaux grenus et transparents de tartrate acide de potasse.

Le citrate de potasse, étant très-soluble, ne produit pas le même phénomène dans le suc de citrons pur.

SUC D'HERBES.

Les *sucs d'herbes* sont fournis surtout par les parties herbacées des plantes : presque tous proviennent des feuilles et des tiges herbacées.

M. *Stanislas Martin* a signalé un genre de fraude qu'on leur fait subir en les remplaçant par un mélange de plusieurs *extraits végétaux* dissous dans l'eau ordinaire, colorée avec du *caramel*, et aromatisée d'*hydrolat de persil*, de *fenouil*, de *cerfeuil* ou d'*alcoolat de cochléaria.*

Suivant M. *Stanislas Martin*, on peut reconnaître aux caractères suivants si un suc d'herbes est préparé avec les plantes ou avec des extraits.

Les sucs d'herbes préparés avec des extraits sont presque toujours identiques dans leur saveur et leur couleur. Ils peuvent se conserver longtemps sans s'altérer ; la chaleur, le sous-carbonate de potasse, l'eau de chaux, les acides acétique, sulfurique et nitrique ne leur font éprouver aucune altération physique. Évaporés jusqu'à siccité, ils répandent, en se carbonisant, une odeur de sucre brûlé.

Les sucs d'herbes faits avec les plantes varient souvent dans leur couleur et leur saveur ; ces variations sont dues aux influences atmosphériques ; leur conservation ne va pas au delà de 24 heures : alors ils se décolorent, se troublent et contractent une odeur herbacée, caractéristique à tous les jus d'herbes ; si l'on élève davantage la température, ils se décolorent et laissent déposer, par le refroidissement, de l'albumine et de la chlorophylle. Les acides acétique, sulfurique et chlorhydrique les troublent. L'eau de chaux, si les jus d'herbes contiennent de l'oseille, y forme un précipité abondant d'oxalate calcaire.

SUC D'HYPOCISTE.

Ce suc, fourni par le *cytinus hypocistum*, est en masses de 2 à 3 kilog., formées par la réunion de petits pains orbiculaires du poids de 30 gr. environ, qui sont devenus diversement anguleux en se soudant les uns aux autres, et qui se distinguent encore de la masse par leur surface propre, qui est grisâtre; cet extrait a la cassure noire et luisante; sa saveur est aigrelette et astringente.

Il est presque toujours falsifié par le *suc de réglisse*. Cette fraude se reconnaît en ce que la masse est homogène, au lieu de présenter les caractères indiqués, et que la saveur est plus ou moins douceâtre, suivant la proportion du mélange.

SUC DE RÉGLISSE. — V. RÉGLISSE.

SUCCIN.

Le *succin*, appelé aussi *ambre jaune*, *karabé*, *electrum*, est un corps combustible qui abonde en Prusse, près de Kœnigsberg, sur les bords de la mer Baltique; on le trouve enfoui dans le sein de la terre, ou en morceaux roulés sur les bords de la mer. Il en existe de très-beau en Sicile, près de Catane; on en a aussi trouvé, mais en petite quantité, dans des houillères, dans des dépôts pyriteux, dans des couches argileuses et sablonneuses de plusieurs contrées de la France et de l'Allemagne.

Le succin est dur, cassant, non friable. Il est susceptible d'être taillé et poli. Le plus pur est transparent, d'une couleur jaune dorée, qui a quelque chose de particulier et qui sert de terme de comparaison (1). Souvent le succin est opaque et varie du blanc jaunâtre à l'orangé. Celui de Sicile présente quelquefois, dans son intérieur, des insectes dont les formes sont parfaitement intactes. Le succin n'a ni odeur, ni saveur; son poids spécifique est de 1,078; il se ramollit par la chaleur, brûle avec flamme en répandant des vapeurs qui ont une odeur pénétrante; il développe par le frottement de l'électricité résineuse.

L'eau n'a pas d'action sensible sur le succin, l'alcool et l'éther ne le dissolvent qu'imparfaitement, les acides faibles ne l'attaquent pas; mais il est décomposé par l'acide nitrique à l'aide de la chaleur. Les solutions alcalines, les huiles fixes, les huiles volatiles ont une certaine action dissolvante sur le succin. On a observé que sa dissolution est facilitée par la torréfaction, la fusion, ou par l'addition du camphre.

(1) En effet, on dit d'une matière jaune qui ressemble au succin qu'elle est de *couleur ambrée*.

Le succin chauffé dans une cornue fournit un acide particulier, l'*acide succinique;* on obtient en même temps, 1° de l'eau, 2° de l'acide acétique; 3° une huile très-odorante, de couleur et de consistance variables, suivant l'époque de l'opération; 4° une matière jaune, solide, dont la nature n'est pas encore bien déterminée, des gaz et un charbon volumineux.

Suivant *Drapiez*, le succin est composé de : *carbone*, 80,59; *hydrogène*, 6,31; *oxygène*, 7,73; *chaux*, 1,54; *alumine*, 1,10; *silice*, 0,63; perte, 2,10. D'après *Berzelius*, le succin contient, 1° une petite quantité d'une *huile volatile* d'odeur agréable; 2° une *résine* jaune unie intimement à l'huile volatile, et qui est très-soluble dans l'alcool, l'éther et les alcalis; 3° une *autre résine* aussi combinée à l'huile volatile, soluble dans l'alcool, l'éther et les alcalis, peu soluble dans l'alcool froid, plus soluble dans l'alcool bouillant, et se précipitant par le refroidissement sous forme d'une poudre blanche; 4° de l'*acide succinique;* 5° *un principe jaune*, insoluble dans l'éther, les huiles fixes et volatiles, l'alcool et les alcalis : *Berzelius* l'a appelé *bitume de succin.*

Usages. — Les beaux morceaux de succin servent dans la bijouterie et dans la tabletterie; les petits fragments sont utilisés dans la fabrication des résines et pour la préparation de l'acide succinique, de l'huile empyreumatique, et d'une liqueur oléagineuse acide, anciennement connue sous le nom d'*esprit de succin.* Le succin est aussi employé, en pharmacie, comme antispasmodique; pour faire des fumigations, une teinture et un sirop.

Falsifications. — *Ebermayer* dit que, pour les ouvrages d'art, le succin a été imité avec du *verre coloré;* il est très-facile de reconnaître une semblable substitution.

Il dit aussi qu'on a quelquefois mêlé le succin avec la *gomme looch*, résine qui a été décrite, sous ce nom, par *Murray*, et que M. *Guibourt* considère comme étant le *copal tendre de l'Inde.* La gomme ou résine looch, d'après *Ebermayer*, a une couleur jaune plus ou moins foncée; elle est plus ou moins transparente, cassante, brillante dans sa cassure; elle n'a presque point d'odeur et seulement une saveur résineuse faible; elle craque sous la dent et ne se ramollit point par la mastication.

Elle s'allume au contact de la flamme et ne répand point d'odeur désagréable ; elle est peu soluble dans l'eau, très-soluble dans l'alcool.

Selon le même auteur, la râpure de succin est quelquefois falsifiée avec la *colophane*. Cette râpure est ordinairement très-impure ; elle est mêlée de petites pierres, de sable, d'éclats de bois ; on en a vu qui contenait le quart de son poids de colophane divisée, reconnaissable à la manière dont elle se comportait sur les charbons ardents et avec l'alcool. 31 grammes d'un succin ainsi falsifié, mis en contact avec 125 grammes d'alcool, pendant six heures, en ayant soin d'agiter souvent, ont fourni une solution alcoolique qui a laissé, par l'évaporation, un résidu de colophane, représentant le sixième du succin traité (environ 5 grammes).

SUCRES.

Le *sucre* est un des principes immédiats le plus répandus dans le règne végétal. Il abonde dans les tiges de graminées, comme la canne à sucre, le maïs, le sorgho ; on le trouve en forte proportion dans les betteraves, les melons, les citrouilles, les patates douces, les ananas, les noix de coco, les châtaignes, les navets, les carottes ; dans la séve des palmiers, de l'érable dit *à sucre*, du bouleau, etc. ; d'après les recherches de M. *Avequin*, il existe dans nombre de fruits des tropiques (pomme de cannelle, cachiment, mango, sapotille, orange douce, figue banane, pomme rose).

La plus grande partie du sucre s'extrait des cannes et des betteraves.

Le sucre à l'état de pureté est en masses blanches, inodores, formées par l'agrégation de petits cristaux, et produisant par le choc, dans l'obscurité, des lueurs phosphorescentes ; sa densité est de 1,563 à 1,606. Il est très-soluble dans l'eau, dans l'alcool étendu ; insoluble à froid dans l'alcool anhydre. Il cristallise en prismes rhomboïdaux, plus ou moins volumineux, terminés par des sommets dièdres ; à cet état, il constitue le *sucre candi*.

Le sucre fond à 180° ; vers 200 ou 220°, il perd de l'eau,

se colore en jaune orangé, puis en brun rougeâtre ; en maintenant suffisamment cette température, il se transforme en un nouvel acide fortement coloré en brun, insipide, très-soluble dans l'eau, qu'il colore en brun-sépia très-foncé ; insoluble dans l'alcool : c'est le *caramel* ou *acide caramélique* qui, suivant M. *Péligot*, à la même composition que le sucre anhydre (c'est-à-dire tel qu'il existe à l'état de combinaison).

Quand on chauffe longtemps une dissolution de sucre, elle se colore : si la réaction a lieu au contact de l'air, le sirop brun qui s'est formé est acide ; il y a production d'acides formique et acétique.

Les acides étendus transforment le sucre de canne en sucre incristallisable ; l'acide ne se combine pas au sucre, mais il détermine une fixation des éléments de l'eau qui change sa constitution. L'action est plus lente ou plus rapide, selon que l'on opère à froid ou à chaud, avec les acides minéraux qui sont beaucoup plus actifs ou avec les acides végétaux qui le sont moins ; l'acide acétique agit à peine ou n'agit pas du tout.

Les alcalis se combinent au sucre de canne et donnent des combinaisons définies (*sucrates*), dans lesquelles une partie de l'eau du sucre est remplacée par une base.

Le sucre peut former avec certains sels, et particulièrement avec le chlorure de sodium, un composé bien cristallisable.

Dans le commerce, les sucres sont estimés, classés, d'après leur aspect, sous trois rapports différents :

La *richesse cristalline*, la *nuance*, le *degré d'humidité* ou la proportion d'eau interposée par diverses causes.

Afin de pouvoir comparer entre eux les divers sucres répandus dans le commerce, on a établi des *types* ou points de comparaison invariables, échelonnés depuis les nuances les plus basses jusqu'aux plus élevées, et auxquels on rapporte les échantillons qui s'en rapprochent le plus.

On divise les sucres en 2 grandes classes : *sucre indigène* (sucre de betteraves), et *sucre exotique*, comprenant les sucres étrangers (Jamaïque, Havane, Brésil, etc.) et les sucres des colonies françaises (Martinique, Guadeloupe, Bourbon, etc.).

Chacune de ces deux classes a ses types particuliers, portant les mêmes noms, mais n'ayant pas d'autre analogie (1).

Ils sont établis de la manière suivante :

Basse quatrième : type inférieur ;
Quatrième ordinaire ;
Bonne quatrième ordinaire ;
Bonne quatrième ;
Belle quatrième ;
Fine quatrième : type supérieur.

Pour les provenances exotiques, la douane n'admet pas de sucres plus élevés que les types ; au-dessus de la fine quatrième, ils sont prohibés.

Les sucres inférieurs à la basse quatrième sont dits *en dehors des types,* et évalués suivant qu'ils s'éloignent plus ou moins de ce type inférieur.

Usages. — Les usages du sucre sont trop connus pour que nous y insistions ; les chiffres suivants donneront une idée de l'importance de cette matière et de sa fabrication.

Voici d'abord un tableau qui indique la production annuelle du sucre dans le monde entier :

Bengale, Chine, Siam	100		millions de kilogr.
Colonies anglaises	220		»
Colonies espagnoles	235		»
Colonies hollandaises	80		»
Colonies suédoises et danoises	10		»
Colonies françaises	80	140	»
France (2)	60		
Brésil	75		»
Louisiane	60		»
Russie, Allemagne, Italie et Belgique	33		»
Total	953		

Le tableau suivant donne les chiffres de la consommation du sucre en Europe, et démontre qu'en Angleterre elle est

(1) Ces types qui font foi, en matière de commer , sont déposés à la Bourse, à la disposition des commerçants et sous la responsabilité du syndicat des courtiers. Comme ils sont susceptibles de s'altérer à la longue, on les renouvelle chaque année.

(2) La fabrication du sucre de betteraves en France a été, en moyenne, annuellement de 43 millions de kilog. depuis 1842, époque à laquelle il

actuellement, par tête d'habitant, 5 fois plus forte que chez nous (1);

	Population.	Millions de kil.	Kil. par tête.
Angleterre..........	16,250,000	253	15
Écosse.............	2,630,000	40	15
Hollande...........	3,000,000	24	8
Irlande.............	8,250,000	21	2,50
Belgique...........	7,200,000	21,5	3
France............	36,000,000	20	3,33
Espagne	14,000,000	43,5	3,12
Suisse.............	2,200,000	6,5	3
Portugal...........	3,500,000	8,11	2,50
Danemark.........	2,000,000	5	2,50
Pologne et divers...	8,000,000	20	2,50
Prusse.............	15,000,000	28	1,80
Suède et Norwége..	4,000,000	6	1,50
Italie	19,000,000	19	1
Autriche...........	36,000,000	32,5	0,90
Russie (2)..........	40,000,000	20	0,50
Total.....	217,030,000	668	3,175

y avait 382 fabriques; les dernières campagnes ont produit plus de 60 millions de kilog. dans 288 fabriques, ainsi réparties :

	Fabriques.	Kilog.
Aisne.........................	29	5,188,133
Nord..........................	142	34,872,063
Oise..........................	8	1,760,205
Pas-de-Calais.................	69	12,932,276
Somme.......................	23	3,121,533
Douze autres départements......	17	2,153,208
	288	60,027,418

Ainsi les progrès dans la fabrication ont été tels, qu'avec un nombre moindre de fabriques il y a eu une production beaucoup plus grande.

(1) Cet accroissement de la consommation anglaise provient de la baisse des prix, amenée par une réduction de droits sur les sucres : car, il y a quelques années, la consommation de l'Angleterre comparée à celle de la France était dans le rapport de 2 à 1.

Dans tous les pays, l'accroissement de la consommation du sucre n'a cessé de suivre un cours régulier, en rapport avec l'amélioration des conditions hygiéniques de ces pays. Ainsi, en France, la moyenne de l'accroissement de la consommation du sucre dans les trente dernières années a été de 3,200,000 kilog.

Dans l'alimentation d'un Anglais, le sucre représente 40 jours de nour-

Altérations. — Le sucre peut être accidentellement altéré par la présence du *fer*, de la *chaux*, du *zinc*, du *plomb*. On incinère une certaine quantité de sucre ; et on traite les cendres par l'acide nitrique étendu ; la liqueur est évaporée à siccité, et le résidu repris par l'eau distillée donnera une liqueur dans laquelle on recherchera, au moyen des réactifs convenables, les substances étrangères sus-nommés.

Falsifications. — Le sucre est l'objet de plusieurs falsifications ; la plus commune consiste à y mêler, en plus ou moins grande quantité, de la *glucose* ou *sucre de fécule* (1) ; on y a incorporé, mais plus rarement, du *sucre de lait*, de la *craie*, du *plâtre*, du *sable*, *différentes farines* ; mais ces dernières adultérations ont été constatées surtout dans le sucre blanc râpé et dans les cassonades (2).

On découvrirait le sucre de lait à l'aide de son insolubilité dans l'alcool faible, qui dissout, au contraire, le sucre de canne ou de betterave. Pour faire cet essai, il suffit de réduire en poudre fine 10 grammes de sucre suspect, de verser dessus 25 grammes d'alcool à 20°, d'agiter le mélange et de laisser déposer. Lorsque la matière employée est du sucre de canne ou de betterave, la liqueur est claire, tandis qu'elle est louche et dépose une poudre blanche lorsqu'elle renferme du sucre de lait. On décante alors le liquide clair, que l'on remplace par de l'eau qui dissout le sucre de lait et reste sans action sur les portions du dépôt qui seraient formées, par exemple, d'ami-

riture par année; en Hollande, la consommation du sucre représente 70 jours de nourriture par année dans l'alimentation de chaque habitant. En France, il ne représente que 10 ou 12 jours de nourriture.

(2) Non compris la Russie orientale et diverses possessions en Asie et en Amérique, dont la consommation peut être évaluée à 28 millions.

(1) Il y a huit ans environ, la municipalité de Bordeaux, mise en demeure par la chambre de commerce de cette ville, prit un arrêté sévère pour interdire le passage des barrières à la glucose, qu'on mélangeait en assez forte proportion aux sucres blonds des colonies.

Sur une plainte formée par les négociants de la même ville, on saisit, chez deux de leurs confrères, du sucre qui, d'après les analyses de MM. *Magonty* et *Aug. Laurent*, contenait 20 % de glucose.

A la même époque, ce genre de fraude s'exerça largement sur la place de Nantes.

(2) V. t. 1, p. 169.

don ; celui-ci traité par l'eau bouillante et la teinture d'iode produira une couleur bleue (1).

Quant à la craie, au plâtre, aux farines, etc., on les décèle dans le sucre, en en dissolvant une partie dans l'eau froide ; le sucre seul est dissous ; les substances étrangères se précipitent ; le dépôt se forme avec lenteur et le liquide surnageant est laiteux, dans le cas où on a affaire à des farines.

Si le sucre contient de ces matières insolubles, on détermine leur quantité en dissolvant tout le sucre dans de l'alcool faible, à 60° par exemple, filtrant et pesant le résidu sur le filtre.

Comme c'est la glucose qu'on ajoute ordinairement au sucre, il est important de pouvoir non-seulement en constater la nature mais encore d'en déterminer la proportion. Cette recherche a été l'objet des investigations de plusieurs chimistes, qui ont indiqué divers procédés que nous allons successivement passer en revue.

D'abord, avant de recourir aux essais chimiques, on peut consulter avec avantage les caractères physiques : un sucre rude au toucher, dur, sonore, à grains bien cristallisés et brillants, est très-probablement pur ; un sucre mou, onctueux au toucher, terne et s'égrenant sous les doigts, présentant quelque chose de pâteux et prenant au contact de l'air une couleur jaunâtre, peut être soupçonné de mélange.

Le procédé d'essai des sucres par la potasse caustique, basé sur la différence d'action des alcalis sur la glucose et le sucre de canne, a été mis en pratique par MM. *Pesier*, *Chevallier*, *Kuhlmann*, etc. On introduit dans une capsule de porcelaine ou dans un tube fermé par un bout, ou dans un matras de verre, un mélange d'eau (20 gr.) de potasse (0,5 gr.) et de sucre (10 gr.) ; on chauffe sur une lampe à alcool ou au bain-marie. Après une minute ou deux d'ébullition (2), le

(1) En 1847, nous fûmes chargé d'examiner deux échantillons de sucre en poudre saisi chez le sieur C..., épicier à Paris. Ce n'était qu'un mélange de sucre avec 13 °/₀ environ de fécule.

(2) M. *Lassaigne* a observé que la potasse caustique donne avec le sucre de canne ou de betterave *plus ou moins chauffé* des réactions analogues à celles qui se développent avec la glucose.

Dans l'essai des sucres et des sirops il y a donc lieu de prendre en

sucre mêlé de glucose prend une coloration brune dont l'intensité est en raison de la proportion de glucose ajoutée; si le sucre est pur, il ne prend qu'une couleur jaune, analogue à celle du petit-lait.

Au lieu de potasse on peut se servir de soude (1), de chaux, ou, d'après les observations de M. *Cottereau* fils, d'un carbonate alcalin qui produit aussi la même réaction.

Le mode d'essai de M. *Krantz* par le sulfate de cuivre et la potasse consiste à introduire dans un flacon 4 gr. de sucre, 60 gr. d'eau, 0,4 gr. de potasse à l'alcool, et 0,2 gr. de sulfate de cuivre cristallisé ; on agite pour qu'il y ait dissolution, et on laisse reposer. Si le sucre est pur, on n'a pas de précipité, même après huit jours de contact ; si, au contraire, le sucre est mélangé de glucose, on obtient, après quelques heures, un précipité rouge de protoxyde de cuivre. Quand le mélange de glucose est considérable, la liqueur, qui était d'abord colorée en bleu, se trouve complétement décolorée au bout de 20 heures et ne contient plus aucune trace de cuivre en dissolution (2).

Le procédé de M. *Frommherz* ne diffère du précédent que par ce que, au lieu d'opérer à la température ordinaire, on chauffe à une température voisine de l'ébullition; en peu d'instants la réduction du cuivre à l'état de protoxyde est opérée par la glucose. Le sucre pur ne produit aucun effet semblable.

M. *Frommherz* a reconnu que le tartrate de cuivre dissous dans une solution de potasse caustique est aussi facilement réduit à la température de 100° par la glucose et converti en protoxyde de cuivre.

M. *Barreswil* a donné à ce procédé une forme très-pratique en exécutant l'essai avec des liqueurs titrées. La liqueur d'épreuve est une dissolution alcaline de bioxyde de cuivre, composée de sulfate de cuivre, de tartrate neutre de potasse

considération l'influence que la chaleur a pu exercer sur ces produits, et les modifications qui ont dû en résulter.

(1) On prend une solution contenant 2 à 5 % de cet alcali.

(2) On peut, par le procédé de M. *Krantz*, reconnaître jusqu'à 2 % de sucre de fécule mélangé au sucre de canne.

et de potasse caustique. Elle se prépare de deux manières.

1° On fait dissoudre à chaud dans $^1/_8$ de litre d'eau distillée, 50 gr. de crème de tartre et 40 gr. de carbonate de soude, puis on ajoute 30 gr. de sulfate de cuivre cristallisé et pulvérisé ; après avoir porté à l'ébullition, on laisse refroidir et on ajoute en dernier lieu 40 gr. de potasse à la chaux, dissoute dans $^1/_4$ de litre d'eau ; le volume d'un litre est complété et on fait bouillir de nouveau.

2° On fait dissoudre dans 200 gr. d'eau 10 grammes de sulfate de cuivre cristallisé, 10 gr. de bitartrate de potasse et 30 grammes de potasse caustique (1).

Ces dissolutions sont transparentes et d'un bleu foncé ; on doit les conserver à l'abri de la lumière.

On commence d'abord par fixer le titre de la liqueur d'épreuve, en recherchant combien il faut d'une solution faite avec un poids connu de sucre candi pur et sec, porté à l'ébullition, après l'addition de quelques gouttes d'acide sulfurique, pour décolorer exactement un volume déterminé de la liqueur d'épreuve.

Le titre obtenu, on en verse un volume déterminé dans une capsule de verre ou de porcelaine ; on y ajoute une quantité quelconque d'une dissolution très-concentrée de potasse caustique (2). Puis, au moyen d'une burette graduée, on fait tomber goutte à goutte dans la dissolution cuivrique chaude, le liquide sucré et acide dont on recherche la composition et qu'on a préalablement additionné d'une quantité connue d'eau.

Lorsque les deux liqueurs sont en contact, il y a dépôt de protoxyde de cuivre ; à mesure que l'opération avance, la couleur du liquide diminue d'intensité, et elle est terminée quand celui-ci est entièrement décoloré : le nombre de degrés de la burette qu'il a fallu employer donne, par une proportion, le poids du sucre contenu dans la liqueur soumise à l'essai.

Lorsque le liquide sucré contient de la glucose, on détermine cette proportion en faisant un premier essai avec une

(1) Cette seconde manière de préparer la liqueur d'épreuve a été indiquée par M. *Poggiale* pour doser le sucre de lait qui réduit, comme la glucose, le bioxyde de cuivre (V. art. *Lait*, p. 23).

(2) Cette addition n'a lieu que pour augmenter la densité du liquide.

portion du liquide amenée à un volume connu avant qu'il ait été soumis à l'action de l'acide sulfurique ; la glucose réduit seule la dissolution cuivrique que le sucre ordinaire laisse intacte. On note cette quantité, puis on fait bouillir une autre portion du liquide sucré avec l'acide sulfurique, de manière à convertir tout le sucre en glucose. Au moyen d'un second essai fait avec la liqueur ainsi modifiée, on a le poids total de la glucose qu'elle contient ; la différence entre ce dernier, et le poids fourni par le premier essai, donne la quantité de glucose et de sucre cristallisable.

Dans ce dernier cas, d'un mélange de glucose et de sucre de canne, le procédé de M. *Barreswil* est moins exact; de plus, M. *Lassaigne* a constaté qu'il faut se prémunir, dans ce genre d'essai, contre les erreurs causées par les modifications qu'une température plus ou moins élevée fait éprouver au sucre de canne, modifications telles, qu'elles peuvent rendre l'action de ce dernier sur la dissolution alcaline de bioxyde de cuivre aussi prompte que celle de la glucose sur le même réactif (1).

La méthode saccharimétrique de M. *Péligot*, est fondée d'une part sur la différence d'action que la chaux exerce sur la glucose et le sucre de canne, et d'une autre part sur la dissolution de la chaux en proportion fixe par le sucre.

On fait dissoudre à froid 10 gr. de sucre à essayer dans 75 centimètres cubes d'eau ; on ajoute à cette dissolution 10 gr. de chaux éteinte et tamisée ; on broie pendant 8 à 10 minutes, puis on jette le mélange sur un filtre pour séparer la chaux dissoute : cette base ayant été employée en excès (2).

On prend avec une pipette graduée 10 cent. cubes de la dissolution de saccharate de chaux ; on les étend de 2 à 3 décil. d'eau ; on y verse quelques gouttes de teinture de

(1) Ainsi du sucre d'orge et de la pâte de gomme, préparés avec du sucre de canne légèrement *caramélisé* par une élévation de température des substances qui entrent dans leur composition, ont réagi aussi vite sur la dissolution cuivrique que la glucose pure.

(2) Il est bon de verser une seconde fois sur le filtre la liqueur qui a passé, afin d'arriver à dissoudre rapidement toute la chaux que le sucre peut prendre.

tournesol ; puis on la sature exactement avec une dissolution titrée d'acide sulfurique, contenant, par litre, 21 gr. d'acide pur, à 1 équivalent d'eau. Un litre de cette liqueur sature la quantité de chaux qui est dissoute par 50 gr. de sucre. On en remplit la burette des essais alcalimétriques : la quantité d'acide sulfurique qu'il aura fallu pour atteindre le point de saturation donnera la quantité de chaux, et, par suite, de sucre, contenue dans la dissolution de saccharate de chaux.

Lorsque ce premier essai alcalimétrique est terminé, on introduit dans une fiole à médecine une partie du liquide alcalin, qu'on chauffe pendant quelques minutes jusqu'à 100° au bain-marie. Si cette liqueur ne contient que le saccharate de chaux produit par le sucre ordinaire, elle se trouble par l'action de la chaleur, en vertu de la propriété que possède le saccharate de chaux de se coaguler, comme l'albumine, à la température de 100° ; mais ce trouble disparaît par le refroidissement de la liqueur. Si le sucre contient de la glucose, la dissolution chauffée au bain-marie prend une teinte brune, et fournit un dépôt brun par son refroidissement ; si la proportion de glucose est forte, il se développe, en outre, une odeur de sucre brûlé. Un second essai alcalimétrique accuse une quantité de chaux moins considérable que le premier ; cette quantité appartient tout entière au sucre ordinaire ; la chaux dissoute à froid par la glucose ayant donné naissance à des sels neutres sur lesquels la liqueur normale d'acide sulfurique n'a pas d'action (1).

Le mode d'essai indiqué par M. *Payen* (2) repose sur

(1) Si l'on avait affaire à de la glucose pure, le premier essai alcalimétrique donnerait à peu près le même titre alcalin qu'avec le sucre ordinaire ; le second essai, fait avec une portion de la liqueur chauffée à 100°, indiquerait la même quantité de chaux que celle qui aurait été dissoute par un égal volume d'eau pure : cette quantité très-petite sature 4 centim. cubes de la dissolution normale d'acide sulfurique par décilitre.

L'essai est le même pour les liqueurs sucrées, seulement il faut n'opérer que sur des liquides marquant 6 à 8° Beaumé. En employant des dissolutions plus étendues, on risquerait de ne point dissoudre rapidement toute la chaux qu'elles peuvent prendre ; d'un autre côté, des dissolutions très-concentrées deviennent trop visqueuses pour bien filtrer.

(2) Ce procédé est assez généralement adopté dans les fabriques du Nord.

l'insolubilité du sucre cristallisé dans l'alcool saturé de sucre pur, tandis que les substances étrangères sont solubles dans ce véhicule.

On prend 10 gr. de sucre à essayer, sur un échantillon moyen ; on les introduit dans un tube de $0^m,30$ de longueur et de $0^m,015$ de diamètre ; puis on ajoute environ 10 centim. cubes d'alcool anhydre pour enlever les 3 à 5 centièmes d'eau que les sucres bruts contiennent ; on agite, on laisse déposer et l'on décante ; puis on verse dans le tube environ 50 centim. cubes d'une liqueur d'épreuve préparée en dissolvant 50 gr. de sucre blanc sec et pulvérisé (1) dans un litre d'alcool à 0,85 additionné de 50 centim. cubes d'acide acétique à 8° ; on agite, on laisse reposer ; dès que le liquide est clair, on le décante, puis on ajoute une nouvelle quantité de liqueur d'épreuve égale à la première, on agite, on laisse reposer et on décante de nouveau : deux ou trois lavages suffisent ordinairement pour épurer le sucre cristallisé, on fait un dernier lavage avec de l'alcool à 0,96 pour enlever tout le liquide saturé de sucre interposé entre les cristaux ; il ne reste plus alors qu'à recueillir le sucre sur un filtre, à le dessécher et à le peser : la différence entre le poids primitif de l'échantillon et le dernier poids obtenu indique l'eau et les substances étrangères solubles qui accompagnaient le sucre brut ; car la liqueur d'épreuve peut dissoudre le sucre incristallisable, la mélasse, décomposer et dissoudre le sucrate de chaux, sans dissoudre du sucre cristallisable, puisqu'elle en est saturée (2).

(1) Cette quantité de sucre est celle qui sature la liqueur à la température de 12° ; mais pour qu'elle reste saturée dans les changements de température, on suspend dans toute la hauteur du vase qui la renferme des chapelets de cristaux de sucre candi blanc.

(2) A l'aide d'une formule empirique, on peut déterminer approximativement la quantité de sucre existant dans un sirop. S'il s'agit de sucre brut, on multiplie par 2 le degré que la solution marque à l'aréomètre de Beaumé et l'on diminue le produit du dixième ; le chiffre qu'on obtient indique les centièmes, en poids, du sucre contenu dans le sirop. Si un sirop marque 18° Beaumé, on dit : $18 \times 2 = 36 - {}^{36}/_{10} = 32,4$ de sucre pour 100 du liquide. S'il s'agit d'une solution de sucre pur, on retranche un douzième ; on aurait donc pour une solution marquant 18° l'équation suivante : $18 \times 2 = 36 - {}^{36}/_{12} = 33$ pour 100.

(*Payen.*)

M. *Reich* a proposé de mettre à profit l'action de l'acide sulfurique concentré sur le sirop de fécule, pour reconnaître si le sirop de sucre de canne est pur ou mélangé de sirop de fécule ou de glucose.

L'acide sulfurique concentré forme, en effet, avec le sucre de fécule, un acide particulier, l'acide sulfosaccharique ou sulfoglucique, découvert par M. *Péligot*, et qui ne précipite pas les sels de baryte. Le sucre de canne, au contraire, se charbonne par l'acide sulfurique concentré en donnant d'autres produits ; il en est de même du sirop de sucre de canne, du sucre incristallisable (mélange de sucre cristallisable et de sucre de fruits), qui ne donnent pas non plus d'acide sulfosaccharique.

On ajoute par gouttes au sirop, concentré autant que possible au bain-marie, de l'acide sulfurique en léger excès, en refroidissant, pour éviter un trop grand échauffement du mélange. Au bout d'une demi-heure de repos, on dissout le sirop acide dans l'eau distillée, on filtre et l'on triture le liquide jusqu'à saturation avec le carbonate de baryte. On sépare à l'acide du filtre le sulfate ainsi formé et l'excédant de carbonate ; si la liqueur filtrée et neutre précipite par l'acide sulfurique étendu, il s'est formé de l'acide sulfosaccharique, preuve de la présence du sucre de fécule.

M. *Reich* pense qu'un dosage pourrait être exécuté par ce procédé, qui, toutefois, exige beaucoup de soin de la part de l'expérimentateur.

Le même chimiste a proposé l'emploi du bichromate de potasse. Si l'on ajoute une solution concentrée et chaude de ce sel à du sirop de sucre de canne, et que l'on porte à l'ébullition, l'action est très-énergique et se continue même sans l'application de la chaleur, jusqu'à ce que le sirop soit coloré en vert.

Avec le sirop de sucre de fécule ou le sirop de dextrine, le bichromate ne produit aucun changement. Lorsqu'on mélange du sirop de fécule avec 1/3 ou même 1/8 seulement de sirop de fécule, celui-ci empêche la réaction et le mélange ne change pas de couleur par l'ébullition ; des additions plus faibles n'empêchent pas entièrement la réaction ; toutefois elles l'entravent en partie, et une nuance verte plus pâle annonce alors la présence du sirop de fécule ou de dextrine.

D'un autre côté, le nitrate de cobalt serait, selon M. *Reich*, un très-bon moyen de reconnaître la falsification du sucre de canne par le sucre de fécule. Lorsqu'on ajoute un peu de potasse pure et fondue à une solution concentrée de sucre de canne pur, qu'on porte à l'ébullition, et qu'après avoir étendu d'eau on ajoute une solution de nitrate de cobalt, il se produit immédiatement un précipité d'un beau violet bleuâtre et qui finit par prendre une teinte verdâtre.

Par le même traitement, une solution concentrée de sucre de fécule ne donne pas le même précipité. Si le liquide est suffisamment étendu, il reste limpide après l'addition du sel de cobalt; si la solution est concentrée, il se sépare un précipité d'un brun clair et sale.

La présence d'une très-petite quantité de sucre de fécule dans le sucre de canne empêche déjà la formation du précipité violacé. La combinaison potassique du sucre incristallisable se comporte, avec le nitrate de cobalt, comme le sucre de fécule.

Toutes les méthodes d'essai que nous venons de décrire reposent sur des réactions chimiques. Mais il y a aussi un autre mode d'essai fondé sur les propriétés optiques des dissolutions de sucre, dont l'observation première est due à M. *Biot*, et qui constitue la saccharimétrie optique.

Un instrument particulier, inventé par M. *Soleil*, et appelé *saccharimètre* ou *polarimètre* (Voy. *Planches*), permet d'apprécier et de compenser, au moyen du mouvement donné à deux prismes de quartz, l'influence exercée sur les colorations d'un rayon de lumière polarisée par l'interposition d'une colonne de liquide tenant le sucre en dissolution. On compare le pouvoir qu'exerce sur la lumière polarisée la dissolution titrée par volume du sucre à essayer, à celui d'une dissolution au même titre de sucre absolu dont le sucre candi, parfaitement sec et pur, est le type.

Le titre normal, adopté à cet effet, est de 16,471 gr. de sucre réel par décilitre (ou 100 centim. cubes) de dissolution déterminant une déviation à droite de 100°, lorsqu'on l'observe dans un tube de $0^m,20$ de longueur. L'action des dissolutions sucrées sur la lumière polarisée étant toujours proportionnelle à la quantité de sucre qu'elles contiennent ou à l'épaisseur sous laquelle la lumière les traverse, ce nombre 16,471, employé comme multiplicateur de celui des degrés constatés par l'observation, donne un produit qui exprimera la quantité de sucre pour un volume déterminé de liqueur.

Pour devenir propres à l'observation, les dissolutions sucrées doivent être soumises à quelques manipulations préalables indiquées par M. *Clerget.* On prépare 200 ou 300 cent. cubes de dissolution sucrée, en se servant de matras d'une capacité suffisante; si la dissolution est trouble et mucilagineuse, on la maintient dans le matras au-dessous du trait de jauge; alors on la défèque, soit avec de la colle de poisson et de l'alcool, soit avec du sous-acétate de plomb; on agite le tout et l'on jette sur un filtre.

Si, après cette opération, on reconnaît que la liqueur est d'une teinte qui permet de juger des déviations du plan de polarisation, on la soumet immédiatement à l'observation; si, au contraire, elle est trop colorée, on la blanchit avec du noir animal, en faisant passer la liqueur à plusieurs reprises sur le même noir.

Ainsi blanchie, la liqueur est soumise à l'observation directe dans un tube de 0^{m},20 de long; puis, au moyen de l'acide chlorhydrique pur et concentré, on convertit la totalité du sucre en sucre incristallisable, ayant sur la lumière polarisée un pouvoir *en sens contraire* de celui qu'exerce le sucre cristallisable.

La liqueur est versée dans un matras particulier, portant deux traits de jauge indiquant des capacités de 50 et de 55 centim. cubes. On élève la liqueur jusqu'au premier trait, et on ajoute ensuite l'acide chlorhydrique jusqu'au second, c'est-à-dire dans le rapport de 1/10 du volume principal; on agite et, après y avoir plongé un thermomètre, on porte le matras dans un bain-marie; on élève la température au moyen d'une lampe à alcool, jusqu'à 68°, en disposant la mèche de manière à donner au chauffage la durée d'un quart d'heure environ, et l'on place aussitôt le matras dans un second vase rempli d'eau froide, afin de ramener la liqueur à la température ambiante; on l'introduit alors dans un tube spécial d'observation. Celui-ci est muni, au milieu de sa longueur, d'une tubulure verticale dans laquelle plonge un thermomètre disposé de telle sorte que, par un mouvement de frottement, on fait pénétrer à volonté son réservoir jusqu'au centre même du tube, où on le soulève au-dessus du trajet du rayon, afin de laisser passer la lumière.

Le liquide acidulé est filtré sur un entonnoir dont la douille est introduite dans la tubulure verticale du tube d'observation (1). La liqueur filtrée, limpide et incolore, qui donnait avant l'acidulation une notation *directe*, c'est-à-dire une déviation *à droite*, donne, après l'acidulation (ou l'inversion) une notation *indirecte*, c'est-à-dire une déviation *à gauche*.

Le nombre de degrés à gauche, augmenté de 1/10 pour compenser la dilution qui résulte de l'addition de l'acide, est réuni à celui des degrés de droite constaté avant l'acidulation. On cherche alors dans une table dressée par M. *Clerget*, à la colonne de la température (2) à laquelle s'est faite l'observation, le chiffre le plus rapproché de la somme des deux nombres de degrés (à droite et à gauche) ; on trouve à l'extrémité de la ligne horizontale, dans la dernière colonne de cette table, le titre en centièmes du poids de la substance.

Dans le cas où la notation avant et la notation après l'acidulation ne seraient pas de signes contraires, ce qui peut arriver si le sucre cristallisable est mêlé à une forte quantité de sucre incristallisable, on opère en prenant, non plus la somme de ces notations, mais nécessairement leurs différences.

Exemple : 1° Soit une liqueur donnant, avant l'acidulation, une notation directe de.. ⟶ 65 degrés.
Et après l'inversion, à la température d'observation de 15°c., une notation indirecte de............. ⟵ 30

Somme...... 95 degrés.

(1) Cette filtration a pour but de retenir un chlorure de plomb tribasique auquel l'excès de sous-acétate de plomb, employé pour la défécation, a donné naissance par son action sur l'acide chlorhydrique.

(2) Cette table est construite pour un parcours de l'échelle thermométrique compris entre + 10 et + 35°. Il est peu probable que l'on ait des variations de température en dehors de ces limites.

2° Soit une autre liqueur donnant, avant l'inversion, la notation directe de........................	→	65 degrés.
Et, après l'inversion, à la température de + 20°c., une notation de même signe de...............	→	30
Différence.... .		35 degrés.

Pour la première dissolution, le titre se trouvera en cherchant dans la table quel est le chiffre de la colonne afférente à la température de 15° qui se rapprochera le plus de la somme d'inversion 95° : ce chiffre est 95,5 et correspond au titre de 70/100 en poids.

Pour la seconde dissolution, le chiffre 35 sera représenté par celui 34,8 de la colonne ouverte pour la température de 20°, qui correspond au titre de 26/100.

SUCRE DE LAIT.

Le *sucre de lait*, appelé aussi *sel de lait*, *lactine*, *lactose*, s'obtient par l'évaporation du petit-lait. Il est inodore, cristallisable en prismes réguliers à 4 pans, blancs, demi-transparents. Il craque sous la dent; il se dissout dans 5 à 6 p. d'eau froide et 2 $^1/_2$ p. d'eau bouillante; il est insoluble dans l'alcool concentré. L'acide nitrique le convertit en acide mucique, et l'acide sulfurique étendu, en sucre de raisin. Au contact des membranes animales (membranes de l'estomac), il se transforme en acide lactique ; mais il n'est pas susceptible d'éprouver directement la fermentation alcoolique.

Le sucre de lait est quelquefois falsifié avec l'*alun*, le *sel marin*. Sa solution aqueuse serait alors précipitée en blanc par le chlorure de baryum ; sous forme gélatineuse, par l'ammoniaque ; en jaune-serin, par le chlorure de platine ; ou bien le nitrate d'argent donnerait un précipité blanc, caillebotté, soluble dans l'ammoniaque, insoluble dans l'acide nitrique.

SUIFS. — V. GRAISSES ANIMALES.

SULFATE D'ALUMINE ET DE POTASSE. — V. ALUN.

SULFATE DE BARYTE.

Le *sulfate de baryte* ou *spath pesant*, *pierre* ou *phosphore de Bologne*, est le résultat de la combinaison de la baryte avec l'acide sulfurique dans les proportions de 65,63 de *baryte* et de 34,37 d'*acide sulfurique* (*Berzelius*).

Ce sel se trouve dans la nature en de très-grandes quantités dans diverses localités, au Hartz, en Hongrie, en Angleterre, en Écosse ; à Royat, près de Clermont-Ferrand; en Normandie; à Thann; celui qui se trouve à Bologne au *Monte Paterno* est formé de : *sulfate de baryte*, 62 ; *silice*, *alumine*, *sulfate de chaux*, *oxyde de fer* et *eau*, 38. Le spath pesant d'Allemagne renferme, en outre, 1 à 6 °/₀ de sulfate de strontiane.

Ce sel est insoluble dans l'eau et dans les acides nitrique et chlorhydrique, soluble dans un excès d'acide sulfurique concentré et bouillant : cette solution est précipitée par l'eau. Le sulfate natif, lorsqu'il est chauffé brusquement, se brise en morceaux et éclate avec bruit; ce phénomène est déterminé par l'eau, qui se réduit en vapeur et tend à s'échapper. Soumis à une très-haute température, il fond à l'aide du chalumeau, et on peut l'amener à l'état d'émail blanc opaque. Chauffé avec du charbon, il est transformé en sulfure de baryum; réduit en poudre, mêlé avec de la farine et de l'eau, et chauffé au rouge, ce sel acquiert la propriété de luire dans l'obscurité : ce qui l'a fait appeler *phosphore de Bologne*.

Usages. — Le sulfate de baryte est employé pour obtenir la baryte et ses sels. En Angleterre, on s'en sert comme fondant pour le minerai de cuivre. On dit qu'on en a fait usage pour empoisonner les rats. Son plus grand emploi consiste dans le mélange avec la céruse, en substitution du carbonate de plomb. Cette substitution est poussée si loin, qu'il est certaines céruses qui renferment 75 et 84 °/₀ de sulfate de baryte.

Altérations. — Le sulfate de baryte naturel est quelquefois sali par des *oxydes de cuivre*, *de fer* et *de manganèse*. Mais ces altérations sont faciles à reconnaître. Ainsi l'oxyde de cuivre lui donne une teinte verdâtre ou bleuâtre; en traitant par un acide concentré, le cuivre est dissous et sa présence est démontrée par l'ammoniaque, la lame de fer décapée ; l'oxyde de fer lui donne une couleur rougeâtre ; à l'aide d'un traitement par l'acide hydrochlorique, on obtient des solutions qui sont précipitées en noir par la noix de galle, en bleu par le cyanoferrure de potassium; l'oxyde de manganèse lui donne une couleur brune qui peut être détruite par les acides et décelée par les réactifs.

Falsifications. — Quoique le prix du sulfate de baryte soit très-minime (1), on y a mêlé du *carbonate de chaux*, du *sulfate de chaux*, du *sulfate de plomb*, du *fluorure de calcium*.

Le sulfate de baryte mêlé de carbonate de chaux traité par l'acide chlorhydrique étendu d'eau donne lieu à une effervescence marquée, et on obtient une solution de chlorure de calcium qui précipite en blanc par l'oxalate d'ammoniaque et par le sulfate de soude. Le sulfate de baryte exempt de carbonate de chaux ne cède rien à l'acide chlorhydrique. Le sulfate de baryte mêlé de sulfate calcaire traité à chaud par l'acide chlorhydrique étendu d'eau fournit une dissolution qui laisse précipiter, par le refroidissement, le sulfate de chaux dissous par l'acide.

Pour déceler le sulfate de plomb, on fait bouillir le sulfate de baryte avec une solution de carbonate de soude ou de potasse : il se forme du carbonate de plomb et du sulfate alcalin, dont on dose l'acide sulfurique au moyen d'une solution titrée de chlorure de baryum ; le poids du sulfate de baryte obtenu fait connaître l'équivalent en sulfate de plomb.

Si on traite par l'acide sulfurique le sulfate de baryte mêlé de fluorure de calcium, il donne naissance à des vapeurs suffocantes d'acide fluorhydrique qui corrodent le verre ; le sulfate de baryte pur ne donne jamais lieu au même phénomène.

SULFATE DE CHAUX. — V. Platre.

SULFATE DE CUIVRE.

Ce sulfate, qui porte aussi les noms de *deutosulfate de cuivre*, *sulfate cuivrique*, *sulfate de deutoxyde de cuivre*, *vitriol de cuivre*, *vitriol bleu*, *couperose bleue*, *vitriol de Vénus*, *vitriol de Chypre*, se présente cristallisé en gros prismes obliques, transparents, d'une belle couleur bleue; il a une saveur âcre et styptique ; exposé à l'air, il s'effleurit et se recouvre d'une poussière blanche ; chauffé, il éprouve la fusion aqueuse, se boursoufle en

(1) 11 fr. les 100 kilog.

perdant 36 % d'eau, et se transforme en une masse blanche, pulvérulente, sans répandre d'odeur. L'eau à + 15° en dissout le quart de son poids, et la moitié à + 100°. Sa solution qui est bleue précipite en blanc par le nitrate de baryte, en flocons bleu-ciel par la potasse et la soude caustique, en blanc bleuâtre par une petite quantité d'ammoniaque ; et le précipité se redissout entièrement dans un excès de cet alcali, en le colorant en beau bleu, lorsque le sel est pur : enfin l'acide sulfhydrique y produit un précipité noir, et le cyanoferrure de potassium un précipité rouge cramoisi.

Usages. — Le sulfate de cuivre est employé dans les arts pour préparer deux couleurs, le vert de Scheele et les cendres bleues (arsénite et carbonate de cuivre). On s'en sert dans le chaulage des blés. En médecine, il est employé à l'extérieur comme léger cathérétique dans les cas d'aphthes et même de chancres. On en fait usage à l'intérieur, comme antispasmodique, fébrifuge et vomitif. On le fait entrer dans des collyres, injections, lotions.

Altérations. — Le sulfate de cuivre peut contenir du *fer*. Si on le fait bouillir avec de l'eau acidulée par l'acide nitrique, et si l'on ajoute un excès d'ammoniaque de manière à redissoudre le précipité d'oxyde de cuivre, une poudre rouge due à de l'oxyde ferrique restera indissoute ; et il sera facile d'en prendre le poids après l'avoir lavée et séchée.

Pour purifier le sulfate de cuivre, on le fait bouillir avec un peu d'acide nitrique pur, afin de porter le fer au maximum d'oxydation ; la liqueur est ensuite portée à l'ébullition avec un excès d'hydrate de cuivre qui précipite l'oxyde de fer ; on filtre et l'on fait cristalliser.

Falsifications. — On allonge souvent le sulfate de cuivre avec des sulfates d'un prix moins élevé : tels sont les *sulfates de fer, de zinc, de magnésie* (1). Nous venons de voir comment on pourrait reconnaître la nature et la quotité du sel

(1) Extrait d'un rapport relatif à la vente d'une quantité considérable de sulfate de cuivre dont la nature et la valeur étaient contestées.

Ce rapport fut fait par MM. *Pelouze*, *Péligot* et *A. Chevallier*, en

de fer. Il est facile de déterminer la quantité de cuivre, en précipitant ce métal au moyen du fer, ou du zinc, ou bien en-

vertu d'un jugement rendu par le tribunal de commerce, le 25 juillet 1841.

Conclusions. — 1° Le sel, objet de cette analyse, est composé de quatre sulfates : les sulfates de zinc, de fer, de cuivre et de magnésie, dans les proportions suivantes :

Sulfate de zinc	45
» de cuivre	25
» de fer	22
» de magnésie	6
Eau et perte	2
Total	100

2° Ce sel ne peut être considéré *comme étant du sulfate de cuivre*, ni porter le nom de *sulfate de cuivre.*

3° Si l'on devait donner un nom à ce sel, il faudrait plutôt lui donner le nom de *sulfate de zinc*, faisant suivre cette première dénomination d'une autre qui indiquerait que ce sulfate de zinc contient, en outre, des sulfates de cuivre, de fer et de magnésie.

4° La vente du sulfate de zinc contenant des sulfates de cuivre, de fer et de magnésie sous le nom de *sulfate de cuivre*, et comme étant du sulfate de cuivre, pourrait donner lieu à des pertes considérables dans les manufactures, le sulfate de cuivre étant employé dans un grand nombre d'industries, et notamment dans la teinture sur soie et sur laine, dans les réserves, chez les *indienneurs*, dans la coloration des plumes, dans la fabrication des verts de Scheele, de Schweinfurth, métis ; des cendres bleues, etc.

(La quantité de sulfate était de 180,000 kilog., au prix de 60 fr. les 100 kilog.)

Du jugement rendu dans cette affaire, il résulte que : « La vente d'un « produit chimique vendu sous le nom de *sulfate de cuivre*, et qui ne « contient que 25 % de cette substance, est entachée de nullité pour « cause d'erreur sur la substance même de la chose vendue.

« Cette circonstance, que la vente a eu lieu sur échantillons et que « la marchandise dont la livraison est offerte est conforme à ces échan- « tillons, ne couvre pas la nullité résultant de l'erreur, lorsque la vente « a pour objet des marchandises dont l'appréciation ne peut être faite « par un examen superficiel, comme la plupart des produits chimiques, « et spécialement le sulfate de cuivre. »

Il y a quelques années, le jury médical de la Charente-Inférieure examina du sulfate de cuivre destiné au chaulage du blé, et qui avait perdu toute son efficacité. Ce sel fut reconnu contenir des matières étrangères et notamment 40, 50 et même 60 % de sulfate de fer.

core en faisant usage du procédé cuprimétrique de M. *Pelouze*, qui consiste à dissoudre un certain poids de la substance cuprifère, à l'additionner d'ammoniaque de manière à redissoudre l'oxyde de cuivre, et à précipiter le cuivre dans la liqueur bouillante au moyen d'une solution titrée de sulfure de sodium. La décoloration de la liqueur bleue indique la fin de l'opération.

Rien de plus facile que de doser le zinc dans les sulfates de cuivre qui en renferment, car il suffit de dissoudre un certain poids de ces derniers et d'y ajouter un excès de potasse. Le fer, le cuivre, la magnésie, s'il s'en trouve dans le produit essayé, sont seuls précipités, tandis que l'oxyde de zinc est maintenu en dissolution par l'excès de potasse. On rend alors la liqueur acide, après l'avoir séparée des oxydes précipités, et on y verse un excès de carbonate de soude qui détermine la formation d'un précipité de carbonate de zinc qui est lavé, séché et calciné dans un creuset de platine, après addition d'acide nitrique. Le poids de l'oxyde de zinc permet de déterminer celui du sulfate de zinc qui altérait le sulfate de cuivre. On peut précipiter les différents métaux dont il vient d'être question par l'hydrosulfate d'ammoniaque; on fait bouillir la liqueur après la séparation des sulfures, et l'on y verse une dissolution de phosphate de soude et d'ammoniaque. Au bout de 24 heures, on recueille le précipité cristallin de phosphate *ammoniaco-magnésien*, on le lave avec de l'eau légèrement ammoniacale, on le calcine, et le phosphate de magnésie, résidu de la calcination, contient 40 % de magnésie. Il est facile ensuite de calculer la quantité équivalente de sulfate de magnésie.

Du reste, il faut bien se mettre en garde contre les falsifications du sulfate de cuivre et ne pas toujours considérer tous les sulfates de cuivre impurs du commerce comme des produits falsifiés.

En effet, on trouve dans le commerce trois sortes de *vitriol bleu* : 1° Le sulfate de cuivre *pur* ou *presque pur*. 2° Le sulfate connu sous le nom de *vitriol de Salzbourg*; il est bleu verdâtre et cristallisé en prismes quadrangulaires à base oblique, très volumineux ; c'est un sulfate double de cuivre et de fer; sa composition varie avec son origine, et sa valeur commerciale est d'autant plus grande qu'il contient plus de sulfate de cuivre ; on le divise en vitriol 1 *aigle*, 2 ou 3 *aigles*. Ce dernier renferme le plus de sulfate de cuivre. Il se fabrique en France, depuis une vingtaine d'années environ. Paris, Vienne (Dauphiné) et Bouxwiller sont les principales localités d'où le commerce le tire. 3° Le sulfate de cuivre *mixte* ou *vitriol mixte Chypre* est un sulfate double de cuivre et de zinc, qui se présente en prismes rhomboïdaux obliques très-volumineux et d'un beau bleu clair. Le commerce le tire des mines de Chessy, près Lyon.

	COULEUR ET ASPECT.	ACTION DES CHARBONS ARDENTS	ACTION DU LAIT DE CHAUX.	ACTION de la décoction D'ÉCORCE DE CHÊNE.	ACTION de l'ammoniaque LIQUIDE.	OBSERVATIONS.
Vitriol bleu vrai....	Bleu foncé terni par le contact de l'air.	Perd sa couleur bleue, devient vert et n'entre pas en fusion.	En dissolution, donne au lait de chaux une belle couleur bleu de ciel.	Prend une couleur vert-olive avec précipité.	Prend une belle couleur bleu foncé.	Sulfate de cuivre pur ou presque pur.
Vitriol Salzbourg...	Vert bleuâtre toujours humide. L'air ne le ternit pas.	Entre en fusion, se boursoufle et se dessèche en une pellicule mince et rougeâtre.	Donne une couleur de rouille.	Donne une couleur noire foncée.	Donne une couleur de terre avec précipité abondant.	Sulfate de cuivre et de fer.
Vitriol mixte Chypre	Bleu clair transparent, humide, friable. L'air ne le ternit pas.	Entre en fusion de suite, se boursoufle et forme une pellicule blanchâtre.	Donne une couleur blanc sale.	Donne un précipité noir terreux.	*Idem.*	Sulfate de cuivre et de zinc.

Le vitriol de Salzbourg et le vitriol mixte ont une valeur de 25 à 40 fr. les 100 kilogrammes, tandis qu'une égale quantité de vitriol bleu pur a une valeur de 106 à 110 fr.

SULFATE DE FER.

Le *sulfate de fer*, aussi nommé *vitriol vert*, *vitriol chalybé*, *vitriol martial*, *couperose verte*, *chalcanthum*, *sulfate de protoxyde de fer*, *sulfate ferreux*, *protosulfate de fer*, se présente en cristaux prismatiques, rhomboïdaux, obliques et transparents, d'un vert bleuâtre pâle, inodores, d'une saveur douceâtre, astringente et styptique; ils blanchissent à l'air, puis se recouvrent d'une poussière jaunâtre de sous-sulfate de peroxyde, éprouvent la fusion aqueuse par l'action de la chaleur, se boursouflent, perdent 45 4%, d'eau dans cette opération et se dessèchent en une masse blanche sans répandre d'odeur. L'eau à + 15° dissout environ la moitié de son poids de sulfate de fer; à + 100°, elle peut en dissoudre les trois quarts de son poids. La solution aqueuse forme avec le nitrate de baryte un précipité blanc; avec la potasse un précipité floconneux blanc verdâtre, qui verdit d'abord et passe au jaune par le contact prolongé de l'air; l'infusion de noix de galle n'y produit aucune coloration immédiatement : mais au contact de l'air, ou par l'action de quelques gouttes d'une solution de chlore, il se manifeste une couleur noire plus ou moins foncée; enfin le cyanure de fer et de potassium y détermine un précipité blanc qui bleuit peu à peu sous l'influence de l'air, ou sur-le-champ par une solution de chlore.

Usages. — Le sulfate de fer entre dans la composition des teintures en noir et en gris. On l'emploie pour faire l'encre, le bleu de Prusse, pour dissoudre l'indigo, pour préparer le colcotar et l'acide sulfurique de Nordhausen. C'est en le versant en dissolution dans le chlorure d'or qu'on se procure l'or très-divisé qui sert à dorer la porcelaine. Le sulfate de fer dissous dans l'acide sulfurique concentré est employé comme un réactif très-sensible pour découvrir l'acide nitrique et les nitrates. Si on le mêle en poudre sèche avec un poids égal au sien de sel marin, que le mélange soit exposé au degré de la chaleur rouge-cerise pendant quelque temps, puis le résidu pulvérisé et agité dans l'eau, et qu'on décante la liqueur presque aussitôt, il s'en dépose une poudre micacée de peroxyde de fer, douce au toucher, d'un brun violet, très-propre à repasser les rasoirs, et connue sous le nom de *poudre à rasoir*.

Le sulfate de fer est employé, en médecine, comme astringent, tonique, dans les cas de phthisie, de fièvres intermittentes, de maladies du cœur, d'hémorrhagies.

Altérations. — Le sulfate de fer du commerce est toujours impur. Les substances qu'on y rencontre le plus fréquemment sont : un *excès d'acide*; du *sulfate de peroxyde de fer*; des *sulfates de zinc*, *d'alumine*, *de chaux*, *de magnésie*; de l'*alun*; de la *mélasse*, et quelquefois de l'*arsenic*.

Il est facile de reconnaître si le sulfate de fer contient un excès d'acide, car le sel pur cristallisé en renferme 28,9% ; ce que l'on peut constater en ajoutant un excès de nitrate de baryte à la dissolution d'une quantité déterminée de sulfate de fer, recueillant le précipité de sulfate de baryte, le lavant à l'eau distillée, le calcinant et prenant son poids. 100 grammes de ce sulfate représentent 34,368 gr. d'acide sulfurique, par conséquent 84,273 gr. de sulfate de baryte représentent 100 grammes de sulfate de fer cristallisé et pur.

Le sulfate de peroxyde de fer est décelé dans le sulfate de fer par le précipité de bleu de Prusse qui se forme dans la solution du sel suspecté, lorsqu'on y ajoute du cyanoferrure de potassium, et par la coloration noire qui prend naissance dans le même liquide par suite de son contact avec une infusion de noix de galle.

La présence du zinc dans le sulfate de fer est indiquée en ajoutant de l'ammoniaque en excès à la dissolution de ce sel, filtrant et chassant par l'ébullition l'excès d'ammoniaque de la liqueur. L'oxyde de zinc se sépare alors en flocons : on reconnaît que le produit suspect renferme du manganèse, par la calcination d'une petite quantité avec de la potasse caustique sur une lame de platine ; le résidu contient du caméléon vert, bien reconnaissable à sa couleur verte.

La présence de l'alumine dans le sulfate de fer est aisément décelée en précipitant une dissolution de ce sel au moyen de la potasse caustique ; un excès du réactif dissout l'alumine.

La chaux se reconnaît dans la même dissolution au moyen de l'oxalate d'ammoniaque, qui détermine la formation d'un précipité blanc d'oxalate calcaire : et si le sulfate de fer essayé renfermait de la magnésie, la liqueur séparée de l'oxalate calcaire par filtration fournirait, par l'addition d'un soluté de phosphate de soude ammoniacal, un précipité cristallin de phosphate ammoniaco-magnésien.

La couleur claire du sel pur n'est pas admise dans le commerce ; aussi la couperose de cette teinte n'est-elle pas vendable la plupart du temps. De là, l'idée de colorer les cristaux pour satisfaire au goût des acheteurs. Un des moyens les plus employés est le mélange du sulfate de fer avec de la mélasse, qui lui communique en même temps une apparence grasse, parfois recherchée. L'odeur caractéristique et le toucher onctueux suffisent en pareille circonstance pour faire découvrir la présence de cette matière sucrée.

M. *Herberger* a fixé l'attention des pharmaciens sur le sulfate de fer du commerce, qui contient quelquefois de l'arsenic, provenant des fabriques dans lesquelles on emploie à la préparation de ce sulfate le sulfure qui a servi à obtenir l'arsenic. On peut s'assurer de la présence de ce dernier métal en essayant le sulfate suspecté, au moyen de l'appareil de Marsh.

SULFATE DE MAGNÉSIE.

Ce sel, connu sous les noms de *vitriol de magnésie*, de *sel d'Epsom*, *sel de Sedlitz*, *sel amer cathartique*, *sel d'Egra*, *sel de Seidchütz*, *sel anglais*, cristallise en petits prismes rectangulaires à quatre pans, blancs, transparents, susceptibles de s'effleurir à l'air sec ; ou en petites aiguilles blanches. Il a une saveur amère, désagréable. Exposé à l'action de la chaleur, il éprouve la fusion aqueuse, perd 51 % d'eau, en se boursouflant, et se réduit ensuite en une masse sèche blanche. L'eau à + 15° en dissout le tiers de son poids et deux fois plus à + 100°. La dissolution produit avec le soluté de nitrate de baryte un précipité blanc, insoluble dans l'acide nitrique. Le carbonate de potasse et la potasse caustique y forment des précipités blancs insolubles; les bicarbonates de potasse et de soude n'y occasionnent pas de précipité à froid, mais en chauffant le mélange il se trouble peu à peu et laisse déposer des flocons blancs de carbonate neutre de magnésie.

Cinq décigrammes dissous dans vingt-cinq grammes d'eau, et traités par une dissolution de carbonate d'ammoniaque, ne sont pas entièrement précipités par dix-huit grammes d'une dissolution de phosphate de soude contenant une partie de sel sur vingt d'eau.

Cent parties en dissolution donnent avec un soluté bouillant de carbonate de soude, trente-quatre parties de carbonate de magnésie sec.

Usages. — Le sulfate de magnésie est un purgatif très-usité en médecine ; il fait la base de l'eau de Sedlitz artificielle. Dans quelques opérations chimiques, le sulfate de magnésie est employé pour précipiter les oxydes de baryum et de plomb de leurs dissolutions acides.

Altérations et Falsifications. — Le sulfate de magnésie du commerce contient ordinairement des *sulfates de fer*, *de cuivre*, *de manganèse*, du *chlorure de magnésium* ; quelquefois il renferme aussi du *chlorure de calcium* et d'autres sulfates, entre autres du *sulfate de soude*.

Le fer est facilement reconnu au précipité que forme l'ammoniaque dans la solution du sel frelaté; la liqueur séparée du précipité d'oxyde de fer est bleue lorsque le sulfate de magnésie renferme du cuivre. On débarrasse du fer le sulfate de magnésie, en dissolvant ce sel dans l'eau, et ajoutant à la dissolution une petite quantité d'hydrate de magnésie. On fait ensuite bouillir pendant un quart d'heure et on laisse cristalliser après avoir fait évaporer le liquide jusqu'au point convenable.

Le manganèse se reconnaît aisément par le caméléon vert qui se forme lorsqu'on vient à calciner le sulfate de magnésie manganésifère avec de la potasse caustique.

S'il se trouve des chlorures de calcium et de magnésium dans le sulfate de magnésie, on peut les séparer en traitant ce dernier sel par l'alcool, qui n'enlève que les chlorures. Alors la dissolution alcoolique fournit par l'évaporation un résidu solide, déliquescent, faisant effervescence avec l'acide sulfurique, dégageant des fumées blanches d'acide hydrochlorique, rendues plus sensibles encore par l'approche d'une baguette de verre imprégnée d'ammoniaque. Le même résidu redissous dans l'eau distillée, additionnée d'ammoniaque, fournit un précipité blanc par l'oxalate d'ammoniaque, si le sel primitivement essayé renfermait du chlorure calcique ; et le liquide séparé du précipité, traité par le phosphate de soude ammoniacal, donne lieu à son tour, au bout de vingt-quatre heures, à la formation de petits cristaux insolubles de phosphate ammoniaco-magnésien, dans le cas où la pureté du produit suspecté se trouve altérée par du chlorure de magnésium.

Si le sulfate de magnésie est mêlé d'autres sulfates, la précipitation par le carbonate de soude l'indiquera facilement par la quantité insuffisante de carbonate de magnésie qui sera alors produit.

Le sulfate de soude est quelquefois substitué au sulfate de magnésie (1).

En 1842, un pharmacien fut condamné à 500 francs d'amende pour avoir fait cette substitution, qui se distingue aisément à ce que la solution ne précipite ni par le carbonate de potasse ou de soude, ni par la potasse ou la soude : le mélange des deux sels peut être déterminé en le dissolvant dans l'eau, ajoutant du carbonate d'ammoniaque et chauffant pour précipiter toute la magnésie à l'état de carbonate. Le précipité obtenu étant recueilli, lavé et fortement calciné, laissera de la magnésie, dont le poids indiquera celui du sulfate de magnésie cristallisé existant dans la matière soumise à l'analyse.

Si on filtre la liqueur précipitée et qu'on l'évapore à siccité dans une capsule, on obtient un résidu qui, calciné au rouge obscur dans un creuset, laisse le sulfate de soude non décomposé.

(1) Le sulfate de soude employé dans ce cas est en petits prismes brisés à leurs sommets, provenant d'une cristallisation qui a été troublée avec intention. Ce sel constitue alors le *sel d'Epsom de Lorraine*, ainsi nommé par comparaison avec le véritable sel d'Epsom ou sulfate de magnésie.

M. *Liebig* a indiqué, pour séparer le sulfate de soude et le sulfate de magnésie, un procédé qui repose sur la propriété que possède le sulfure de baryum de précipiter la magnésie de ses dissolutions salines, et de ne précipiter, au contraire, ni la soude, ni la potasse. En versant dans une solution aqueuse du mélange de sulfates un léger excès de sulfure de baryum, on aura un précipité de sulfate de baryte et de magnésie et formation de sulfure de sodium dans la liqueur ; si l'on verse dans celle-ci un léger excès d'acide sulfurique, tout le sulfure de sodium sera converti en sulfate, et le sulfure de baryum en sulfate de baryte ; la liqueur, filtrée et évaporée, donnera un poids de sulfate de soude égal à celui que renfermait le mélange.

SULFATE DE MORPHINE.

Ce sel, qui est le résultat de la combinaison de l'acide sulfurique avec la morphine, est formé, selon M. *Liebig*, de : *morphine*, 75,38 ; *acide sulfurique*, 10,33; *eau* chimiquement combinée, 4,66; *eau de cristallisation*, 9,63.

Le sulfate de morphine cristallise en prismes ou en aiguilles déliées qui se groupent en houppes rayonnées ; il est inaltérable à l'air, soluble dans deux fois son poids d'eau.

Usages. — Ce sel est employé en médecine, il entre dans diverses préparations pharmaceutiques, et on le donne à la dose de 1 à 2 décigrammes.

Altérations. — Le sulfate de morphine est quelquefois mêlé de substances étrangères, telles que le *sulfate* et le *phosphate de chaux*. Ces sels peuvent provenir du carbonate et du phosphate calcaire contenus dans le charbon animal impur qui aurait servi à décolorer la solution saline. La présence de ces sels de chaux se reconnaîtra par la calcination et l'examen du résidu obtenu, traité par l'acide chlorhydrique : s'il y a du phosphate de chaux, la solution fournira un précipité par l'ammoniaque; s'il y a du sulfate de chaux, la solution sera précipitée en blanc par l'oxalate d'ammoniaque et par le chlorure de baryum. Si le sulfate examiné est pur, on n'obtient pas ces réactions.

SULFATE DE POTASSE.

Ce sel, également connu sous les noms de *nitre fixe de Schrœder*, de *tartre vitriolé*, de *vitriol de potasse*, *sel polychreste de Glazer*, *sel de Duobus*, *panacée de Holstein*, se présente cristallisé en prismes blancs, inodores, à six pans, très-courts, terminés par un pointement à six faces. Il a une saveur salée, un peu amère. Il n'éprouve aucune altération à l'air, mais quand on l'expose à l'action du feu il décrépite et fond à une chaleur rouge seulement. L'eau à + 12° en dissout un dixième de son poids et un quart à + 100°. Il est tout à fait insoluble dans l'alcool.

Sa dissolution précipite en blanc le nitrate de baryte, le chlorure de baryum, et n'est précipitée ni par le carbonate de potasse, ni par le cyanoferrure de potassium. Une solution concentrée d'acide tartrique y produit un précipité blanc cristallin de crème de tartre, soluble dans une plus grande quantité d'eau; et celle de bichlorure de platine un précipité jaune-serin.

La dissolution de gaz acide sulfhydrique, la teinture de noix de galle, ne produisent dans la solution de sulfate de potasse aucune coloration noire ou brune.

Usages. — Le sulfate de potasse est aujourd'hui peu employé en médecine, cependant on l'administre encore comme purgatif antilaiteux. En chimie, on se sert de sa solution, comme réactif pour précipiter de leurs dissolutions acides les oxydes de strontium, de baryum et de plomb.

Altérations. — On trouve quelquefois dans le commerce du sulfate de potasse renfermant du *sulfate de zinc*, et parfois des *sulfates de fer* et *de cuivre*. Ce sel ainsi altéré nous arrive surtout de l'Allemagne, où il est le produit secondaire de la fabrication de l'acide nitrique. Dans certaines localités où le sulfate de fer est abondant, on le substitue à l'acide sulfurique. Le sel ferreux est employé à l'état brut. Il contient des quantités variables de zinc, de cuivre, etc., suivant la nature des sulfures qui ont servi à le produire. Le sulfate de zinc ne se décomposant qu'imparfaitement à la température employée, il en doit nécessairement rester une certaine quantité interposée dans les cristaux de sulfate de potasse, ou même combinée chimiquement avec lui comme sel double (sulfate zinco-potassique). La parfaite blancheur de ce sel, si elle dénote l'absence du cuivre et du fer, ne peut donc pas toujours être considérée comme une preuve de sa pureté.

Ces corps étrangers, auxquels on doit peut-être attribuer quelques-uns des accidents graves (1) qui ont été causés par le sulfate de potasse, peuvent être facilement reconnus en faisant bouillir la dissolution du sel suspecté avec quelques gouttes d'acide nitrique, dans le but de peroxyder le fer, ajoutant ensuite à la liqueur un excès d'ammoniaque qui détermine la formation d'un précipité jaune, si elle contient du fer. Dans le cas où elle contiendrait du cuivre, il serait facile de le découvrir, car la liqueur ammoniacale séparée de l'oxyde de fer serait colorée en bleu. Du reste, si cette liqueur renfermait elle-même de l'oxyde de zinc, soluble, comme on le sait, dans l'ammoniaque tout aussi bien que l'oxyde de cuivre, on pourrait traiter la liqueur par un excès d'acide pur, sur-

(1) En 1843, une affreuse méprise, mais qui ne peut être le résultat d'une falsification, a donné lieu à des accidents graves. Du sulfate de potasse avait été par négligence mêlé de *bichlorure de mercure* et livré au commerce. Nous fûmes assez heureux pour prévenir les suites épouvantables qu'aurait pu entraîner cette méprise, en faisant promptement arrêter la vente du produit en question. Ce sulfate de potasse se colorait en rouge par l'iodure de potassium ; sa solution était précipitée en jaune par l'acide sulfhydrique, et le précipité passait au noir après quelques instants. Ce sel blanchissait une lame de cuivre sur laquelle on le frottait. Projeté sur des charbons ardents, il fournissait une vapeur blanche, qui blanchissait une lame de cuivre qu'on y exposait.

En 1848, le sieur T... succomba victime d'une erreur commise dans la délivrance de 60 gr. de sulfate de potasse, qui fut reconnu être mêlé par négligence avec 7,5 °/o de *sel d'oseille*. Le pharmacien, traduit en police correctionnelle sous l'inculpation d'homicide involontaire par imprudence, fut reconnu coupable avec circonstances atténuantes, et condamné à 100 fr. d'amende. Par suite d'une transaction intervenue, le pharmacien s'engagea à payer une somme de 1,000 fr. aux héritiers du défunt.

On n'aurait pas eu à déplorer ces malheurs et d'autres encore que nous pourrions citer, si les pharmaciens avaient toujours le soin d'essayer le sulfate de potasse qu'ils achètent, avant de le livrer comme médicament.

saturer l'ammoniaque, et y faire passer ensuite un courant de gaz acide sulfhydrique. Le cuivre seul serait précipité, tandis que le zinc ne peut l'être dans une dissolution acide.

Dans ces derniers temps, M. *E. Pesier*, pharmacien à Valenciennes, a reçu du sulfate de potasse qui contenait 8, 10 et jusqu'à 20 °/₀ de *sulfate de soude*. Pour constater cette fraude ou cette impureté, on fait une solution, à la température ambiante, de 100 gr. de sulfate de potasse réduit en poudre fine; on filtre, et on complète en plusieurs fois un volume de 300 centimètres cubes. On plonge dans ce liquide le natromètre de M. *Pesier* (V. art. *Potasses*); sur l'échelle de cet instrument on peut lire directement la quantité de soude, et, par suite, de sulfate contenu dans 200 p. du sel essayé.

SULFATE DE QUININE.

Le *sulfate de quinine*, également appelé *sous-sulfate de quinine*, *sulfate neutre de quinine*, est un sel blanc qui cristallise en petites houppes soyeuses et en petites aiguilles fines, flexibles, ayant l'éclat et le brillant de la nacre, inodores, très-amères, peu solubles dans l'eau froide, qui en dissout 1/740, et solubles dans 30 parties d'eau bouillante. L'alcool le dissout beaucoup mieux, surtout à chaud.

Le sulfate acide est beaucoup plus soluble; il se forme lorsqu'on ajoute quelques gouttes d'acide sulfurique ou d'eau de Rabel, pour dissoudre le sulfate neutre des pharmacies.

Le sulfate de quinine cristallisé contient 16,3 °/₀ d'eau, qu'il perd en partie lorsqu'il s'effleurit à l'air de manière à n'en plus retenir que 4,8. Le sel anhydre est formé d'*acide sulfurique*, 10,9, et de *quinine*, 89,1.

Les caractères distinctifs du sulfate de quinine pur sont les suivants : 1° Chauffé dans un creuset de platine, il fond d'abord, se colore en rouge et se décompose en noircissant et en brûlant avec flamme; il laisse un charbon volumineux qui disparaît par la calcination, sans laisser de résidu. Pendant la calcination, on perçoit d'abord une odeur de substance animale, puis une odeur aromatique particulière.

2° Dissous dans l'eau bouillante, il forme une solution qui précipite le nitrate de baryte, et produit avec les bases alcalines un précipité blanc floconneux de quinine hydratée ; l'acide oxalique et les oxalates y occasionnent un précipité blanc; les solutions d'acide gallique et tannique, ainsi que l'infusion de noix de galle, y déterminent aussi des précipités blancs, floconneux, solubles dans l'acide acétique.

3° En formant une bouillie très-claire dans une capsule de porcelaine ou dans un verre de montre, avec 1 ou 2 centigrammes de sulfate de quinine pur et deux ou trois gouttes d'acide sulfurique concentré à 66°, on ne remarque aucun changement de coloration, même après vingt-quatre heures de réaction.

4° Un soluté de 1 gramme de sulfate de quinine pur dans 50 grammes d'eau distillée, additionnée de 4 ou 5 gouttes d'acide sulfurique, est décomposé par un soluté de 30 grammes de carbonate de soude : le précipité, chauffé jusqu'à ce qu'il se contracte et fuse, donne par le refroidissement une masse solide, qui pèse 75 centigrammes, après dessiccation.

5° Le sulfate de quinine se colore en vert-émeraude lorsqu'on le mêle avec de l'eau chlorée, additionnée d'ammoniaque caustique (*Brandes*).

6° Le même sel, suivant M. *Vogel fils*, prend une belle couleur rouge foncé par l'addition du chlore (ou de chlorure de chaux mêlé d'acide chlorhydrique), puis du cyanoferrure de potassium en solution concentrée (1). La couleur rouge passe au vert au bout de quelque temps.

Usages. — Le sulfate de quinine est l'un des agents les plus précieux de la thérapeutique : c'est le spécifique de toutes les maladies périodiques, à courtes périodes en général, et des fièvres intermittentes en particulier ; c'est aussi un tonique puissant. On l'administre quelquefois à hautes doses dans le

(1) M. *Winckler* a signalé dans quelques écorces de quinquina la présence d'un nouvel alcaloïde, la *quinidine*, dont le sulfate est assez difficile à distinguer du sulfate de quinine : il n'en diffère que par la grande facilité avec laquelle l'ammoniaque précipite de sa solution la cinchonine.

La solution d'un mélange de sulfate de quinine et de sulfate de quinidine est précipitée par le carbonate de soude, et les alcaloïdes se dissolvent dans l'alcool à 0,86. La quinine ne tarde pas à cristalliser sous forme de cristaux rudes au toucher, plus solubles dans l'alcool que la cinchonine, moins que la quinine, mais très-peu solubles dans l'eau.

rhumatisme. On en prépare un vin, des tablettes, un sirop, une pommade.

Falsifications. — Le sulfate de quinine, vu son prix élevé, a toujours été un objet de spéculation pour les fraudeurs. Les trop fréquents mécomptes que les médecins éprouvent dans l'emploi de ce précieux médicament ont souvent été dus aux altérations qu'on lui fait subir.

Le nombre des substances ordinairement employées pour le falsifier est très-considérable; ce sont : La *cinchonine*, le *sulfate de cinchonine*, le *sulfate de chaux cristallisé en aiguilles*, les *sulfates de soude et de magnésie ;* les *carbonates de chaux et de magnésie*, le *phosphate de soude*, l'*amidon*, la *farine*, la *gomme*, le *sucre de lait*, le *sucre de fécule* ou le *glucose*, la *mannite*, la *salicine*, la *phloridzine*, la *stéarine*, les *acides margarique*, *benzoïque* (1) et *borique* ; le *sucre*, l'*oxalate d'ammoniaque ;* enfin le sulfate de quinine peut renfermer une trop grande quantité d'*eau*.

L'eau de cristallisation, en trop grande proportion, sera indiquée par la perte de poids que fera éprouver au sulfate une dessiccation à une chaleur douce et longtemps continuée. Cette quantité d'eau ne doit pas excéder 10 à 12 %; mais le plus souvent, dans le commerce, elle va jusqu'à 15 % et même au delà, ce qui fait une énorme différence en raison de la valeur du sulfate de quinine.

L'addition de la cinchonine ou de son sulfate est assez fréquente. Il existe des sulfates de quinine dont les premières et les plus belles cristallisations sont placées autour des flacons pour flatter l'œil, et le milieu est rempli par le produit appauvri des troisième et quatrième cristallisations ou par

(1) Le prix plus élevé de l'acide benzoïque porte à penser que son mélange avec le sulfate de quinine a dû être le résultat d'une erreur. Sa présence est d'ailleurs facilement reconnaissable à l'odeur prononcée de benjoin et d'urine qu'il communique au sulfate de quinine.

Quelques personnes ont prétendu aussi avoir trouvé du sulfate de quinine renfermant de la *caféine*; mais cette substance est bien trop coûteuse pour qu'on ait pu penser un instant à son emploi.

Le sucre et le sulfate de chaux ont, au contraire, servi fréquemment à frauder le sulfate de quinine. Il a même existé des fabriques où l'on préparait du sulfate de chaux cristallisé en aiguilles fines, destiné spécialement à cet usage condamnable.

des sulfates de cinchonine, ou même par de la cinchonine.

Plusieurs procédés ont été proposés pour arriver à reconnaître ces supercheries. D'abord, il est essentiel d'opérer avec un échantillon pris sur un ensemble *mêlé exactement*, afin de se mettre en garde contre le mode d'arrangement dont nous venons de parler.

Lorsqu'on s'est de la sorte formé un échantillon moyen, on peut dissoudre le sel dans 40 parties d'eau bouillante, laquelle en refroidissant dépose beaucoup de sulfate de quinine et retient au contraire beaucoup de sulfate de cinchonine. En concentrant la liqueur, ce dernier cristallise en prismes rhomboïdaux, courts, ou en écailles arrondies, formes cristallines qui ne sont pas celles qu'affecte le sulfate de quinine. On peut encore déceler la fraude de la manière suivante : On fait dissoudre le sel suspect dans de l'eau acidulée par l'acide sulfurique ; on sature l'excès d'acide par l'ammoniaque, et, dans le solutum concentré et neutralisé, on verse une solution saturée de phosphate de soude. Il y a formation de sulfate de cinchonine très-soluble et de phosphate de quinine peu soluble, surtout à froid. Par la filtration, le sel de quinine reste sur le filtre, tandis que celui de cinchonine passe dans la liqueur, d'où on peut alors l'extraire au moyen de l'ammoniaque, et la soumettre à des expériences comparatives afin de bien établir sa nature.

On peut aussi reconnaître la même falsification en faisant bouillir, pendant 15 minutes, 2 grammes du sel suspecté avec 100 grammes de lait de chaux clair; il se forme du sulfate de chaux, de la quinine et de la cinchonine. On filtre, on évapore le tout jusqu'à siccité ; on traite le résidu par de l'alcool pur et chaud qui dissout les deux alcaloïdes : On sépare le sel de chaux insoluble en jetant la liqueur alcoolique sur un filtre, et on évapore le liquide clair de manière à en chasser presque complétement l'alcool. On y ajoute ensuite de l'acide acétique en assez grande quantité pour dissoudre les deux alcalis, et l'on évapore les acétates formés en consistance sirupeuse. On ajoute à ce sirop 100 grammes d'eau distillée froide ; on filtre ; l'acétate de quinine reste sur le filtre, et celui de cinchonine passe dans la solution, que l'on évapore convenablement (en employant le bain-marie sur la fin de l'opération) pour le recueillir.

Deux autres moyens ont été indiqués par M. *O. Henry*, pour arriver au même but :

1° On dissout dans de l'eau distillée, légèrement acidulée, un certain poids (vingt ou trente grammes) du sulfate de quinine à essayer, puis on verse dans la solution un excès de soude caustique. Le dépôt recueilli après lavage est saturé à chaud au moyen de l'acide acétique ; le mélange se prend par refroidissement en une masse cristalline que l'on jette sur un linge fin et que l'on exprime : la partie claire, concentrée à moitié, fournit, par le refroidissement, de nouveaux cristaux que l'on sépare de la même manière. L'eau mère est alors décomposée de nouveau par la soude caustique étendue, et le précipité lavé est traité à froid, soit par l'éther, soit par l'alcool à 22°. Après ce traitement, on le fait bouillir deux fois au moins dans l'alcool rectifié, puis on filtre bouillant. La solution alcoolique évaporée avec soin et complétement fournit la cinchonine en petits cristaux, aiguillés ou grenus, très-brillants, amers, insolubles dans l'eau froide, solubles dans l'alcool; on le fait sécher et on en prend le poids. Voilà comment on procède avec du sulfate de quinine renfermant du sulfate de cinchonine : mais si la falsification a été opérée à l'aide de la cinchonine cristallisée, on observe que le mélange ne doit pas être soluble dans 10 parties d'eau bouillante.

2° Le second procédé s'exécute de la manière suivante : On prend dix grammes de sulfate suspect, on y ajoute quatre grammes d'acétate de baryte, et l'on triture très-exactement dans un mortier de porcelaine avec soixante grammes d'eau pure, additionnée de quelques gouttes d'acide acétique. Le mélange ne tarde pas, après quelques instants, à se prendre en une masse épaisse, soyeuse et aiguillée qui occupe un volume considérable; on enlève soigneusement cette masse avec un couteau d'ivoire, on la recueille sur une toile très-fine ou sur une flanelle légère, et on exprime rapidement. La liqueur trouble résultant de l'expression est filtrée au papier dans un matras; on l'étend du double de son volume d'alcool à 35° (1), après avoir mis un léger excès d'a-

(1) On a ainsi accumulé toute la cinchonine à l'état d'acétate en éli-

cide sulfurique et filtré de nouveau. On y ajoute ensuite un excès d'ammoniaque caustique, puis on fait bouillir un moment. L'ébullition détermine bientôt la formation et la séparation de flocons qui, vus à une lumière vive, sont cristallisés et brillants. Ces flocons, quand ils sont abondants, se précipitent promptement, et produisent un dépôt cristallin, aiguillé, formé de cinchonine pure. On laisse refroidir en partie la liqueur, on recueille sans perte ces cristaux ou ce dépôt grenu sur un filtre dont on a pris le poids, et après avoir séché vite à une chaleur convenable, on pèse le précipité, qui représente, à un septième ou un huitième près en moins, la quantité de sulfate de cinchonine existant dans la quinine. La liqueur alcoolique recueillie à part donne, après évaporation, l'acétate de quinine. On fait ainsi en vingt minutes et sans perte l'essai du sulfate suspect.

On emploie quelquefois pour l'essai du sulfate de quinine ainsi frelaté un procédé dû à M. *Liebig*, et qui consiste à triturer un gramme du sulfate de quinine dans un mortier de porcelaine avec soixante grammes d'ammoniaque pure, à verser dans un flacon le liquide laiteux, et à y mêler soixante grammes d'éther sulfurique. Le flacon étant bien bouché, on agite à plusieurs reprises et l'on abandonne au repos.

La quinine se dissout dans l'éther avec une trace sensible de cinchonine. La plus grande partie reste en flocons blancs cristallins ou en poussière cristalline à la loupe, nageant entre les deux couches de liquides éthéré et ammoniacal. On en juge approximativement le poids à l'œil et par comparaison avec un mélange titré au dixième, par exemple (1).

minant la plus grande partie de la quinine, ce qui est très-important : car lorsqu'on précipite la cinchonine par l'ammoniaque, si elle est presque pure, le dépôt se fait net et cristallisé ; mais s'il y a beaucoup de quinine, il est visqueux et résiniforme, en entraînant une partie de cette dernière base organique.

(1) Ce procédé, très-simple d'exécution, présente cependant l'inconvénient de ne pouvoir sans quelque difficulté recueillir très-exactement la cinchonine pour la peser et en apprécier les véritables caractères. De plus, vu le prix de l'éther et les proportions du mélange à employer, on ne peut opérer aisément sur 5 ou 10 gr. de sulfate, à moins de se servir de 300 ou 600 gr. d'éther sulfurique, obstacle qu'on pourrait lever par des distillations.

M. *O. Henry* a modifié ce dernier mode d'essai de la manière suivante : 4 grammes de sulfate de quinine suspect sont introduits dans un ballon de verre après avoir été triturés avec un léger excès de soude caustique ou d'ammoniaque. La décomposition du sel organique opérée, on verse peu à peu de l'éther sulfurique que l'on fait bouillir ; on filtre à chaud le liquide clair ; le résidu insoluble est repris par l'eau distillée dans le but de dissoudre le sulfate de soude ou d'ammoniaque qui s'est formé pendant l'opération (1), et ce qui reste indissous est la cinchonine que l'on traite à chaud par l'alcool rectifié ; ce véhicule, après son évaporation, laisse la base cristalline. Après la filtration de l'éther, on voit la solution de quinine former un liquide plus dense et jaunâtre qui occupe le fond du vase, et par l'évaporation spontanée du véhicule éthéré on obtient cet alcaloïde sous la forme d'une résine molle diaphane.

M. *Bouchardat* a également indiqué les moyens optiques comme capables de dénoter la présence de la cinchonine ou de son sulfate dans le sulfate de quinine. Pour cela, il s'est fondé sur la propriété que possèdent ces deux alcaloïdes de dévier les rayons de lumière polarisée dans des directions diamétralement opposées, la quinine les déviant à gauche et la cinchonine à droite ; mais nous croyons que les procédés précédents sont plus que suffisants pour faire reconnaître la fraude. Nous ajouterons seulement une observation, c'est que dans la fabrication en grand du sulfate de quinine, il est impossible de ne pas avoir un mélange de 1 à 2 °/ₒ de sulfate de cinchonine ; on ne doit, par conséquent, considérer, comme ayant été ajouté, que l'excédant de cette proportion jusqu'à plus de 10 °/ₒ.

La présence du sulfate de chaux (2) dans le sulfate de quinine peut être démontrée par le résidu (3) que laisse le pro-

(1) Le traitement par l'eau est indispensable pour isoler les sulfates de soude et d'ammoniaque ; car, sans cette précaution, on pourrait les prendre pour de la cinchonine.

(2) Des industriels, abusant de la confiance que le public accorde à la *marque Pelletier*, ont livré non-seulement, en contrefaisant cette marque, des sulfates de quinine de qualité inférieure, mais encore des sulfates frelatés par 20 et jusqu'à 80 °/ₒ de plâtre.

(3) Le sulfate de quinine pur ne doit laisser qu'un résidu très-minime

duit suspecté lorsqu'on le calcine soit à l'air, soit dans un creuset de platine. D'un autre côté, l'eau légèrement acidulée dissout le sulfate de quinine et laisse le sel de chaux intact.

Il est, du reste, facile d'observer qu'en traitant le sulfate de quinine par de l'alcool à 20°, on peut en isoler la cinchonine pure, la gomme, la fécule, la farine, les sulfates de chaux, de soude ou de magnésie, effleuris, le phosphate de soude et la magnésie calcinée, les carbonates de chaux et de magnésie, dans le cas où le produit essayé serait allongé par l'une ou l'autre ou par plusieurs des substances qui viennent d'être désignées.

On peut bien penser aussi que par la calcination du sulfate de quinine, on obtient pour résidu les sulfates de chaux, de soude ou de magnésie, le phosphate de soude, la magnésie, ainsi que les carbonates de chaux (1) et de magnésie. Dans les deux cas, le résidu doit être soumis aux traitements chimiques ordinairement employés pour déterminer la nature des corps dont il s'agit.

En outre, si l'on verse par 2 ou 3 gouttes d'acide sulfurique à 66°, 1 à 2 centigrammes d'un mélange de 90 parties de sulfate de quinine et de dix parties d'amidon, on obtient une masse fluide trouble, blanc jaunâtre, qui, après une heure de réaction, prend une teinte rouge violacée, d'abord à la circonférence, et qui après 24 heures de réaction a laissé déposer un précipité aiguillé blanchâtre dans un liquide opalin. Si on délaye la masse dans l'alcool, il s'y produit un trouble qui disparaît par l'addition d'une suffisante quantité d'eau. L'amidon, dans le sulfate de quinine, peut aussi se reconnaître au moyen de la teinture d'iode qui le colore en bleu.

En agissant de la même manière avec du sulfate de qui-

de sels fixes, provenant de l'eau commune au sein de laquelle il a cristallisé, ou de sulfate de chaux résultant de l'emploi du charbon animal comme décolorant.

(1) M. *F. L. Winckler* a examiné un sulfate de quinine du commerce qui contenait jusqu'à 40 °/₀ de carbonate de chaux.

nine contenant 10 pour 100 de gomme, on obtient une masse fluide jaune paille, opaline, devenant jaunâtre après une heure de réaction, offrant au bout de 24 heures un précipité terne dans un liquide jaune citron opalin, et produisant par l'addition de l'alcool un trouble qui disparaît dans une suffisante quantité d'eau.

Si l'on soumet de la sorte à l'action de l'acide sulfurique à 66° du sulfate de quinine contenant 10 pour 100 de carbonate de chaux, on obtient une masse légèrement verdâtre, soulevée par le dégagement de gaz acide carbonique, qui ne change pas même après 24 heures de réaction, et qui, traitée par l'alcool, fournit une liqueur laiteuse et un précipité blanc.

Lorsqu'on calcine et qu'on incinère sur une lame de platine 1 à 2 centigrammes de sulfate de quinine contenant 10 pour 100 de sulfate de soude, on obtient un résidu blanc en couche plate ; ce résidu traité par le phosphate d'ammoniaque et exposé sur une lame de platine dans la flamme intérieure, la colore en jaune, et disparaît par la fusion ignée ; exposés à l'air, les cristaux apparaissent et s'effleurissent lorsqu'on les chauffe légèrement pour reparaître par le contact prolongé de l'haleine.

En calcinant de même 1 à 2 centigrammes de sulfate de quinine renfermant 10 pour 100 de sulfate de magnésie, on obtient un résidu blanc léger, en couche plate, peu soluble dans l'eau. Sa dissolution précipite par la soude caustique et ne précipite pas par l'oxalate d'ammoniaque. L'acétate de plomb forme, dans le même soluté, un précipité noir, puis blanc, car le résidu se compose de magnésie et de sulfure de magnésium.

En opérant de la même manière sur du sulfate de quinine renfermant 10 pour 100 de magnésie, on obtient un résidu blanc léger, qui n'est autre que de la magnésie ; son soluté ne donne qu'un précipité blanc avec l'acétate de plomb.

Si l'on incinère 1 à 2 centigrammes de sulfate de quinine contenant 10 pour 100 de sulfate de chaux, on obtient un résidu blanc, offrant le plus souvent la forme boursouflée du charbon, peu soluble dans l'eau, mais soluble dans l'acide acétique. La solution précipite alors en blanc par l'oxalate d'ammoniaque et par l'acétate de plomb.

Lorsque le sulfate de quinine est falsifié par l'oxalate d'ammoniaque, on peut facilement arriver à le reconnaître en traitant ce produit 1° par la potasse, qui dégage des vapeurs ammoniacales, sensibles à l'odorat et faisant virer au bleu le papier de tournesol rougi, ou encore par l'approche d'une baguette de verre imprégnée d'acide acétique ou nitrique, et qui donne lieu à la formation subite de vapeurs blanches de sel ammoniacal; 2° par une très-petite quantité d'eau qui dissout l'oxalate d'ammoniaque et qui touche à peine au sulfate de quinine. L'eau provenant de ce traitement fournit ensuite avec la potasse, la soude ou la chaux, une odeur ammoniacale des plus sensibles, et donne avec un sel de chaux un précipité blanc abondant.

On sophistique assez souvent le sulfate de quinine au moyen du sucre (1); pour reconnaître cette fraude, on peut traiter le produit suspecté par l'alcool froid à 35° qui sépare ce sucre en grande partie; l'eau évaporée se caramélise ensuite par la chaleur (2).

On peut encore dissoudre dans l'eau le sulfate falsifié; on décompose ensuite la dissolution par du carbonate de potasse; la liqueur séparée de la quinine est évaporée, et le résidu est repris par l'alcool qui n'agit pas sur les sels de potasse formés, et qui dissout seulement le sucre, que l'on peut dès lors facilement reconnaître.

Un autre procédé consiste à traiter le sulfate de quinine

(1) « Par jugement du 21 septembre 1847, le tribunal de première « instance de Philippeville a condamné à 200 fr. d'amende le sieur S..., « pharmacien, qui avait la fourniture de l'hôpital civil, et qui avait « mêlé un cinquième environ de sucre en poudre à du sulfate de qui- « nine qui lui avait été demandé. »

Nous avons appris que la vente des médicaments pour l'hospice, le dispensaire, les indigents, avait été faite à un *rabais de* 61 % sur les prix fixés par l'administration. (Extrait du journal d'Alger, *l'Akhbar*, du 30 septembre 1847.)

(2) Le traitement par l'alcool serait inutile si le sulfate renfermait une forte quantité de sucre, car alors la saveur du résidu indiquerait suffisamment sa présence.

par l'eau de baryte; à filtrer, et à saturer la solution par l'acide sulfurique ou l'acide carbonique, après quoi on filtre et l'on évapore pour obtenir le sirop.

Suivant M. *E. Cottereau*, le procédé saccharimétrique de M. *Peligot* est de nature à donner des indications assez précises lorsqu'il s'agit d'essayer du sulfate de quinine falsifié par le sucre. En effet, on traite une quantité déterminée du sulfate de quinine suspecté par un lait de chaux qui précipite la quinine et dissout le sucre à l'état de sucrate. On filtre, on lave le précipité resté sur le filtre, et dans la liqueur filtrée, réunie aux eaux de lavage, on ajoute goutte à goutte une solution titrée d'acide sulfurique renfermant, par litre, 21 gr. 65 d'acide jusqu'à ce que la masse rougisse le papier ou la teinture de tournesol. Comme la quantité de chaux dissoute est proportionnelle à la quantité de sucre qui existait dans le sulfate essayé, il en résulte que la proportion d'acide employé pour saturer la chaux peut facilement indiquer la quantité de sucre renfermée dans le produit analysé. Un litre de liqueur titrée ou 21^{gr},65 d'acide sulfurique à 66° neutralisent la quantité de chaux qui pourrait être dissoute par 50 grammes de sucre.

On pourrait encore, pour déceler la présence du sucre dans le sulfate de quinine, abandonner à elle-même à 15 ou 20^{0c}, dans un flacon muni d'un tube à gaz, dont l'extrémité recourbée s'engage sous une éprouvette remplie d'eau, une solution aqueuse et concentrée de sulfate, dans laquelle on a préalablement délayé un peu de levure de bière; la fermentation s'établit s'il y a du sucre dans le sulfate, et bientôt l'éprouvette se remplit de gaz acide carbonique.

En traitant par 2 ou 3 gouttes d'acide sulfurique à 66° 1 à 2 centigrammes de sulfate de quinine renfermant 10 pour 100 de sucre, on obtient une masse fluide, opaline, devenant jaune paille après une heure de réaction, et jaune brun au bout de 24 heures. Si l'on opère sur du sulfate de quinine renfermant 20 pour 100 de sucre, la masse paraît moins fluide, tout en restant opaline; elle devient jaune brunâtre après une heure de réaction et brun clair après 24 heures. Si le sulfate essayé renferme 30 pour 100 de sucre, le mélange produit par l'acide sulfurique est devenu fluide, opalin; il devient brun clair après une heure de réaction, et brun foncé au bout de 24 heures.

Lorsque le sulfate de quinine contient 10 pour 100 de glucose, et qu'on en traite 1 à 2 centigrammes par 2 ou 3 gouttes d'acide sulfurique à 66°, le mélange arrive difficilement à l'état demi-fluide : après une heure de réaction, il est jaune brun rougeâtre, et enfin au bout de 24 heures, il s'est formé un précipité très-ténu dans un liquide jaunâtre. Alors, en délayant la masse dans l'alcool, il s'y produit un trouble qui disparaît par l'addition d'une suffisante quantité d'eau. L'on conçoit bien, du reste, que l'on pourrait également reconnaître cette fraude par les moyens que nous avons indiqués pour déceler la présence du sucre.

En traitant par 2 ou 3 gouttes d'acide sulfurique à 66° 1 à 2 centigrammes de sulfate de quinine contenant 10 pour 100 de sucre de lait, on obtient une masse fluide, opaline, jaune clair, devenant jaune après une heure de réaction, et offrant, au bout de 24 heures, un faible précipité grenu.

Si le sulfate de quinine est allongé de mannite (1), on peut reconnaître la fraude en ajoutant une quantité suffisante d'eau de baryte ou de carbonate alcalin au sulfate de quinine; on obtient ainsi la mannite dans la liqueur filtrée. Elle cristallise en aiguilles prismatiques. En traitant le sulfate de quinine suspect par de l'alcool absolu froid, on sépare également la mannite, qui reste insoluble.

Lorsque le sulfate de quinine contient de l'acide margarique ou de la stéarine, les corps gras restent à la surface de la dissolution de ce sel faite au moyen de l'eau acidulée par l'acide sulfurique. En chauffant la dissolution, les acides gras se divisent en petites gouttes transparentes qui deviennent opaques par le refroidissement; nous avons trouvé dans un échantillon de sulfate de quinine essayé de cette manière,

(1) La falsification du sulfate de quinine par la mannite a été signalée, en 1831, par M. *Vallet*. En 1840, M. *Dubail* analysa un échantillon de sulfate de quinine qui lui avait été donné par un droguiste de Paris; il y trouva environ 80 % de mannite. Ce sulfate, entièrement semblable par sa légèreté et son aspect soyeux au sulfate de quinine ordinaire, n'offrit cependant qu'une saveur amère peu marquée et mêlée d'un arrière-goût sucré.

lorsque nous avons découvert cette fraude, jusqu'à 8 % de stéarine.

En traitant par 2 ou 3 gouttes d'acide sulfurique à 66° 1 à 2 centigrammes de sulfate de quinine renfermant 10 % de stéarine, on obtient un mélange demi-fluide avec matière indissoute, devenant verdâtre après une heure de contact, et offrant au bout de 24 heures un précipité caillebotté dans un liquide blanc laiteux. Par l'addition d'alcool on obtient alors des fragments blancs dans un liquide clair se troublant par l'eau.

En calcinant 1 ou 2 centigr. du même sulfate de quinine contenant 10 % de stéarine, il se produit une combustion vive accompagnée de flamme, sans résidu. Au commencement de la combustion, il y a formation d'un produit noir violacé qui, dilué, donne sur le papier une couleur d'un rouge carminé.

La salicine, que l'on retire de l'écorce astringente et amère du saule, ressemble beaucoup au sulfate de quinine. On a même prétendu qu'elle pouvait parfaitement bien remplacer ce dernier comme frébrifuge; mais cette opinion est erronée, et le mélange de la salicine avec le sulfate de quinine constitue une véritable fraude (1) qui, si elle n'est pas dangereuse, empêche souvent l'effet que le médicament pur produirait sur le malade. La salicine est plus soluble que le sulfate de quinine; on peut la reconnaître par l'addition de quelques gouttes d'acide sulfurique au sulfate suspecté. Cette

(1) En 1848, M. *Streseman* reçut d'un droguiste du sulfate de quinine qu'on disait provenir d'Angleterre, et qui ne contenait pas moins de 30 à 40 % de salicine. Lorsqu'il renvoya cette marchandise, le négociant lui répondit qu'il avait déjà vendu plus de 90 kilog. de ce sulfate frelaté, et que jusqu'alors personne ne l'avait renvoyé pour cause de falsification.

Nous avons trouvé dans l'officine du sieur B..., pharmacien, du sulfate de quinine contenant 41, 42 et même 45 % de salicine. Le sieur B... alléguait pour sa défense que ce sulfate lui avait été cédé par son prédécesseur.

La falsification du sulfate de quinine par la salicine a été pratiquée sur une vaste échelle; des quantités considérables de salicine ont été préparées à cet effet, et expédiées à Paris, dans le midi de la France, en Algérie.

addition suffit pour produire dans un mélange à $^1/_{100}$ une belle teinte rouge coquelicot (1).

La phloridzine que l'on ajoute quelquefois au sulfate de quinine est dans le même cas, et produit une réaction analogue avec l'acide sulfurique.

Si l'on ajoute 2 à 3 gouttes d'acide sulfurique à 66° à 1 ou 2 centigrammes de sulfate de quinine contenant 10 % de salicine, on obtient une masse fluide, trouble, rouge groseille clair, devenant rouge groseille vif après une heure de réaction, et formant au bout de 24 heures un précipité grenu, rouge violacé dans un liquide opalin.

En essayant de la même manière un sulfate de quinine renfermant 10 % de phloridzine, on obtient une masse fluide, jaune brunâtre, trouble, devenant jaune orangé foncé après une heure de contact, et formant au bout de 24 heures un précipité brun clair avec cristaux aiguillés, rayonnants, dans un liquide opalin.

Enfin on trouve quelquefois du sulfate de quinine falsifié au moyen de l'acide borique. En calcinant fortement à l'air 1 à 2 centigrammes de sel de quinine renfermant 10 % de cet acide, il reste une matière vitreuse peu soluble à froid dans l'eau, plus soluble à chaud; par le refroidissement, la dissolution laisse déposer quelques paillettes brillantes. Le résidu de l'évaporation de ce soluté communique à la flamme de l'alcool une coloration verte bien sensible.

Lorsqu'on traite par 2 ou 3 gouttes d'acide sulfurique à 66° 1 à 2 centigrammes du même sulfate de quinine contenant

(1) D'après M. *Peltier*, de Doué, l'acide sulfurique ne donne un résultat concluant que lorsque le sulfate de quinine ne contient pas moins de 10 % de salicine; en dessous de cette quantité, on n'obtiendrait pas une coloration assez nette pour s'assurer de sa présence; et pour prononcer hardiment, il faudrait isoler la salicine en se fondant sur son insolubilité dans la solution acide de sulfate de quinine.

Ce fait n'a pas été confirmé par les expériences de M. *Verbert* et de M. *Acar*. Suivant ces chimistes, on peut facilement reconnaître dans le sulfate de quinine 1/100 de salicine par la coloration rouge que donne l'acide sulfurique versé sur le sulfate adultéré. Toutefois, pour que l'essai réussisse, il faut placer la matière dans un verre de montre, de manière à ce qu'elle présente dans son centre une légère concavité; on fait tomber 3 ou 4 gouttes d'acide concentré, et on laisse en repos.

10 % d'acide borique, on obtient une liqueur jaunâtre au sein de laquelle nagent quelques paillettes. Au bout de 24 heures de contact, cette masse n'a pas changé d'aspect, et donne avec l'alcool un liquide opalin, sans précipité.

En résumé, on peut très-rapidement constater si un sulfate de quinine est fraudé, et déterminer la nature de la substance qui a servi à la sophistication. Il suffira, comme l'a conseillé M. *Legrip*, de brûler sur une lame de platine 0gr,01 ou 0gr,02 de sulfate à examiner, puis de former une bouillie très-claire avec la même quantité de sulfate et 2 ou 3 gouttes d'acide sulfurique concentré, sur une petite capsule de porcelaine ou sur un verre de montre, garni en dessous de papier blanc. Suivant la nature de la substance, la chaleur, l'acide sulfurique, produiront des effets divers tels qu'ils ont été énoncés ci-dessus.

Pour constater la pureté du sulfate de quinine, un chimiste anglais a fait connaître l'essai suivant, basé sur la solubilité de ce sel dans l'eau : on met 0gr,80 de sulfate pur dans un flacon bouché à l'émeri, de la capacité d'environ 1/4 de litre ; on y verse 227gr,80 d'eau distillée, on bouche légèrement, et on marque le flacon *épreuve* ; dans un autre flacon, marqué *échantillon*, on met 0,80 de sulfate à analyser et la même quantité d'eau que ci-dessus ; les flacons étant ainsi préparés, on les place, pendant quelques minutes, dans un bain d'eau chaude jusqu'à ce que les sels soient dissous ; on les retire du bain et on laisse refroidir. Si au bout de 24 heures, on observe des cristaux dans les deux flacons, ce sera un signe que la substance mise dans le flacon marqué échantillon sera aussi pure que celle du flacon marqué épreuve. Si, au contraire, la solution de l'échantillon ne donne pas de cristaux, et qu'on désire connaître le degré d'altération du sel, on ajoute à cet échantillon 0gr,10 de sulfate de quinine, et on replace les flacons dans les mêmes conditions que ci-dessus ; si, après le refroidissement, il se forme dans les deux flacons la même quantité de cristaux, on peut en conclure que l'adultération est de 1/9. Si, pour produire dans les deux solutions la même quantité de cristaux, il était nécessaire d'ajouter encore 0gr,10 à l'échantillon, la fraude serait de 2/10, etc.

Tous les faits que nous venons de rapporter montrent

combien il est nécessaire que les pharmaciens apportent une extrême prudence dans l'achat des médicaments qu'ils puisent dans le commerce.

Les médecins ou les pharmaciens doivent vérifier ou faire vérifier la pureté des sulfates de quinine qui leur sont livrés, et faire justice d'une fraude nuisible au rétablissement du malade.

Nous sommes convaincu que c'est au mélange du sulfate de quinine avec des substances étrangères que l'on doit rapporter les insuccès éprouvés quelquefois dans le traitement de certaines fièvres par ce sel.

Le cachet le plus respectable n'est pas même une garantie de la pureté du sulfate de quinine, puisqu'il peut être usurpé par la fraude, et qu'on peut enlever et remettre le cachet d'un flacon sans l'altérer. Le pharmacien doit donc se mettre en garde, et s'assurer, quand il achète du sulfate revêtu du cachet, si le flacon n'a pas été débouché (1).

SULFATE DE ZINC.

Le sulfate de zinc, connu dans le commerce sous les dénominations de *couperose blanche*, *vitriol de zinc*, *vitriol de Gosslar*, *vitriol blanc*, *protosulfate de zinc*, *sulfate zincique*, est incolore, transparent, d'une saveur âcre et fortement styptique, rougissant le papier bleu de tournesol, et cristallisable en prismes à quatre pans terminés par des pyramides à quatre faces. Les cristaux renferment 36,45 °/₀ d'eau ; ils s'effleurissent à l'air ; par la chaleur ils éprouvent la fusion aqueuse, perdent leur eau de cristallisation sans exhaler d'odeur, et se dessèchent en une masse blanche ; ils se décomposent à une haute température. L'eau en dissout les 0,4 de son poids. La solution précipite en blanc le nitrate de baryte. Elle produit avec le cyanure jaune un précipité blanc ; avec le cyanure rouge, un précipité jaune orange ; avec la potasse et l'ammoniaque, des précipités blancs floconneux, solubles dans un excès de ces alcalis ; avec l'hydrosulfate d'ammoniaque, un précipité blanc. Enfin l'infusion de noix de Galle ne déter-

(1) Les fabricants de sulfate de quinine devraient chercher à cacheter leurs flacons de manière à éviter la fraude.

mine aucune coloration ni changement dans cette solution si le sel est pur (1).

Usages. — Le sulfate de zinc est quelquefois employé en médecine comme vomitif. On en fait usage à l'extérieur comme astringent en dissolution, comme collyre, ou en injections dans la gonorrhée, etc. On s'en sert aussi dans la pratique de l'art des embaumements.

Altérations. — Le sulfate de zinc du commerce renferme presque toujours du *sulfate de fer*. La présence de ce dernier métal se reconnaîtra au précipité bleuâtre que la solution aqueuse du sulfate donnera avec le cyanure jaune de fer et de potassium. L'infusion de noix de galle fera naître dans la même solution une teinte noirâtre plus ou moins foncée. Enfin la même solution de sulfate de zinc ferrugineux portée à l'ébullition, additionnée d'acide nitrique, puis traitée par l'ammoniaque jusqu'à dissolution du précipité d'oxyde de zinc, donne un dépôt jaunâtre de peroxyde de fer. Dans le cas où le sulfate examiné renfermerait du cuivre, la liqueur deviendrait bleue.

Pour purifier le sulfate de zinc, on le chauffe au rouge dans un creuset ; on le dissout, et on le laisse cristalliser. Pendant le traitement par l'eau, tout le fer se précipite à l'état d'oxyde ; on décante ou on filtre la liqueur avant de la faire cristalliser.

On peut aussi faire dissoudre le sulfate de zinc dans une petite quantité d'eau, porter à l'ébullition, ajouter un peu d'acide nitrique, et continuer à faire bouillir pendant dix minutes, pour s'assurer que le fer soit tout entier peroxydé. On étend la liqueur avec de l'eau distillée, on la laisse refroidir, et on la traite à froid par un excès de carbonate de chaux en poudre. Après 24 heures de contact, on filtre, on évapore, et l'on retire le sulfate de zinc par des cristallisations successives. Le peu de nitrate de chaux qui s'est formé reste dans les eaux mères.

(1) Le sulfate de cadmium est un sel beaucoup plus rare et beaucoup plus cher que le sulfate de zinc ; on pourrait le confondre au premier abord avec ce dernier. Quelques gouttes de sulfhydrate d'ammoniaque versées dans une solution aqueuse de chacun de ces sels donnent lieu à un précipité jaune orangé, insoluble dans un excès de réactif, lorsqu'on agit sur du sulfate de cadmium, et à un précipité blanc, soluble dans un excès de réactif, si on a affaire à du sulfate de zinc.

SULFURE D'ANTIMOINE.

Le sulfure d'antimoine, qui porte aussi les noms de *protosulfure d'antimoine*, de *sulfide antimonieux*, d'*antimoine sulfuré*, de *sulfure antimonique*, d'*antimoine cru*, *stibine* (Beudant), se trouve dans la nature en de très-grandes quantités et en masses compactes formées de longues aiguilles prismatiques. Ce sulfure est d'un gris bleuâtre métallique, moins brillant que l'antimoine et plus fusible; sa densité est de 4,13 à 4,58. Chauffé au contact de l'air, il s'y transforme en acide sulfureux et en oxyde d'antimoine. Réduit en poudre et traité par l'acide chlorhydrique, il fournit de l'acide sulfhydrique.

Le sulfure d'antimoine a d'abord été tiré de l'Inde par les Anglais; il en existe à Sahlerg (en Suède), à Andreasberg (au Hartz), à Allemont (Isère), à Pontgibaud (Allier). Nous avons aussi constaté l'existence de ce sulfure dans diverses localités du Puy-de-Dôme.

Usages. — Le sulfure d'antimoine est employé pour obtenir l'antimoine métallique. On s'en sert en médecine dans les maladies de la peau et les maladies scrofuleuses. On le donne en poudre comme sudorifique; on en fait des *nouets* qu'on fait tremper dans des décoctions sudorifiques; on le fait entrer dans des tablettes (*tablettes antimoniales de Kunkel*), dans un collyre; il fait partie de la poudre de James. Les Mahométans l'emploient comme cosmétique.

Altérations. — Le sulfure d'antimoine qui ne peut être privé de sa gangue retient des impuretés; on peut s'en débarrasser par la fusion; le sulfure, qui est beaucoup plus fusible que la gangue, s'en sépare avec facilité.

Le sulfure d'antimoine contient le plus souvent du *sulfure d'arsenic*, comme l'a démontré *Sérullas* (1); traité par l'eau, à l'aide de la chaleur, il fournit un liquide qui, essayé dans l'appareil de *Marsh*, donne des taches arsenicales. Ce même liquide forme avec l'hydrogène sulfuré un précipité jaune de sulfure d'arsenic. Avec l'ammoniaque, il donne une solution alcaline de laquelle on sépare, soit par la saturation de l'al-

(1) La présence de l'arsenic dans le sulfure d'antimoine n'est pas sans danger, particulièrement quand il est employé à l'état naturel, comme dans la tisane de feltz, etc.

cali, soit par l'évaporation, du sulfure d'arsenic reconnaissable à ses propriétés caractéristiques.

Le sulfure d'antimoine contient assez souvent du sulfure de fer. On décèle la présence du fer en traitant le sulfure divisé par l'acide chlorhydrique, filtrant la solution, la faisant évaporer pour chasser l'excès d'acide, reprenant par l'eau, puis essayant le liquide par le ferrocyanure de potassium, qui donne lieu à du *bleu de Prusse* si le sulfure d'antimoine contenait du fer.

Ebermayer dit qu'on a donné quelquefois du *sulfure de plomb* au lieu de sulfure d'antimoine. L'examen de la texture du sulfure de plomb, qui est lamelleuse, doit faire reconnaître avec facilité cette substitution. On peut cependant pousser plus loin l'examen en traitant à chaud une partie du sulfure réduit en poudre par parties égales d'acide nitrique et d'acide hydrochlorique concentrés, jusqu'à ce que la matière soit dissoute ou convertie en une masse blanche; on traite alors le résidu par l'eau, et on verse sur le résidu solide du sulfhydrate d'ammoniaque qui donne une coloration en noir si on a affaire à du sulfure de plomb, et une coloration jaune rougeâtre si on a affaire à du sulfure d'antimoine pur. Le liquide peut aussi être examiné par le même réactif.

Le sulfure d'antimoine peut être mêlé de *peroxyde de manganèse* (1): pour s'en assurer on examine d'abord les fragments, et s'il s'en présente qui aient l'aspect de l'oxyde de manganèse, quelques gouttes d'acide chlorydrique versées sur l'échantillon suspect donnent lieu à un dégagement d'hydrogène sulfuré si on agit sur du sulfure d'antimoine, et à du chlore quand on a affaire à du peroxyde de manganèse. Le dégagement de chlore est rendu manifeste par les vapeurs blanches qu'il forme au contact d'une baguette de verre imprégnée d'ammoniaque. Projeté sur des charbons ardents, l'oxyde de manganèse ne se décompose pas avec production d'acide sulfureux, comme le sulfure d'antimoine. Si on veut s'assurer

(1) Ces deux substances, réduites en poudre fine, peuvent être confondues au premier abord, et par suite causer des accidents; c'est ainsi que, pour préparer de l'oxygène par le chlorate de potasse mêlé de peroxyde de manganèse, un élève en pharmacie remplaça par erreur ce dernier par du sulfure d'antimoine, qui forme, comme on sait, un mélange détonant avec le chlorate.

que le sulfure d'antimoine est mêlé de manganèse, on peut prendre une petite quantité du minerai pulvérisé, le mêler avec du nitrate de potasse en poudre : si le sulfure contient du manganèse, il y aura dans ce cas formation de *caméléon minéral*.

Pour reconnaître la présence de l'arsenic, *Schaub* indiquait de traiter la poudre minérale par le nitrate de potasse à l'aide de la chaleur, de reprendre le résidu par l'eau, et de rechercher l'arsenic dans l'eau de lavage. Le professeur *Grindel* conseillait un procédé analogue : il indiquait, pour rechercher la présence de l'arsenic, de se servir d'ammoniure de cuivre, et d'obtenir ainsi le vert de Schéele.

M. *Thourey* a fait connaître par la voie des journaux qu'on lui avait livré, en 1831, du sulfure d'antimoine contenant des fragments de *schiste ardoisé*.

En résumé, les pharmaciens doivent acheter le sulfure d'antimoine en morceaux, et non en poudre.

SULFURE D'ANTIMOINE HYDRATÉ. — V. KERMÈS MINÉRAL.

SULFURES D'ARSENIC.

Les sulfures d'arsenic se trouvent, dans le commerce sous deux états, les *sulfures natifs* et les *sulfures artificiels*. Nous ne sachons pas que ces sulfures aient été sophistiqués, mais nous attachons une grande importance à faire comprendre aux pharmaciens, nos confrères, toute la différence qui existe entre les *sulfures naturels* et les *sulfures artificiels*. Les uns ne contiennent que de très-petites quantités d'*acide arsénieux ;* les autres en renferment de plus grandes quantités, et enfin d'autres peuvent être considérés comme de l'arsenic, plus une petite quantité de sulfure d'arsenic.

Le *sulfure jaune natif* ou *orpin*, *orpiment*, se trouve naturellement en Souabe, en Hongrie, en Transylvanie, dans une grande partie de l'Orient, en Chine, en Perse. Il est en concrétions et en lames de grandeur variable. Quelquefois il est mêlé de réalgar. L'orpin est d'un jaune citron, quelquefois très-vif, très-éclatant; lorsqu'il est d'une texture lamelleuse, les lames sont fendues, flexibles, translucides, offrant des reflets d'un jaune doré ; elles prennent la couleur orange sous l'influence de la chaleur. Sa densité est de 3,6. Ce sulfure est l'arsenic des Grecs et des Arabes. D'après *Laugier* et *Klaproth*, il est formé de : *soufre* 38,14 ; *arsenic* 61,86.

Usages. — Ce sulfure est employé dans l'usage médical ; il entre dans le *baume vert de Metz*, dans le collyre de Lanfranc, la poudre fébrifuge de Hecker. Il a été employé, sous le nom de *fleurs* ou *rubine diaphorétique d'orpiment*, contre la gale, la syphilis. On en fait usage en peinture.

Le *sulfure d'arsenic jaune artificiel*, *oxyde d'arsenic sulfuré jaune*, *arsenic jaune*, *faux orpiment*, se prépare en Allemagne par la voie sèche. Il est en masses jaunes, opaques, ayant l'éclat vitreux de l'acide arsenieux ; il offre des couches superposées et parallèles, alternativement d'un jaune orange et d'un jaune serin, tirant sur le rouge ; on y trouve quelquefois des filets d'un brun noirâtre, près de la surface des morceaux, suivant la superposition des couches. D'après les expériences de M. *Guibourt*, ce produit est formé d'*acide arsenieux* 94, et de *sulfure d'arsenic* 6.

L'oxyde d'arsenic sulfuré jaune est, comme on le voit, un composé très-vénéneux, qui ne peut être assimilé au véritable sulfure d'arsenic : on ne doit donc pas le confondre ; et dans une préparation médicale, il faut savoir du praticien s'il a prescrit le sulfure naturel ou le sulfure artificiel.

Usages. — Cette préparation est employée en teinture. Mêlée à la chaux, elle sert comme dépilatoire.

Le *sulfure d'arsenic rouge natif*, *sandarach* ou *réalgar*, est en cristaux transparents, d'un rouge écarlate, ou bien il se présente en stalactites. Il existe en Chine, en Saxe, en Bohême, en Transylvanie, aux environs des volcans ; sa densité est 3,6. D'après *Laugier* et *Klaproth*, il est formé de : *soufre* 30,41 ; *arsenic* 69,59.

Usages. — Ce sulfure a été employé par *Hecker* contre les fièvres intermittentes ; les Chinois en confectionnent des vases où ils laissent séjourner des acides végétaux : ils prennent ensuite ce breuvage comme évacuant ; on a dit que c'était ce produit, nommé *rubis arsenical*, que *Jean* de *Gorris* employait comme sudorifique et contre les ulcères.

Le *sulfure d'arsenic rouge artificiel*, ou *arsenic rouge*, *faux réalgar*, se prépare en Allemagne ; il est en morceaux volumineux, très-brillants à leur surface comme dans leur intérieur; sa cassure est conchoïde, d'un rouge violacé, tirant sur le brun, un peu transparent dans les parties amincies; il n'offre point de couches superposées.

M. *Guibourt*, qui a examiné ce sulfure, a vu qu'il contenait 1,50 d'*acide arsenieux*, qui lui donnerait des propriétés et une action toxiques.

Les *Éphémérides des curieux de la nature* relatent un cas d'empoisonnement par ce sulfure, qui, d'après nos expériences, paraît contenir dans de certains cas plus d'acide arsenieux que M. *Guibourt* n'en a trouvé.

SULFURES DE MERCURE. — V. ÉTHIOPS MINÉRAL, CINABRE.

SULFURE DE POTASSE.

Ce sulfure, appelé aussi *foie de soufre*, *polysulfure de potassium*, doit être preparé d'après la formule inserée au Codex, en prenant 100 parties de soufre sublimé et 200 parties de carbonate de potasse, mêlant exactement ces deux substances, et faisant fondre à une douce chaleur dans un pot de terre cuite, connu sous le nom de *camion*, muni de son couvercle, maintenant la température tout le temps qu'il y a tuméfaction. Lorsque le mélange commence à s'affaisser, on augmente la chaleur pour obtenir une fusion complète; alors on retire du feu et on laisse refroidir; on brise le vase, et on divise le sulfure, qui doit être conservé dans des vases de verre ou de grès, imperméables à l'air.

Usages. — Le sulfure de potassium est employé dans l'usage médical; il entre dans des pommades, des savons; on s'en sert pour préparer des bains hydrosulfurés, des lotions, etc., etc.

Altérations et Falsifications. — Le sulfure de potassium devrait être préparé par le pharmacien; mais le plus souvent il n'en est pas ainsi: il est acheté dans le commerce, et on en abaisse souvent le prix pour se faire une clientèle. Cet abaissement de prix n'a lieu qu'au détriment de la valeur médicale du produit: aussi, pour préparer les sulfates à bas prix, emploie-t-on, dans quelques cas, des soufres *impurs*, des carbonates de potasse contenant une grande quantité de *chlorures* et de *sulfates*, etc.

Le sulfure de potassium expédié aux pharmaciens est quelquefois altéré. Préparé depuis longtemps, il a subi l'influence du contact de l'air; disposé dans des pots en terre perméables à l'air, il s'est altéré successivement. Nous avons vu une très-grande quantité de sulfure qui avait été livré pour le service d'un hôpital militaire : il avait subi toutes les décompositions que peut subir ce sulfure, il était passé successivement à l'état d'hyposulfate, de sulfite ; et enfin de sulfate mêlé de soufre. Cette préparation, au lieu de se présenter, comme le sulfure de potassium, avec une couleur rouge brunâtre, analogue au foie des animaux (d'où lui vient son nom de *foie de soufre*), avait une couleur blanchâtre. Nous avons vu de ce sulfure en morceaux qui, lorsqu'il était brisé, présentait dans son centre du sulfure non altéré, tandis que les parties inférieures et supérieures avaient changé de nature et de couleur.

Pour reconnaître si le foie de soufre a été préparé avec des produits purs ou impurs, on en traite 1 p. par 2 p. d'eau distillée, et on agite : s'il est pur, il se dissout sans laisser de dépôt sensible ; si, au contraire, il est impur, on obtient un dépôt qui est d'autant plus considérable que les substances ajoutées étaient en plus grande quantité. On peut séparer par le filtre la solution du précipité, et déterminer la nature de ce dernier.

On a vu du sulfure de potassium qui avait été préparé avec des potasses additionnées de *carbonate de chaux*. Cette fraude peut être reconnue de la manière suivante : On traite 1 gr. de sulfure par l'acide hydrochlorique en quantité suffisante pour le décomposer ; on fait chauffer, on filtre, et on précipite le liquide par l'oxalate d'ammoniaque ; l'oxalate de chaux précipité fait connaître la quantité de carbonate de chaux ajouté. Il ne faut pas dans cette opération employer une trop grande quantité d'acide, la quantité d'oxalate qu'il faudrait alors employer serait trop considérable.

Le sulfure de potassium préparé dans des *vases de fer* a une couleur particulière verdâtre, due au sulfure de fer qui le salit (1) On peut reconnaître la présence de ce sulfure en traitant

(1) Le sulfure de potasse préparé dans des chaudières de fonte ou de fer est bon pour la préparation des bains ; mais celui que l'on destine à l'usage interne doit être préparé dans un matras de verre et avec du carbonate de potasse pur.

par l'eau, filtrant et traitant la matière insoluble par l'acide hydrochlorique pur, faisant évaporer la dissolution pour chasser l'excès d'acide, reprenant par l'eau distillée, et soumettant cette solution à l'action du ferrocyanure de potassium.

Quelques auteurs disent qu'on prépare le sulfure de potassium avec la potasse du commerce, et que, vu les sels que cette dernière contient, on augmente la quantité d'alcali. Cette manière de produire le sulfure de potassium destiné aux préparations pharmaceutiques est mauvaise en effet : il est des potasses du commerce qui contiennent des quantités si diverses de sels étrangers au carbonate de potasse, qu'il faudrait d'abord examiner quelle est la quantité d'alcali qu'elles contiennent pour ajouter ensuite la quantité convenable de soufre. *Vauquelin* a fait voir que les diverses potasses du commerce contiennent des quantités très-variables de potasse réelle (V. art. *Potasses*).

Le *sulfure de sodium* a quelquefois été substitué au sulfure de potassium. On peut différencier le sulfure de potassium du sulfure de sodium en dissolvant le sulfure dans l'eau distillée, décomposant la solution par les acides, chauffant, filtrant et faisant évaporer à siccité pour obtenir des sels qui sont différents selon que le sulfure était à base de soude ou de potasse.

Les acides que l'on emploie sont les acides sulfurique, nitrique, hydrochlorique. Or on sait que les sels fournis avec ces acides et la soude ou la potasse présentent des caractères qui permettent de les distinguer avec la plus grande facilité.

SULFURE DE SODIUM CRISTALLISÉ.

Ce sulfure, qui porte aussi les noms de *protosulfure de sodium*, *hydrosulfate* ou *sulfhydrate de soude*, cristallise en prismes droits, incolores, à quatre pans, terminés par quatre facettes ; ils sont incolores lorsque le sel est parfaitement pur ; il est déliquescent et extrêmement soluble dans l'eau, peu soluble dans l'alcool. Il est composé de : *sulfure de sodium*, 32,7 ; *eau* 67,3 (*Boudet*).

Usages. — Ce sulfure s'emploie pour la préparation des eaux minérales et des bains hydrosulfurés de Baréges.

Altérations et Falsifications. — Ce sulfure exposé au contact de l'air s'altère avec rapidité; il passe alors à l'état d'hyposulfite; aussi le conserve-t-on dans des vases de petite capacité et bouchés avec soin. Les bouchons à l'émeri sont préférables aux bouchons de liége.

On a livré dans le commerce, sous le nom d'hydrosulfate de soude, des cristaux de *carbonate de soude* imprégnés de sulfure de sodium liquide. On reconnaît cette fraude en mettant en contact la solution aqueuse du sel avec du sous-acétate de plomb. Il se forme du sulfure et du carbonate de plomb; le précipité est lavé par l'acide nitrique ou acétique, qui dissout le carbonate avec effervescence, et laisse le sulfure intact.

SULFURE DE SOUDE SEC.

Le sulfure de soude, qui s'obtient de la même manière que le sulfure de potasse, se prépare avec 53 parties de carbonate de soude sec, et 40 parties de soufre, en opérant comme nous l'avons dit plus haut.

Usages. — Ce sulfure entre dans le *liniment hydrosulfuré de Jadelot;* il peut servir à la préparation des bains hydrosulfurés.

Ce que nous avons dit relativement au sulfure de potasse peut s'appliquer au sulfure de soude.

SUREAU.

Le sureau (*sambucus nigra*-caprifoliacées) fournit à la médecine une seconde écorce, des fleurs, des baies et le suc de sa racine.

Les fleurs de sureau ont une réputation populaire comme sudorifique.

On substitue quelquefois : 1° aux fleurs de sureau, les *fleurs de l'hièble* (*sambucus ebulus*) et du *sureau à grappes* (*sambucus racemosa*); 2° aux baies de sureau, les *baies* d'*hièble*.

Les fleurs de sureau ont une odeur balsamique, forte et désagréable, une saveur mucilagineuse, sèche; elles deviennent jaunâtres de blanches qu'elles étaient; elles perdent leur saveur et leur odeur.

Les fleurs de l'hièble ont des ombelles divisées en trois

parties, tandis que les ombelles des fleurs de sureau sont divisées en cinq ; leur couleur est rougeâtre.

Les fleurs du sureau à grappes sont sans ombelles ; leur couleur est verdâtre ; elles ont la forme de grappes ovales.

Les baies de sureau qui servent à la préparation du *rob de sureau* (suc épaissi), employé comme sudorifique, peuvent se distinguer des baies d'hièble en ce que celles-ci, écrasées entre les doigts, les rougissent, tandis que les baies de sureau les tachent en couleur feuille morte.

Le rob de sureau (extrait sucré) est quelquefois falsifié avec de la *pulpe de poire*, *de prune*, ou de *tout autre fruit analogue*. On reconnaît ce rob additionné à sa couleur *rouge brun*, qui est bien différente de la couleur *brun noirâtre* du rob de sureau pur. Il est nécessaire de juger par comparaison.

Par suite d'une mauvaise préparation, ce rob est quelquefois brûlé ; il est alors d'une couleur *noire* et d'une consistance poisseuse ; sa saveur indique son altération.

Le rob de sureau peut contenir du *cuivre* provenant des vases dans lesquels il a été préparé. Ce métal se reconnaît par les procédés que nous avons déjà indiqués (V. t. Ier, p. 302).

T.

TABAC.

On donne particulièrement ce nom aux feuilles préparées, par fermentation, du *nicotiana tabacum*, plante de la famille des solanées, découverte en 1520, par les Espagnols, dans l'une des Antilles, l'île de Tabago, d'où elle tire son nom. Les habitants du Brésil, du Mexique et de la Floride l'appellent *petun*. En 1560, elle fut introduite en France par *Jean Nicot*, ambassadeur français à la cour de Portugal. On l'appela *nicotiane*, du nom de son importateur ; *herbe de la reine*, parce qu'à son retour en France, l'ambassadeur présenta la plante à Catherine de Médicis, qui y prit goût et l'accrédita ; *herbe de l'ambassadeur*, *herbe sainte*, *herbe du grand prieur*, *herbe de Sainte-Croix*, etc. (1).

(1) Le tabac est actuellement cultivé dans presque tous les pays.

Les feuilles de tabac sont grandes, ovales, sessiles, pubescentes; les fleurs sont roses, grandes et belles; l'odeur est vireuse, la saveur âcre.

MM. *Posselt* et *Reimann* ont trouvé dans les feuilles de tabac : *nicotine*, *nicotianine*, *extractif*, *gomme*, *chlorophylle*, *albumine végétale*, *gluten*, *amidon*, *acide malique*, *citrate* et *malate de chaux*.

La nicotine est le principe actif du tabac; elle y paraît exister à l'état de combinaison. Le tabac fermenté en contient moins, quoiqu'il soit plus odorant; c'est qu'une partie de la nicotine a été détruite par la fermentation; mais l'ammoniaque qui s'est formée a mis en liberté une partie de la nicotine.

La nicotianine, d'après les observations de MM. *Henry* et *Boutron-Charlard*, est une espèce d'essence solide qui doit les propriétés qu'on lui a attribuées à son mélange avec de la nicotine.

Dans la poudre de tabac préparé, l'ammoniaque est à l'état de sel; la nicotine est en partie libre, en partie à l'état de sel neutre ou basique; c'est à ces deux sels que le tabac en poudre doit la propriété de surexciter la membrane muqueuse du nez.

Les feuilles de tabac donnent de 19 à 27 % de cendres, qui sont généralement très-*siliceuses*; elles renferment, en outre, du carbonate de chaux, de la potasse, de la soude et différents sels (1).

(1) Analyse des cendres de tabac, d'après M. *Hertwig* :

	Tabac de la Havane.	Tabac de Hanovre.
Carbonate de potasse	6,18	»
— de soude	1,94	1,61
Sulfate de potasse	»	11,11
— de soude	7,39	1,09
Chlorure de sodium	8,64	9,24
Carbonate de chaux	51,38	40,00
— de magnésie	7,09	4,27
Phosphate de chaux, de magnésie, de fer, de manganèse et d'alumine	9,04	17,95
Silice	8,26	15,29
	99,92	100,56

Les tabacs les plus estimés sont ceux de *Cuba* (1), du *Maryland*, de *Virginie*.

Analyse des cendres de plusieurs espèces de tabacs de Hongrie par MM. *Will* et *Fresenius*.

	1	2	3	4	5	6	7	8	9	1
Potasse	23,33	22,90	22,63	14,48	5,77	13,62	6,28	6,01	7,35	6,55
Soude	1,81	»	»	»	»	0,19	»	»	»	»
Chaux	22,19	18,51	25,29	22,16	30,08	30,99	31,98	31,74	27,09	27,44
Magnésie	5,79	5,79	5,93	12,51	9,80	7,71	9,46	10,01	10,31	7,46
Chlorure de sodium	0,73	4,44	7,59	9,07	2,27	2,46	2,99	2,06	4,38	1,51
— de potassium	»	»	3,98	3,12	6,00	»	2,88	2,10	2,05	1,74
Phosph. de peroxyde de fer	7,04	4,50	5,19	5,41	4,27	3,02	3,37	4,32	5,19	3,69
— de chaux	»	»	»	»	»	4,16	»	»	»	»
Sulfate de chaux	5,16	4,50	5,22	8,04	5,60	3,92	4,34	3,94	6,46	3,00
Silice	14,16	13,73	5,35	4,75	6,54	3,58	3,59	4,03	5,72	7,04
Acide carbonique	10,45	9,11	14,78	15,90	15,09	21,95	22,69	17,08	17,39	17,49
Carbone et sable	10,31	13,50	4,73	6,46	13,72	8,04	11,62	19,36	13,80	23,75
	100,97	96,98	100,69	101,90	99,14	99,64	99,20	100,65	99,74	99,67

(1) Parmi les tabacs que produit cette île, le tabac de *la Vuelta de abajo*, qui est le vrai tabac de la Havane, est le plus fin comme le meilleur de tous les tabacs.

En France, la culture du tabac est réglementée, on en récolte annuellement environ 10 millions de kilog. dans les départements d'Ille-et-Vilaine, du Lot, de Lot-et-Garonne, du Nord, du Pas-de-Calais, du Haut et Bas-Rhin (Alsace).

Usages. — L'usage du tabac est devenu presque général, et sa consommation n'a fait que s'accroître chaque année (1). Coupé en lanières très-fines ou roulé en cigares, il est employé *à fumer*; en *poudre*, *à priser* (2); roulé en espèce de boudins, *à chiquer*.

En médecine, on emploie le tabac qui a subi une fermentation. En poudre, on s'en sert comme sternutatoire; on l'ordonne en fumigations dans le rectum chez les noyés et asphyxiés; on l'administre en lavements à la dose de 2 à 4 gr. dans la paralysie, la léthargie; à l'extérieur, on en fait usage contre la vermine; c'est un remède populaire pour guérir la gale et les dartres.

(1) En France, la consommation du tabac est libre au profit de l'État, qui en retire annuellement un impôt de 90 à 100 millions de francs sur 20 à 25 millions de kilog. de tabac.

La consommation individuelle en France est de 511 gr., sur lesquels il y a 198 gr. de tabac à priser et 313 gr. de tabac à fumer; ce qui montre que l'habitude de fumer est à celle de priser comme 158 est à 100.

Un Français consomme autant de tabac qu'un Russe, deux fois plus qu'un Italien, mais trois fois moins qu'un Allemand ou un Hollandais, et quatre fois moins qu'un Belge.

(2) Les tabacs à priser, ceux de Virginie, du Lot, du Lot-et-Garonne, renferment le plus de nicotine, comme le montrent les expériences de M. *Schloesing*, qui a déterminé la nicotine de différentes espèces de tabac, et est arrivé aux résultats suivants:

Tabac du Lot, séché à 100°c	7,96 °/₀ de nicotine.	
— du Lot-et-Garonne	7,34 »	
— de Virginie	6,87 »	
— du Nord	6,58 »	
— d'Ille-et-Vilaine	6,29 »	
— de Kentucky	6,09 »	
— du Pas-de-Calais	4,94 »	
— d'Alsace	3,21 »	
— de Maryland	2,29 »	
— de la Havane	moins de 2 °/₀.	
Cigares à 15 cent	2,07	Quantités obtenues au laboratoire de la manufacture de Paris.
Tabac en poudre	2,04	

Falsifications. — Quoique le monopole du tabac existe en France, il n'en est pas moins sujet de temps à autre à des falsifications, provenant quelquefois du fait de débitants ou d'employés de la régie. Néanmoins ces coupables sophistications sont faites le plus souvent sur des tabacs que l'on vend ensuite sous le nom de *tabacs de contrebande*, que certains amateurs s'efforcent de regarder comme plus fins et plus purs que les qualités fournies par la régie.

La fraude la plus générale et la plus habituelle (1) consiste à maintenir le tabac dans un endroit humide, ou à le *mouiller* pour en augmenter le poids (2). Le simple examen suffit à cette appréciation.

(1) D'après un travail du docteur *W. Lindes*, de Berlin, le tabac à fumer est celui qui éprouve le moins de traitement chimique; il est d'ailleurs difficile, depuis que les cigares sont très-répandus, d'y mêler des substances nuisibles.

Il n'en est pas de même du tabac à chiquer, auquel on donne sa couleur sombre et son brillant par une ébullition dans une eau concentrée où l'on a fait macérer le tabac à fumer additionné d'un mélange de *sulfate de cuivre* et de *sulfate de fer*.

Le tabac à priser subit encore des mélanges plus nombreux et des préparations plus nuisibles à la santé; on y ajoute les substances qui entrent dans la composition des sauces, comme le *sel marin*, le *sel ammoniac*, la *potasse*, le *salpêtre*, la *crème de tartre*, le *suc de tamarin*, le *miel*, la *mélasse*, le *marc de raisin*, le *vinaigre*, etc.; et des substances très-nuisibles, pour colorer diverses espèces.

(2) En 1846, un entreposeur de tabacs fut cité devant les tribunaux comme prévenu de détournement et de soustraction de tabacs à l'aide du mouillage. Voici comment l'opération était faite : On retirait d'un colis que les employés de la régie venaient de mettre en vente une certaine quantité de tabac en poudre; on disposait dans le fond d'un colis vide une première couche qui était arrosée d'eau, puis une seconde couche, une troisième qui était arrosée de la même façon, et ainsi de suite, jusqu'à ce que le quart, la moitié du colis, tantôt plus, tantôt moins, eussent été ainsi préparés. Cette manipulation se renouvelait plus ou moins selon le débit. Souvent elle avait lieu plusieurs fois le même jour, et, à chaque fois, l'entreposeur faisait enlever du colis et mettre de côté dans un sac une quantité de tabac égale en poids à la quantité d'eau employée. Celle-ci était ordinairement de 8 ou 10 kilog. par chaque grand colis, et de 5 à 6 kilog. par chaque petit colis. La même manipulation s'est continuée pendant six ans environ; seulement elle était suspendue pour quelques jours lors de la visite des inspecteurs. L'entreposeur vendait ou faisait vendre, pour son compte personnel, sous le nom de tabac

On a vendu, en France, des tabacs frauduleusement mélangés avec la *poudre de diverses feuilles*, ou avec ces mêmes *feuilles hachées* (1) ; des tabacs mêlés avec de la *potasse*, du *sel marin*, du *sel ammoniac*, du *noir de fumée*, du *noir d'ivoire*, de l'*ocre rouge*, de la *sciure de bois d'acajou*, de la *couperose verte* et *bleue*, de l'*alun* (2), de la *rapure de tan* (3), de la *poudre de mottes à brûler* (4), du *marc de café* (5).

d'*excédant*, les tabacs retirés du colis, soit aux débitants à raison de 6 fr., 6 fr. 25 cent., 6 fr. 50 cent. le kilog., soit aux consommateurs à raison de 7 fr.

(1) D'après *Ebermayer*, on a remplacé quelquefois les feuilles de tabac par celles d'autres espèces, telles que les *nicotiana fruticosa*, *rustica*, *paniculata*, *glutinosa*, etc. Les feuilles de ces variétés sont toutes pétiolées.

A Londres, en 1844, on a condamné à 1,200 fr. d'amende un homme qui fabriquait des cigares prétendus de la Havane avec des *feuilles de rhubarbe* roulées dans du papier.

Nous avons eu à examiner des tabacs de contrebande qui étaient fabriqués avec des feuilles ramassées dans les jardins publics, et qui contenaient des immondices de toute nature. Pour les faire fermenter, on se servait des liquides les plus sales, qui devaient, au dire de certaines personnes, donner du *montant* à la préparation.

En 1843, nous fûmes chargé d'examiner une poudre vendue comme tabac : elle n'était composée que de *poudres végétales* très-ténues, de *noir d'os* et de *sable de grès*.

(2) En 1844, à la suite d'une saisie opérée par les employés de la régie, le sieur C... et la veuve L... furent cités devant le tribunal de police correctionnelle (huitième chambre) pour avoir fabriqué et vendu un faux tabac, composé de sciure de bois d'acajou, de noir d'ivoire, de sel ammoniac, de couperose, de potasse et d'alun. Ils furent condamnés à 1,000 fr. d'amende pour la vente de cette poudre, à 3,000 fr. pour la fabrication, et à deux ans de contrainte par corps.

(3) Plusieurs débitants ont été suspendus pour avoir mêlé au tabac de régie de la râpure de tan.

Récemment, un entreposeur de tabacs a échappé par le suicide à une poursuite dirigée contre lui pour avoir falsifié avec le tan et le noir animal le tabac qu'il était chargé de livrer aux débitants. Dans une perquisition faite à son domicile par les commissaires de l'administration, on trouva une quantité considérable de ces substances étrangères et les instruments qui servaient à la falsification

(4) En 1846, le sieur L... fut cité devant le tribunal de police correctionnelle pour avoir fabriqué une poudre composée de sel ammoniac, de noir d'ivoire, de poudre de mottes à brûler, et destinée à être mêlée au tabac de la régie dans la proportion de 50 %. Le tribunal condamna le

Il n'est pas jusqu'aux insulaires des Maldives qui n'aient vendu des carottes de tabac fourrées de *fiente* très-sèche et fort bien préparée.

M. le professeur *Otto*, de Copenhague, a signalé un tabac dit Macouba, fraudé avec 16 à 20 °/₀ de *minium*. Cette dangereuse falsification ne fut connue qu'après la mort d'un botaniste danois très-distingué, qui, ayant usé d'un pareil tabac, succomba victime d'une intoxication saturnine.

Une pareille fraude serait décelée en mettant à la surface de l'eau une certaine quantité du tabac suspect ; on verrait de suite l'oxyde de plomb se précipiter. Il serait préférable d'avoir recours à la calcination, de traiter les cendres par l'acide nitrique étendu ; la solution acide évaporée à siccité et reprise par l'eau serait essayée par les réactifs convenables.

On a retrouvé aussi dans le tabac de l'*orpiment*, du *cinabre*, destinés, sans doute comme le minium, à colorer diverses espèces.

On dit même avoir parfois constaté dans le tabac la présence du *sulfure d'antimoine*.

Pour essayer les tabacs suspectés de fraude, on les distille dans une cornue, avec de l'eau distillée additionnée d'une petite quantité de potasse à l'alcool ; et on recherche la présence de la nicotine dans le liquide qui a passé à la distillation.

Nous avons tiré un grand parti, dans l'examen des tabacs falsifiés, de la manière dont il se comporte avec l'eau, de l'emploi du microscope, de la calcination.

sieur L... à 2,000 fr. d'amende, à un an de contrainte par corps, et à la confiscation de tous les objets saisis.

En 1851, le sieur H..., débitant de tabac, traduit en police pour avoir mêlé au tabac du *poussier de mottes*, fut condamné à trois mois de prison et 50 fr. d'amende.

(1) En Belgique, où le monopole du tabac n'existe pas, M. *Acar* a trouvé une quantité assez forte de marc de café dans un des échantillons de tabac en poudre qui furent soumis à son examen. La débitante, interrogée sur cette falsification, avoua que depuis longtemps elle la pratiquait, sur le conseil d'un débitant de Paris dont le bureau a la réputation de posséder un tabac de choix.

Du reste, en Belgique, on a encore trouvé dans le tabac en poudre du *sel marin*, du *chlorure de calcium*, de la *brique* ou du *verre pilé*.

TACAMAQUE ou TACAMAHACA.

C'est une résine qu'on tire d'un arbre d'Amérique ; on lui donne aussi les noms de *baume de Marie* ou *baume vert*, à cause de sa couleur. Il y en a de deux sortes : la première est dite *en coque;* l'autre est dite *en grain ;* c'est celle que l'on trouve le plus communément dans le commerce, mais la première est la meilleure qualité. La résine en coque est un peu grasse, molle, pâle, jaune ou verdâtre, d'une odeur pénétrante, mais très-agréable, ressemblant assez à celle de la lavande et de l'ambre gris ; sa saveur est aromatique. Elle découle, dit-on, naturellement du fruit de l'arbre, tandis que la seconde qualité, celle qui se trouve dans le commerce, découle du tronc, par suite d'incisions qui y sont pratiquées ; par conséquent, elle est inférieure à la précédente ; elle est en grains, demi-transparente, blanchâtre, jaunâtre, brunâtre ou verdâtre ; mais l'odeur ou la saveur sont bien inférieures à la saveur et à l'odeur de la bonne qualité.

Le vrai baume de Marie se dissout parfaitement dans l'alcool, l'éther et les alcalis quand il est pur, et par ce moyen on peut facilement reconnaître son mélange avec d'autres matières étrangères, telles que la *colophane* ou des résines de qualités inférieures. Ces falsifications sont aussi décelées par l'odeur particulière qu'exhale le mélange lorsqu'on le projette sur des charbons ardents.

TABLETTES D'ACIDE CITRIQUE.

Les tablettes d'acide citrique ou pastilles de citron se préparent avec 12 gram. d'*acide citrique*, 500 gram. de *sucre* très-blanc, 16 gouttes d'*essence de citron*, et suffisante quantité de *mucilage de gomme adragante*.

Usages. — Ces tablettes sont données comme rafraîchissantes ; l'acide qui en fait partie jouit de la propriété, d'après *Hallé*, de diminuer la sueur fébrile, tandis que l'acide acétique l'augmente.

Altérations. — Préparées avec du sucre impur, elles sont susceptibles d'attirer l'humidité de l'air, *de se piquer*. On doit les rejeter lorsqu'elles présentent ces caractères.

Falsifications. — Les tablettes d'acide citrique sont falsifiées, suivant *Mérat* et *Delens*, *avec l'acide tartrique* ou avec *l'acide oxalique*. Cette fraude est facile à reconnaître : on fait dissoudre les tablettes dans l'eau distillée, on filtre pour séparer le mucilage, on concentre la liqueur filtrée, puis on y verse une solution saturée de chlorure de potassium; si les tablettes on été préparées avec l'acide citrique, elles ne donnent pas lieu, par l'agitation, à la formation d'un précipité cristallin; si, au contraire, elles ont été préparées avec l'acide tartrique ou avec l'acide oxalique, on obtient des précipités de tartrate ou d'oxalate acidule de potasse (*crème de tartre* ou *sel d'oseille*).

L'oxalate acidule de potasse jouit de la propriété de donner avec l'eau de chaux un précipité d'oxalate de chaux, soluble dans un excès d'acide nitrique; avec le chlorure de platine, un précipité jaune serin; le résidu de l'évaporation fournit par la calcination du carbonate de potasse.

On peut reconnaître à l'aide de l'eau de chaux si on a obtenu soit du tartrate de potasse, soit de l'oxalate de potasse. En effet, le tartrate de potasse donne avec l'eau de chaux un précipité soluble dans un excès d'acide tartrique; il n'en est pas de même de l'oxalate de chaux, qui est insoluble dans l'acide oxalique.

TABLETTES DE GOMME ARABIQUE.

Ces tablettes se préparent avec la *poudre de gomme arabique*, 500 gram.; le *sucre très-blanc* en poudre, 1,500 gram.; l'*eau de fleurs d'oranger*, 64 gram.; on fait un mucilage avec une partie de la gomme, et laver l'eau de fleur d'oranger, divisant ensuite en pastilles du poids de 8 décigram., qui doivent contenir deux décigram. de gomme.

Usages. — Les tablettes de gomme sont émollientes, calmantes, adoucissantes et restaurantes ; elles conviennent dans les inflammations, les irritations, les épuisements; on les administre dans les maladies de poitrine, de l'estomac, des voies urinaires etc.

Falsifications. — Le prix de la gomme blanche étant assez élevé, on a substitué aux tablettes de gomme préparées d'après la formule du codex, des tablettes *dites* de gomme, où ce médicament n'entre que pour former le mucilage nécessaire à lier le sucre et à le convertir en tablettes. On peut reconnaître cette fraude en faisant dissoudre dans l'eau une quantité donnée de ces tablettes; lorsque la dissolution est complète, on précipite la gomme par une quantité convenable d'alcool; on la recueille sur un filtre, on la lave à l'alcool; puis, lorsqu'elle est bien séparée de la matière sucrée, on la traite à 100° par de l'eau distillée; on fait ensuite évaporer au bain-marie la solution gommeuse qui fournit la gomme qu'elle tenait en solution, et on en détermine le poids.

TABLETTES DE GUIMAUVE.

Ces tablettes sont préparées en prenant : *poudre de racine de guimauve*, 60 gram.; *sucre très-blanc*, 420 gram.; *eau de fleurs d'oranger*, 48 gram. ; *mucilage de gomme adragante*, suffisante quantité, et convertissant le tout, suivant les règles de l'art, en pastilles du poids de 1 gram., contenant environ un huitième de poudre.

Usages. — Ces pastilles, comme la guimauve elle-même, sont employées comme calmantes, émollientes, pectorales, dans les affections avec irritation et inflammation.

Altérations. — Ces pastilles mal préparées et avec du sucre qui ne serait pas très-pur, ou bien conservées dans un lieu humide, s'altèrent et se piquent ; on doit alors les rejeter.

Falsifications. — La saveur fade, douce et mucilagineuse de la guimauve, saveur qui pour quelques personnes n'a rien d'agréable, a donné l'idée malheureuse de substituer aux tablettes de guimauve des tablettes préparées avec le *sucre* et de la *gomme arabique*, laissant de côté le principe médicamenteux ordonné par le médecin.

On reconnaît que les tablettes sont préparées sans guimauve en les faisant dissoudre dans l'eau, jetant sur un filtre la solution qui laisse sur le papier et la gomme adragante et la poudre de guimauve; lorsque le sucre est séparé par un ou deux lavages, on recueille le dépôt, et on l'essaye par les alcalis; la poudre de guimauve recueillie à part, mise en contact avec l'ammoniaque liquide, avec la soude ou la potasse, acquiert une coloration jaune, caractéristique, que ne prend pas la gomme adragante.

TABLETTES D'IPÉCACUANHA. — V. Pastilles d'ipécacuanha.

TAMARIN.

Le tamarin est le fruit du tamarinier (*Tamarindus indica*), arbre de la famille des légumineuses, qui croît dans les pays intertropicaux, et jusqu'au 30e degré de latitude nord.

Le fruit parvenu à maturité renferme une pulpe sucrée, aigrelette, filamenteuse, ayant un goût de raisiné, une couleur brun rougeâtre, et agréable à manger quand elle est fraîche. Cette pulpe est seule usitée.

La pulpe de tamarin présente des aspects divers selon sa provenance.

Le tamarin d'*Égypte* est en gâteaux ou en pâte, assez secs, un peu gras.

Le tamarin de l'*Inde* est en pâte de couleur noire, mais un peu rougeâtre; il est moins estimé que le précédent.

La pulpe de tamarin a la composition suivante : *acide citrique*, 9,40; *acide tartrique*, 1,55; *acide malique*, 0,45; *bitartrate de potasse*, 3,25; *sucre*, 12,50; *gomme*, 4,70; *pectine*, 6,25; *parenchyme*, 34,35; *eau*, 27,55.

Usages. — Le tamarin est assez fréquemment employé en médecine, à petite dose, sous forme de boisson acide et rafraîchissante; à haute dose, il purge.

Altérations. — Souvent la pulpe de tamarin contient du *cuivre* provenant des bassines dans lesquelles on l'a préparée. La présence de ce métal est importante à constater; pour y parvenir, on plonge dans la pulpe une lame de fer décapée, sur laquelle le cuivre, s'il y en a, viendra se déposer.

Un autre moyen consiste à incinérer une partie de tamarin, à traiter les cendres par l'acide nitrique, étendre et soumettre la liqueur aux réactifs propres à déceler la présence du cuivre.

Falsifications. — Lorsque le tamarin fut à un prix élevé, on en fabriqua une sorte formée de *pulpe de pruneaux noirs*, de *mélasse*, d'*acide tartrique* ou de *bitartrate de potasse*, et même d'*acide sulfurique*.

En 1844, M. *Giovanni Ruspini* a signalé la falsification du tamarin par le *charbon animal*, ajouté sans doute dans le but de colorer davantage. Ce tamarin avait une belle couleur noire, très-brillante; sa pâte était onctueuse. Il fut délayé dans douze fois environ son volume d'eau, et après l'avoir agité, le liquide fut décanté et le résidu repris par de nouvelle eau; finalement on put recueillir comme résidu une poudre noire, ayant tous les caractères physiques du charbon animal, qui noircissait les mains, et qui, traitée par l'acide nitrique étendu, se dissolvait en partie avec effervescence. Cette solution donna un précipité blanc avec l'oxalate d'ammoniaque.

TANNIN. — V. ACIDE TANNIQUE.

Nous ajouterons ici à l'article *Acide tannique* (t. I, p. 47), qu'il a été vendu, en 1847, à un négociant en vins de Champagne (1), sous le nom de *tannin blanc distillé*, un liquide qui ne contenait pas un atome de tannin, et qui consistait en une dissolution aqueuse d'*alun*, contenant 20 gr. de ce sel par litre.

Le nom de tannin distillé aurait dû faire suspecter la nature de ce produit, car on sait que le tannin est fixe et ne passe pas à la distillation; une liqueur distillée ne pourrait en contenir une petite quantité qu'autant qu'il y en aurait eu d'entraîné mécaniquement par une vive ébullition.

TAPIOKA.

Espèce de fécule préparée en faisant sécher sur des plaques chaudes la *moussache* ou fécule exotique, extraite de la racine du *jatropha manihot* (euphorbiacées).

Le tapioka est en grumeaux irréguliers, blancs et quelquefois rougeâtres, très-durs et un peu élastiques, composé de grains agglomérés. Gonflé et délayé dans l'eau, il donne une dissolution qui bleuit fortement par l'iode. Il n'est pas entiè-

(1) Le tannin sert à prévenir la *graisse* des vins de Champagne.

rement soluble dans l'eau, et fournit un empois visqueux, demi-transparent, inodore et d'une saveur fade.

Le tapioka *factice* est formé avec la fécule de pomme de terre imbibée d'eau, que l'on projette sur des plaques de cuivre rouge chauffées à 100°. Ce tapioka est en morceaux arrondis, presque réguliers, d'une structure homogène et non granulée, plus blancs, moins opaques et plus faciles à rompre sous la dent que ceux du précédent. Il donne avec l'eau bouillante un empois opaque d'une saveur fade; il bleuit avec l'iode.

Le tapioka factice peut contenir du *cuivre* provenant des plaques de ce métal servant, comme nous venons de le dire, à sa préparation. Si l'on n'a pas la précaution d'enlever les grains de fécule humide qui adhèrent à la surface de ces plaques, ils s'imprègnent d'hydrate et de sous-carbonate de cuivre, dont une petite quantité suffit pour rendre vénéneuse une grande masse de tapioka; ou bien, si la fécule employée est quelque peu fermentée, la plaque de cuivre est légèrement attaquée, et le tapioka s'imprègne d'une petite quantité d'acétate de cuivre. Il n'en faut pas davantage pour rendre cet aliment toxique, et, comme on en a eu l'exemple en 1843, des symptômes d'empoisonnement ne tarderaient pas à se manifester après l'ingestion d'un potage qui aurait été préparé avec cette fécule ainsi altérée.

Pour déceler le cuivre dans le tapioka, il suffira de faire avec cette substance une bouillie claire, d'y ajouter quelques gouttes de vinaigre, et de plonger dans ce mélange une lame de fer décapée; s'il y a du cuivre, la lame se recouvrira d'une couche de cuivre métallique; ou bien le liquide filtré prendra par le cyanure jaune une couleur brun marron.

TARTRATE (BI) DE POTASSE. — V. CRÈME DE TARTRE.

TARTRATE NEUTRE DE POTASSE.

Ce sel, appelé aussi *tartre tartarisé, sel végétal*, est blanc, d'une saveur amère, désagréable; il cristallise en prismes rectangulaires courts, terminés par un sommet dièdre, et qui ne contiennent pas d'eau de cristallisation; ces cristaux sont inaltérables à l'air. Il est très-soluble dans l'eau, plus à chaud qu'à froid. Sa densité est de 1,557.

Usages. — Il est employé en médecine, à faible dose, comme diurétique et fondant ; à plus haute dose, comme purgatif.

Altérations. — Le tartrate de potasse peut contenir du *cuivre*, du *fer*, provenant des bassines dans lesquelles il a été préparé ; il peut contenir aussi des *chlorures*, des *sulfates*, notamment du *sulfate de soude*.

Sa dissolution sera colorée en bleu par le cyanure jaune s'il contient du fer, et en beau bleu par l'ammoniaque s'il y a du cuivre ; la présence de ce dernier métal pourra être également décelée à l'aide d'une lame de fer décapée.

Les chlorures seront reconnus par le précipité blanc, caillebotté, que produira le nitrate d'argent dans une dissolution du sel, et les sulfates par celui que donnera le chlorure de baryum.

Quelquefois le tartrate de potasse n'est qu'un mélange de *crème de tartre* et de *potasse*. Sa solution aqueuse laisse alors un dépôt blanc, pulvérulent, qui donne avec une nouvelle quantité d'eau une liqueur acide au papier de tournesol.

Si ce dépôt se dissout dans l'acide acétique étendu, et donne, par le refroidissement, de petits cristaux aiguillés, insipides, on peut conclure à la présence du *tartrate de chaux*.

Si ce résidu, insoluble dans l'eau bouillante, donne, avec l'acide sulfurique concentré, une masse saline, soluble dans l'eau chaude, et précipitable en flocons volumineux par l'ammoniaque, on peut être assuré de la présence de l'*alumine*. Enfin un résidu insoluble dans l'eau ou dans les acides et rude au toucher dénotera la *silice*.

TARTRATE DE POTASSE ET D'ANTIMOINE. — V. Émétique.

TARTRATE DE POTASSE ET DE SOUDE.

Le tartrate de potasse et de soude, appelé aussi *sel de seignette*, *sel de la Rochelle*, est incolore, inodore, d'une saveur légèrement amère. Il cristallise en gros prismes à 8 ou 10 faces inégales, translucides; mais le plus ordinairement les prismes semblent avoir été coupés dans la direction de leur axe, ce qui a fait dire aux anciens chimistes que ce sel cristallisait en *tombeaux*. Ces cristaux s'effleurissent légèrement à l'air. Il est soluble dans l'eau chaude plus que dans l'eau froide, et insoluble dans l'alcool. Sa densité est de 1,757.

Usages. — Le sel de seignette est employé en médecine comme purgatif; il peut remplacer avec avantage le sulfate de soude.

Altérations et falsifications. — Le tartrate de potasse et de soude peut contenir accidentellement du *cuivre;* on lui substitue quelquefois les *sulfates de soude* ou *de potasse*, les *chlorures de sodium* ou *de potassium*. Sa dissolution aqueuse prendra, par l'ammoniaque en excès, une coloration bleue plus ou moins sensible s'il y a du cuivre.

Dans le cas de la présence d'un sulfate alcalin, il donnera avec l'acétate de plomb un précipité blanc, insoluble dans l'acide nitrique; le tartrate de plomb, au contraire, s'y dissout. Les chlorures seront décelés par le nitrate d'argent.

TARTROBORATE DE POTASSE. — V. Crème de tartre soluble.

TÉRÉBENTHINES.

On donne le nom de *térébenthines* aux sucs résineux liquides ou concrets tirés pour la plupart des pins et des sapins, arbres de la famille des conifères. Ces composés naturels d'huile essentielle et de résine sont usités dans les arts et en médecine.

On trouve, dans le commerce, trois espèces de térébenthines : 1° *térébenthine de Bordeaux;* 2° celle *de Strasbourg;* 3° celle *de Venise.*

M. *Guibourt* a donné les caractères distinctifs de ces sucs résineux purs et de ceux qui pourraient être sophistiqués.

La *térébenthine commune* ou *de Bordeaux* est épaisse, grenue, opaque, d'un jaune clair, d'une odeur particulière, pénétrante; sa saveur est âcre et amère; elle est fournie par les *pinus maritima* et *sylvestris*.

La térébenthine qui coule pendant l'hiver est solide et moins riche en huile : c'est le produit appelé *galipot*.

La *térébenthine* de *Strasbourg*, ou de *Suisse*, est la seule qui soit employée en pharmacie : on la tire surtout de

Suisse. Elle est fournie par l'*abies pectinata;* elle est odorante, visqueuse, jaune, presque couleur de miel, transparente ou laiteuse, d'une saveur très-amère ; on la filtre, car elle ne dépose pas par le repos. Elle devient avec le temps comme vitreuse, sans se durcir complétement; on la distingue alors du *baume* ou *térébenthine* dite *de la Mecque*, dont elle a un peu l'aspect, en ce qu'une goutte de ce baume, jetée à la surface de l'eau, s'y étend, tandis qu'une goutte de térébenthine, jetée sur le même liquide, tombe au fond. Conservé dans un bocal, le baume forme une croûte à la surface; ce que ne fait pas la térébenthine.

La *térébenthine de Venise*, qui est la plus belle et la plus estimée, est fournie par le *pinus larix* (*larix europœa*) ; elle est assez liquide, d'un jaune verdâtre, d'une odeur plus supportable que les autres sortes ; sa saveur est amère et chaude. Elle est connue aussi sous les noms de *térébenthine au citron*, d'*Alsace*, des *Vosges*, de *Briançon*. Elle vient de la Styrie, de la Hongrie, du Tyrol et de la Suisse. Elle est liquide presque comme de l'eau ; son prix est plus élevé.

Pour obtenir ce suc résineux, on crève les cicatricules de l'écorce où elle est contenue, et l'on n'incise pas l'arbre jusqu'au cœur comme pour retirer la térébenthine de l'*abies pectinata*.

On connaît, outre ces trois espèces : 1° la *térébenthine de Chypre* ou *de Chio*, qui provient du *pistacea terebinthus* (térébinthacées). Cette térébenthine, qu'on ne trouve plus guère dans le commerce, est presque solide, inodore, d'une couleur jaune verdâtre, non transparente, nébuleuse, parfois opaque; sa saveur est peu marquée.

La *térébenthine de Boston*, qui est usitée en Angleterre, paraît provenir du *pinus australis*.

Il y a aussi la *térébenthine d'Amérique*, tirée du *pinus strobus;* celle de *Hongrie*, du *pinus mughos;* celle des *monts Carpathes*, du *pinus cimbra*.

Enfin, quelques auteurs considèrent comme des térébenthines le *baume du Canada*, fourni par l'*abies balsamea*, les *baumes de copahu* et *de la Mecque* (*V.* t. I, p. 98 et 102).

L'analyse des térébenthines a été faite par MM. *Unverdorben* et *Cailliot*. Voici les résultats obtenus par ce dernier chimiste :

	TÉRÉBENTHINE de STRASBOURG.	TÉRÉBENTHINE des VOSGES.
Huile volatile....................	33,5	32
Acide succinique et matière extractive.	0,85	1,22
Acide pinique....................... — sylvique......................	46,39	45,37
Résine insoluble dans l'alcool........	6,20	7,42
Abiétine...........................	10,85	11,47
Perte portant particulièrement sur l'huile volatile..................	2,21	2,5

Usages. — La térébenthine entre dans la composition des vernis, des mastics, etc. En pharmacie, on la fait entrer dans l'*eau térébenthinée*, dans l'*alcoolat de térébenthine composé* (baume de Fioraventi), dans *diverses pilules*, dans les *digestifs*, etc., etc.

TERRE FOLIÉE MINÉRALE. — V. Acétate de soude.

TERRE FOLIÉE VÉGÉTALE. — V. Acétate de potasse.

THÉ.

Le thé est la feuille desséchée d'un arbrisseau (*thea sinensis*) de la famille des caméliées, qui croît en Chine, au Japon, en Cochinchine et dans quelques contrées de l'Asie orientale et méridionale. Cet arbrisseau est rameux, toujours vert, communément de 1m,60 à 1m,95 d'élévation ; à feuilles alternes, elliptiques, aiguës, dentées et assez fermes, glabres, luisantes d'un vert assez intense, longues communément de 0m,05 ou 0m,08 et larges de 0m03. Les fleurs sont blanches, assez grandes, courtement pédonculées, solitaires ou réunies en petit nombre à l'aisselle des feuilles supérieures.

On divise le thé en deux grandes catégories : les *thés noirs* et les *thés verts* (1), qui, eux-mêmes, sont subdivisés en un cer-

(1) L'opinion la plus généralement admise maintenant est qu'il n'y a plus à douter de l'identité de l'arbuste à thé vert et à thé noir.

Il résulte d'une enquête faite à Londres par une commission parle-

tain nombre d'espèces et même de variétés, provenant du climat sous lequel l'arbrisseau a végété, de l'âge des feuilles, de l'époque de leur récolte et des préparations diverses qu'on leur a fait subir.

1° Thés noirs. — *Thé pekoë*, ou *pak-ho*, ou *pekao* ou *pekin.* C'est le plus fin, le plus aromatisé et le plus cher des thés noirs. Ses feuilles sont très-allongées, d'un noir argenté, et couvertes d'un léger duvet blanc et soyeux ; ses extrémités sont tachetées de noir, de gris et de blanc. Odeur douce, aromatique, que les Chinois augmentent encore en y mêlant quelques fleurs de l'*olea fragrans*, dont on trouve fréquemment des graines dans le pekoë. Son infusion est d'un beau jaune doré ; son goût ressemble un peu à celui de la noisette fraîche.

Thé pekoë d'assam. — Feuille plus large et moins allongée. Son infusion a une saveur, un parfum, un goût bien inférieurs à celle que fournit le pekoë chinois, désigné généralement sous le nom de *pekoë à pointes blanches.*

Thé pekoë orangé. — Très-menu, d'un noir foncé, mêlé de jaune orange; odeur agréable, quoiqu'elle ne paraisse pas

mentaire qui a entendu le président de la société commerciale des Indes orientales pour le commerce du thé, que les différentes nuances du thé envoyé en Europe sont le résultat d'un procédé de teinture que les Chinois font subir à cette feuille pour se conformer au désir des marchands européens; si bien qu'il ne leur en coûterait pas davantage de nous envoyer du thé jaune, rouge ou bleu, si telle était la mode.

Il paraît que cette manipulation consiste à ajouter, à la dernière cuisson, pour 7 livres de feuilles une demi-cuillerée à café d'un mélange pulvérulent, composé de 75 % de *sulfate de chaux* et de 25 % d'*indigo* passé à travers une mousseline très-fine. Le thé est roulé pendant une heure au moins avec cette mixtion, qui n'ôte ni n'ajoute rien à son arome : l'indigo donne la couleur, et le sulfate de chaux la fixe. Les Chinois appellent *younglin* la première de ces substances, et la seconde *acco.*

Cette addition d'indigo et de gypse ne constitue pas une falsification; c'est un usage du pays qui remonte peut-être à la fabrication première. Le thé reçoit ainsi une belle coloration verte. Dans quelques cas, comme l'a observé M. *Robert Warrington*, les Chinois substituent du bleu de Prusse à l'indigo ; c'est alors que la coloration peut offrir des dangers. Il paraît d'ailleurs que les Chinois ne l'ignorent pas, et qu'ils ne consomment pas chez eux ces espèces de thés verts, destinés exclusivement à l'exportation.

naturelle. Ce thé, mélangé avec du congo, se vend à Londres sous la dénomination assez connue de *howqua mixture*.

Thé congo, ou *koong-foo* ou *camphou*. — Feuilles minces, courtes, d'un noir grisâtre. Infusion assez claire, d'un goût assez agréable.

Thé souchong ou *seaou-chung*. — Feuilles un peu plus larges que celles du congo, minces et tant soit peu concassées. C'est le plus fort des thés noirs. Infusion claire, dorée, d'une saveur douce.

Thé pouchong, ou *paou-chung* ou *padrea*. — Feuilles larges, longues et bien roulées, mélangées d'une assez grande quantité de pétioles. Odeur très-suave. Infusion verte, un peu ambrée.

Thé Bohea ou *Woo-e* ou *boui*, *bou* (1). — Peut se classer en deux espèces différentes :

Le *Bohea de Fokien* et le *Bohea de Canton*. Mélange de feuilles de toutes sortes, larges, plates, inégales, d'une couleur brun clair et verdâtre, toujours mêlées de poussière et de petits fragments de pétioles. Infusion rougeâtre, peu sapide, ayant parfois un goût de fumée ; elle laisse déposer une espèce de sédiment noir.

2° Thés verts. — *Thé hyson* ou *he-chun*. — Feuilles longues, étroites, charnues, bien tournées en spirale, d'un vert grisâtre, fortement roulées longitudinalement sur elles-mêmes. Cette sorte est ordinairement très-lourde, quoique très-sèche et facile à briser. Odeur suave et aromatique. Infusion limpide, d'une nuance jaune citron. C'est, de tous les thés verts, le plus généralement estimé.

Thé hyson junior ou *yu-tseen*. — Feuilles très-petites, délicates, bien crispées, d'un vert jaunâtre, d'un parfum très-doux ressemblant un peu à la violette.

Thé hyson-schoulang ou *tchulan*. Présente les mêmes caractères que le thé hyson ; son odeur suave est due, suivant quelques auteurs, à ce qu'on y mêle des fleurs de l'*olea fragrans*.

(1) Autrefois tous les thés noirs étaient désignés sous ce nom, qui dérive de celui d'un canton de la province de Fokien d'où on le tire principalement. Aujourd'hui cette sorte seule a conservé cette désignation.

Thé hyson skin. — Feuilles d'un jaune brunâtre, à peine roulées, mêlées souvent de graines de thé. Odeur presque nulle, goût un peu ferrugineux. Infusion jaune foncé un peu trouble.

Thé poudre à canon, ou *gun powder* ou *chou-cha.* — Cette sorte n'est autre que le hyson soigneusement trié et formé des feuilles les mieux roulées en petites boules très-serrées. Elle est très-lourde, d'un vert un peu noirâtre. Infusion limpide, d'un vert doré.

Thé impérial. — Formé, comme le précédent, du triage de l'hyson; seulement il est en grains beaucoup plus gros. Feuilles roulées en boules serrées et dures, de manière à présenter l'apparence de perles. Elles sont d'un vert argenté et d'une saveur agréable.

Thé tonkay ou *tun-ke* ou *songlo.*—Feuilles larges, jaunâtres, mal roulées; c'est le bohea des thés verts; odeur assez forte; infusion jaune foncé, claire, d'une saveur âpre.

D'après M. *Mulder*, 100 p. de thé de Chine renferment :

	Thé vert.	Thé noir.
Huile essentielle	0,79	0,60
Chlorophylle	2,22	1,84
Cire	0,28	»
Résine	2,22	3,64
Gomme	8,56	7,28
Tannin	17,80	12,88
Théine (*ou* caféine)	0,43 (1)	0,46

(1) M. *J. Stenhouse* a trouvé une proportion double de théine ; ainsi il a obtenu pour 100 p. de thé·

Hyson	1,05
Tonkay	0,98
Congo	1,02
Assam	1,27

A l'aide d'un procédé d'extraction de la théine, qui paraît plus avantageux, M. *Peligot* a obtenu des nombres doubles de ceux de M. *Stenhouse* savoir, pour 100 p. de thé:

Poudre à canon	2,34
Id.	3,00
Hyson	2,79
Mél. à parties égales de souchong, poudre à canon, hyson, impérial, pekoë	2,93

Matière extractive	22,80	19,88
— foncée	»	1,48
Matière colorante du thé séparée par l'acide chlorhydrique	23,60	19,12
Albumine (1)	3,00	2,80
Fibre	17,08	28,32
Cendres	5,56	5,24

Suivant M. *Peligot*, auquel on doit d'intéressantes recherches sur la composition chimique du thé, les thés noirs contiennent, en moyenne, 10, et les thés verts 8 % d'eau. Il a trouvé que 100 parties des thés dont les noms suivent, contiennent en parties solubles dans l'eau bouillante :

		Thé pris à l'état sec.	Thé pris à l'état ordin.
THÉS NOIRS.	Souchong fin	45,7	40,3
	Id.	46,0	40,7
	Souchong ordinaire	41,8	37,3
	Id.	40,3	36,0
	Pekoë	34,6	31,3
	Id.	38,1	34,5
	Pekoë orange	48,7	44,5
	Id.	46,8	42,8
	Pouchong	42,8	39,0
	Congo	40,9	36,8
	Bohea	44,4	39,8
	Assam	45,4	41,7
THÉS VERTS.	Poudre à canon	51,9	48,5
	Id.	50,2	46,9
	Impérial	43,1	39,6
	Id.	47,9	44,0
	Hyson	47,7	43,8
	Hyson fin	46,9	43,1
	Schoulang	45,9	42,3
	Hyson junior	51,5	47,4
	Hyson skin	43,5	39,8
	Tonkay	42,2	38,4

En incinérant 100 p. de thé, le même chimiste a obtenu les quantités suivantes de cendres :

(1) L'albumine, suivant M. *Peligot*, serait de la *caséine*, et la proportion de cette matière, jointe à celle de la caféine, serait telle que le thé renfermerait jusqu'à 6 %,5 d'azote.

Souchong............	5,5	Moyenne 5 %.
Poudre à canon.......	5,5	
Pekoë...............	5,3	

Ces cendres ont une couleur un peu rougeâtre, due à une petite quantité d'*oxyde de fer* qui provient sans doute, en partie, des vases de fer employés à la torréfaction de la feuille. Elles renferment, en outre, des *sulfates*, *phosphates* et *chlorures alcalins*, et un peu de *silice*. Elles ne contiennent pas la moindre quantité de cuivre ; ce qui infirme l'opinion émise par quelques auteurs sur la présence d'un sel de cuivre auquel le thé vert devrait sa couleur.

L'infusion de thé est d'une couleur qui varie entre le jaune clair et le brun foncé, selon qu'elle a été faite avec du thé vert ou avec du thé noir. Concentrée et chaude, elle est limpide; mais en se refroidissant, elle se trouble, et elle tient alors en suspension une poudre grise très-divisée qui la rend comme laiteuse, et qui consiste en une combinaison de tannin et de théine, soluble dans l'eau chaude et insoluble dans l'eau froide; elle est insipide, quoique formée de deux matières très-sapides, l'une astringente, le tannin ; l'autre amère, la théine.

L'infusion séparée par la filtration de ce composé insoluble donne, avec le sous-acétate de plomb, un précipité jaune brun abondant qui renferme, en combinaison avec l'oxyde de plomb, toute la matière colorante, tout le tannin et un acide particulier.

L'infusion de thé vert contient moins de matière colorante que le thé noir, mais fournit plus de substances précipitables par le sous-acétate de plomb; le thé vert, quoique provenant du même arbuste, est préparé avec une feuille plus jeune et par conséquent moins ligneuse ; il est plus compacte, plus dense et en même temps plus sec que le thé noir.

En résumé, les principes que contiennent les infusions de ces deux sortes de thés sont les mêmes ; mais ils s'y trouvent dans des proportions un peu différentes, et comme ces proportions sont moins fortes dans le thé noir que dans le thé vert, celui-ci est plus actif.

Tous les thés fins destinés à l'exportation sont mis dans des caisses vernissées, doublées de lames d'étain, de plomb, de feuilles sèches ou de papier peint, afin d'en clore tous les interstices et de les rendre imperméables à l'air extérieur ; ces caisses sont, en outre, revêtues de nattes de bambou, très-serrées, ou recouvertes en peau ; mais ce dernier emballage ne se pratique que pour les thés fins envoyés en Russie et qu'on désigne sous le nom de *thés de caravane*.

Usages. — L'emploi du thé comme boisson alimentaire est tellement grand, surtout en Angleterre (1), qu'il donne lieu à un mouvement d'affaires considérable. Il n'y a pas d'exagération à porter à 200 millions le revenu annuel que ce seul article procure au céleste empire.

Administré à l'état de poudre, le thé est un excitant très-énergique.

Falsifications. — Le thé est l'objet de nombreuses falsifications, qui consistent principalement dans des colorations artificielles ou dans des substitutions de feuilles étrangères à celles du thé (2).

(1) Voici un aperçu approximatif de la consommation annuelle des différents États, en adoptant pour terme moyen l'année 1838.

	Thé consommé.
Russie	7,505,564,937 kil.
Angleterre	14,671,447
États-Unis	7,207,023
Hambourg, pour l'intérieur de l'Allemagne	800,000
Hollande	450,000
Brême, Frise et Haut-Wesel	215,500
France	113,674
Brésil	100,000
Belgique	69,224
Danemark, Suède et Norwége	65,000
Prusse (par Dantzick)	15,000
Naples	4,650
Autriche, par Trieste et Venise	3,500
États sardes	2,800
États romains	2,100
Toscane	2,000
Sicile	850

On ne fait pas entrer ici la consommation extrêmement minime de l'Espagne, du Portugal, de la Suisse et de l'Italie, tributaires, pour ce produit, de la France et de l'Angleterre.

(2) En 1847, les agents de l'excise ou des contributions indirectes ont saisi à Guildhall chez le sieur James St..., 13 livres de thé sophis-

D'après *Accum*, on a fait à Londres, il y a une trentaine d'années, un commerce considérable de thés falsifiés. Les marchands y mélangent les feuilles du *prunier sauvage* (*prunus spinosa*), du *frêne*, du *sureau*, de l'*aubépine*, du *mahaleb*, de l'*églantier*, du *laurier*, de divers arbres du genre *orme* (1), et les colorent soit en vert avec les *sels de cuivre*, soit en noir avec le *bois de campêche*.

La coloration en vert par les sels de cuivre se reconnaît au moyen de l'ammoniaque liquide, étendue de son poids d'eau, qui se colore en bleu, ou par l'eau chargée d'acide sulfhydrique qui noircit les feuilles; ou bien on calcine 1 p. de thé avec 3 p. de nitrate de potasse : on obtient un résidu, que l'on dissout dans l'eau acidulée ; la solution filtrée est éprouvée par les réactifs des sels de cuivre (cyanure jaune, ammoniaque, potasse, acide sulfhydrique).

Les thés colorés par le bois de campêche, étant rendus humides et frottés sur du papier blanc, y laissent des taches d'un noir bleuâtre, qui rougissent au contact d'un acide.

tiqué, préparé avec un mélange de différentes herbes ou d'arbustes et de thé qui avait déjà servi ; le tout, gommé et manipulé artistement, offrait l'aspect du thé hyson, très-recherché des amateurs.

L'alderman compta pour 8 livres au lieu de 13 le thé falsifié, et infligea à St... 40 livres sterling (1000 fr.) d'amende. Les larmes et les supplications de St... déterminèrent ensuite l'alderman à réduire l'amende à 10 livres sterling (250 fr.) ; mais ce fraudeur, se trouvant hors d'état de payer la somme, fut envoyé en prison.

(1) M. *Mafarette* fit connaître, il y a quelques années, à l'Académie des sciences, que les feuilles de l'*orme de Chine* (*planera creneta*) étaient très-propres à remplacer le thé et qu'on avait livré au commerce plusieurs kilog. de ce faux thé, qui avait été trouvé de bonne qualité.

Il paraît que pour donner de la force et de la saveur au thé on y ajoute les feuilles du *veno-beno*, plante indigène de l'archipel indien. *Lindley* dit qu'elle produit une espèce d'enivrement, stimule puissamment les glandes salivaires et les organes digestifs, et diminue la transpiration. Dans l'Inde, on l'emploie comme tonique et stomachique. Les feuilles ont une odeur piquante et une saveur stimulante.

Au Chili et dans le Paraguay, on vend, sous le nom de *thé Paraguay herbe de Para*, une poudre préparée avec les feuilles et les petites branches torréfiées d'une espèce de houx, l'*ilex paraguensis*, qui renferme, d'après M. *Stenhouse*, 0, 70 °/o de théine.

Aux Antilles, on se sert, dans le même but, d'une plante connue sous le nom d'*aya pana*, qui croît à l'île Bourbon et à l'île de France.

L'infusion de feuilles de thé colorées par le même bois est d'un noir bleuâtre, rougissant par l'addition de l'acide sulfurique.

Suivant M. *Stanislas Martin*, le thé forme, avec une dissolution de sulfate de quinine, une combinaison insoluble, qui permet de distinguer le thé mêlé de feuilles étrangères, d'un autre sans mélange. L'infusion de thé de bonne qualité, contenant beaucoup de tannin, dépose abondamment lorsqu'on y verse quelques gouttes d'une solution aqueuse de sulfate de quinine, tandis que ce dépôt est presque nul pour le thé falsifié.

M. *Clarke* a examiné plusieurs échantillons de thé souchong, qui contenaient 25 % de *plombagine*.

M. *Sowerby* a signalé le mélange des feuilles fraîches du thé et non encore roulées, avec une espèce de *sable ferrugineux*, contenant des cristaux de *fer magnétique*, en telle abondance qu'un aimant fut capable de soulever et d'ouvrir les feuilles de thé.

Dans les grandes villes, il n'est pas rare que l'on mélange au thé de bonne qualité, du thé *ayant déjà servi* (1), et soumis à une dessiccation préalable. Cette fraude se décèle par l'odorat, la saveur, la couleur, le défaut d'arome.

Suivant M. *Riegel*, on falsifie quelquefois le thé avec les feuilles de l'*epilobium angustifolium*, plante qui ne renferme pas de théine. M. *Riegel* a proposé d'appliquer dans ce cas

(1) En 1843, les préposés de l'excise saisirent à Londres une fabrique où l'on sophistiquait le thé. 1000 kil. de thé déjà épuisé étaient en travail.

A Londres, Édouard S... et sa femme ont été dernièrement surpris par les agents de l'excise. Ils avaient établi une fabrique en grand de thé sophistiqué dans une salle basse d'une maison située dans le faubourg de Clerkenwell. Ils achetaient à vil prix, aux garçons de café de la capitale, des feuilles de thé qui avaient déjà servi, les faisaient sécher et les mélangeaient avec des *feuilles* de *laurier*, de *prunelle* et d'autres plantes. Un peu de *couperose bleue* servait à donner au mélange la couleur convenable, et avec une infusion de *gomme arabique* on le granulait de manière à lui donner l'apparence du thé véritable. Il n'y manquait que les propriétés de la feuille exotique et surtout le payement des droits.

Les magistrats du tribunal de police ont écarté l'inculpation d'escroquerie, et déclaré S... et sa femme seulement passibles de l'amende pour fraude envers l'excise ou régie des taxes indirectes.

le réactif que M. *Stenhouse* recommande comme caractéristique de la théine, et qui consiste à faire bouillir, pendant quelques minutes, la substance à essayer avec 2 à 3 fois son poids d'acide nitrique, à évaporer à sec, et à chauffer le résidu avec de l'ammoniaque : s'il y a de la théine, il se produit une matière rouge analogue à la *murexide* (1).

Si la coloration du thé vert pratiquée, comme nous l'avons dit plus haut, au moyen du gypse et de l'indigo, ne doit pas être considérée comme une falsification, il n'en est pas de même des colorations superficielles à l'aide desquelles on convertit le thé noir en thé vert. On a employé à cet effet le *bleu de Prusse*, le *chromate de plomb*, le *curcuma*, et une espèce de *talc* (2).

En 1843, l'administration fut informée que du thé avarié, provenant d'un navire anglais, *the Reliance*, qui avait fait naufrage sur les côtes de France, avait été repêché, lavé à l'eau pour le priver du sel marin, puis coloré en vert par un mélange d'*indigo*, de *talc* et de *chromate de plomb*, et livré au commerce (3).

(1) La murexide (ancien purpurate d'ammoniaque de *Prout*) est une substance qui se forme toutes les fois qu'on traite un des produits dérivés de l'acide urique, par l'ammoniaque, à l'abri ou au contact de l'air. Elle cristallise en prismes à quatre pans d'un rouge grenat par transmission, dont deux faces présentent le reflet vert métallique des élytres du scarabée doré.

(2) Il résulte d'expériences faites par un chimiste anglais sur un grand nombre d'échantillons de thé vert, que ceux-ci changèrent du vert au jaune, en en plaçant quelques cuillerées sur un tamis et les tenant sous un petit filet d'eau froide pendant 4 ou 5 minutes ; le résidu, séché à une légère chaleur, prit la couleur du thé noir ordinaire. La matière colorante enlevée des feuilles par le lavage s'étant précipitée, elle fut examinée au microscope ; on y observa trois matières de couleur différente : bleu, jaune, blanc. C'était du bleu de Prusse, du curcuma et du talc. Le jaune et le bleu colorent le thé noir en vert ; ensuite les feuilles sont roulées dans le blanc, pour leur donner l'aspect perlé que l'on recherche dans le commerce.

Souvent, dans les visites faites annuellement chez les épiciers, nous avons trouvé des thés verts sensiblement colorés. En les mouillant avec la salive, et en les mastiquant légèrement, on les décolorait avec facilité et on acquérait ainsi la preuve de la fraude.

(3) Voici comment le fait fut connu :

M. le docteur *Leroux*, ayant été appelé à donner des soins au sieur R...

Dans le moment où l'on s'occupait à Paris des thés colorés au chromate de plomb, M. *Eug. Marchand*, pharmacien à Fécamp, examina 64 échantillons de thé qu'on s'était procurés chez les épiciers de cette ville et qui étaient colorés par le même procédé. Cet examen fut amené par l'indisposition grave que deux personnes de Fécamp éprouvèrent, et dont elles attribuèrent la cause à l'usage prolongé d'un thé qui leur avait été fourni par un épicier de la ville.

Voici comment on peut reconnaître cette fraude criminelle : on place dans un verre à expérience une certaine quantité des feuilles soupçonnées et on les recouvre par de l'acide nitrique. Après 3 ou 4 heures de contact, on décante

ouvrier tisserand, reconnut que la situation de cet homme était alarmante et qu'il présentait des caractères extraordinaires. Le plus singulier était une coloration de la peau en vert ; ce qui lui fit penser que le malade ne s'occupait pas uniquement de son métier de tisserand. Après avoir été pressé de questions, R... finit par avouer qu'il travaillait à la manipulation des thés, et que ce travail avait pour but de convertir des thés verts en thés noirs. « Je ne sais, ajouta-t-il, quelles sont les « substances employées ; mais je crois que la poussière qui s'exhale des « thés ainsi préparés en les tamisant, en même temps qu'elle me colore « la peau comme vous voyez, me cause l'indisposition dont je souffre. »

Le médecin sut de R... que le travail des thés lui était commandé par un sieur H... P... qu'il croyait un homme de paille et travaillant lui-même pour le compte d'un négociant qui lui était inconnu. Le docteur crut de son devoir d'instruire l'autorité de ce qui se passait ; en conséquence, il se rendit chez le commissaire de police et fit sa déclaration.

L'enquête apprit que H... P... n'était que le préposé du sieur A..., négociant à Paris. Aussitôt une perquisition faite chez ce dernier amena la saisie d'une assez grande quantité de thés manipulés ou en manipulation.

Les sieurs A... et H... P... furent renvoyés devant le tribunal correctionnel, qui, faisant application des articles 423, 59 et 60 du Code pénal, les condamna chacun à 8 jours de prison et 50 fr. d'amende.

Le négociant A... interjeta appel de ce jugement et fut acquitté ; la cour royale rendit un arrêt par lequel : *Considérant que si A... a fait subir aux thés avariés une préparation pour les rendre marchands, il n'est pas établi qu'il ait trompé sur la qualité de la marchandise vendue.*

Par suite de ce jugement, les thés falsifiés furent rendus au négociant, il est très-probable qu'ils auront été livrés à la consommation. On se demande pourquoi l'autorité n'a pas exigé qu'ils fussent lavés avant d'être vendus, pour être débarrassés du chromate de plomb, du talc et de l'indigo qui les salissaient.

le liquide, on presse les feuilles pour en faire exsuder l'acide, que l'on évapore à siccité. Le résidu est repris par l'eau, et l'on essaye la solution par l'iodure de potassium, qui devra donner un précipité jaune, soluble dans un excès de réactif; par le chromate de potasse, qui donnera également un précipité jaune, soluble dans la potasse ; par le sulfate de soude ou l'acide sulfurique, qui fournira un précipité blanc, devenant noir au contact de l'acide sulfhydrique ou des sulfures alcalins ; par la potasse, qui donnera un précipité blanc, soluble dans un excès de réactif. En calcinant ou même en faisant bouillir d'autres feuilles avec une solution de potasse caustique, on décompose le chromate de plomb, et l'on obtient du chromate de potasse soluble, que l'on essaye par les réactifs du chrome.

THRIDACE.

Le docteur *François* a donné le nom de *thridace* au suc laiteux blanc qui découle des incisions faites aux tiges de la laitue montée; ce suc brunit et s'épaissit à l'air. Cet extrait de laitue, qui est le *lactucarium* des Anglais, a été obtenu en très-grande quantité par M. *Aubergier*, qui a fait bien connaître ses propriétés.

La thridace décrite au Codex n'est pas le produit désigné sous ce nom par le docteur *François*, n'est pas non plus le *lactucarium* des Anglais ; mais bien un extrait que l'on prépare en prenant la laitue montée prête à fleurir, rejetant les feuilles, pilant les tiges, exprimant le suc, le passant à travers un linge, et le faisant évaporer à l'étuve, en couches minces, dans des assiettes.

Usages. — La thridace est calmante et anodine ; elle réussit dans les cas où l'opium échoue; elle n'accélère pas la circulation, ne cause pas d'engorgement capillaire, n'irrite pas l'estomac; elle ne convient pas cependant dans les affections fébriles ni pendant la digestion; elle jouit de la double propriété de calmer les douleurs en provoquant le sommeil par l'acte de la *sédation* qu'elle opère sur les systèmes nerveux et vasculaire.

On en fait un sirop.

Falsifications. — La thridace est allongée avec la *gomme ;* celle-ci est dissoute dans le suc de laitue, et le mélange, évaporé à l'étuve, est introduit dans des flacons.

La thridace, mêlée de gomme, attire l'humidité de l'air et se distingue de la thridace pure en ce qu'on peut précipiter la gomme par l'alcool, la recueillir sur un filtre, la laver avec l'alcool, puis la dissoudre dans l'eau, et l'obtenir par évaporation.

La thridace pure donne avec l'alcool un précipité dû à la présence de matières insolubles qui ne présentent aucune analogie avec la gomme.

On a composé une thridace avec de la *gomme arabique,* de l'*extrait de chiendent* et de l'*opium.*

M. *Stanislas Martin* a signalé l'adultération de la thridace par l'*extrait de genièvre* et la *fécule.*

En général, l'essai d'une thridace se fait comparativement avec une autre d'une bonne qualité authentique, par la dégustation ; en examinant l'action de l'eau, de l'alcool, des réactifs (sulfate de fer, cyanure jaune, potasse, nitrate d'argent, acétate de plomb, nitrate de mercure) : la solution de la thridace pure donne avec l'alcool un précipité abondant ; avec le sulfate de fer, une coloration en brun-olive ; avec le cyanure jaune, une coloration brun-rougeâtre ; avec la potasse, une coloration brune ; avec le nitrate d'argent, un abondant précipité qui vire au noir au bout de douze heures ; avec l'acétate de plomb, un précipité abondant avec décoloration presque complète du liquide; avec le nitrate de mercure, un précipité gris-blanc.

TOURTEAUX.

En Belgique, on a fait entrer de la *craie* (carbonate de chaux) dans des tourteaux servant à la nourriture du bétail.

La fraude se reconnaît facilement en plongeant les tourteaux dans de l'eau aiguisée d'acide chlorhydrique : les tourteaux mêlés de craie donnent lieu à un bouillonnement, à une effervescence qui ne se manifeste pas avec ceux qui en sont exempts.

TRÈFLE (GRAINE DE).

La graine de trèfle incarnat (*trifolium incarnatum*), lorsqu'elle est de bonne qualité et d'une récolte récente, a une couleur blanc-jaunâtre, un aspect lisse et brillant ; lorsqu'elle est gardée en magasin plus d'une année, elle se colore en rouge-brun, et, sous cette nuance, elle lève moins bien et donne une végétation moins fournie.

A Toulouse, on l'a mélangée avec du *sable* apprêté au moyen d'un vernis d'une couleur pareille à celle de la graine, que l'on tamise en même temps, ce qui en augmente le volume et le poids. On nous a même assuré que beaucoup de revendeurs s'étaient prêtés avec complaisance à cette fraude, dans le but d'attirer un plus grand nombre d'acheteurs par l'appât du bon marché (1).

Suivant M. *Pédroni* fils, cette fraude se reconnaît très-facilement en plaçant une cuillerée à café de graines à la surface d'un verre d'eau : les graines factices, par suite de leur plus grande densité, se précipitent au fond du vase, tandis que les bonnes graines flottent sur le liquide.

M. *Girardin*, de Rouen, a signalé, en 1848, une autre fraude.

Certains marchands, pour se débarrasser des graines vieilles, ont imaginé de les blanchir au moyen d'une fumigation de *gaz acide sulfureux*. Les graines ainsi blanchies n'ont pas autant de *main*, en style de commerce, que la graine non apprêtée ; elles sont aussi d'un blanc plus mat, et ne lèvent plus que très-imparfaitement. Il faut donc éviter d'en faire usage pour ne pas manquer sa récolte en fourrage.

Malheureusement il est assez difficile de reconnaître cette fraude, car la vapeur du soufre produit son effet sans laisser de traces de son emploi. Tout ce que l'on peut dire, c'est que la graine de bonne qualité et nouvelle lève ordinairement de 95 à 98 % et donne des plantes qui résistent faci-

(1) Il faut bien le dire en passant, ce qui engendre le plus souvent la fraude sur toutes les substances, c'est l'exigence irréfléchie du consommateur, qui veut avoir de la bonne marchandise à un prix qui ne laisse aucun bénéfice au producteur ou au marchand.

ement aux mauvaises conditions atmosphériques; tandis que la graine de deux ans, non apprêtée, et plutôt encore lorsqu'elle l'a été, ne lève que de 60 à 80 % (1) et fournit des plantes qui meurent très-rapidement après leur germination et leur première pousse, lorsqu'il survient trop de sécheresse.

TRUFFES.

Les truffes, dont la nature fut longtemps un problème pour les naturalistes, sont considérées maintenant comme des espèces de champignons comestibles, très-recherchés des gourmets. Leur mode de reproduction fut longtemps entouré d'obscurité; mais récemment les recherches étendues et approfondies de MM. *L. R.* et *Ch. Tulasne* sont venues jeter une vive lumière sur l'histoire de ces champignons souterrains, qui se reproduisent par des spores donnant naissance à un mycélion filamenteux (2), origine de nouvelles truffes.

On distingue 4 espèces principales de truffes :

1° La truffe *noire* ou *commune*, d'un brun noirâtre extérieurement, marbrée de lignes d'un blanc roussâtre à l'intérieur.

2° La truffe *blanche*, d'une couleur cendrée tirant sur le brun.

3° La truffe d'un *noir violet* extérieurement et intérieurement.

4° La truffe *grise* ou *du Piémont*, d'une odeur particulière, légèrement alliacée.

Le commerce des truffes avec l'étranger n'est pas sans importance. La France en exporte dans presque tous les États

(1) Voici les résultats d'un assez grand nombre d'expériences comparatives faites en grand par M. *Deboos* dans diverses sortes de terrains :

Sur 100 graines de trèfle incarnat, de la récolte de 1847, il en a levé de 70 à 80.

Sur 100 graines de trèfle plus ancien, blanchi à l'acide sulfureux, il n'a levé que de 60 à 70 graines.

(2) Le *mycélion* ou *thallus* est une production charnue qu'on considère ordinairement comme formant seule le champignon, et qui, naissant d'un corps filamenteux, byssoïde, irrégulier, s'étendant sous le sol, sert habituellement, sous le nom de *blanc de champignon*, à la reproduction du champignon de couche.

de l'Europe, aux États-Unis, dans les Antilles, au Sénégal, à l'île Bourbon.

En 1835, la France a exporté plus de 22,500 kil. de truffes, marinées ou séchées; en 1848, elle en a exporté 26,000 kil. valant environ 214,000 fr. (soit 4 fr. 30 le demi-kilog.); et en 1849, 34,000 kil. valant 360,000 fr. (soit 5 fr. 30 le demi-kilog.), pour la Russie, l'Angleterre, l'Allemagne, les États-Unis, la Belgique.

Mais cette quantité n'est rien comparativement à celle qu'absorbe la consommation intérieure. Une seule maison de commerce, à Paris, a vendu de 1826 à 1830, 101,500 kil. de truffes, représentant une valeur de plus d'un million.

Falsifications. — La fraude exercée le plus généralement sur les truffes consiste à les vendre *gelées* (1). Les *rabastins* ou *caveurs de truffes* ont un art tout particulier pour faire dégeler les truffes altérées par le froid et leur rendre, à l'aide d'un enduit terreux, l'aspect de truffes de bonne qualité. Cette fraude ne peut se découvrir que par l'habitude et un examen attentif de la marchandise.

Il en est de même des autres falsifications de la truffe, telles que l'introduction de *cailloux* pour augmenter son poids; le mélange de truffes faites artificiellement avec une pâte composée de *terre* et de *débris* de *truffes*, ou l'introduction de truffes contenant des *lingots de plomb* adroitement fourrés à l'intérieur.

On a vendu au poids pour 10,000 fr. de ces truffes plombées aux restaurateurs de Bruxelles. Une pareille vente s'est faite aussi à Liége, à Aix-la-Chapelle, à Cologne.

TURBITH VEGÉTAL.

Racine employée sèche, comme purgatif; aujourd'hui peu en usage. Elle est ligneuse, compacte, d'une couleur brunâtre, d'une saveur âcre et désagréable, presque inodore, de la longueur et grosseur du petit doigt.

On falsifie le turbith végétal avec la *racine de thapsie blanche*, préparée comme la racine de turbith végétal. La racine de

(1) Les truffes gelées ont perdu toutes leurs qualités gastronomiques.

thapsie, étant dangereuse, pourrait causer les plus graves accidents; aussi doit-on apporter beaucoup de soin dans l'examen du turbith végétal. On reconnaît la racine de thapsie blanche en ce qu'elle est inodore, d'une saveur extrêmement âcre et caustique, et d'une couleur grise argentée ; elle n'est donc point semblable à la racine du turbith végétal, dont elle ne possède, du reste, aucune des propriétés.

TUTIE. — V. Cadmie.

U

URÉE.

L'*urée* ou *néphrine*, découverte dans l'urine par *Fourcroy* et *Vauquelin*, est un alcaloïde qui cristallise en longs prismes quadrilatères, aplatis, incolores, transparents, inodores; d'une saveur fraîche et amère, semblable à celle du nitrate de potasse. Sa densité est 1,35. Elle est soluble dans l'eau et l'alcool, presque complétement insoluble dans l'éther et les essences; elle est inaltérable à l'air sec, mais elle se liquéfie à l'air humide. La dissolution aqueuse d'urée bien pure peut se conserver assez longtemps sans altération.

A 120°, l'urée entre en fusion et donne naissance à une liqueur incolore; à une température plus élevée, elle se décompose en ammoniaque, cyanate d'ammoniaque et acide cyanurique solide.

Elle forme, avec les acides, des sels très-peu solubles et cristallisables.

L'urée est la première matière animale obtenue artificiellement. M. *Wœhler*, le premier, l'a produite à l'aide du cyanate d'ammoniaque, dont elle contient les éléments, mais groupés d'une autre manière ; de là son nom de *cyanate anomal d'ammoniaque*. Toutefois, le cyanate d'ammoniaque n'est pas de l'urée.

Usages. — L'urée est employée en médecine comme diurétique.

Falsifications. — L'urée a été remplacée ou mélangée frauduleusement avec le *nitrate de potasse;* on en a trouvé qui était mêlée avec 57 et 75 p. % de ce sel.

Cette fraude se reconnaît en traitant la substance suspectée par l'alcool froid, qui dissout l'urée sans toucher au nitrate de potasse.

En outre, l'urée ainsi falsifiée prend une coloration rose ou violacée au contact de l'acide sulfurique concentré, tenant en dissolution du protosulfate de fer. L'absence de coloration de l'urée par les acides est une preuve de sa pureté.

V

VALÉRIANATES DE FER, DE QUININE, DE ZINC.

Le *valérianate de peroxyde de fer* est une poudre amorphe d'un rouge-brique, insoluble dans l'eau, soluble dans l'alcool, ayant une faible odeur et saveur d'acide valérianique. Chauffé lentement, il laisse dégager peu à peu tout son acide sans se fondre. Chauffé brusquement, il fond, et l'acide se décompose partiellement ; le résidu final est du peroxyde de fer. L'acide chlorhydrique le décompose et en sépare l'acide valérianique, facilement reconnaissable à son odeur.

Le *valérianate de quinine*, préparé et décrit, pour la première fois, par le prince *Louis-Lucien Bonaparte*, cristallise soit en tables rhomboédriques blanches, d'un éclat nacré, dures et pesantes, soit en aiguilles groupées en étoiles, soyeuses et légères ; il a une légère odeur d'acide valérianique, une saveur amère et franche rappelant celle du quinquina. Il est inaltérable à l'air. Il est soluble dans l'eau ; plus soluble dans l'alcool, l'éther, et l'huile d'olive légèrement chauffée. Soumis à une chaleur de 90° environ, il fond en un liquide incolore, perd de l'eau et se change en un sel déshydraté, résinoïde, amorphe, insoluble dans l'eau, très-soluble dans l'alcool. La même décomposition a lieu par un séjour prolongé dans l'eau bouillante. A une température plus élevée, il dégage des vapeurs blanches, s'enflamme et brûle sans résidu.

Le *valérianate de zinc* cristallise en paillettes nacrées, légères et d'une blancheur éclatante. Il est soluble dans l'eau et l'alcool, presque insoluble dans l'éther. Sa solution a une réaction acide, se trouble par la chaleur et redevient limpide par le refroidissement. Il est inaltérable à l'air, a une faible odeur d'acide valérianique et une saveur métallique. Chauffé sur une lame de platine, il brûle avec une flamme blanchâtre, et donne un résidu d'oxyde de zinc pur, qui est entraîné en partie par la combustion.

Usages. — Depuis quelques années, ces trois sels ont été introduits dans la pratique médicale. Le valérianate de zinc fut proposé d'abord par le prince *Louis-Lucien Bonaparte*. Il est employé comme antispasmodique, particulièrement dans les cas de névralgies faciales, sous forme de pilules, ou divisé dans une potion. On l'a aussi appliqué avec succès au traitement d'autres affections nerveuses.

Le valérianate de quinine est administré sous les mêmes formes, comme un antipériodique très-efficace contre les affections névralgiques et les fièvres pernicieuses.

Falsifications. — On a vendu comme valérianate de fer, du *citrate* ou du *tartrate de fer* imprégné de quelques gouttes d'*essence de valériane;* comme valérianate de quinine, du *bisulfate de quinine* impregné d'*essence de valériane;* comme valérianate de zinc, l'*acétate* de cette base, imprégné également d'*essence de valériane.*

Il suffit, pour découvrir ces fraudes, d'essayer chaque sel comparativement avec un échantillon type, et d'examiner s'il présente bien tous les caractères chimiques ci-dessus énoncés, appartenant au valérianate pur.

On a vendu à Paris, et à un prix extrêmement bas, du *butyrate de zinc* imprégné d'*essence de valériane*, pour du valérianate. Ces deux sels, en effet, se ressemblent tellement, qu'eu égard aux seules propriétés physiques il est impossible de les distinguer.

Voici le procédé à l'aide duquel cette fraude a été reconnue et signalée par MM. *Larocque* et *Huraut*. Il est basé sur la différence d'action que les acides valérianique et butyrique exercent sur une dissolution concentrée d'acétate de cuivre. Il résulte, en effet, des expériences de M. *Larocque*, que l'acide butyrique forme immédiatement dans cette solution un précipité blanc-bleuâtre qui en trouble la transparence: l'acide valérianique, au contraire, n'y produit aucun changement visible; mais, par l'agitation, il se transforme en gouttelettes verdâtres d'apparence huileuse, qui en partie se précipitent, en partie viennent nager à la surface du liquide, où elles s'attachent aux parois du vase, à la manière des graisses. Ces gouttelettes, qui sont du valérianate de cuivre anhydre, persistent de 5 à 20 minutes, et même quelquefois plus; puis elles se convertissent, en s'hydratant, en poudre cristalline d'un bleu verdâtre.

Pour extraire l'acide du produit suspecté de fraude, on en distille 3 ou 4 grammes délayés dans un peu d'eau, avec 2 à 3 fois son poids d'acide sulfurique étendu de partie égale d'eau. On agite et on chauffe légèrement, en ayant soin d'éviter, autant que possible, les soubresauts. L'acide passe dans les premières portions du liquide distillé; aussi ne doit-on recueillir de ce dernier qu'un poids égal à celui du sel soumis à l'épreuve. C'est sur ce liquide qu'on répète les expériences que nous venons d'indiquer.

VALÉRIANE.

La *valériane* est la racine du *valeriana officinalis* ou *phu* (Valérianées), plante herbacée, vivace. Cette racine est chevelue, jaunâtre à l'extérieur, blanchâtre à l'intérieur; ses filaments sont gros, longs et coriaces, d'une saveur aromatique, âcre, amère, et un peu astringente; son odeur forte et pénétrante, désagréable, se développe par la dessiccation. D'après l'analyse de *Trommsdorff*, elle contient: *huile volatile*, *résine*, *extractif aqueux*, *matière particulière*, *amidon*.

Usages. — La racine de valériane est un médicament des plus puissants comme excitant et antispasmodique; on l'emploie dans quelques cas comme fébrifuge ou vermifuge. On l'administre sous forme de poudre, d'extrait, de sirop, de tisane, d'eau distillée, de teinture alcoolique et éthérée.

Falsifications. — On substitue à la valériane officinale les racines de *renoncule* dans une proportion quelquefois très-forte. Ces racines sont formées de filaments bruns, inodores.

VANILLE.

La vanille est la gousse du *vanilla aromatica* (Orchidées), plante grimpante et sarmenteuse, originaire du Mexique.

Le commerce fournit 4 sortes de vanilles :

La *vanille longue plate,* la plus estimée de toutes, a $0^m,215$ à $0^m,230$ de longueur, et $0^m,007$ à $0^m,009$ de largeur. Elle doit être onctueuse, souple sans être molle, et d'un brun noirâtre. Renfermée dans des vases clos, elle se couvre d'une espèce de *givre* ou d'efflorescence formée par des cristaux d'acide benzoïque qui y est contenu naturellement. On la désigne alors sous le nom de *vanille givrée*.

La *vanille moyenne plate* a les mêmes caractères, sauf qu'elle a moins de longueur.

La *vanille courte plate* n'a que $0^m,110$ à $0^m,135$ de longueur.

Le *vanillon* se présente en gousses très-courtes, de $0^m,110$ à $0^m,195$, sèches, presque arrondies, et d'une grosseur environ triple de celle de la vanille. Cette espèce nous vient de l'Inde. Elle est d'une odeur douce, mais non agréable ; les gousses sont noires, presque toujours fendues, visqueuses et enveloppées d'un liquide épais et noirâtre.

La vanille de bonne qualité est lourde, d'un brun rougeâtre, et possède une odeur suave, balsamique ; l'intérieur doit être rempli d'un grand nombre de petites graines d'un beau noir brillant.

D'après *Buchholz*, la vanille contient : *huile grasse*, *résine molle*, *extrait un peu amer*, *extrait particulier*, *apothème*, *sucre*, *substance amyloïde*, *acide benzoïque*, *fibre*.

L'huile volatile et l'acide benzoïque sont les principes de son arome.

Usages. — La vanille est très-employée comme aromate dans la parfumerie, dans la fabrication du chocolat, des liqueurs de table. Elle est stimulante, aphrodisiaque. On l'emploie quelquefois, en médecine, comme un excitant énergique, sous forme de poudre, de tablettes, de teinture, d'alcoolat.

Falsifications. — On givre la vanille artificiellement en la roulant dans l'*acide benzoïque* en petits cristaux. Par un examen attentif, on remarque que les aiguilles cristallines sont larges et appliquées sur la surface des gousses ; tandis que les cristaux produits spontanément sont petits, aciculaires, et affectent une direction perpendiculaire à la surface de la gousse (1).

Les vanilles altérées sont souvent arrangées au moyen de la *teinture de Tolu* ou du *baume du Pérou*, et avec de la *mélasse*, ou du *sucre brûlé*. Cette vanille, artistement arrangée, est ensuite placée au centre des bottes de vanille de bonne qualité. L'addition de la mélasse a pour but de donner à la vanille de la souplesse et l'aspect gras et onctueux qu'elle devrait avoir naturellement ; mais la vanille est alors poisseuse, adhérente aux doigts, et possède une saveur sucrée.

Récemment, M. *C. Vogler* a signalé la fraude suivante : des gousses de vanille déjà épuisées par l'esprit de vin, et vendues par les fabricants de liqueurs, sont enduites de baume du Pérou, et vendues de nouveau comme bonne vanille, surtout aux petits commerçants de la campagne. Cette fraude peut se reconnaître à l'odeur et au goût.

Enfin, on a trouvé le moyen d'enlever une partie de l'huile volatile contenue dans les gousses, et de les livrer pour bonne qualité. Mais la vanille qui a subi cette opération, outre qu'elle a perdu presque toutes ses propriétés, offre, comme la précédente, l'inconvénient de ne pouvoir se conserver.

Le prix de la vanille, qui varie, suivant les qualités, de 50 fr. à 300 fr. le demi-kilog., exige qu'on l'examine attentivement avant de l'acheter.

(1) M. *Peltier* fils reconnut, par l'examen d'un échantillon de vanille qui lui était offert, que cette matière était fortement givrée par l'acide benzoïque sublimé. La gousse bien essuyée avait une faible odeur. On n'apercevait à la loupe aucun point de suture ni déchirure. Introduite dans un tube plein d'eau, cette gousse s'ouvrit et se déroula après trois heures environ de macération. L'eau était légèrement ambrée et avait un goût très-prononcé de caramel. M. *Peltier* fut porté à penser que le rapprochement de la gousse avait été maintenu à l'aide de sucre brûlé.

VERDET; VERDET CRISTALLISÉ. — V. ACÉTATES DE CUIVRE.

VERMILLON. — V. CINABRE.

VESCE.

La graine de vesce (*viscia sativa*) est un article de commerce assez important, attendu qu'elle sert à la formation de prairies artificielles et à l'engraissement de pigeons et d'autres oiseaux de basse-cour.

Aussi, lorsque la récolte est mauvaise, et que l'on veut faire passer les semences anciennes, desséchées, qui sont presque toujours moisies, s'écrasent sous les doigts, et sont souvent dépourvues de toute propriété germinative, est-on obligé d'en masquer les défauts, à l'aide d'une manipulation qui s'est exercée à Rouen sur une grande échelle, et que M. *Girardin* a signalée il y a quelques années.

On fait tremper la mauvaise graine dans une solution légère de *colle forte*, tant pour la faire renfler que pour lui donner la faculté de retenir à sa surface une matière noire, pulvérulente. La graine encore humide est agitée dans des sacs avec une certaine quantité de *noir d'os*, puis séchée à l'air. Ainsi traitée, la graine est d'un brun noir, sans apparence de moisissure, et, pour un œil peu exercé, elle peut passer pour de la graine de bonne qualité.

Afin de reconnaître cette fraude, on fait tremper la semence suspectée, pendant quelques heures, dans de l'eau tiède, on agite, on froisse les graines les unes contre les autres, et on décante l'eau trouble dans un verre à pied. Si, au bout de quelque temps, il se dépose au fond du verre une poussière noire, qui, séchée, brûle et disparaît sans odeur ni résidu sensible, sur une pelle rougie au feu, c'est un indice suffisant que la vesce a été manipulée frauduleusement. Il faut alors l'examiner scrupuleusement, et s'assurer si tous les grains sont pleins, lourds et résistants à la pression, si l'amande en est blanche et ferme.

VINAIGRES ET ACIDE ACÉTIQUE.

L'acide acétique, aussi nommé *esprit de Vénus*, *esprit de cuivre*, *esprit de vinaigre*, *vinaigre radical*, *vinaigre de vin*, *de bois*, etc., *acide acéteux*, *acide oxyacétique*, *acide pyroligneux*, comprend diverses variétés qui peuvent se réduire à quatre : Le *vinaigre* proprement dit, l'*acide pyroligneux*, le *vinaigre radical*, et l'*acide acétique*. Ses propriétés varient suivant la quantité d'acide acétique réel qu'il contient; sa valeur augmente en raison directe de cette même proportion d'acide et de sa pureté.

L'acide acétique, dans son plus grand état de concentration, ou *acide acétique cristallisable*, s'offre sous l'aspect d'un liquide incolore, d'une odeur vive et très-piquante, caractéristique, d'une saveur acide et mordicante; répandu sur la peau, il y fait naître des ampoules. Au-dessous de + 17°, il cristallise en larges lames ou tables, minces, transparentes, d'un grand éclat. Cet acide, qui n'est anhydre qu'à l'état de combinaison, contient encore 14 °/₀, 89 d'eau, à son plus grand état de concentration. Sa densité est 1,063, et il marque 8°,5 à l'aréomètre de Baumé. Il résulte des observations de *Mollerat* que, lorsqu'on mélange de l'eau en proportion croissante à l'acide acétique d'une densité 1,063, cette densité augmente jusqu'à un certain point (30 °/₀ d'eau environ), où elle est égale à 1,0791 (10°,5 Baumé), après lequel elle diminue et revient progressivement à 1,053; de sorte qu'il n'est pas possible d'employer l'aréomètre pour évaluer la richesse d'une liqueur en acide acétique.

L'acide acétique bout de 119 à 120°, et distille sans altération ; la densité de sa vapeur est 2,77 (*Dumas*). L'acide acétique rougit fortement le tournesol ; à son plus grand état de concentration, il n'agit pas sur le papier de tournesol, l'action ne se manifeste que lorsqu'il est étendu d'eau. M. *Pelouze* a observé aussi que l'acide le plus concentré n'exerce aucune action, ni à chaud ni à froid, sur les carbonates, tandis qu'il dissout très-bien la chaux caustique ; l'eau augmente l'énergie de cet acide, tandis que l'alcool la paralyse.

L'acide acétique concentré fume dans l'air humide, dont il absorbe l'humidité; il se mêle en toutes proportions avec l'eau et l'alcool; il dissout le camphre, les résines, l'albumine, la fibrine et plusieurs autres substances.

100 p. en poids d'acide acétique le plus concentré (à

14°,89 d'eau) exigent pour leur saturation 114,64 de carbonate de potasse pur et sec, ou 88,31 de carbonate de soude également pur et sec.

Le vinaigre radical ou *acide du verdet* est un acide acétique très-concentré, obtenu en distillant à vase clos le verdet cristallisé. Il a une densité de 1,075 à 1,087 (10 à 11° Baumé), et renferme toujours un peu d'acétone.

On connaît sous le nom d'*acide pyroligneux* (1) ou d'*acide acétique du bois*, de *vinaigre de bois*, l'acide acétique pur et étendu d'eau, obtenu par la distillation sèche des bois. Il est encore désigné sous le nom de *vinaigre de Mollerat*, du nom du fabricant qui, le premier, l'a versé en grande quantité dans le commerce. Du reste, ce vinaigre, à l'état de pureté, jouit de toutes les propriétés de l'acide acétique plus ou moins concentré, étendu d'une certaine quantité d'eau.

On donne plus spécialement le nom de *vinaigre* au produit de la fermentation acide (*ou* acétique) que l'on fait subir à toutes les liqueurs alcooliques (vins de toute nature ; eaux-de-vie de mélasse, de pomme de terre, de grains ; mélasses ; glucoses ou sirops de fécule ; moûts de malt d'orge, de froment ou de seigle ; bière, cidre, poiré, eaux de lavage des formes à sucre *dites* eaux de bac, lies de vin, baquetures recueillies sous les comptoirs de marchands de vin) (2). Les vinaigres varient dans leurs propriétés en raison du liquide qui a servi à les préparer. Ils contiennent tous une plus ou moins grande

(1) La dénomination de *pyroligneux*, donnée à cet acide à cause de son origine, lui est conservée maintenant, surtout avant qu'il soit débarrassé des matières goudronneuses qui l'accompagnent au moment de sa production.

Autrefois on l'appelait aussi *esprit acide du bois*, *acide lignique* ou *ligneux*, *acide pyrolignique*, *pyroacétique ; acide pyromuqueux*, *sirupeux*, ou *esprit de miel*, *de sucre*, *de manne*, *de gomme*, etc. ; on regardait comme autant de corps différents tous les acides pyrogénés résultant de la distillation sèche de chacune de ces substances.

(2) En Angleterre, on fabrique annuellement en moyenne 2,500,000 gallons (112,500 hectolit.) de vinaigre en employant seulement le malt.

En Allemagne, on prépare également beaucoup de vinaigre par ce procédé.

En France, la majeure partie du vinaigre se produit avec des vins plus ou moins avancés, et qui ne trouveraient pas dans la consommation directe un débouché plus avantageux.

quantité d'acide acétique formé aux dépens de l'alcool qui existait dans ce liquide avant la fermentation : le meilleur provient du vin ; pour le distinguer des autres, on le désigne sous le nom de *vinaigre de vin*. Il est blanc jaunâtre ou rouge, suivant qu'il a été produit par du vin blanc ou par du vin rouge (1). Outre l'acide acétique, le vinaigre contient tous les principes fixes et les différents sels qui existaient dans les vins.

Dans le nord, on fait plus particulièrement usage de vinaigres provenant de la fermentation acétique de la bière, du cidre et du poiré. Ces vinaigres portent les noms de *vinaigre de bière*, de *cidre* ou de *poiré*, selon le liquide d'où ils tirent leur origine. Ils sont peu riches en acide acétique, et par conséquent d'une conservation plus difficile. Ils se distinguent des vinaigres de vin par les caractères suivants :

VINAIGRE DE VIN.	VINAIGRES DE BIÈRE, DE CIDRE, POIRÉ, ETC.
1° Couleur jaunâtre ou rouge.	1° Couleur jaunâtre.
2° Odeur acide alcoolique.	2° Odeur rappelant le liquide primitif.
3° Extrait visqueux très-acide, aune brunâtre, et renfermant les sels qui existaient dans le vin.	3° Extrait rouge foncé, visqueux et mucilagineux, d'une saveur salée, peu acide, ne cristallisant pas, et restant toujours mou; ayant, celui de cidre, une saveur de pomme cuite; celui de bière, une saveur acide légèrement amère.
4° Précipité blanc par le sous-acétate de plomb.	4° Précipité gris jaunâtre par le sous-acétate de plomb.
5° Le vinaigre de bonne qualité exige 6 à 8 pour 100 de son poids du carbonate de soude sec. Celui de qualité médiocre n'exige que 5 à 6 pour 100 du même sel.	5° Le vinaigre de cidre exige environ 3,50 pour 100 de son poids de carbonate de soude sec. Celui de bière n'exige que 2,50 du même sel.
6° Précipité plus ou moins abondant, mais faible, avec le nitrate d'argent, l'oxalate d'ammoniaque et le chlorure de baryum.	6° Le vinaigre de cidre fournit de légers précipités avec le nitrate d'argent, l'oxalate d'ammoniaque et le chlorure de baryum. Le vinaigre de bière précipite très-faiblement par l'oxalate d'ammoniaque, et se trouble abondamment par les deux autres réactifs.

(1) Les vinaigres de vin sont principalement fabriqués à Orléans. Il en vient aussi de l'Allier, du Gâtinais, de la Bourgogne, du Bordelais.

D'après nos expériences, le vinaigre d'Orléans de bonne qualité fournit, en moyenne, 2 gram. d'extrait.

Le vinaigre de vin est composé de : *eau*, *acide acétique*, *alcool* en petite quantité, *bitartrate de potasse*, *tartrate de chaux*, *matière extractive*, *matière colorante*, *sulfate de potasse* et *chlorure de potassium* en petites quantités.

Pur et préparé avec du vin de bonne qualité, il est clair, limpide, d'un jaune un peu fauve et assez foncé, d'une saveur franchement acide et qui plaît généralement au goût. Il ne rend pas les dents rugueuses au toucher de la langue. Il a une densité de 1,018 à 1,020, marque 2°,50 à 2°,75 à l'aréomètre de Baumé. Il se trouble légèrement par l'oxalate d'ammoniaque, le chlorure de baryum, le nitrate d'argent. Il ne contient pas de substance métallique qui puisse donner lieu à une coloration noirâtre par un sulfure alcalin, ou rougeâtre par le cyanure jaune. Il renferme environ 2gr.,25 de tartrate de potasse par litre. (*Guibourt.*)

Usages. — L'acide acétique a de nombreuses applications dans les arts (1) ; à l'état de pureté, il est employé dans les laboratoires de chimie et en pharmacie.

Le vinaigre radical est employé comme excitant à l'extérieur ; on le fait respirer en cas de syncope pour ranimer les sens ; il sert à préparer le vinaigre aromatique anglais, le sel de vinaigre (fragments de cristaux de sulfate de potasse imprégnés de vinaigre radical et aromatisés souvent avec quelque essence odorante).

Le vinaigre de vin sert comme assaisonnement et pour préparer les vinaigres médicinaux, les vinaigres distillés aromatiques ; comme antiseptique, dans la préparation des vinaigres camphrés, aromatiques, du vinaigre antiseptique ou des quatre voleurs.

Le vinaigre distillé, le vinaigre de bois servent dans les arts à la préparation des acétates, de la céruse, etc.

En Normandie, le vinaigre de cidre est employé pour la fabrication de divers produits et particulièrement de l'acétate de plomb.

On emploie spécialement, à ce qu'il paraît, le vinaigre de

(1) A Paris, on consomme, par an, environ 19 à 20,000 hectolitres de vinaigres de toute espèce.

bière dans la chapellerie et dans la fabrication du cirage.

Altérations. — Les acides acétiques du commerce sont altérés quelquefois par la présence de *sels de chaux*, *d'acétate* et de *sulfate de soude*, de *l'acide sulfureux*, de *matières empyreumatiques*, du *caramel*, du *plomb*, du *zinc*, du *cuivre*, de *l'arsenic*.

Les sels de chaux contenus dans les vinaigres proviennent de ce qu'ils ont été décolorés par du charbon animal non lavé ou mal lavé (1) ; ils ont, en outre, perdu de leur force, une partie de l'acide servant à dissoudre le carbonate et le phosphate de chaux contenus dans le charbon animal non lavé (2).

Ces vinaigres précipitent abondamment par l'oxalate d'ammoniaque, donnent, avec le chlorure de baryum, un précipité notable de sulfate de baryte, insoluble dans l'acide nitrique; avec l'ammoniaque, un précipité floconneux de phosphate de chaux.

Nous avons examiné des vinaigres ainsi altérés qui ont laissé déposer un précipité blanc, cristallin; celui-ci n'était autre que du sulfate de chaux (3).

L'acétate et le sulfate de soude peuvent se rencontrer dans

(1) La décoloration du vinaigre doit s'opérer avec du *charbon animal lavé* ou avec du charbon de bois pulvérisé ; la braise des boulangers réduite en poudre, tamisée, lavée et séchée, serait très-bonne pour cet usage. 3 kilog. de noir animal lavé suffisent pour décolorer 100 litres de vinaigre.

On peut aussi très-bien décolorer le vinaigre rouge avec un noir particulier, préparé en réduisant en poudre fine du silex, formant avec cette poudre et une solution de gélatine une pâte que l'on carbonise fortement dans un creuset fermé. Le charbon résultant est pulvérisé, lavé et séché.

(2) En 1846, le sieur L..., fabricant de vinaigre à Nantes, fut condamné par le tribunal correctionnel d'Orléans à 10 fr. d'amende, à tous les dépens, et à une année de contrainte par corps, pour avoir vendu une grande quantité de vinaigre mal clarifié à l'aide du noir animal. Le sieur L... interjeta appel de ce jugement ; mais dans sa séance du 26 août 1846, la cour royale d'Orléans le déclara non recevable dans son appel.

(3) Nous avons vu que le charbon animal contenait souvent du sulfate de chaux. Ce sel se rencontre aussi dans les vinaigres fabriqués avec les eaux de lavage des formes à sucre ou avec d'autres matières sucrées de qualité très-inférieure.

l'acide acétique, soit accidentellement par suite du passage de ces sels dans le récipient lorsqu'on opère la décomposition de l'acétate de soude par l'acide sulfurique, soit par une introduction frauduleuse pour en augmenter la densité. Ces sels se trouveraient dans le résidu d'évaporation à siccité d'une quantité donnée d'acide. Ce résidu, assez fortement desséché, dégagerait des vapeurs d'acide acétique au contact de l'acide sulfurique concentré, et laisserait pour résidu de sa décomposition à une haute température du carbonate de soude, au cas où il serait formé d'acétate de soude.

Il ne laisserait pas dégager d'acide acétique par l'addition de l'acide sulfurique, ne serait pas décomposé par la chaleur, précipiterait les sels de baryte, s'il était formé de sulfate de soude.

L'acide sulfureux se rencontre surtout dans l'acide acétique produit par la décomposition d'un acétate au moyen de l'acide sulfurique. Il est, au reste, chassé par une faible chaleur, ou bien en colorant d'avance l'acide par quelques gouttes de sulfate d'indigo, et y ajoutant un hypochlorite qui ne produit une décoloration qu'après la transformation préalable de l'acide sulfureux en acide sulfurique.

La présence de l'acide sulfureux dans le vinaigre est importante à constater, à cause de son avidité pour l'oxygène et de sa transformation assez prompte en acide sulfurique, corps délétère. Pour cela, d'après les indications de M. *Larocque*, on dosera d'abord l'acide sulfurique libre et les sulfates contenus dans le vinaigre, puis on fera réagir à chaud l'acide arsenique sur la liqueur; si elle contient de l'acide sulfureux, on n'y retrouvera plus bientôt que de l'acide arsénieux et de l'acide sulfurique. Alors la quantité de sulfate de baryte obtenue en plus indiquera, à l'aide du calcul, la proportion d'acide sulfureux qui était à l'état de liberté dans la liqueur. L'acide sali par des matières empyreumatiques, comme cela arrive souvent pour le vinaigre de bois, fournira, après saturation, un liquide d'odeur d'empyreume plus ou moins sensible, et dont l'évaporation laissera un résidu coloré.

M. *Wittstein* a trouvé 1 % de caramel dans un acide acétique qui avait donné une solution concentrée d'acétate de potasse, très-colorée en brun. Suivant ce chimiste, la présence du caramel est due à une destruction incomplète dans la fermentation du sucre de fécule avec lequel on fait l'eau-de-vie qui sert à préparer le vinaigre.

Ce *vinaigre de glucose* sert dans les fabriques à couper de l'acide acétique trop concentré.

Une seule distillation suffit pour purifier l'acide altéré par du sucre.

On reconnaît facilement la présence des sels de plomb (1), de cuivre, de zinc par divers réactifs : 1° par le cyano-ferrure de potassium, qui donne un précipité blanc avec les sels de zinc et de plomb, un précipité fleur de pêcher ou brun marron avec les sels de cuivre; 2° par l'iodure de potassium, qui donne un précipité jaune avec les sels de plomb ; 3° par l'acide sulfhydrique, qui donne, avec le plomb et le cuivre, un précipité brun ou noir, précipité qu'on doit examiner après l'avoir séparé du liquide ; 4° par le chromate de potasse, qui donne un précipité jaune avec les sels de plomb.

Le vinaigre radical contient presque toujours du *cuivre* qui le colore en bleu verdâtre. On s'assure de la présence de ce métal en versant dans l'acide une solution de cyanure jaune qui donne lieu à un précipité brun marron, ou en y laissant plongée, pendant quelques heures, une lame de fer bien décapée, qui se couvrira de cuivre. Pour priver complétement l'acide de ce métal, il est nécessaire de le soumettre à une nouvelle distillation, en ayant soin de diminuer le feu lorsque l'opération touche à sa fin.

Les vinaigres peuvent aussi renfermer de l'arsenic (2).

(1) Lors des visites faites, en 1848, dans les officines de pharmacie de Paris, nous avons trouvé, dans l'une d'elles, du vinaigre distillé qui était fortement chargé d'un sel de plomb. Ce vinaigre avait été distillé dans une cornue en verre, dont le col s'adaptait à un serpentin, que l'on croyait être en étain fin, tandis qu'il était fait avec un alliage de plomb et d'étain.

Le vinaigre de *baquetures* contient le plus souvent un sel de plomb; on y a quelquefois constaté la présence d'un sel de cuivre.

On devrait sévir avec sévérité contre les fabricants d'alambics qui livrent au public des serpentins qu'ils font payer comme étain pur, et qui sont fabriqués avec des alliages de plomb et d'étain à divers titres.

(2) *Batilliat*, pharmacien à Mâcon, a reconnu que l'on vendait, dans quelques départements de la France, des robinets établis avec le nickel arsenical (*faux cuivre* des Allemands), composé de nickel, d'arsenic,

L'existence de cette matière toxique ayant été démontrée (1), des recherches et des expériences furent faites par les or-

de cobalt, de fer, d'antimoine et de soufre, et susceptible d'être attaqué par les liqueurs acides. Nous avons constaté qu'un de ces robinets mis en contact avec l'acide acétique lui cédait promptement une quantité notable d'arsenic.

(1) Lors des visites faites par les professeurs de l'École de pharmacie de Paris dans les boutiques et magasins des épiciers, le vinaigre vendu par un sieur C... fut le sujet d'observations réitérées de la part de ces professeurs, qui demandèrent qu'une visite spéciale fût faite dans les magasins de ce négociant : ce qui eut lieu.

Plus tard, le vinaigre du sieur C... ayant été le sujet de plaintes nouvelles, des explications furent demandées au vendeur, qui fit connaître qu'ayant acheté des vinaigres peu acides, il en avait *rehaussé* l'acidité à l'aide du *vinaigre de bois*. Il nous remit alors un échantillon de ce vinaigre qu'il avait employé ; traité par l'*hydrogène sulfuré*, il ne donna aucun précipité, et fut regardé comme étant de bonne qualité.

Ce vinaigre était ainsi abandonné, lorsque nous reçûmes d'un de nos collègues la lettre qui suit :

« Monsieur, j'ai l'honneur de vous adresser l'observation suivante ; je vous prie de la faire connaître, si vous le jugez convenable.

« Après avoir distillé, en 1841, de l'acide pyroligneux incolore et inodore du commerce (*vinaigre* dit *de bois*), afin d'obtenir de l'acide acétique concentré, je cherchai à connaître la composition du résidu de la distillation, et je ne fus pas peu surpris d'y trouver une quantité notable d'arsenic. Persuadé que la présence de ce corps dans l'acide pyroligneux ne pouvait provenir que de l'acide sulfurique employé pour décomposer l'acétate de soude, je me contentai de prévenir la personne qui me fournissait ordinairement cet acide, afin qu'elle pût prendre les précautions qu'elle jugerait convenables. Maintenant que le temps qui s'est écoulé depuis cette époque a dû permettre à ce fabricant de purifier ses vinaigres, je pense qu'il est utile de fixer l'attention des industriels sur cette préparation, pour qu'ils cessent d'employer de l'acide sulfurique, qui contient de l'acide arsénieux, lorsque, pour préparer ce vinaigre, ils veulent se contenter, après avoir décomposé l'acétate de soude, de laisser déposer le sulfate de soude et de décanter le vinaigre ; et je crois qu'il est utile d'inscrire ce fait, afin qu'on ne puisse pas injustement, quoique cet acide contienne peu d'arsenic, soupçonner quelqu'un d'avoir ajouté de l'acide arsénieux à du vinaigre de bois, avec l'intention de commettre un crime.

« Agréez, etc. « DESCHAMPS (d'Avallon). »

La lettre de M. *Deschamps* nous porta de suite à faire des recherches, 1o sur le vinaigre qui nous avait été remis par le sieur C... ; 2o sur divers vinaigres achetés dans le commerce. Par suite de ces expériences, nous

dres de l'administration. Voici, en quelques mots, quel fut le résultat de ces expériences :

Un échantillon de vinaigre de bois destiné à être employé dans les usages alimentaires, après avoir été étendu de cinq à six fois son poids d'eau, fut examiné, et on reconnut qu'il contenait : 1° 4gr.,80 d'acétate de soude pour 100 ; 2° 4 centigr. d'arsenic, celui-ci étant ramené à l'état métallique. Les opérations avaient été faites en agissant de la manière suivante : 100 grammes du vinaigre suspecté furent évaporés dans une capsule neuve de porcelaine, le résidu fut repris par l'eau distillée, la solution fut successivement introduite dans un appareil de Marsh (modification de l'Institut) *ayant fonctionné à blanc.*

A peine le liquide provenant du traitement du résidu fut-il introduit dans l'appareil, qu'un anneau arsenical se fit apercevoir ; cet anneau s'accrut successivement.

L'opération terminée, le tube, qui avait été pesé primitivement, fut pesé de nouveau : son poids s'était augmenté de 4 centigr. (1).

Une autre opération fut faite sur du vinaigre coloré imitant *le vinaigre de vin rouge :* il donna, par les mêmes procédés, 4gr.,70 pour 100 d'acétate de soude et 4 centigr. 1/2 d'arsenic métallique.

Des expériences que nous venons de faire connaître, il résultait évidemment : 1° que les vinaigres de bois que nous avions examinés contenaient de l'arsenic dans la proportion de 40 à 45 centigr. pour 1000 grammes de ce vinaigre ; 2° mais que ces vinaigres n'étant mis en usage comme condiment

acquîmes la conviction : 1° que le vinaigre remis par le sieur C... contenait de l'*arsenic* en quantité notable ; 2° que sur quatre échantillons de vinaigre de bois livré au commerce et pris chez des marchands en gros, l'un de ces vinaigres contenait des traces d'arsenic. Des informations furent prises pour savoir où M. C... s'était procuré le vinaigre arsenical, et le négociant qui l'avait vendu fut invité à prendre des mesures pour que ce vinaigre arsenical ne pût être livré au commerce avant d'avoir été purifié.

(1) Ces 4 centigr. d'arsenic représentaient (l'acide arsénieux étant composé de 75,81 d'arsenic et de 24,19 d'oxygène) près de 5 centigr. d'acide arsénieux, d'*oxyde blanc d'arsenic.*

qu'après avoir été étendus d'eau, cette quantité de principe toxique devenait beaucoup moins considérable en raison de ce que ce vinaigre était allongé de cinq à six fois son poids d'eau ; 3° que c'est sans doute à cette dilution, et aussi à ce que le vinaigre n'est employé qu'en de minimes quantités dans les préparations alimentaires, qu'on a dû de ne pas s'être trouvé malade après avoir fait usage de ces vinaigres (1).

La présence de l'arsenic dans les vinaigres nous ayant été démontrée, nous avons dû nous enquérir de la cause de la présence de ce toxique dans un produit condimentaire ; nous avons su qu'elle était due à l'emploi d'acide sulfurique arsenical pour décomposer l'acétate de soude, ce que déjà M. *Deschamps* avait reconnu.

Falsifications. — Le vinaigre est souvent falsifié dans le commerce. On le coupe avec de l'*eau* ; on *rehausse* les vinaigres faibles par l'*acide sulfurique* (2), l'*acide chlorhydrique*, l'*acide nitrique*, l'*acide tartrique*, l'*acide oxalique ;* on leur donne plus de montant en y faisant macérer des *substances âcres* (*semence de moutarde, poivre long, pyrèthre, garou, graine de paradis, piment de la Jamaïque*) (3) ; on les coupe avec des vinaigres inférieurs, tels que les *vinaigres de glucose*, de *bière*, de *cidre*, de *poiré* (4), le *vinaigre de bois* ou *acide pyroligneux* (5).

(1) Nous avons vu des personnes qui avaient employé de ces vinaigres étendus d'eau : elles nous ont déclaré n'avoir éprouvé aucun accident.

(2) En 1843, on saisit à Nantes 116 barriques de vinaigre, qui fut reconnu contenir de l'acide sulfurique, et fut versé, par suite d'un jugement, sur la voie publique.

(3) Dès 1719, on donnait à des vinaigres faits avec des lies, avec de petits vins, une saveur plus marquée à l'aide de substances âcres.

(4) Suivant M. *Ure*, la liqueur acide que l'on fabrique avec le malt contient en général tant de gluten, qu'elle se putréfierait très-rapidement si l'on n'arrêtait cette altération par l'addition d'un peu d'acide sulfurique. Or, c'est là une source de fraude très-dangereuse, puisque ni détaillants ni consommateurs ne sont assez compétents pour distinguer ce qui, dans l'acidité, appartient à l'orge fermentée ou à l'acide minéral. Toutes les conserves au vinaigre dont les Anglais sont si friands, ajoute M. *Ure*, qui a rapporté ce fait, sont fabriquées avec ce vinaigre altéré, et doivent inévitablement déranger la santé.

(5) Les vinaigriers de Paris, qui préparent des vinaigres à l'estragon et avec d'autres plantes fraîches, ont ajouté au vinaigre de l'acide py-

Enfin on a cherché à augmenter leur densité par l'addition de *chlorure de sodium* (sel de cuisine), d'*acétate de chaux*.

Certains falsificateurs aussi ignorants que crédules ont acheté des *secrets*, des recettes pour donner plus de force au vinaigre ; ils croient ainsi perfectionner leur marchandise (1).

L'eau qui a été ajoutée au vinaigre diminue sa force ; or, celui-ci ne peut être réputé de bonne qualité qu'autant qu'il est suffisamment acide. On doit donc rechercher la quantité d'acide acétique que les vinaigres contiennent, afin d'évaluer leur acidité (2).

On a indiqué pour reconnaître la valeur acide d'un vinaigre : 1° l'emploi d'un instrument auquel on a donné les noms de *pèse-vinaigre*, d'*acétimètre* ; 2° la saturation du vinaigre par la soude caustique (*Descroizilles*), par la craie ou carbo-

roligneux pour suppléer à l'eau que les plantes apportent dans le vinaigre.

On a été jusqu'à contrefaire les marques du vinaigre d'Orléans. En mai 1846, on saisit à Rouen 20 fûts de vinaigre expédiés de l'île de Ré par M. S..., et portant la marque *Orléans*. M. S...., traduit pour ce fait en police correctionnelle, fut condamné à 15 jours de prison, 50 fr. d'amende, 200 fr. de dommages-intérêts, et, en outre, aux dépens ; le tout par corps.

Le tribunal de police correctionnelle d'Amiens a aussi condamné un négociant de Pont-Rousseau, près Nantes, à l'amende et à 600 fr. de dommages-intérêts, applicables aux vinaigriers d'Orléans, pour avoir vendu du vinaigre de sa fabrique comme provenant de cette ville.

Le tribunal de Corbeil a condamné à 50 fr. d'amende et à 200 fr. de dommages-intérêts un fabricant de Pithiviers qui avait vendu ses vinaigres comme étant d'Orléans.

(1) Voici la formule d'un de ces secrets : *Crème de tartre, 31 grammes ; acide sulfurique à 40 degrés, 62 grammes : faites bouillir dans un vase de verre ; laissez refroidir et reposer ; tirez à clair la liqueur surnageante, qui est très-acide ; cette liqueur, à la dose de quelques gouttes dans un verre de vinaigre, lui donne plus de force.* On voit que tout le secret consiste dans une addition d'acide sulfurique au vinaigre.

(2) Cette acidité des vinaigres est un point sur lequel on doit porter son attention ; car, si un vinaigre peut contenir deux fois autant d'acide acétique qu'un autre, il est évident, si les deux acides ont été payés le même prix, qu'il y a entre eux une différence de 50 pour 100, c'est-à-dire qu'il faudra pour le même usage employer deux litres de l'un, tandis qu'on n'emploierait qu'un litre de l'autre, et que la valeur vénale du premier ne sera que la moitié de celle du second.

nate de chaux (*Bussy*), par le carbonate de potasse (*Soubeiran*), par le carbonate de soude (*Chevallier*), par l'ammoniaque (*Ure*).

1° Le pèse-vinaigre, qui est mis en usage par les personnes qui vendent ou achètent le vinaigre, doit être rejeté, parce qu'il n'indique pas la valeur acide réelle du vinaigre, mais seulement la densité du liquide. On conçoit facilement, du reste, que cette densité peut varier suivant que l'on a employé à la préparation du vinaigre un vin plus ou moins chargé de matières extractives, ou suivant que le vinaigre a été additionné d'une petite quantité de sel marin, d'acide sulfurique, ou autres substances introduites frauduleusement.

Le pèse-vinaigre peut encore être un sujet d'erreur en raison de sa mauvaise construction.

Pour nous convaincre des inconvénients que présente l'usage de cet instrument, nous avons fait venir vingt échantillons de vinaigres des meilleures fabriques d'Orléans; puis, à l'aide d'un acétimètre normal qui avait été fabriqué par M. *Dinocourt*, nous avons pris la densité de ces vinaigres, en même temps que nous avons constaté, par la saturation, la quantité d'acide contenu. Nous avons ensuite recherché s'il y avait relation entre la densité observée et la quantité de sel de soude exigée pour saturer les vinaigres mis en expérience. Voici quel a été le résultat de nos essais.

Tableau des résultats obtenus de l'examen de vingt échantillons de vinaigre par l'acétimètre et par la saturation :

DÉSIGNATION des ÉCHANTILLONS.	QUANTITÉ de VINAIGRE EMPLOYÉ.	DEGRÉ A L'ACÉTIMÈTRE.	QUANTITÉ DE SEL EMPLOYÉ pour la saturation.
Vinaigre A.	100 gr.		
N° 1.	Id.	2,10	6 gr. 75
— 2.	Id.	2,25	6 30
— 3.	Id.	2,70	7 15
— 4.	Id.	2,40	6 50
Vinaigre B.			
N° 1.	Id.	2,20	6 00
— 2.	Id.	2,30	6 00
— 3.	Id.	2,70	7 40
— 4.	Id.	2,50	6 90
Vinaigre C.			
N° 1.	Id.	2,10	6 00
— 2.	Id.	2,15	6 00
— 3.	Id.	2,75	7 15
— 4.	Id.	2,50	6 75
Vinaigre D.			
N° 1.	Id.	2,20	6 25
— 2.	Id.	2,30	6 50
— 3.	Id.	2,75	7 00
— 4.	Id.	2,40	6 80
Vinaigre E.			
N° 1.	Id.	2,20	6 50
— 2.	Id.	2,30	6 35
— 3.	Id.	2,70	7 00
— 4.	Id.	2,50	6 60

On voit par l'examen de ce tableau quels sont les défauts de l'acétimètre pour l'appréciation des vinaigres ; en effet, 1° des vinaigres marquant à l'acétimètre 2,10, 2,50, ont exigé la même quantité de sous-carbonate de soude pour leur saturation, quoiqu'il y ait une différence de 40 centièmes dans l'appréciation par l'instrument ; 2° des vinaigres marquant 2,40, 2,30, 2,20, ont exigé les mêmes quantités de sel de soude, 6,50 de ce sel pour 100 de vinaigre ; 3° trois vinaigres marquant tous les trois 2,70 à l'acétimètre ont exigé pour leur saturation, le premier 7,15, le second 7,40, et le troisième 7,00.

Le carbonate de chaux (craie), ayant peu de cohésion, peut être employé pour reconnaître la quantité d'acide contenue dans le vinaigre ; mais, comme ce carbonate n'est pas toujours à l'état de pureté, et qu'il peut contenir des substances étrangères, on conçoit que son emploi nécessiterait d'abord l'obtention d'un carbonate pur avec lequel on devrait opérer, pour ne pas tomber dans des erreurs résultant de l'usage de carbonate qui contiendrait de la silice ou d'autres produits étrangers en plus ou moins grande quantité.

Le carbonate de potasse pur a été aussi recommandé, mais nous ne conseillons pas son usage, par la raison que ce carbonate desséché attire rapidement l'humidité de l'air, et qu'il acquiert alors un poids supérieur, dû à l'eau absorbée, qui dans ce cas est une cause d'erreur.

M. *Soubeiran* ayant établi que 100 parties de vinaigre exigent pour leur saturation 10 parties de carbonate de potasse pur et sec, on pourrait, d'après cette donnée, établir un tube acétimètre pour reconnaître la valeur des vinaigres; mais, par suite d'essais que nous avons faits, il nous semble que ce chiffre serait un peu trop faible pour l'essai des vinaigres forts d'Orléans.

Le carbonate de soude desséché peut être mis en usage; mais on doit lui faire subir quelques préparations avant de l'employer. Ainsi, on prend du carbonate de soude, on le fait dissoudre dans l'eau distillée, on filtre, on concentre, on fait cristalliser, on sépare les cristaux, on les lave à l'eau distillée, on les fait égoutter, puis on chauffe ce sel jusqu'à ce qu'il ait perdu ses 65 à 66 % d'eau, et qu'il soit arrivé à l'état de poudre ; on le conserve alors dans un flacon fermé pour le faire servir à l'essai des vinaigres, car il attire aussi l'humidité de l'air, mais d'une manière bien moins marquée que le carbonate de potasse.

D'après les essais que nous avons faits, à l'aide de ce carbonate de soude desséché, sur les vingt échantillons de vinaigre qui avaient été prélevés dans les meilleures maisons d'Orléans, 100 grammes de ces vinaigres de bonne qualité ont saturé 6 à 7gr.,40 de carbonate de soude sec et pur.

Nous pensons qu'on peut appliquer le résultat de cette saturation pour établir en centièmes la valeur du vinaigre ; dans ce but, on fait dissoudre 1gr.,48 de carbonate de soude sec et pur dans 50 grammes d'eau distillée. Lorsque la dissolution est faite, on place cette liqueur d'épreuve dans un *tube-acétimètre*. Ce tube a une capacité assez grande pour être rempli jusqu'au point marqué 100 par la liqueur préparée. Lorsqu'elle est à ce point, on pèse dans une capsule de porcelaine ou de verre 20 grammes de vinaigre à essayer, ensuite on verse, à l'aide du tube-acétimètre, de la liqueur alcaline, jusqu'à ce que le vinaigre soit saturé, de façon qu'il ne fasse plus virer au rouge le papier de tournesol. Cette opération n'est pas aussi simple à exécuter qu'on pourrait le croire au premier abord. Elle exige, pour être bien faite, certaines précautions et de l'habitude. Nous nous sommes bien trouvé d'avoir ajouté au vinaigre, avant de verser la liqueur alcaline, quelques gouttes de teinture de tournesol; elles ont servi de guide pour la saturation. Lorsque celle-ci approche de la fin, il faut avoir soin de chauffer le vinaigre; sans cette précaution, le papier bleu et la teinture de tournesol seraient rougis, bien que l'acide fût saturé. La coloration rouge serait due dans ce cas à l'acide carbonique qui resterait libre dans la liqueur, et qu'il est important de chasser par la chaleur, afin d'être bien sûr que la saturation est complète. Nous avons remarqué qu'à mesure que la saturation avançait, l'odeur du vinaigre disparaissait, et qu'enfin elle était remplacée, la saturation étant complète, par une odeur savonneuse particulière; et, de plus, que le vinaigre, qui était légèrement coloré en rouge au commencement de l'opération, acquérait à la fin une coloration violacée bleuâtre.

La saturation étant terminée, on voit combien il a fallu de divisions de liquide pour saturer les 20 grammes d'acide essayé. Si le vinaigre a exigé les 100 divisions, on dira qu'il est à 100 degrés; on établira qu'il est à 80 s'il n'a été employé que 80 des divisions de la liqueur contenue dans l'instrument, etc.

Avec cet appareil, on pourrait arriver à ne payer un vinaigre que d'après sa valeur acide. En effet, supposons que le vinaigre qui marque 100 degrés ait coûté 30 cent. le litre : celui qui marquerait 75 degrés ne devrait valoir que 25 cent., et celui qui marquerait 50 degrés seulement 15 cent.

On peut encore préparer à l'avance une liqueur d'essai en faisant dissoudre dans l'eau du carbonate de soude desséché, de façon que 50 grammes de cette liqueur, qui doivent remplir le tube, contiennent 1,48 de sel, si l'on agit sur 20 grammes.

Ce moyen ne présente pas cependant le degré d'exactitude qu'il semble comporter ; car les vinaigres de vin et d'autres espèces renferment toujours soit des sels acides, soit des acides fixes, qui saturent pour leur part une certaine quantité de sel alcalin. Or, en déduisant de la proportion d'alcali employée à la saturation la quantité que sature réellement l'acide acétique contenu dans les vinaigres, on reconnaît que le chiffre représentant cet acide pur est un peu trop élevé. C'est pour arriver à un résultat plus rigoureux que M. *Lassaigne* a proposé d'opérer de la manière suivante :

Son moyen d'essai consiste à faire deux saturations successives par la même liqueur alcaline titrée, savoir : l'une sur un volume connu de vinaigre, l'autre sur le résidu de l'évaporation d'un volume égal de vinaigre. On conçoit aisément que la proportion d'alcali exigée pour saturer ce résidu étant soustraite de celle qui est saturée par le vinaigre non évaporé, la différence représente exactement l'alcali saturé par l'*acide acétique pur*.

M. *Guibourt* opère sur 50 gr. de vinaigre, avec une liqueur *acétimètrique* formée en dissolvant 50 gr. de carbonate de soude pur et bien desséché, dans un demi-litre ou 500 centim. cubes d'eau distillée. Il verse cette liqueur dans le vinaigre à l'aide d'une burette divisée en 100 parties, égales chacune à 1/2 centim. cube.

Pour déterminer la force du vinaigre par la proportion d'alcali que l'on peut neutraliser avec un poids donné de cette substance, M. *Ure* donne la préférence à l'ammoniaque liquide d'une pesanteur spécifique de 0,992, parce que 1000 grains (65 gr.) de cette solution neutralisent 60 grains (3,90 gr.) d'acide acétique hydraté à un équivalent d'eau. Le vinaigre de bonne qualité contient 5 % d'acide anhydre, par conséquent 6 % d'acide hydraté, d'où il suit que 1000 grains (65 gr.) de bon vinaigre doivent neutraliser 1000 grains (65 gr.) de la solution ammoniacale d'épreuve.

La falsification du vinaigre par l'acide sulfurique a été mise en pratique non-seulement à Paris, mais encore dans les départements et à l'étranger ; et si elle est moins fréquente de nos jours, on doit l'attribuer aux poursuites exercées contre les fraudeurs. Le vinaigre additionné, même d'une très-petite quantité, d'acide sulfurique (2 gouttes sur 100 gr.) exerce sur l'émail des dents une action qui fait paraître celles-ci âpres et rugueuses au toucher de la langue. Le vinaigre pur ne produit pas cet effet.

On peut encore évaporer à siccité une certaine quantité de vinaigre suspect : s'il ne contient pas d'acide sulfurique, il fournit des vapeurs qui n'ont rien de désagréable et laisse un extrait coloré en brun ; si, au contraire, il contient de cet acide, l'extrait brûle sur les bords et se présente avec une couleur noire ; l'évaporation sur la fin se fait avec émission de vapeurs blanches, très-denses, suffocantes et excitant la toux.

On a proposé, pour reconnaître la présence de l'acide sulfurique, l'emploi de l'eau de baryte, de l'acétate de baryte, du nitrate et enfin du chlorure de baryum. L'eau de baryte et les sels barytiques ont la propriété de former avec l'acide sulfurique et avec les sulfates solubles, du sulfate de baryte insoluble dans l'eau, insoluble dans l'acide nitrique. Lorsqu'on emploie les sels barytiques et de préférence le chlorure, il faut avoir égard à ce que les vinaigres contiennent naturellement de petites quantités de sulfates qui donnent lieu à un léger trouble dans le vinaigre pur, additionné de chlorure de baryum ; mais ce trouble ne peut être comparé au précipité abondant que l'on obtient en traitant par le même sel un vinaigre qui ne contiendrait qu'un cinquième d'acide sulfurique ajouté (1). Cependant, ce trouble a été pour quel-

(1) Dans les essais que nous avons faits, les 20 échantillons de vinaigre que nous avions tirés d'Orléans ont donné, avec le chlorure de baryum, des liqueurs légèrement troubles, mais jamais de précipité sensible.

On trouve, dans le commerce, du vinaigre qui précipite abondamment par le chlorure de baryum, mais qui cependant ne contient pas d'acide sulfurique libre : tel est le *vinaigre de vin, mêlé de vinaigre préparé avec le sirop de fécule, avec les eaux de bac* (eaux qui ont servi au lavage des formes à sucre dans les raffineries), avec les *baquetures*. Ces vinaigres contiennent beaucoup de sulfate de chaux provenant des eaux de puits, très-séléniteuses, employées pour préparer la glucose, pour laver les formes à sucre, etc. Les proportions anormales de sulfates proviennent aussi des vins employés à la préparation de vinaigres·

ques experts un sujet d'erreur, et ils déclarèrent, à tort, qu'un vinaigre était allongé d'acide sulfurique, tandis qu'il ne l'était pas.

Le moyen que l'on doit employer pour éviter toute chance d'erreur est le suivant : on prend une quantité donnée de vinaigre, un demi-litre, par exemple, que l'on fait évaporer à une douce chaleur au bain-marie, jusqu'à ce que le liquide restant ne représente plus que le huitième du liquide employé; on laisse refroidir, et on ajoute à l'extrait refroidi cinq à six fois son volume d'alcool pur à 40°; on agite avec une baguette de verre : l'alcool dissout l'acide et élimine les sels ; on filtre la liqueur alcoolique, on jette le résidu insoluble sur un filtre, on lave le filtre avec de l'alcool ; puis on décompose la solution alcoolique étendue d'eau, par du chlorure de baryum en excès; on lave ensuite le sulfate de baryte précipité, avec de l'acide nitrique, puis avec de l'eau ; il est recueilli sur un filtre, séché, pesé : le poids du sulfate de baryte indiquera la quantité d'acide sulfurique contenu dans le vinaigre (1).

Pour reconnaître l'addition de l'acide sulfurique dans le vinaigre, M. le professeur *Runge* a indiqué l'emploi libre d'une dissolution de sucre. A cet effet, on prend un vase de porcelaine, on le recouvre d'une dissolution sucrée, on y fait couler du vinaigre et on chauffe le vase à une température moindre que celle où le sucre se convertit en caramel. Si l'acétique contient de l'acide sulfurique, le sucre sur le point touché est carbonisé, et la tache charbonneuse est d'autant plus intense que la quantité d'acide sulfurique était plus grande.

M. *Bœttger* a proposé un autre mode d'essai. Partant de cette observation que tous les vinaigres, sans exception, vinaigres de vin, d'eau-de-vie, de cidre, de bière, sont, malgré la petite quantité de sulfates qu'ils peuvent contenir, complétement indifférents à l'action d'une dissolution concentrée de chlorure de calcium, il conseille d'ajouter à un vinaigre un petit nombre de gouttes d'une dissolution concen-

(1) Ce procédé a permis à M. *Wislin* de retrouver 0,05 gr. d'acide sulfurique dans 128 gr. de vinaigre.

trée de ce sel. Si le vinaigre n'est pas falsifié, on ne remarque pas le moindre trouble, encore moins la formation d'un précipité, parce que la quantité de sulfates qui se trouvent dans le vinaigre ordinaire est très-faible, qu'elle ne décompose une dissolution saturée de chlorure de calcium ni à la chaleur de l'ébullition ni à une température moyenne. Mais il n'en est plus du tout de même lorsqu'il y a de l'acide sulfurique *libre* dans le vinaigre. En effet, 8 grammes environ de vinaigre, auxquels on a ajouté 1/1000 d'acide sulfurique, donnent par leur ébullition avec un morceau, gros comme une noisette, de chlorure de calcium cristallisé, d'abord un trouble très-sensible et ensuite, après le refroidissement complet, un précipité abondant de sulfate de chaux. Ce fait ne se produit jamais lorsqu'on s'est servi, pour faire cette épreuve, d'un vinaigre ordinaire non falsifié par l'acide sulfurique.

Si la proportion d'acide sulfurique dans le vinaigre dépasse 1/1000, et l'on sait qu'il en est toujours ainsi lorsque le vinaigre a été altéré à dessein par des fabricants ou débitants d'acides, on voit un précipité, ou, pour mieux dire, un trouble se produire dans le vinaigre, même avant son complet refroidissement.

Dans le cas où le vinaigre contiendrait de l'*acide tartrique* libre, ou du *tartrate acide de potosse*, ce même traitement par le chlorure de calcium ne fournirait *aucune* réaction semblable : on sait, en effet, que ni l'acide tartrique libre ni le tartrate acide de potasse ne peuvent décomposer le chlorure de calcium, même à la chaleur de l'ébullition. Ainsi la réaction indiquée ne serait ni moins manifeste, ni moins sûre.

Le moyen suivant a été proposé par M. V. *Legrip* pour rechercher la présence de l'acide sulfurique libre dans le vinaigre.

On prend 500 grammes de vinaigre à essayer ; on en fait évaporer les quatre cinquièmes ; on le traite alors par une dissolution d'acétate neutre de plomb, qu'on y ajoute goutte à goutte jusqu'à ce qu'il ne se forme plus de précipité : il y a formation de sulfate de plomb avec l'acide du sulfate naturel et avec l'acide libre, s'il y en a eu d'ajouté au vinaigre ; on le soumet de nouveau à l'évaporation, jusqu'à siccité. On reprend le produit de cette évaporation par 100 grammes d'eau distillée dans laquelle on le délaye parfaitement, et on y fait arriver en excès un courant d'acide sulfhydrique bien lavé ; le dégagement doit se faire au fond de l'éprouvette contenant le précipité dilué : autrement le plomb sulfaté, tendant par sa pesanteur à occuper le fond du vase, ne serait pas décomposé. Le liquide renferme alors du sulfure de plomb, des sulfates alcalins recomposés par l'union des bases avec l'acide sulfurique qui leur a été rendu par la formation de sulfure de plomb, puis la portion d'acide sulfurique libre qui avait été ajoutée au vinaigre. On remet de nouveau le mélange à évaporer, jusqu'à ce qu'il ne reste plus que quelques grammes de liqueur ; on jette sur un filtre, on lave le résidu à l'eau distillée, et l'on réunit les eaux de lavage à la première liqueur passée. On évapore encore très-lentement jusqu'à ce qu'il ne reste presque plus de liquide ; puis on traite par 10 grammes environ d'alcool à 40°. Le produit de l'évaporation réuni aux 10 grammes d'alcool à 40° est introduit dans une cornue en même temps qu'une dizaine de petits fragments de papier blanc, ayant tout au plus chacun un millimètre carré ; on allonge le col de la cornue avec un tube long et étroit qu'on introduit jusqu'au fond d'un petit récipient plongeant, selon la saison, dans un liquide frigorifique ; on ne laisse qu'une toute petite issue à l'orifice du récipient, puis on procède à la distillation.

Si la quantité d'acide sulfurique ajoutée est un peu notable, on obtient bientôt un alcool éthéré très-reconnaissable à l'odeur ; si, au contraire, elle a été minime, en continuant la distillation, et lorsque tout l'alcool aura passé, l'acide libre réagissant, les petits fragments de papier ajoutés se carbonisent. On a alors pour résidu quelques gouttes d'un liquide noir et presque sirupeux.

Remer (*Traité de la police judiciaire*, p. 92), en signalant la falsification du vinaigre par l'acide chlorhydrique, indique, pour reconnaître cette falsification, l'emploi des nitrates d'argent et de mercure ; il conseille de verser directement la solution de ces sels dans le vinaigre suspecté, et de conclure à la présence de cet acide lorsqu'on obtient un précipité blanc, caillebotté, insoluble dans l'acide nitrique.

Ce procédé ne peut être employé directement, puisqu'on sait que certains vins peuvent contenir naturellement assez de chlorures pour donner lieu à la décomposition du nitrate d'argent et à la formation d'un chlorure insoluble.

Il est indispensable d'opérer de la manière suivante : on prend 500 grammes de vinaigre soupçonné contenir de l'acide chlorhydrique; on les introduit dans une cornue tubulée, à laquelle on adapte une allonge et un récipient, et on distille en ayant soin de rafraîchir pour condenser le liquide qui passe à la distillation. On traite ensuite ce dernier par le nitrate d'argent, qui ne donne aucun précipité lorsqu'on agit sur le produit distillé du vinaigre non allongé d'acide chlorhydrique, et qui en fournit, au contraire, un plus ou moins abondant, dans le cas contraire. On réunit le précipité; on le lave à l'eau aiguisée d'acide nitrique pur, puis à l'eau distillée pure; on le fait sécher : alors, en prenant le poids de la quantité de chlorure obtenu, on peut établir la quantité de chlore et par suite celle de l'acide chlorhydrique.

L'addition de cet acide au vinaigre donne aussi lieu à une augmentation de densité et à un changement de proportion dans la saturation; mais l'augmentation de densité est peu considérable, et elle pourrait passer inaperçue pour des négociants si l'on ne recherchait, par des opérations chimiques, la présence de l'acide hydrochlorique. En effet, nous avons vu que du vinaigre qui marquait 2,15 au pèse-vinaigre donnait, lorsqu'il était allongé de 1, 2, 3, 4 et 5 pour 100 d'acide, des liquides qui pesaient 2,50, 2,75, 2,95, 3,15, enfin 3,40.

La falsification du vinaigre par l'acide nitrique est très-rare; elle a dû être faite par des individus ayant quelques connaissances des méthodes que les chimistes emploient pour reconnaître la nature des produits ajoutés au vinaigre, et qui avaient cru pouvoir employer sans inconvénient l'acide nitrique, plus difficile à rechercher dans l'acide acétique que ne le sont les autres acides.

On reconnaît la présence de l'acide nitrique dans le vinaigre par le carbonate de potasse, en saturant le vinaigre par ce carbonate, et faisant évaporer à siccité pour obtenir un sel. Lorsque celui-ci est obtenu à l'état concret, on l'examine pour savoir s'il contient un nitrate.

1° On en projette une partie sur des charbons ardents : si l'acétate contient du nitrate de potasse, il brûle en donnant lieu à des scintillations qui sont plus ou moins nombreuses, selon qu'il y a plus ou moins de nitrate.

2° En traitant l'acétate mêlé de limaille de cuivre par l'acide sulfurique : s'il contient du nitrate, il y a dégagement de vapeurs rutilantes qui démontrent la présence de l'acide nitrique. Ce mélange frauduleux est reconnu également par une solution de sulfate d'indigotine, qui se décolore à chaud et passe au jaune ; ou par une solution de proto sulfate de fer dans l'acide sulfurique concentré, qui prend une couleur variant du pourpre foncé au rose tendre.

L'acide nitrique ajouté au vinaigre augmente la densité de ce liquide. Du vinaigre de vin qui marquait 2,20 pesait 2,60, 3 et 3,40 après addition de 1, 2 et 3 p. 100 d'acide nitrique à 36°.

Lorsqu'un vinaigre est additionné d'acide sulfurique, chlorhydrique ou nitrique, on découvrirait aisément la fraude en délayant, dans un décilitre du vinaigre soupçonné, 0,5 gr. de fécule de pommes de terre et faisant bouillir pendant 20 à 30 minutes. Si le vinaigre ne contient que de l'acide acétique, il n'aura pas désagrégé la fécule au point où elle cesse de bleuir par l'iode. L'addition de ce réactif dans le liquide refroidi donnera une coloration bleue intense. Si cette couleur ne se manifestait pas, on devrait en conclure que le vinaigre renferme un acide étranger. Il suffirait de deux ou trois millièmes d'acide sulfurique pour produire la désagrégation de la fécule, et sa conversion en dextrine, puis en glucose, dépourvues de la faculté de prendre la teinte bleue au contact de l'iode.

Le vinaigre a été falsifié par l'acide tartrique. On concevra qu'une semblable falsification ait été mise en pratique, lorsqu'on saura qu'on prépare un vinaigre factice, qui est vendu souvent comme étant du *suc de verjus*, en dissolvant, dans 24 parties d'eau, une partie d'acide tartrique cristallisé. La solution d'acide tartrique préparée avec 24 parties d'eau et 1 partie d'acide marque 2,70 au pèse-vinaigre, elle a la densité des vinaigres de bonne qualité.

On peut reconnaître la falsification des vinaigres par l'acide tartrique, d'abord par l'évaporation. A cet effet, on fait évaporer au 3/4 le vinaigre suspect, on laisse refroidir; et on verse le liquide ainsi concentré et filtré, s'il est nécessaire, dans une solution concentrée de chlorure de potassium : si le vinaigre est pur, il n'y a pas formation de cristaux dus à de la crème de tartre; s'il est mêlé d'acide tartrique, ces cristaux se déposent sur les parois du vase dans lequel on opère; lorsqu'il y a peu d'acide tartrique, la formation de la crème de tartre est plus lente, on l'active alors par l'agitation.

On décèle aussi la présence de l'acide tartrique dans le vinaigre, en saturant celui-ci par la potasse; versant ensuite le liquide saturé dans la solution d'un chlorure, soit le chlorure de baryum, soit le chlorure de calcium : si le vinaigre contient de l'acide tartrique, on obtient un précipité de tartrate de chaux ou de baryte, précipité qu'on n'obtiendrait pas si on agissait avec du vinaigre pur.

L'acide tartrique ajouté au vinaigre lui donne de la densité. Ainsi, un vinaigre qui pèse 2,20, étant additionné de 1, 2, 3, 4 et 5 pour 100 d'acide tartrique cristallisé, marque 2,80; 3,40; 4,60 et 5,20.

Le vinaigre allongé d'acide tartrique donne, par l'évaporation, un résidu qui, s'il n'est pas trop évaporé, fournit des cristaux ou une pellicule cristalline. Un mélange de vinaigre pur et d'eau contenant 1/30 d'acide tartrique cristallisé et marquant au pèse-vinaigre 2,20 a été évaporé à une douce chaleur, jusqu'en consistance d'extrait. Cet extrait, bien différent de celui fourni par le vinaigre pur, avait une couleur et une consistance de mélasse, une saveur très-acide, sans amertume. Traité par l'alcool à 40°, l'acide tartrique a été entièrement dissous. La liqueur étendue d'eau et chauffée, pour en chasser l'alcool, a été essayée par la potasse caustique, qui a donné lieu à un abondant précipité grenu de crème de tartre.

La falsification du vinaigre par l'acide oxalique a été indiquée par quelques auteurs; nous croyons qu'elle doit être très-rare, en raison du prix élevé de cet acide. En tout cas, on conçoit qu'il est très-facile de reconnaître si un vinaigre contient de l'acide oxalique : pour cela, il n'y a qu'à saturer ce vinaigre par l'ammoniaque et essayer la liqueur saturée par le chlorure de calcium, qui donnerait à l'instant un précipité d'oxalate de chaux, si le vinaigre était falsifié par l'acide oxalique.

On peut encore, comme pour l'acide tartrique, faire usage : 1° de l'évaporation; 2° des sels de potasse; 3° du traitement de l'extrait par l'alcool à 40°.

L'acide oxalique ajouté au vinaigre augmente aussi la densité de ce liquide : du vinaigre marquant 2,20, étant additionné de 1 et de 2 pour 100 d'acide oxalique cristallisé, marquait 2,75 et 3,30.

On prépare avec l'acide oxalique et l'eau une solution acide qui a de l'analogie pour la densité avec celle du vinaigre : ainsi une partie d'acide oxalique cristallisé, dissoute dans 19 parties d'eau, donne un liquide qui a une densité de 2,40 au pèse-vinaigre.

On reconnaît la présence des substances âcres que l'on ajoute au vinaigre pour lui donner une force simulée : 1° à la saveur âcre particulière, à l'irritation que laisse ce vinaigre lorsqu'on en a mis dans la bouche ou lorsqu'on en a mouillé les lèvres; 2° en faisant évaporer le vinaigre à une douce chaleur, de manière à obtenir un extrait non décomposé : l'extrait du vinaigre qui aurait été additionné de poivre, de pyrèthre, etc., a une saveur âcre, piquante, caustique, que ne possède pas l'extrait fourni par le vinaigre ordinaire.

On peut encore, si l'on veut, saturer le vinaigre, et examiner ensuite la liqueur, immédiatement après la saturation, ou encore l'extrait qu'on peut en obtenir. Le vinaigre mêlé de substances âcres sature une moins grande quantité de potasse, surtout relativement à sa force apparente.

On reconnaît que le vinaigre a été additionné de chlorure de sodium : 1° par ce qu'il précipite abondamment par le nitrate d'argent : tandis qu'il ne fournit, par ce réactif, lorsqu'il est pur, qu'un trouble qui, au bout de quelque temps, disparaît, par suite de la formation d'un léger précipité floconneux de couleur rougeâtre ; 2° par ce qu'il ne fournit pas par la distillation, comme le vinaigre additionné d'acide hydrochlorique, de l'acide acétique susceptible de précipiter par le nitrate d'argent ; 3° par ce qu'il fournit un extrait plus abondant d'une saveur salée, extrait qui, décomposé par l'action de la chaleur, fournit un résidu alcalin dans lequel on retrouve le chlorure de sodium.

Le vinaigre additionné de chlorure de sodium augmente fortement de densité : ainsi un vinaigre pur marquant 2,40, additionné de 1, 2 et 3 pour 100 de chlorure de sodium, marquait 3,80, 4,20 et 5,10.

On reconnaît qu'un vinaigre a été additionné d'acétate de chaux (par décomposition du carbonate), à ce qu'il précipite abondamment par l'oxalate d'ammoniaque ; tandis que vingt échantillons de vinaigre de vin n'ont fourni, avec ce réactif, que des précipités à peine sensibles.

Le vinaigre de vin doit nécessairement renfermer du *tartre*; aussi les fraudeurs qui altèrent les vinaigres ajoutent-ils quelquefois ce sel à leur produit. Il est donc de la plus grande importance d'en rechercher la présence et la proportion. Pour cela, on évapore directement les vinaigres et on sépare le tartre par cristallisation.

On peut aussi chercher la quantité de tartre renfermée dans les vinaigres en employant la méthode indiquée par M. *Cottereau* fils, et que nous avons fait connaître pour la recherche du tartre dans les vins (V. article *Vins*).

Les vinaigres, surtout ceux qui proviennent du vin, renferment quelquefois de l'alun (1), dont la présence s'explique par la coupable habitude qu'ont certains propriétaires de vignobles, d'ajouter ce sel à leurs vins pour les empêcher de se gâter ; ou encore, lorsqu'ils le sont, pour leur rendre l'aspect du vin de bonne qualité, et en tirer un parti plus avantageux. Ce sont presque toujours ces vins de qualité inférieure qu'achètent les vinaigriers. On arrive à constater la présence de l'alun dans le vinaigre, en opérant comme nous l'avons dit à l'article *Vins*.

Le vinaigre de glucose mêlé avec le double de son volume d'alcool à 0,90 laisse précipiter des flocons de dextrine.

On évapore au bain-marie, jusqu'à consistance de sirop, et on reprend par l'alcool à 0,85, puis on passe sur le noir animal lavé : le liquide résultant, bouilli avec de la potasse, se

(1) En 1838, M. *Wislin* a été à même de constater la présence de l'alun dans des vinaigres saisis à Gray (Haute-Saône), et qu'on avait, dans une expertise antérieure, cru allongés par l'acide sulfurique.

colore en noir ; il donne du cuivre métallique avec la liqueur d'épreuve de M. *Barreswil* (V. art. *Sucres*).

Les vinaigres de bière, de cidre, de poiré, ne contiennent pas de tartre, ce qui permet de les distinguer du vinaigre de vin ; en outre, le vinaigre de vin, traité par le sous-acétate de plomb, donne un précipité blanc. Les vinaigres de cidre et de bière donnent des précipités colorés en gris jaunâtre ; ils exigent pour leur saturation : celui de cidre, 3,50 gr. de sous-carbonate de soude ; celui de bière, 2,50 gr. On voit qu'il y a une différence notable dans l'acidité de ces vinaigres, comparés au vinaigre de vin. La densité du vinaigre de cidre est de 2,00 ; celle du vinaigre de bière, 3,20. Le vinaigre de cidre donne 1,50 d'extrait pour 100 ; le vinaigre de bière, 6 pour 100.

L'extrait retiré du vinaigre de cidre a une saveur de pomme cuite, acide et astringente ; l'extrait de vinaigre de bière, une saveur acide légèrement amère.

Le vinaigre de cidre donne de légers précipités avec le nitrate d'argent, l'oxalate d'ammoniaque et le chlorure de baryum ; le vinaigre de bière, d'abondants précipités par le nitrate d'argent et par le chlorure de baryum, et un léger précipité par l'oxalate d'ammoniaque.

En recherchant la quantité d'extrait fourni par les vinaigres, on peut, en partie, reconnaître s'ils sont purs ou préparés avec des substances étrangères. En effet, les vinaigres de vin fournissent moins d'extrait que les vinaigres préparés avec divers produits. On peut, en outre, tirer parti de l'examen de ces extraits : car ceux que l'on obtient avec le vinaigre de vin, traités par l'alcool, se divisent dans ce véhicule, s'y dissolvent en partie, en laissant le tartre pour résidu insoluble ; les vinaigres préparés avec le sirop de fécule, avec les eaux de bac, laissent un résidu qui, traité par l'alcool, ne s'y dissout qu'en petite quantité, en laissant indissoute une matière glutineuse de laquelle il est impossible de séparer le tartre.

Tout ce que nous avons signalé dans cet article démontre positivement que l'on devrait ne permettre de vendre, *pour l'usage alimentaire et condimentaire, que du vinaigre fait avec du vin, et portant cette dénomination : vinaigre* ou *vinaigre de vin*. Il serait vivement à désirer, dans l'intérêt de toutes les classes de la société et particulièrement de la classe peu aisée, que tous les autres produits analogues fussent vendus avec des désignations où serait joint au mot vinaigre le nom de la substance qui a servi à le fabriquer; par exemple : *vinaigre de sucre de fécule* ou *de glucose*, *vinaigre d'eau de bac*, *vinaigre de cidre*, etc. Ces produits trouveraient aisément leur emploi dans les arts et dans l'industrie; et l'acheteur, averti par cette seconde désignation, serait mis en garde contre des mélanges qu'il ne peut apprécier.

On nous a souvent reproché d'être trop absolu dans notre manière de voir, et on a essayé de nous démontrer qu'il était utile, dans l'intérêt des classes pauvres, de laisser vendre, en concurrence avec le vinaigre de vin, des *vinaigres de fabrique*, obtenus avec divers produits, parce qu'alors les vinaigres de vin seraient vendus à meilleur marché, et que cette baisse de prix allégerait les classes inférieures. Nous avons cru devoir examiner cette objection, qui présentait quelque chose de plausible; mais il résulte de nos recherches que, depuis que l'on fabrique de mauvais vinaigres pour les vendre en concurrence avec les vinaigres de vin, les classes pauvres n'ont rien gagné à cette concurrence, et qu'au contraire elles y ont perdu. En effet, avant cette nouvelle fabrication, le vinaigre livré au public était de bon goût et très-acide; aujourd'hui ce goût n'est plus le même, et le plus souvent le vinaigre livré au commerce est très-faible; il ne contient plus la même quantité d'acide acétique. Nous avons vu de ces liquides qui ne fournissaient en acide acétique que les deux tiers de leur ancienne contenance; de telle façon que, le prix du vinaigre n'ayant pas diminué, les consommateurs sont forcés (si on admet que le prix soit de 40 centimes le litre) de dépenser, pour acheter 3 litres de vinaigre de mauvaise qualité, 1 fr. 20 c., au lieu de 80 centimes qu'ils auraient payés pour avoir 2 litres de très-bon vinaigre. Il est vrai de dire qu'ils ont pour ces 1 fr. 20 c. 2 litres de vinaigre comme on le vendait anciennement, puis 1 litre d'un liquide aqueux qui n'a aucune valeur. Par suite de ce mode de faire, *le pauvre paye donc un tiers en plus de ce qu'il payait autrefois;* encore risque-t-il de trouver dans ces vinaigres des sels métalliques, nuisibles à la santé.

Nous admettons bien qu'on doit protéger l'industrie, aider au progrès; mais nous ne pensons pas que cette protection doive tourner au détriment des classes pauvres, et surtout nuire à l'hygiène publique.

VINS.

Sous le nom de *vin*, l'on désigne ordinairement la liqueur qui résulte de la fermentation du jus de raisin. Les vins préparés avec les raisins sont blancs ou rouges, selon leur mode de préparation.

L'Europe est la partie du monde qui produit la plus grande quantité de vin, et où l'art de cultiver la vigne et celui de fabriquer le vin sont portés au plus haut degré de perfection. Au premier rang, l'on doit placer les vins de France, le pays de l'univers le mieux partagé par la nature, sous le rapport de la production du raisin, et en même temps le plus habile dans l'art de la fabrication des vins.

Voici les crus les plus renommés de France :

La *Champagne*, dont les vins blancs des crus de Sillery, Ay, Mareuil, Hautvillers, Dizy, Épernay, Cramant, Avize, le Ménil, et quelques autres du département de la Marne, sont recherchés dans tous les pays, tant pour leur mousse petillante que pour leur goût agréable quand ils ne moussent pas, fournit aussi des vins rouges, non moins précieux, que l'on récolte à Verzy, Verzenay, Mailly, Saint-Basle, Bouzy, Saint-Thierry, Cumières, dans le département de la Marne; et sur les côtes des Riceys, de Balnot-sur-Laigne, d'Avirey et de Bagneux-la-Fosse, dans le département de l'Aube.

La *Bourgogne* produit des vins rouges qui se distinguent par l'éclat de leur couleur, par leur goût agréable et délicat, beaucoup de finesse, beaucoup de spiritueux et un parfum très-suave. Les principaux crus sont ceux de Romanée Conti, de Richebourg, de la Tâche, du Clos-Vougeot, de Chambertin, de Nuits *ou* Clos-Saint-Georges, de Corton, de Volnay, de Pommard, de Beaune, de Chambole, de Mercurey, de Savigny, de Meursault, dans le département de la Côte-d'Or; le vin de Pitoy, des Préaux, de la Chaînette et de Migrenne dans le département de l'Yonne ; enfin, le vin de Thorins dans celui de Saône-et-Loire.

Les meilleurs vins blancs de Bourgogne sont ceux de Montrachet, de Chevalier-Montrachet, de Lapeyrière, de la Goutte-d'Or, des Charmes, et plusieurs autres du territoire de Meursault, dans le département de la Côte-d'Or ; les vins de Vaumorillon, des Grisées, de Chablis, dans le département de l'Yonne ; ceux de Pouilly et de Fuissé, dans le département de Saône-et-Loire. La Bourgogne fournit, en outre, beaucoup de vins ordinaires pour la consommation journalière.

Les vins fins rouges du *Bordelais* se distinguent par un bouquet très-prononcé, agréable, et une légère âpreté : les plus renommés sont, dans le canton de Médoc, ceux de Château-Laffite, de Château-Latour, de Château-Margaux, de Château-Haut-Brion, de Saint-Julien, de Pauillac, de Saint-Estèphe, de Saint-Émilion, de Larose, des Palus, de Talence, de Léoville, de Pessac et de Mérignac.

Parmi les vins blancs, on distingue ceux de Bommes, de Rions, de Blanquefort, de Grave, de Sauterne, de Barsac, de Preignac et de Langon. Le Bordelais fournit aussi, comme la Bourgogne, beaucoup de vins ordinaires. Dans les Landes, les vins de Messanges, de Sarliat et des rives de l'Adour, dits *vins de sable*, rivalisent avec ceux de Bordeaux.

Dans le *Périgord*, on trouve les vins rouges de la Terrasse, de Pécharmont, de Campréal, de Bergerac, et les vins blancs de Monbazillac, de Saint-Messans et de Sancé.

Le *Dauphiné* produit les vins rouges de l'Hermitage, de Tain, de Croze, de Mercurol, de Reventin.

Le *Lyonnais* fournit les vins rouges de Moulin-à-Vent, de Côte-Rôtie et de Sainte-Colombe, et le vin blanc de Condrieu.

Dans le *Languedoc*, on récolte une très-grande quantité de vins rouges très-spiritueux et très-corsés ; nous citerons ceux de Tavel, de Lirac, de Saint-Geniés, de Saint-Laurent, de Carnols, de Cornas, de Saint-Georges, de Saint-Christol et de Saint-Joseph. Les vins blancs de cette province sont, pour la plupart, liquoreux ; on recherche particulièrement les vins muscats de Frontignan et de Lunel, et les vins mousseux et non mousseux de Saint-Péray.

Dans le *comtat d'Avignon* et la principauté d'Orange, on

distingue les vins rouges de Châteauneuf et les vins muscats de Beaume.

La *Provence* fournit les vins rouges de la Gaude, de Saint-Laurent, de Cagnes et de Saint-Paul.

Le *Béarn* possède les excellents vignobles de Jurançon et de Gan qui fournissent des vins blancs et des vins rouges également recherchés.

Le *Roussillon* produit des vins rouges d'une couleur très-foncée, très-corsés et très-spiritueux ; ceux que l'on récolte à Collioure, à Bagnoles, à Cosprons, à Grenache, sont estimés pour leur bon goût et leurs vertus toniques. Parmi les vins blancs, on remarque particulièrement ceux de Rivesaltes, de Cosprons, de Saint-André et de Prépouille-de-Salles.

La *Corse* produit les vins rouges de Sari, très-estimés ; ceux du Cap-Corse.

Enfin, parmi les autres provinces de la France, plusieurs possèdent des vignobles dont on tire des vins d'excellentes qualités. Ainsi, pour les vins rouges, on trouve Chénas et Fleury dans le *Beaujolais* ; le petit coteau de Chanturgues, près Clermont-Ferrand, en *Auvergne*. Pour les vins blancs, les coteaux d'*Angers*, de *Saumur*, et de *Vouvray*, et quelques vins d'*Alsace* connus sous le nom de *vins de paille*.

Parmi les vins étrangers, nous citerons :

Espagne. — Vins de Xérès, de Pakaret, de Sèches, de Val-de-Pennas, de San-Lucar, de Benicarlo, de Vinaroz, de Tinto *ou* d'Alicante, de Tintilla *ou* Rota, de Malaga, de Rancio, de Malvasia.

Portugal. — Vins de Porto, de Carcavello et de Lamalonga.

Suisse. — Les vins rouges de Boudry et de Cortaillods, et le vin blanc de Chiavenna.

Italie. — Les vins de Lacryma-Christi, de Malvoisie, d'Albano, de Monte-Fiascone, de Monte-Pulcino, de Montalicino, de Riminese, de Santo-Stephano, etc.

Sicile. — Les vins de Marsola, de Catane et de Girgenti.

Allemagne. — Les vins du Rhin, de la Moselle et de Tokay.

Turquie d'Europe et d'Asie. — Le vin de Cotnar en Moldavie, celui de Piatra en Valachie, celui de l'île de Chypre et ceux des îles de Chio et de Candie, ainsi que celui de Kersoan, en Syrie.

Asie. — On y distingue les vins de Chiraz (Perse), de Shamaki et de Yesed.

Afrique. — Les vignobles du cap de Bonne-Espérance se font remarquer par les deux clos de Constance.

Iles de l'océan Atlantique. — Les vins de Madère, de Ténériffe, de Gomère, de Palme, des Açores, sont très-estimés.

Amérique. — Les provinces septentrionales de cette partie du monde sont très-riches en vignobles, et l'on trouve des vignes sauvages dans toutes les forêts des États-Unis et du Canada, depuis les bords du Mississipi jusqu'aux rives du lac Érié. Le raisin de Médoc a été introduit à Philadelphie, et l'on en a retiré un vin assez semblable à celui des crus inférieurs du Bordelais.

Dans les contrées du sud, quelques Français sont parvenus à extraire un vin passable du raisin sauvage. La culture de la vigne a réussi à Mexico, et le cru de Passo-del-Norte y a même acquis une sorte de célébrité. Des missionnaires européens ont élevé dans la Californie quelques plants de Madère. Dans l'Amérique méridionale, Lima fait un commerce de vins indigènes qui n'est pas sans avantages. Les vins de Lucombat, de Pisco et de la vallée de Sicamba dans la province d'Arequipa sont fort estimés.

Le Chili possède un grand nombre de vignobles précieux dont les vins rouges, particulièrement ceux de Cuyo, sont transportés à Buenos-Ayres par les Cordillères, et sont fort recherchés dans tout le Paraguay.

La composition des vins naturels est très-variable, à en juger par les différences que l'on remarque dans leur goût et dans leur couleur. Les substances que l'on y peut rencontrer sont les suivantes : *eau*, en plus ou moins grande quantité; *alcool ; matière mucilagineuse extractiforme ; acides acétique, tannique, carbonique ; matière colorante bleue ; matièrecolorante jaune; sucre; œnanthine; bitartrate de potasse; tartrates de chaux, d'alumine et de fer; chlorures de sodium, de potassium, de calcium* et *de magnésium; sulfates de potasse* et *de chaux; huile essentielle,* particulière et différente selon le vin.

Il est difficile de donner des règles générales relativement à la saveur des vins ; définir un vin par sa saveur est une opération qui rentre plutôt dans les attributions du dégustateur que dans celles du chimiste. Cependant nous croyons devoir donner ici les divisions suivantes, établies d'après cette saveur.

On a formé 5 divisions principales dans lesquelles on range les divers goûts qui distinguent les vins français :

1° Ceux de l'est ont le *goût de pierre à fusil ;*

2° Ceux du midi ont le *goût de cuit et de moscouade ;*

3° Ceux du sud-ouest (Bordeaux) ont un *goût d'encens* lorsqu'ils sont fins, et un *goût de résine* lorsqu'on s'adresse aux vins communs ;

4° Ceux du sud-est (Bourgogne) ont un *goût de rose fanée*, analogue à l'odeur de la jeune tige d'églantier sauvage ;

5° Enfin les vins de l'intérieur, de l'Orléanais et de la Touraine qui se distinguent par un *goût de framboise et de violette* quant aux rouges, et de *fleur de saule* quant aux blancs.

On divise encore tous les vins en trois grandes classes, qui sont :

1° Les vins *généreux* et *secs*, dans lesquels l'alcool prédomine (Espagne, Italie, Roussillon, etc.).

2° Les vins *liquoreux* et *doux* ou *vins de liqueur*, dans lesquels une certaine quantité de matière sucrée a résisté à la fermentation (Alicante, Rota, Malaga, Frontignan, Lunel, etc., etc.); ils sont plus ou moins spiritueux (1).

3° Enfin les vins *gazeux* ou *mousseux*, dans lesquels la fermentation a été suspendue à dessein, et qui contiennent de l'acide carbonique en dissolution (Champagne, Condrieu, Limoux, Nissan). En se dégageant, celui-ci donne naissance à une mousse blanche qui s'élève sur le vin et produit une effervescence que la viscosité du liquide rend lente à se dissiper. Les vins mousseux sont ordinairement blancs.

La densité des vins d'un même cru varie dans des limites assez étroites ; et quoiqu'elle ne soit pas toujours en rapport avec la quantité d'alcool, cependant l'alcoomètre centésimal

(1) Le vin de liqueur le plus célèbre et le moins connu est celui de Tokay, récolté en Hongrie; il est réservé pour les caves de l'empereur d'Autriche.

peut servir, non à évaluer directement les proportions d'alcool contenues dans les vins, mais à fournir quelques données sur la densité comparative des vins que l'on doit soumettre à l'analyse.

Un procédé plus exact pour déterminer ces densités est celui que les physiciens emploient généralement : un flacon à densité étant pesé vide, on le pèse ensuite plein d'eau distillée, et enfin plein de vin; puis l'on détermine le rapport entre les deux poids. Il faut avoir soin d'opérer toujours à la même température.

En opérant ainsi, M. *Filhol* a trouvé pour les vins du département de la Haute-Garonne la densité 0,998 (maximum) et la densité 0,991 (minimum).

De son côté, M. *Fauré* a trouvé pour les vins de la Gironde le chiffre 0,984 (vins rouges) et 0,996 (vins blancs).

Voici quelques-uns des résultats obtenus par *Brisson* et *Brandes*, qui ont fait diverses expériences sur ce sujet :

Vin de Porto commun....	0,982	Vin de Bordeaux commun.	0,995
— Madère *sercial*.....	0,986	— de Sauterne.......	0,995
— Madère commun...	0,987	— américain.........	1,007
— Madère pur.......	0,989	Cidre commun............	1,034
— Bourgogne.........	0,991	Hydromel................	1,090

Les vins naturels renferment une matière colorante bleue et une matière colorante jaune; la nuance du liquide varie suivant que l'une ou l'autre de ces deux matières prédomine dans le mélange. Certains vins ont une teinte évidemment violette, ou d'un rouge violet foncé, comme les vins dits *teinturiers* (1); d'autres ont une teinte rouge orangée dans laquelle on ne distingue rien de violet; il y en a de roses, pelure d'oignon. Ces différences sont très-appréciables lorsqu'on se sert, pour les reconnaître, du colorimètre à double lunette de *Collardeau*. Mais lorsqu'on veut mesurer l'intensité comparative des couleurs des vins, il est évident que la comparaison de deux vins provenant de localités différentes, ou dont l'un est plus vieux que l'autre, ne peut avoir aucune utilité, puis-

(1) Paris est sans contredit le lieu où se fait la plus grande consommation de ces derniers vins.

que le vin le plus vieux, par exemple, peut être le moins coloré, quoiqu'il l'ait été primitivement davantage que celui auquel on le compare.

On peut aussi, pour apprécier l'intensité de la couleur des vins, faire usage d'une solution titrée de chlorure de chaux, que l'on ajoute graduellement dans un volume de vin servant de type et dans un égal volume du vin à essayer, jusqu'à ce qu'ils soient décolorés. Mais ce procédé paraît moins exact que l'examen fait à l'aide du colorimètre.

Pour apprécier le quantité relative de matière bleue et de matière jaune contenue dans le vin, M. *Fauré* a recommandé l'emploi d'une solution chlorurée à un degré tel, que 100 grammes de cette liqueur décolorent exactement 100 grammes de sulfate d'indigo préparé avec 18 grammes d'acide sulfurique à 66°, 2 grammes d'indigo Bengale réduit en poudre fine, et 80 grammes d'eau distillée. La différence de poids donnée par le flacon de liqueur chlorurée, avant et après l'essai fait sur 100 grammes de chaque vin, jusqu'à ce que la couleur bleue ait disparu, indique la quantité de chlorure employée pour détruire cette dernière. En continuant ensuite à verser la solution chlorurée dans le même vin, jusqu'à ce qu'il soit tout à fait décoloré ou qu'il n'ait plus qu'une légère teinte paille, on trouve la proportion de matière jaune et par conséquent les proportions relatives de matières jaune et bleue.

Ce mode d'essai n'est pas, il est vrai, très-rigoureux, puisque le chlore agit aussi sur le tannin ; mais, quand il ne s'agit que d'un examen comparatif de plusieurs vins, il suffit pour indiquer la différence de coloration de chacun d'eux.

La quantité d'eau contenue dans les vins ne peut être déterminée directement. On la trouve de la manière suivante : on fait évaporer au bain-marie une quantité connue de vin, de manière à obtenir un extrait de consistance pilulaire, que l'on pèse. Alors, en déduisant du poids total du vin la somme des poids de l'extrait et de l'alcool qu'on a trouvés, on a celui de l'eau.

Les chiffres suivants, trouvés par M. *Filhol*, indiquent la quantité d'extrait que renferment les vins du département de la Haute-Garonne qu'il a examinés :

Vins de	Années de la récolte.	Quantité d'extrait.
Villandry	1842	23,42 grammes.
—	1844	24
Fronton.	1842	25
Villemur.	1844	28
Grenade.	1844	22,30
Merville.	1844	24,60
—	1184	21,30
Saint-Paul.	1844	23,50
Lévignac	1844	23
Montastruc.	1844	23,32
Verfeil.	1844	21,20
Vieille-Toulouse.	1844	21
Porte.	1843	23,50
—	1844	24,20
Cornebarieu	1844	22
Lardenne.	1844	25
Cugnaux.	1844	25
Blagnac	1844	25,05
Leguevin.	1844	25
Martres	1843	24
Carbonne	1844	22,50
Saint-Gaudens.	1842	18,90
—	1842	20
—	1842	22
—	1844	24
Caraman	1844	19
Villefranche.	1844	19,05
Avignonet.	1844	21

Quoique la recherche de la quantité d'extrait que laissent les différents vins dût être répétée sur tous les autres, pour être consignée dans un seul tableau, cependant on peut, dès à présent, admettre qu'un vin naturel laisse, en moyenne, 22 grammes d'extrait.

Le tableau suivant donne les proportions en volumes, d'alcool pur contenu dans 100 parties de vin et de quelques autres boissons :

Wiskey d'Écosse.	49,97	Vin de raisin sec.	23,11
— d'Irlande.	49,59	— de Madère rouge.	20,52
Rhum.	49,38	— de Madère blanc.	20
Eau-de-vie.	49,12	— de Porto.	20
Genièvre.	47,47	— de Ténériffe.	18,20
Vin de Marsalla.	23,83	— de groseilles.	18,91
— de Lissa.	23,37	— de Madère du Cap. . . .	18,87

Vin de Constance blanc.... 18,17
— de Potarès........... 18,17
— de Lacryma-Christi.... 18,12
— de Vidonia........... 17,71
— de Xérès............. 17,63
— de Malaga de 1666.... 17,42
— de Lisbonne.......... 17,42
— de Constance rouge... 17,41
— de Carcavello......... 17,17
— de Bucellas........... 17,01
— de Bagnols........... 17
— muscat du Cap........ 16,79
— de Roussillon......... 16,68
— d'Ille de 1837 (Pyr.-Or.). 16,27
Vin de Collioure de 1838 (Pyrénées-Orientales).... 16,10
Vin de Johannisberg...... 15 à 16
Vin de Grenache.......... 16
— de Banyuls-sur-mer de 1838 (Pyrén.-Orient.).... 15,90
Vin d'Alba-Flora......... 15,88
— de Zante............... 15,68
— de l'Ermitage blanc (Drôme).................. 15,5
Vin de Baho 1837 (Pyr.-Or.). 15,4
— de Jurançon blanc (Béarn)............... 15,2
Vin de Céret 1837 (Pyr.-Or.) 15,2
Malvoisie de Madère....... 15,08
Vin de Malaga............ 15
— de Sauterne blanc (Gironde)................. 15
Vin de Saint-Georges (Côte-d'Or).................. 15
Vin de Chypre............ 15
— d'Arles 1837 (Pyrénées-Orientales).............. 15
Vin de Trouillas 1837 (Pyrénées-Orientales)......... 15
Vin de Perpignan 1837 (Pyrénées-Orientales)........ 15
Vin de Corneille-de-la-Rivière de 1837 (Pyr.-Orient.). 14,93
Vin de Tresserre de 1837 (Pyrénées-Orientales).... 14,80
Vin de Barsac blanc, premier cru (Gironde)...... 14,75
Vin de Maury de 1837 (Pyrénées-Orientales)...... 14,70
Vin de Rivesaltes de 1837 (Pyrénées-Orientales)... 14,60
Vin de Millas de 1837 (Pyrénées-Orientales)........ 14,60
Vin de Bages de 1837 (Pyrénées-Orientales)......... 14,57
Vin de Rodès de 1837 (Pyrénées-Orientales)....... 14,53
Vin de Baixas de 1837 (Pyrénées-Orientales)....... 14,50
Vin de Finestret de 1837 (Pyrénées-Orientales).... 14,43
Vin de Chiraz............. 14,28
Vin de Vinça de 1837 (Pyrénées-Orientales)......... 14,27
Vin de Torreilles de 1837 (Pyrénées-Orientales).... 14,23
Vin de Calce de 1837 (Pyrénées-Orientales)......... 14,20
Vin d'Espira-de-la-Gly de 1837 (Pyr.-Orient.)...... 14,20
Vin de Syracuse.......... 14,06
— de Tavel, pelure d'oignon (Haute-Garonne)... 14
Vin de Corbère de 1837 (Pyrénées-Orientales)....... 13,90
Vin de Prades de 1837 (Pyrénées-Orientales)....... 13,87
Vin de Poudensac blanc, premier cru (Gironde).... 13,75
Vin de Jurançon rouge (Béarn)................ 13,70
Vin de Lunel (Hérault).... 13,70
— de Saint-Paul de 1837 (Pyrénées-Orientales).... 13,70
Vin d'Argelès de 1837 (Pyrénées-Orientales)......... 13,70
Vin de Bergerac blanc..... 13,65
— de Villefranche de 1837 (Pyrénées-Orientales).... 13,60
Vin de Palla de 1837 (Pyrénées-Orientales)......... 13,60
Vin de Nice................ 13,46
— de Vauvert.............. 13,30
— d'Olette de 1837 (Pyré-

nées-Orientales)	13,16
Vin de Claret (Bordeaux exporté à Londres)	13
Vin de Poudensac blanc, 2e cru (Gironde)	13
Vin dè Salces de 1783 (Pyrénées-Orientales)	13
Vin de Narbonne de 1837 (Pyrénées-Orientales)	13
Vin des coteaux d'Angers	12,90
— de Saint-Martin de 1837 (Pyrénées-Orientales)	12,90
Vin de Champagne non mousseux	12,77
Vin d'Alicante	12,69
Vin de Barsac, deuxième cru (Gironde)	12,65
Vin de Villandrie de 1842 (Haute-Garonne)	12,58
Vin blanc de Pineau-Girolles (Yonne)	12,54
Vin blanc de Nanchèvre de 1842 (Yonne)	12,50
Vin de Villemur (Haute-Garonne) de 1844	12,33
Vin de Grave (Gironde)	12,30
— de Tinto	12,24
— de Beaune blanc (Côte-d'Or)	12,20
Vin blanc de Sainte-Croix-du-Mont (Gironde)	12,15
Vin de Bommes blanc (Gironde)	12,15
Vin de Poudensac blanc, troisième cru (Gironde)	12,15
Vin de Fronton rouge de 1842 (Haute-Garonne)	12,03
Vins de Guisenheim et d'Audesheim (Rhin)	12
Vin de Frontignan (Hérault)	11,80
— de Champagne mousseux	11,77
Vin de Vaumorillon, 1842 (Yonne)	11,66
Vin de Preignac blanc (Gironde)	11,50
Vin de Cahors, terrain calcaire (Lot)	11,36
Vin de Charlouts de 1842 (Yonne)	11,33
Vin de l'Hermitage rouge (Drôme)	11,33
Vin de Côte-Rôtie (Lyonnais)	11,30
Vin de Fitou de 1837 (Pyrénées-Orientales)	11,30
Vin de Barsac blanc, troisième cru (Gironde)	12,25
Vin de Fronton blanc de 1842 (Haute-Garonne)	11,25
Vin de Martres de 1843 (Haute-Garonne)	11,16
Vin d'Avallon rouge 1834, premier cru (Yonne)	11,14
— de Markobrunn (Rhin)	11,14
Vin de Villandrie de 1844 (Haute-Garonne)	11,10
Vin de Mâcon blanc (Saône-et-Loire)	11
Vin de Volnay (Côte-d'Or)	11
— de Weinheim (Rhin)	11
— d'Eisler (Rhin)	11
— rouge de Tonnerre, côte Pitois 1840 (Yonne)	11
Vin de St-Christol rouge	11
Vin de Castillon blanc (Gironde)	11
Vin de Langon blanc (Gironde)	11
Vin de groseilles à maquereau	10,89
Vin de Steinberg (Rhin)	10,87
— *Goosberrywine* (vin de groseilles, eau-de-vie et sucre)	10,70
Vin d'Hattenheim (Rhin)	10,71
Vin d'Orléans (Loiret)	10,66
— de Gaillac rouge (Tarn-et-Garonne)	10,66
Vin de Leguevin de 1844 (Haute-Garonne)	10,66
Vin de Merville de 1844 (Haute-Garonne)	10,6
Vin rouge de St-Martin de	

1841 (Gironde).......... 10,62
Vin rouge de Cot de 1837 (Tarn-et-Garonne)....... 10,60
Vin de Nérac rouge de 1841 (Lot-et-Garonne).. 10,60
Vin de Merville de 1841 (Haute-Garonne)........ 10,60
— de Grenade de 1844 (Haute-Garonne)........ 10,37
Vin d'oranges, fait à Londres.................. 10,36
Vin d'Avignonet de 1833 (Haute-Garonne)........ 10,34
Vin rouge de Vautiercelins 1840 (Yonne)........... 10,33
Vin de Grenade de 1844 (Haute-Garonne)........ 10,33
Vin de Lévignac de 1844 (Haute-Garonne)........ 10,33
Vin de Saint-Paul de 1844 (Haute-Garonne)........ 10,30
Vin rouge de Palus-St-Vincent de 1843 (Gironde).. 10,30
Vin de Blaye rouge de 1841 (Gironde).............. 10,25
Vin de Pia de 1837 (Pyrénées-Orientales) 10,27
Vin de la Mission rouge de 1841 (Gironde).......... 10,12
Vin de Bordeaux rouge de 1841 (Gironde) 10,10
Vin blanc de Cot de 1840 (Tarn-et-Garonne)...... 10,10
Vin de Montastruc de 1844 (Haute-Garonne)........ 10,10
Vin de Picardan blanc..... 10
— de la côte Pitois de 1839 (Yonne) 10
Vin de Cot rouge de 1840 (Tarn-et-Garonne)...... 10
Vin de Portet de 1843 (Haute-Garonne)........ 10
Vin de Cornebarieu de 1844 (Haute-Garonne)........ 10
Vin de Cahors, terrain argileux (Lot) 10
Vin de Nanchèvre blanc de 1841 (Yonne) 9,99
Vin de Tronquoy-Lafond rouge, de 1840 (Gironde). 9,90
Vin de Tronquoy-Lalande de 1840 (Gironde)........ 9,90
Vin de Saumur 9,90
— de Libourne rouge de 1841 (Gironde) 9,85
Vin de Larose-Kirwan de 1840 (Gironde).......... 9,85
Vin de Pauillac rouge de 1841 (Gironde).......... 9,70
Vin de Saint-Estèphe rouge de 1841 (Gironde)....... 9,70
Vin de Castres de 1842 (Gironde) 9,70
Vin de Vouvray blanc..... 9,66
— de Goux rouge de 1842 (Tarn-et-Garonne)...... 9,65
Vin de St-Gaudens de 1842 (Haute-Garonne)........ 9,60
Vin de Blagnac de 1844 Haute-Garonne)........ 9,50
Vin de Barsac rouge de 1841 (Gironde).............. 9,45
Vin de Carbonne de 1844 (Haute-Garonne)........ 9,47
Vin de Portet de 1844 (Haute-Garonne)........... 9,46
Vin de Paillet rouge de 1841 (Gironde) 9,35
Vin de Château-Latour rouge de 1840 (Gironde)..... 9,33
Vin de Gaillardet blanc de 1840 (Lot-et-Garonne)... 9,33
Vin de Réveille rouge de 1842 (Tarn-et-Garonne).. 9,33
Vin des Bridaines rouge de 1839 (Yonne)........... 9,25
Vin de Saint-Médard rouge de 1841 (Gironde)....... 9,25
Vin blanc de Lussac (Gironde) 9,25
Vin de Contenge.......... 9,20
— de Saint-Émilion rouge de 1841 (Gironde)....... 9,18
Vin de Verfeil de 1844

(Haute-Garonne).......	9,13
Cidre, le plus spiritueux...	9,10
Vin de Barthérac rouge de 1841 (Tarn-et-Garonne)..	9,10
Vin de Blanquefort rouge de 1841 (Gironde)......	9,10
Vin de Saint-Savin rouge de 1841 (Gironde)	9,10
Vin de Léoville (Gironde)..	9,10
— de Giscours (Gironde)..	9,10
— de Tokay (Hongrie)...	9,10
— de Génissac rouge de 1841 (Gironde)..........	9,05
Vin de la Réole blanc (Gir.).	9
— de Bazas rouge de 1841 (Gironde)..............	9
Vin de Saint-Laurent rouge de 1841 (Gironde).......	9
Vin de Pessac rouge de 1842 (Gironde)	9
Vin de Pouilly blanc......	9
— de Dirnheim et de Wiesloch (Rhin)........	de 5 à 9
Vin de Saint-Sulpice rouge de 1841 (Gironde).......	8,90
Vins vendus en détail à Paris..................	8,80
Vin de Saint-André-de-Cubzac rouge de 1841 (Gironde)	8,75
Vin de Saint-Maixant rouge de 1841 (Gironde).......	8,75
Vin de Château-Margaux rouge de 1840 (Gironde).	8,75
Vin de Lardenne de 1844 (Haute-Garonne)........	8,73
Vin de Château-Laffitte rouge de 1840 (Gironde)..	8,70
Vin du Cher	8,70
— de Sologne blanc......	8,66
— de Saint-Gaudens de 1844 (Haute-Garonne)...	8,60
Vin de la Réole rouge de 1841 (Gironde)..........	8,50
Vin de Caraman de 1844 (Haute-Garonne)........	8,50
Vin de Revel de 1844 (Haute-Garonne)...............	8,41
Vin de Sancerre rouge.....	8,33
— de Chinon rouge......	8,33
Vin de Mérignac rouge de 1841 (Gironde)..........	8,25
Ale de Burton.............	8,20
Vin de Saint-Macaire blanc (Gironde)	8,15
Vin de Vieille-Toulouse de 1844 (Haute-Garonne)...	8,14
Vin de sureau......... ..	8,08
— de Duchâtel-St-Julien rouge de 1838 (Gironde)..	8
Vin de Saint-Macaire rouge de 1841 (Gironde).......	7,80
Vin de Mâcon rouge.......	7,66
— de Villefranche de 1844 (Haute-Garonne)........	7,60
Vin de lie................	7,60
Vin de Blois rouge........	7,33
— de Chablis blanc......	7,33
— d'Orléans rouge.......	7
Hydromel	6,73
Poiré	6,70
Vin de Saint-Aignan rouge.	6,66
Ale d'Édimbourg.........	5,70
Cidre le moins spiritueux.	4
Porter de Londres (*brown stout*)	3,9 à 4,5
Bière de Strasbourg......	3,5 à 4,5
Bière de Lille (rouge et blanche)...............	2,9 à 3
Petite bière de Londres......	1,2
Bière de Paris (petite et double)................	1 à 2,5

M. *Fauré* est porté à croire, d'après ses expériences faites en 1844, que l'arome ou *bouquet* des vins est produit par une huile essentielle particulière qui ne se forme que sous certaines influences, et dont les éléments variables résident dans les pellicules du raisin, comme l'arome des fleurs dans leurs pétales.

M. *Stickel* pense que ce qu'on appelle principalement le bouquet des vins est dû à une huile grasse, devenue libre par la fermentation (Buch., *Rep. et repert. chimie*, 1837, p. 66).

Quelques années avant M. *Fauré*, en 1837, M. *Zenneck*, dans des recherches faites sur l'arome des vins, y trouva aussi une huile odorante dont il admit la préexistence, et à laquelle il attribua la propriété de communiquer au vin son bouquet. M. *Zenneck* extrayait cet arome à l'aide de la congélation du vin; le liquide spiritueux séparé était distillé avec de l'eau; le résidu de cette distillation, doué d'une odeur aromatique, étant mis en contact par l'éther, laissait par l'évaporation une huile dont l'odeur avait beaucoup de ressemblance avec celle du vin sur lequel on avait opéré; cette huile était grasse; elle développait sur le papier non collé, et sur la peau, une tache grasse que la chaleur ne faisait point disparaître.

Quoi qu'il en soit, que l'arome du vin préexiste dans les raisins, ou qu'il soit une conséquence de la fermentation, nous devons reconnaître deux espèces de bouquet: l'un provenant de l'éther œnanthique de MM. *Pelouze* et *Liebig*, commun à tous les vins; et l'autre particulier à chaque espèce, celui de MM. *Stickel*, *Zenneck* et *Fauré*. Probablement que par la suite on isolera certains principes spéciaux qui caractérisent les diverses espèces de vins, et qui ont jusqu'à présent échappé aux recherches, sans doute à cause de leur petite quantité.

Usages. — Le vin est de toutes les boissons naturelles la plus employée dans notre pays (1). Il sert à la préparation

(1) A Paris, la consommation annuelle de vins, tant en cercles qu'en bouteilles, dépasse 1 million d'hectolitres.

Pour donner une idée de l'importance de la culture de la vigne, et de l'art œnologique en France, qu'il suffise de savoir qu'on n'estime pas à moins de 5 millions le nombre des propriétaires ou cultivateurs de vigne; que près de 2 millions d'hectares (1,972,000) y sont plantés en vigne; qu'il s'y vend, année moyenne, pour plus de 1 milliard de francs de vins de toute espèce; que l'impôt indirect que produit cette boisson s'élève à 200 millions.

Sur les 1,972,000 hectares consacrés en France à la culture de la

des eaux-de-vie et alcools. En médecine, il sert à la préparation des vins médicinaux. On emploie, à cet effet, les vins blancs ou rouges, secs ou sucrés, de bonne qualité. Le vin est un fortifiant.

Altérations. — Le vin peut contenir des *sels de plomb* qui ne sont dus ni à l'emploi de la litharge, ni à celui de la céruse ou de l'acétate de plomb, mais 1° à ce que des vins ont coulé sur des comptoirs dont la table est formée d'alliage où le plomb est en grande quantité (1) ; 2° à ce que, lors du

vigne, le Midi en compte 1,503,080. Ils sont répartis, par rang d'importance, dans les trente départements suivants : *Hérault*, *Charente-Inférieure*, *Gironde*, *Gers*, *Charente*, *Dordogne*, *Lot-et-Garonne*, *Gard*, *Var*, *Lot*, *Aude*, *Haute-Garonne*, *Yonne*, *Tarn-et-Garonne*, *Loiret*, *Pyrénées-Orientales*, *Indre-et-Loire*, *Saône-et-Loire*, *Rhône*, *Maine-et-Loire*, *Tarn*, *Vienne*, *Puy-de-Dôme*, *Loire-Inférieure*, *Vaucluse*, *Aube*, *Côte-d'Or*, *Loir-et-Cher*, *Bouches-du-Rhône*, *Basses-Pyrénées*.

(1) Les débitants de vins qui exercent leur profession dans l'intérieur et à l'extérieur de Paris, ne pouvant, à cause de l'immense quantité qu'ils en détaillent, le tenir renfermé dans des bouteilles, se contenten de le laisser en pièce, et de le monter de la cave dans de grands vases en bois d'une forme particulière, connus sous le nom de *brocs*. C'est avec ces brocs qu'ils remplissent les mesures servant aux buveurs qui se rendent chez eux, ainsi que les bouteilles et autres vases qui leur sont présentés par tous les consommateurs du dehors.

La rapidité avec laquelle ce service doit souvent s'exécuter et la difficulté que présentent quelquefois les vases pour l'introduction du liquide font qu'il s'en répand toujours une certaine quantité. Or, comme la valeur de cette boisson donne du prix à ses moindres parties, il était naturel que les marchands cherchassent à les recueillir ; pour cela ils ont donné à leurs comptoirs une forme particulière, et on a soin de les recouvrir d'une lame de plomb. Par ce moyen, ce qui tombe sur le comptoir est entraîné dans un récipient placé au-dessous. Comme le plus ordinairement ce récipient n'est autre chose qu'un baquet, on a donné aux mélanges des différents vins qui s'y réunissent le nom de *baquetures*. L'usage de ce comptoir est général, et l'époque de son adoption par les débitants de vins n'est pas bien connue.

Cependant une ordonnance royale rendue en 1777, sur la proposition d'une commission composée des deux premiers médecins du roi, *Lieutaud* et *de Lassone*, de *Macquer*, médecin de la faculté de médecine de Paris, et de *Cadet jeune*, maître en pharmacie, proscrivit l'usage des comptoirs en plomb, se fondant sur ce que l'expérience de tous les jours a prouvé que les dissolutions de plomb ont sur la santé les plus dangereux effets. On lit dans les considérants de l'ordonnance que le vin qui séjourne plus ou moins longtemps sur ces comptoirs de plomb en dissout nécessairement une partie ; et comme ce vin est recueilli et distri-

rinçage des bouteilles, des grains de plomb ont pu s'engager dans le fond de ces dernières (1) ; 3° à ce que le vin, dans quelques maisons, est monté à l'aide d'une pompe dont les tuyaux en plomb restent en contact avec ce liquide.

Les vins altérés par une quantité considérable de préparations saturnines sont sucrés, styptiques, et peu chargés en

bué aux consommateurs, il en résulte des maladies d'autant plus fâcheuses, qu'on en ignore presque toujours la véritable cause. On ajoute ensuite qu'il en est de même de l'étain du commerce, qu'on ne peut employer sans danger pour revêtir les comptoirs, à cause des particules arsenicales qu'il contient et de son alliage avec le plomb, et que par cette raison on doit en proscrire l'usage.

L'ordonnance dont sont extraits ces détails contient deux articles : il est dit dans le premier que les comptoirs de marchands de vins recouverts de plomb seront et demeureront supprimés, et qu'on ne pourra substituer l'étain au plomb à peine de confiscation et de 300 livres d'amende ; et on trouve dans le second que les marchands de vins substitueront des cuvettes de fer-blanc ou de fer battu aux lames de plomb dont leurs comptoirs sont recouverts.

Une ordonnance du 11 juin 1812 vint encore défendre aux marchands de vins de revêtir leurs comptoirs de plomb ; elle leur prescrivit d'avoir des comptoirs couverts en étain au titre, c'est-à-dire sans alliage de plomb. Cette ordonnance fut rendue par suite d'accidents qui survinrent chez les débitants de vins qui avaient conservé leurs comptoirs de plomb malgré l'ordonnance de 1777. Malheureusement cette infraction à la loi subsiste encore chez un grand nombre de marchands de vins. (Parent-Duchâtelet. — *Annales d'hygiène et de médecine légale*, t. VI.)

Pour éviter les inconvénients qui peuvent même résulter de l'emploi de l'étain du commerce, souvent plombifère ou arsenical, on pourrait faire usage, suivant l'avis du conseil de salubrité, de comptoirs en marbre revêtus d'un mastic hydrofuge, composé d'une dissolution de cire blanche dans de l'essence de térébenthine, qui n'altère aucunement le vin avec lequel il est mis en contact. (*Annales d'hygiène et de médecine légale*, t. VI.)

Les vases dont se sert l'administration pour la mesure des liquides, adoptés par la loi, sont encore aujourd'hui composés d'étain et de plomb. On a lieu de s'étonner que de pareils vases ne soient pas proscrits par une autorité qui a su empêcher les marchands de vins de se servir de comptoirs d'étain et de plomb.

(1) Nous avons fait connaître, par plusieurs exemples publiés dans le *Journal de chimie médicale*, combien est dangereux l'usage du vin qui a séjourné dans des bouteilles rincées avec le plomb et dans lesquelles des grains de ce métal sont restés attachés.

En 1840, un accident épouvantable est encore arrivé dans la maison des jésuites de Dôle. Une douzaine d'élèves, ayant quitté la ville sous

couleur ; ceux, au contraire, qui ne contiennent qu'une petite quantité de plomb ne peuvent produire aucune sensation particulière.

On peut aisément démontrer la présence du plomb dans les vins en y ajoutant une solution d'acide sulfhydrique, qui y produit un précipité noir floconneux de protosulfure de plomb (1). On recueille ce précipité sur un filtre, et, après l'avoir lavé et fait sécher, on le brûle avec le filtre dans une capsule de porcelaine ; la cendre qui en provient, traitée par l'acide nitrique faible et bouillant, donne une dissolution incolore qui, évaporée à siccité, laisse un résidu blanc d'une saveur sucrée et astringente : ce résidu, dissous dans de l'eau distillée, fournit un liquide qui précipite en blanc par l'acide sulfurique, la potasse et l'ammoniaque ; l'iodure de potassium y produit un précipité jaune doré ; le chromate de potasse, un précipité jaune orangé, et les hydrosulfates un précipité noir ; enfin, une lame de zinc en précipite le plomb à l'état métallique, sous forme de petites lames brillantes.

Un bon procédé pour rechercher le plomb renfermé dans un vin consiste à évaporer à sec une quantité donnée de liquide, à calciner le résidu et à l'incinérer. La cendre est ensuite traitée par l'acide nitrique, et la solution acide filtrée est évaporée à siccité. Le résidu est alors soumis aux réactifs appropriés à la recherche du plomb.

Le vin contient aussi quelquefois du *cuivre*. Ce métal provient : 1° de ce que les baquetures s'écoulent à travers un tuyau de ce métal ; 2° de ce que le vin est additionné d'eau-de-vie contenant un sel de cuivre en dissolution (2). On sait,

la conduite d'un supérieur, se dirigèrent en promenade vers leur maison de campagne du mont Roland. Là, pour rafraîchir ces jeunes gens, un domestique apporta une bouteille de vin ; huit d'entre eux qui en burent avec le supérieur ne tardèrent pas à être pris d'affreuses coliques ; trois heures après, le supérieur lui-même succombait. Cet empoisonnement a été attribué à la décomposition de quelques plombs restés au fond de la bouteille.

Ne serait-il pas préférable de substituer à l'emploi du plomb celui des grains de fonte qui peuvent sans danger servir au même usage.

(1) On ne doit pas décolorer le vin par le charbon animal. Car nous avons démontré que ce dernier pouvait précipiter une certaine quantité de sels métalliques.

(2) Le tribunal de police correctionnel de S... a condamné, en 1845, à

en effet, que l'on rencontre souvent dans l'eau-de-vie du cuivre, qui provient soit de la conservation du liquide al-

13 mois de prison et à 500 francs d'amende le nommé B..., marchand de vins, pour s'être livré à la falsification des vins qu'il livrait au commerce, en se servant de substances nuisibles à la santé ; le tribunal a, en outre, ordonné que les 200 pièces de vins, qui avaient été saisies, fussent répandues sur la voie publique.

Voici les conclusions d'un rapport que nous avons fait avec MM. *Barse* et *Lassaigne*, et d'après lequel le tribunal a prononcé le jugement :

« Il résulte des expériences qui font l'objet de ce rapport :

1° Que parmi les vins saisis chez le sieur B..., marchand de vins, plusieurs de ceux-ci se rapprochent, par les quantités d'alcool qu'ils fournissent à la distillation, des vins types, numéros 1 et 2, qui nous ont été adressés, comme terme de comparaison ;

2° Que le vin numéro 1 contient cependant 2 centièmes environ de plus d'alcool absolu que les autres, et moins d'extrait et de tartre que les vins types numéros 1, 2, 3 et 4 ;

3° Que cette différence doit faire supposer, dans ce vin, l'addition d'une certaine quantité d'eau et d'alcool, si toutefois, le vin type, numéro 1, est tel qu'on l'a déclaré, identique avec celui fourni au sieur B.... par la dame F... ;

4° Que les vins types, numéros 3 et 4, diffèrent tout à fait des vins trouvés chez le sieur B..., en ce qu'ils contiennent seulement de 3,30 à 3,50 pour cent d'alcool absolu, au lieu de 5,50 à 6,60 que renferment les vins du sieur B... ;

5° Que les liquides trouvés en fermentation dans des cuves placées dans la grange et le cellier du sieur B... sont formés d'eau tenant en solution de 0,70 à 1,16 d'alcool absolu, et des matières extractives et astringentes comme on en rencontre dans le produit de la fermentation d'un grand nombre de fruits au milieu de l'eau ;

6° Que les petites eaux-de-vie, désignées sous le numéro 6 dans le procès-verbal contenaient une quantité notable de *cuivre* en dissolution, et que ce métal s'y trouvait à la dose de 30 centigrammes par litre ;

7° Que les vins saisis, numéros 1, 3, 5, 8, 9, 10, contenaient également du *cuivre* en quantité parfaitement appréciable et reconnaissable à tous ses caractères chimiques ;

8° Que les vins types ne contenaient pas de cuivre.

Si l'on raisonne sur les inductions qui ressortent de ces conclusions, on voit qu'il est présumable que les petites eaux-de-vie, saisies et contenant du cuivre, ont pu servir à rehausser le degré de vinosité des vins saisis chez B... Cette circonstance, jointe à ce que l'un des échantillons saisis chez B... contient plus d'alcool que le meilleur vin type, semble prouver que le meilleur vin de B... a été réellement additionné d'alcool et d'eau, puisque, d'ailleurs, il contient moins d'extrait.

En conséquence, nous croyons que tous ces liquides, quelle que soit

coolique dans des estagnons de cuivre étamés anciennement, ou attaqués par l'acide acétique qui s'est formé au sein du liquide, soit de la négligence avec laquelle on entretient les vases distillatoires (1).

Quoi qu'il en soit, si l'on avait à faire l'analyse d'un vin soupçonné contenir du cuivre, il faudrait en évaporer un volume déterminé, et incinérer le résidu. La cendre, traitée par l'acide nitrique ou l'eau régale, fournirait un liquide que l'on filtrerait, que l'on évaporerait, et dans lequel on rechercherait le cuivre par les méthodes ordinaires. Le cyanoferrure de potassium y produirait un précipité brun-marron; le carbonate de potasse, un précipité bleu pâle; la potasse caustique, un précipité floconneux bleu-ciel; l'ammoniaque, un précipité bleu pâle, soluble dans un excès d'alcali, et le colorant en bleu-indigo magnifique; l'acide sulfhydrique et les sulfures alcalins, un précipité noir; l'arsénite de potasse, un précipité vert-d'herbe. Le zinc et le fer sépareraient du liquide essayé le cuivre à l'état métallique.

Lorsqu'un vin est dépourvu de qualité, qu'il est dégénéré, ou qu'il a un goût désagréable, on le mêle avec d'autre pour le rendre meilleur; et si l'on veut faire voyager des vins trop faibles ou trop délicats pour supporter le transport, on y ajoute des vins plus corsés qui leur donnent la force dont ils manquent. Cette opération se pratique dans les vignobles comme chez les marchands, mais plus souvent chez ces derniers, soit pour établir des vins d'une qualité convenable à des prix modérés, soit pour satisfaire le goût des consommateurs.

La connaissance parfaite des caractères de sapidité qui appartiennent aux différents vins ne pouvant s'obtenir que par suite d'une longue expérience, il en résulte que les personnes étrangères à la dégustation des vins sont souvent trompées sur cet objet. Il faut un palais très-exercé pour pouvoir dis-

l'origine du cuivre et la minime proportion qu'ils en contiennent, ne peuvent être livrés comme vin naturel à la consommation; et nous pensons, enfin, qu'il ne serait pas impossible que, dans certains cas, ces liquides donnassent lieu à des accidents, suivant les quantités consommées ou les usages qu'on en pourrait faire. »

(1) Voy. t. I, p. 62.

tinguer les différentes espèces de vins qui composent un mélange; car malheureusement la chimie ne peut fournir aucune donnée précise pour résoudre ce problème (1).

Un vin qui résulte du mélange de plusieurs autres, auxquels on n'a pas ajouté d'*eau*, ni d'*autres substances que du vin*, ne peut être réputé comme falsifié (2).

Mais si le mélange des vins est quelquefois indispensable, nous devons dire ici que l'on ne doit pas ajouter aux vins, et en général aux autres boissons, des produits destinés à masquer leurs défauts; car c'est en appliquant en partie ce principe que l'on est arrivé à introduire dans les boissons, 1° de la potasse, pour leur enlever leur acidité; 2° de l'acide tartrique, pour leur en donner, etc.

Les vins sont sujets à quelques défauts et à des altérations spontanées ou *maladies* qu'il importe de bien connaître : d'abord, pour ne pas confondre un vin altéré avec un vin frelaté; et ensuite, afin de découvrir si un vin qui a été livré à la consommation n'était pas, dans le principe, altéré, et si l'on n'a pas cherché à lui donner un goût agréable ou à lui corriger quelque défaut.

Vins astringents. — Quelquefois les vins sont trop astringents, surtout dans les années où les fruits ont avorté en partie, et lorsque l'on cuve longtemps avec la totalité de la rafle. On peut facilement amoindrir ce défaut en collant (3) plusieurs fois le vin avec de la gélatine, qui élimine en partie

(1) Cependant tout nous porte à croire que la science fera quelques pas dans ce sens; car l'on sait que le bouquet des vins n'est pas le même pour tous, et que l'on a trouvé dans les vins de Bordeaux et de la Haute-Garonne un sel végétal, le *tartrate de fer*, dont la présence n'a jusqu'à présent été indiquée dans aucun vin des autres départements de la France.

(2) Cette opinion se trouve corroborée par le passage suivant extrait d'un rapport de *Duquet*, lu dans une des séances de la Société de médecine, en 1776 : « Je regarde comme une correction utile le mélange « d'un vin généreux avec un vin faible, d'un vin trop léger avec un « vin qui a plus de corps et qui nourrit davantage, d'un vin tartareux « avec un vin qui graisse et dont l'altération est très-prochaine; puis« que, dans ces cas, l'avantage est égal pour les deux vins mélangés, « qui, pris séparément, seraient tous deux de médiocre qualité, etc. »

(3) Le choix de l'agent clarificateur est d'une très-grande importance. Il y a quelques années, un marchand de vins de Paris, ayant à clarifier

le tannin, ou principe astringent, en formant avec lui un composé insoluble.

Excès ou *défaut de couleur.* — Lorsque les vins contiennent un excès de matière colorante, les collages la diminuent beaucoup. Quand, au contraire, les vins ne sont pas assez colorés, on y ajoute des vins très-foncés en couleur; et même, dans certaines localités, on cultive une variété de raisin, dite *teinturier*, contenant de la matière colorante dans tout son tissu, et destinée uniquement à donner de la couleur aux vins trop pâles.

Trouble. — Les vins se troublent souvent par une fermentation qui fait monter la levûre dans le liquide. Pour corriger cette maladie, il faut se hâter d'éclaircir le liquide au moyen d'un soufrage qui arrête la fermentation, et d'un collage qui entraîne les matières en suspension.

Vins brandés. — Puisque nous venons de parler de soufrage, nous devons dire ici qu'après cette opération le vin prend quelquefois une odeur de soufre, très-désagréable et susceptible même d'occasionner des maux de tête. M. *Bischoff*, pharmacien, qui a étudié cette maladie d'une manière toute spéciale, a reconnu que l'odeur désagréable qu'on remarque dans le vin brandé est produite par un gaz qui paraît être un sulfure de carbone particulier gazeux, et qui se dégage pendant la combustion des mèches soufrées. Pour enlever la mauvaise odeur du vin soufré, il n'y a, suivant M. *Bischoff*, qu'à adapter au bondon un tube de verre de $0^m,14$ à $0^m,16$ de longueur sur $0^m,007$ à $0^m,009$ de diamètre, dont l'extrémité inférieure ne se prolonge pas au delà de l'épaisseur des douves, et de le tenir plein de vin pendant quelques semaines; au bout de ce temps, la mauvaise odeur sera entièrement expulsée.

Acidité. — Un excès d'acide acétique se développe parfois dans les vins, et à tel point même qu'ils ne sont plus potables.

le vin contenu dans neuf pièces, de la valeur de 160 à 180 francs chaque, crut pouvoir employer, par économie, des œufs cassés que l'on vend sous les piliers des halles; mais ces œufs, ayant déjà subi un commencement de décomposition, donnèrent au vin clarifié une odeur et une saveur qui ne permirent plus de le vendre: ce fut en vain qu'on chercha à lui enlever l'odeur putride qu'il avait contractée.

Berzelius a proposé le moyen suivant pour enlever l'acide au vin devenu aigre. Il consiste à appliquer un bon soufflet à long tuyau plongeant presque au fond du vase, et à souffler avec force. L'acide acétique, étant volatil, est entraîné par l'air; et si l'on opère assez longtemps, le vin s'en débarrasse complétement.

On peut aussi améliorer les vins aigres en y ajoutant du tartrate neutre de potasse, qui, avec l'acide en excès, forme de l'acétate et du bitartrate de potasse. Ce dernier sel se sépare spontanément, par le repos, à l'état cristallin.

L'emploi du carbonate de chaux, pour arriver au même résultat, aurait l'inconvénient d'introduire dans le vin un sel calcaire qui gâterait le liquide.

Graisse des vins.—Les vins qui manquent de tannin, comme les vins blancs, perdent quelquefois leur fluidité, deviennent visqueux et *filants* comme du blanc d'œuf. Lorsqu'ils éprouvent cette sorte de fermentation visqueuse, on dit qu'ils sont *gras*. Cette maladie est due, suivant M. *François*, pharmacien à Nantes, à la présence d'une matière azotée, la *glaïadine*, que l'on élimine en ajoutant une certaine quantité de tannin (environ 15 grammes pour 230 litres de vin), qui s'y combine et la rend insoluble.

Selon M. *A. Dubois*, on peut appliquer, au même usage, des sorbes (lorsqu'elles ont acquis leur maximum de développement et d'astringence avant leur maturité): à cet effet, on les concasse et on en met environ 500 grammes par barrique de vin de 230 litres.

On se sert aussi quelquefois de noix de galle en poudre (50 grammes par pièce de 230 litres), ou de pepins de raisin pilés : toutes ces substances, insolubles ou précipitées, doivent être séparées au moyen d'un collage.

Goût de fût. — Cette saveur désagréable, qui provient de moisissures développées sur les parois des tonneaux, est difficile à enlever. Suivant M. *Pomier*, pharmacien à Salins, il faut transvaser le vin dans un tonneau bien propre et atténuer le mauvais goût en agitant le vin avec de l'huile d'olive (1 litre d'huile par pièce de 230 litres). L'huile essentielle à laquelle est due l'odeur spéciale, caractéristique de la maladie en question, se dissout en partie dans l'huile grasse qui vient surnager.

Amertume.— En vieillissant, les vins perdent parfois toute leur matière sucrée ; on dit alors qu'ils *passent à l'amer :* on les améliore en les mélangeant avec des vins nouveaux et contenant encore beaucoup de matière sucrée.

Vins tournés ou *piqués.* — Lorsque dans le vin, surtout en tonneaux, il se forme des champignons blanchâtres nageant à la surface, on dit que les vins sont *tournés* ou *piqués.* En arrosant les tonneaux avec de l'eau froide, ou même, suivant M. *Bézu*, en introduisant de la glace dans chacun d'eux, on arrête cette altération, qu'on peut, du reste, éviter si l'on a soin de maintenir les fûts pleins et dans des caves aussi fraîches que possible; car ce n'est que par des saisons très-chaudes que ce champignon se développe.

Vins bleus. — Quelquefois les vins acquièrent une coloration brune ou bleuâtre : dans ce cas ils ont éprouvé une fermentation putride, par suite de laquelle une partie du tartrate de potasse s'est transformée en carbonate, dont la réaction alcaline altère la couleur du vin. On parvient à détruire cet effet en ajoutant au vin une quantité d'acide tartrique suffisante pour rétablir l'acidité et la nuance normales.

Pousse des vins. — Cette maladie est le résultat d'une fermentation tumultueuse qui se développe dans les tonneaux et donne naissance à une grande quantité d'acide carbonique. Lorsque les tonneaux sont bien bouchés, la pression du gaz peut aller jusqu'à faire rompre les cercles et défoncer les tonneaux. On peut éviter cet accident en soutirant le vin dans des tonneaux soufrés, y ajoutant un peu d'eau-de-vie, puis opérant un collage.

Inertie des vins. — Il arrive souvent aux vins que l'on destine à devenir mousseux de ne pas fermenter; on parvient à déterminer un mouvement de fermentation en élevant la température du lieu où ils se trouvent, ou en les remontant de la cave pour les placer dans un cellier exposé au midi.

Altérations des vins en voyage. — Les vins ne résistent pas tous également aux mouvements et aux variations de température que les voyages peuvent leur faire éprouver. Ils sont alors affectés de la plupart des maladies qui viennent d'être décrites, surtout lorsqu'ils sont légers. Afin de prévenir ces altérations, on ajoute ordinairement 2 à 3 centièmes d'eau-de-vie aux vins destinés à l'exportation.

Altérations provenant des bouchons. — Les vins s'altèrent moins lorsqu'ils sont en bouteilles ; mais ils peuvent encore contracter un mauvais goût dû au bouchon, soit que celui-ci ait subi quelque altération, soit que, par suite de l'humidité de la cave, il s'y développe des moisissures qui communiquent au vin une odeur désagréable. Pour éviter cet inconvénient, on enduit l'extrémité de la bouteille d'un mastic résineux ; ou bien l'on recouvre le bouchon avec des capsules en étain, qui le préservent encore mieux.

Altérations provenant des bois employés à la construction des barriques. — Les bois avec lesquels on fabrique les barriques exercent une certaine influence sur les vins; et cette influence varie selon l'essence, l'origine et les principes particuliers à chaque espèce de bois.

L'observation a signalé depuis longtemps cet inconvénient à la qualité des vins, et l'usage a fait préférer l'essence de chêne aux essences de châtaignier et de sapin.

M. *Fauré*, qui a beaucoup étudié l'action des bois de chêne sur les vins, divise les *merrains* (fragments de bois de chêne coupés, refendus et disposés pour la fabrication des barriques) en quatre séries principales.

La première comprend les bois du nord : Dantzig, Lubeck, Riga, Memel et Stettin; la deuxième, les bois d'Amérique : New-York, Philadelphie, Baltimore, Boston, Nouvelle-Orléans; la troisième, les bois de Bosnie et tous les bois de merrain venant par l'Adriatique; enfin, la quatrième comprend les bois dits *de pays*, où se trouvent réunis ceux de la Dordogne, de l'Angoumois et du Bayonnais.

Les matières que M. *Fauré* a reconnues dans chacun de ces bois sont les suivantes : *cérine*, *quercine*, *quercitrin* (matière colorante jaune), *tannin*, *acide gallique*, *matière extractive* et *amère*, *mucilage*, *albumine*, *ligneux*, *carbonate de chaux*, *sulfate de chaux*, *alumine*, *oxyde de fer* et *silice*.

De tous ces principes constitutifs des bois de merrain, il en est qui sont d'une innocuité parfaite, soit par leur faible proportion, soit par leur insolubilité dans les liquides spiritueux; il en est d'autres, au contraire, qui, par leur quantité, leur couleur, leur odeur, leur saveur et leur solubilité, peuvent exercer une influence sur ces liquides : de ce nombre sont la quercine, le tannin, les matières extractive, mucilagineuse et colorante, enfin l'acide gallique. En étudiant l'action des divers bois sur différents vins, M. *Fauré* a reconnu que les bois doivent être rangés dans l'ordre suivant : Amérique, sans action apparente ; Dantzig, Stettin, donnant une saveur agréable ; Lubeck, Riga, Memel, modifiant sensiblement la couleur et communiquant une légère âpreté ; Angoulême, Dordogne, Bayonne, Bosnie, altérant également la couleur et le goût.

Du reste, selon l'auteur, l'action des principes solubles des bois sur les liquides spiritueux est plus appréciable sur les vins blancs que sur les vins rouges, et beaucoup plus aussi sur les vins légers et délicats que sur les vins colorés et corsés.

Production végétale élémentaire développée dans le vin de Bordeaux. — En 1848, M. *Guibourt* a fait connaître la formation d'une matière particulière dans du vin de Bordeaux, formation dont les causes sont tout à fait inconnues, mais qui, d'après ce chimiste, ne saurait être imputée à une falsification du vin.

Cette substance, qu'il a eu occasion d'examiner dans différents échantillons de vin, apparaît sous la forme de corps ovoïdes, moitié gros comme des baies de berberis, et ayant beaucoup de ressemblance avec elles : ils sont amincis en pointe aux deux extrémités, et quelquefois mamelonnés, comme un citron, à l'une d'elles ; enfin, ils sont liés entre eux par un prolongement partant de leurs extrémités, et qui paraît être la continuation de l'épiderme du corps ovoïde. De cette manière, ces corps ovoïdes forment des chapelets. Les grains ovoïdes sont rouges et transparents, avec indice d'un tissu fibreux. Il n'y a aucune apparence de semence à l'intérieur ; quelques grains présentent au centre une agglomération de matière plus compacte, opaque et noirâtre. Ils offrent une certaine résistance à l'écrasement, et paraissent formés d'une masse glutineuse assez consistante. Cette masse, écrasée, délayée dans de l'eau et examinée au microscope, présente une apparence un peu fibreuse, et paraît composée d'une infinité de petites fibres courtes, soudées, à surface inégale, agglutinées ensemble. On aperçoit en outre un certain nombre de globules ronds, formés d'une enveloppe transparente et de granules intérieurs qui ne paraissent pas différer de la substance de la masse.

Les parties opaques du centre de quelques-uns des corps ovoïdes n'offrent pas une autre composition; seulement la matière paraît très-condensée, et comme formée en membranes, mais l'organisation en est semblable, c'est-à-dire fibro-gélatineuse, ainsi que celle des globules disséminés.

Enfin, l'enveloppe même du corps ovoïde, ou son épiderme, est uniquement formée de la même matière fibro-gélatineuse, très-condensée, sans aucun indice de cellules ou de fibres organisées.

Falsifications. — Parmi les substances alimentaires, le vin est peut-être celle qui, malgré les répressions sévères de la police (1), a éprouvé et éprouve encore le plus de falsifications. Au reste, les falsifications du vin sont très-anciennes (2) et se pratiquaient déjà au temps des Romains.

(1) Liquides saisis chez les débitants de vins et répandus sur la voie publique en exécution de jugements :

DEPUIS LE MOIS DE JANVIER 1834 JUSQU'AU 31 DÉCEMBRE 1841.		
En 1834	105 hectol.	44 litres.
1835	4	62
1836	1061	88
1837	16	43
1838	12	72
1839	32	30
1840	73	26
1841	122	4
	1428	69

DEPUIS LE 1er JANVIER 1844 JUSQU'AU 1er NOVEMBRE 1848.		
En 1844	781 hectol.	36 litres.
1844	2338	36
1845	809	29
1846	647	77
1847	351	88
1848	903	
	5831	66

(2) Une ancienne ordonnance du prévôt de Paris, du 20 septembre 1371, portait que « pour empêcher les mixtions et les autres abus « que les taverniers commettent dans le débit de leurs vins, il est per- « mis à toutes personnes qui prendront du vin chez eux, soit pour « boire sur le lieu, soit pour emporter, de descendre à la cave et « aller jusqu'au tonneau pour le voir tirer en leur présence; et fait

On falsifie le vin en y ajoutant de l'*eau*, du *cidre* ou du *poiré*, de l'*alcool*, du *sucre*, de la *mélasse*; des *acides tartrique*, *acétique*, *tannique*; de la *craie*, du *plâtre*, de l'*alun*, du *sulfate de fer*; du *carbonate de potasse*, de *soude*; des *matières colorantes étrangères* (1), des *amandes amères* ou des *feuilles de laurier-cerise* pour fournir un goût de noisette; on fait aussi du vin avec des *lies* (2).

On débite souvent des vins *fabriqués de toutes pièces*; et l'on vend quelquefois dans le commerce, sous le nom de vin, un liquide qui ne renferme pas une goutte de vin, et formé simplement en faisant fermenter dans une certaine quantité d'*eau*, des *baies de genièvre*, des *semences de coriandre* et du *pain de seigle* sortant du four et coupé par morceaux. Après la fermentation on tire à clair; et si la liqueur n'est pas suffisamment colorée, on y ajoute une infusion de *betteraves rouges*.

On a vendu comme vin un liquide fabriqué avec de l'*eau*, du *vinaigre*, du *vin du Midi* et du *bois de campêche* (3).

« défense au tavernier de l'empêcher, à peine de quatre livres parisis « d'amende pour chaque contravention, dont le dénonciateur aura le « quart. »

(1) En Portugal, on a été forcé d'ordonner de couper les phytolacca avant la floraison, pour qu'ils ne puissent produire de fruits et pour que l'on ne pût employer ces fruits dans la coloration des vins, ceux-ci, lorsqu'ils sont ainsi colorés, pouvant acquérir une action purgative.

(2) Le pressurage des lies provenant des vins collés au moyen de substances animales produit un vin qui ne peut être livré à la consommation sans inconvénient. En effet, comme nous l'avons fait observer, ce vin, contenant des matières animales, fermente, acquiert souvent un goût putride très-sensible que les dégustateurs savent bien reconnaître. L'alcool obtenu de la distillation de ces vins a un goût et une odeur désagréables qui les caractérisent souvent.

(3) En 1844, les sieurs B... marchand de vins; T... et L..., musiciens et courtiers en vins, prévenus d'avoir vendu, sous le nom de vin, cette détestable liqueur, furent condamnés par la 7e chambre : B... à 3 mois de prison, T... à 2 mois, L... à 15 jours de la même peine, et tous trois solidairement en 120 fr. de restitution et 200 fr. de dommages-intérêts envers le sieur Ler..., plaignant. On a comparé l'effet de ce breuvage sur le palais à celui que produirait une salade de betteraves dans laquelle on ne mettrait que du vinaigre.

En 1847, le sieur R... actionnait devant le tribunal de commerce une compagnie pour le payement d'un procédé par lui vendu, moyennant une rente mensuelle de 500 fr. pendant 15 ans, et à l'aide duquel

On vend aussi des quantités considérables de vins blancs mousseux, fabriqués dans divers pays, sous le nom de *champagne*. C'est une concurrence illégale contre le vin de Cham-

il faisait d'une pièce de vin deux pièces de ce liquide, sans en augmenter le prix et sans en altérer la qualité. Ce procédé étant une véritable chimère, le tribunal résista aux prétentions du sieur R....

Le 12 mars 1832, la police, dont les soupçons avaient été éveillés par des plaintes assez nombreuses, fit une descente dans les magasins du sieur Ch..., commanditaire de la Société A... et B..., formée pour l'exploitation du commerce des vins en gros. Elle constata la présence dans ces magasins de 72 fûts, dont l'examen prouva que le liquide qu'ils renfermaient n'était qu'une mixtion d'eau, d'acide tartrique, de soufre, de potasse, d'essence de framboise et aussi d'une certaine dose de vin, le tout mélangé, dans des proportions que nous n'indiquerons pas, afin de ne pas nous rendre complice en divulguant un aussi déplorable secret de fabrication.

Traduits à raison de ce fait devant le tribunal correctionnel de la Seine, les sieurs A..., B... et Ch... avaient été condamnés, par application de l'art. 423 du Code pénal, savoir : A.., comme le principal agent de la fabrication, à 5 mois d'emprisonnement et 50 fr. d'amende; B... à 4 mois, et Ch... à 3 mois de la même peine; et les deux derniers à 50 francs d'amende et à la confiscation des marchandises saisies.

Sur l'appel interjeté par les trois prévenus, Me Wollis chercha à établir que les premiers juges, en faisant application de l'art. 423 du Code pénal, avaient mal interprété les termes de cet article, qui est, de sa nature, limitatif et ne saurait être étendu à toutes espèces de marchandises. Le législateur n'a entendu placer sous le titre général d'escroquerie et punir de peine correctionnelle que celui qui aurait trompé sur la nature des marchandises qu'il vendait : celui qui aurait vendu, par exemple, une pierre fausse pour une pierre fine; mais non celui qui aura débité une marchandise sur la qualité de laquelle tout acheteur peut s'éclairer, et qui sera plus ou moins bonne, plus ou moins agréable, selon le goût de chacun. Ce que vendaient les sieurs B... et consorts était bien du vin, altéré peut-être par des substances étrangères; mais cette simple altération ne saurait être considérée que comme une contravention du genre de celle définie par le § 6 de l'art. 475 : ce sont donc les dispositions de ce paragraphe qui sont seules applicables. La cour, sur les conclusions conformes de M. l'avocat général Godon, rendit l'arrêt suivant :

« Considérant que les mots *toutes marchandises*, employés dans l'art. 423 du Code pénal, indiquent suffisamment qu'on doit entendre sans exception tout ce qui peut faire l'objet d'un commerce, et qu'ainsi les vins doivent être nécessairement compris dans ces expressions;

« Considérant qu'en prononçant, par l'art. 423 du Code pénal, des peines contre quiconque aura trompé l'acheteur sur la nature de toutes marchandises, le législateur a voulu protéger la bonne foi de l'acheteur

pagne véritable ; c'est une fraude, parce qu'on trompe l'acheteur sur la nature de la marchandise. Ces liquides devraient être appelés *façon de Champagne :* ils seraient alors achetés pour ce qu'ils valent.

Quoi qu'il en soit, l'administration a raison de sévir sévèrement contre ces fabrications artificielles de boissons, qui ne peuvent en général que devenir la cause d'accidents graves ; et il serait à désirer que la France suivît l'exemple donné par la Russie (1).

et réprimer l'atteinte portée à ce qui doit faire la base essentielle du commerce;

« Considérant que si le § 6 de l'art. 475 du Code pénal a rangé parmi les contraventions de police la vente et le débit des boissons falsifiées, on ne peut en induire que le commerçant en vins qui aurait trompé l'acheteur sur la nature du vin qu'il lui aurait vendu ne peut être passible des peines portées par l'art. 423 et ne doit être poursuivi que conformément à l'art. 475 ;

« Qu'en effet les dispositions de ce dernier article n'ont eu pour but que de donner à la police un moyen de surveillance et de répression pour une contravention dont la constatation pourrait échapper à l'acheteur : adoptant au surplus les motifs des premiers juges, confirme. »

En 1848, le tribunal criminel de Magdebourg condamna le marchand de vins H... à une amende de 200 thalers (800 fr.), à la privation du droit de porter la cocarde nationale, et à servir jusqu'à l'âge de 60 ans dans la deuxième classe de l'armée, pour avoir fourni, au lieu de vins de Bordeaux et de Champagne, des vins fabriqués et mis dans des bouteilles étiquetées : Médoc, Château-Margaux, Laffite, Larose, Aï mousseux, Madère, etc.

(1) En 1848, l'empereur de Russie a supprimé les fabriques de vins factices.

Depuis une douzaine d'années il s'était établi en Russie de nombreuses fabriques de vins étrangers, surtout de vins de France, qui jouissent de la plus grande faveur dans ce pays ; et souvent il est arrivé que la quantité de vins français fact ces produits par ces établissements a même dépassé celle des vins récoltés en France.

Dans le principe, cette fabrication se faisait avec des vins très-inférieurs du midi de la Russie ; mais plus tard on avait fini par y substituer d'autres substances plus ou moins nuisibles à la santé. Le gouvernement, afin de réprimer ce dangereux abus, s'était d'abord vu obligé de le punir de fortes amendes et d'un emprisonnement plus ou moins long.

Mais ces pénalités, bien qu'elles aient été appliquées souvent et rigoureusement, n'ayant pas atteint leur but, le gouvernement a fini par supprimer définitivement l'industrie de la fabrication des vins. Un

Le vin était autrefois sophistiqué avec de la *litharge* pour corriger son acidité. Quelques personnes mettent en doute ce genre de falsification, en se fondant sur ce que les préparations solubles de plomb et notamment l'acétate sont décomposés immédiatement par le vin, l'oxyde de plomb précipitant la matière colorante de ce liquide. Ce fait est exact, car on décolore complétement le vin de cette manière ; mais cependant le vin qui contient du plomb peut ne pas perdre sa couleur d'une manière bien sensible, et renfermer assez de substance toxique pour empoisonner.

Dès le treizième siècle, la découverte des arts chimiques avait fait ajouter au vin, pour le falsifier, du plomb (1), du fer et de l'alun.

Les ordonnances anciennes en rapportent des exemples (2) ; on y lit, entre autres, que quelques vignerons du bourg d'Argenteuil avaient mêlé dans leurs vins de la litharge pour leur donner une couleur plus vive, plus de feu, et pour en diminuer la verdeur ; que plusieurs personnes qui burent de ces

ukase interdit formellement la création de tout établissement de ce genre, sous peine d'une amende de 200 à 500 roubles effectifs (800 à 2,000 fr.). Les fabriques de vin qui, contrairement à cette ordonnance seraient établies à l'avenir, seraient détruites, c'est-à-dire que les bâtiments où elles existeraient seraient rasés, et que les instruments et ustensiles servant à leur exploitation seraient brûlés ou anéantis d'une autre manière.

Il est de l'intérêt commun du gouvernement français et du gouvernement russe de mettre un terme à cette fabrication frauduleuse; aussi le cabinet de Saint-Pétersbourg en a-t-il référé au département des affaires étrangères, et en 1850 le ministre de l'agriculture et du commerce a adressé à la chambre consultative des arts et manufactures de Châlons-sur-Marne une demande d'avis relative à *la contrefaçon des vins de Champagne en Russie*, et aux mesures à prendre pour y mettre un terme.

(1) D'après *Mœller*, l'inventeur de cette altération est *Martin le Bavarois*, ecclésiastique dans la forêt Noire. Déjà en 1698, à Esslingen, un empoisonnement de vin au moyen du plomb fut puni de mort, et un siècle après, on lit dans un ouvrage imprimé à Altona le passage suivant : *Pour conserver au vin sa saveur, il faut y mettre trois à quatre livres de plomb*. (Extrait de la Police judiciaire pharmaco-chimique, de *Remer*.)

(2) D'autres travaux nous donnent encore la certitude de l'emploi qu'on a fait depuis longtemps de la litharge et des sels de plomb pour

vins s'en trouvèrent fort mal ; et que, d'après une expertise dressée par le doyen de la Faculté de médecine de Paris, les coupables furent condamnés à 30 livres d'amende envers le roi. Cette falsification dangereuse, qui était bien plus fréquente autrefois, est fort heureusement peu pratiquée aujourd'hui ; et nous ne nous en occuperions pas si les tribunaux français n'avaient eu, à des époques récentes, l'occasion d'appliquer des peines sévères à des individus qui s'en étaient rendus coupables. Un fait de cette nature s'est même présenté il y a quelques années à Compiègne : là, plusieurs soldats du camp étant tombés malades, on rechercha quelle était la cause de leur maladie, et l'on reconnut que cette cause devait être attribuée à l'usage d'un vin vert adouci par une préparation saturnine, l'acétate de plomb. Le vigneron, qui avait pris chez un pharmacien l'acétate de plomb qu'il avait introduit dans le vin, fut traduit devant les tribunaux, et condamné.

La situation dans laquelle se trouve le commerce de vins

adoucir les vins et leur donner une douceur agréable. Nous citerons :

1° Le travail de *Wolni* sur la falsification du vin par la litharge, publié en 1778 à Altenburg ;

2° L'avis publié par *Klaproth* sur un vin soupçonné contenir de la litharge. Mémoires de *Pyl*, 3e collection, page 244 ;

3° L'ouvrage de *Leonhardi : Diss. vinorum alborum metallici contagii suspectorum curæ repetitæ novæ* (Wurtemberg) ;

4° Les faits annoncés par *Zeller*, qui, lors d'une colique violente observée dans un canton d'Allemagne, en recherchа la cause et constata qu'elle était due au plomb avec lequel on avait adouci des vins trop verts ;

5° Ceux dus à *Citois*, qui rapporte que des moines furent malades pour avoir bu du vin qu'ils avaient adouci avec de la litharge, sans en prévoir les conséquences ;

6° En 1787, *Fourcroy* lut à l'Académie des sciences un Mémoire sur la nature du vin lithargyré ou altéré par le plomb, et sur quelques moyens nouveaux d'y reconnaître la présence de ce métal ;

7° En 1800, *Reinecke* publia, dans les *Annales de chimie*, un travail dans lequel il est démontré que du vin qu'il avait fait prendre dans un cabaret contenait un sel de plomb ;

8° On trouve aussi la litharge recommandée comme moyen d'adoucir le vin, dans l'ouvrage de *Grehan*, publié en 1773, et intitulé : « *Art of making wines from fruits flowers and herbs, all the native growth of Great-Britain in towsend universal cook.* »

nécessite journellement (1) des expertises judiciaires, dans lesquelles le chimiste comme le dégustateur doivent jouer un grand rôle. Il est donc de la plus grande importance

(1) D'après les renseignements communiqués par l'autorité, en 1846, à une commission de la chambre des Députés, les agents chargés de la surveillance du commerce des vins à Paris estiment les falsifications qui s'y font annuellement à 160,000 hectolitres. — Les droits perçus par le trésor et par l'octroi se montent à 20 fr. 35 c. par hectolitre. — Le total de la perte serait donc de 3,256,000 fr., dont deux cinquièmes pour le trésor, et les trois autres pour la ville.

Mais il est facile de prouver, dit le rapport de M. *Lagrange* à la chambre des Députés, que cette évaluation est bien au-dessous de la vérité. En 1809, où les droits sur le vin étaient de 20 fr. 10 c. par hectolitre, la consommation de chaque habitant a été de 165 litres ; en 1840, de 94 litres; en 1841, de 106 litres. Il est évident que l'aisance a plutôt augmenté que diminué, et que le déficit apparent a été comblé par la fraude. Il ne s'agirait donc plus d'un chiffre de 160,000 hectolitres, mais bien, suivant plusieurs autorités recommandables, de 4 à 500,000 hectolitres; enfin, les calculs les plus modérés estiment la falsification dans Paris à 300,000 hectolitres, c'est-à dire au tiers de la quantité des vins introduits.

Une note adressée, en 1842, au conseil municipal de Paris, par la commission syndicale du commerce des vins, signale un fait digne de remarque : c'est que la caisse municipale éprouve depuis treize ans sur ses recettes pour l'article des vins un déficit de 20 à 30 p. 100. En récapitulant le déficit éprouvé pendant les 13 dernières années sur la perception du vin introduit dans Paris, d'après l'appréciation de la consommation à 120 litres seulement par habitant, il s'ensuivrait que la ville de Paris aurait perdu 20,021,104 fr., et le trésor 15,254,175 fr. Ces renseignements étaient donnés pour démontrer l'intérêt que l'État et la ville doivent avoir à la répression de la fraude.

Oui, sans doute, ce double but existe; mais il en est un autre d'un ordre supérieur, qui nous préoccupe bien plus vivement : c'est l'intérêt de la santé publique, et particulièrement des classes pauvres. La falsification a acquis une sorte de perfectionnement qui la rend d'autant plus redoutable. Il y a non-seulement à se tenir en garde contre les substances nuisibles qui portent une atteinte immédiate à la santé, comme les matières du règne minéral, mais encore contre celles qui exercent une action plus lente, mais non moins funeste. En effet, les boissons fabriquées avec des esprits de mauvaise qualité, avec du vinaigre, avec des résidus de toutes espèces en fermentation, n'occasionnent pas toujours un mal instantané ; mais leur usage habituel ruine la santé du peuple et fait naître la plupart de ces maladies inflammatoires, si communes chez la classe ouvrière, et qui encombrent chaque année les hôpitaux de Paris.

d'être fixé sur la série des opérations qu'il convient d'entreprendre lorsqu'on est appelé à faire l'examen d'un vin suspecté.

Jusqu'à présent, la dégustation seule a pu faire reconnaître la falsification du vin par l'*eau* ou le *mouillage du vin*. Mais, malgré toute l'habileté des personnes qui ont depuis longtemps exercé leur palais à ce genre de recherches, on peut bien penser qu'un procédé d'analyse ainsi basé sur les indications fournies par les organes des sens n'est pas toujours d'une exactitude rigoureuse ; et cela avec d'autant plus de raison, que les vins ne sont jamais d'une force égale, et que, suivant l'année, ils sont plus ou moins faibles.

MM. *Girardin et Preisser* avaient annoncé, en 1844, qu'ils étaient arrivés à reconnaître les vins additionnés d'eau, en les soumettant à un essai chimique. Il est à regretter que ces chimistes n'aient pas publié leur procédé.

Voici les données invoquées par M. *Bouchardat* pour déceler cette fraude :

1° Comparaison du résidu solide laissé par 100 grammes de vin normal avec celui que fournissent 100 grammes de vin suspect (un vin normal assez dépouillé, pour être potable, laisse en moyenne, suivant l'auteur, 22 % de résidu sec) ;

2° Décoloration, par le chlore, d'un échantillon de vin normal et d'un échantillon de vin soupçonné ;

3° Addition, dans le vin normal et dans le vin frelaté, d'oxalate d'ammoniaque, et évaluation de l'oxalate calcaire précipité.

On constate aussi la quantité d'alcool contenue dans le vin, la proportion de crème de tartre, celle de carbonates alcalins, de sels solubles et insolubles que renferment les cendres de ce vin suspecté.

Les vins naturels potables conservés sans addition pendant deux ans au moins sont dépouillés, par les dépôts et les soutirages successifs, de la plus grande partie de leurs sels calcaires. Ils doivent donc fournir un précipité très-faible d'oxalate d'ammoniaque. Dans Paris, les vins allongés, au contraire, en donnent un assez copieux, parce qu'ils le sont ordinairement avec de l'eau de puits par le marchand, qui aime à faire clandestinement ces additions, et qui craindrait d'éveiller les soupçons en faisant entrer chez lui des masses d'eau de Seine.

L'addition du cidre et du poiré dans le vin se pratique quelquefois. Elle peut être facilement reconnue : 1° par la dégustation ; 2° par l'odeur particulière et prononcée d'éther acétique que possède l'alcool obtenu en distillant ce vin frelaté ; 3° les vins additionnés avec ces produits fournissent de plus grandes quantités d'extraits ; 4° ceux-ci ne se comportent pas avec l'alcool comme le font les extraits obtenus des vins non mêlés : en effet, ils offrent la plus grande difficulté à se laisser diviser dans ce liquide ; 5° l'extrait obtenu des vins mélangés de cidre ou de poiré, chauffé au bain d'huile à une température fixe de 200 à 210°, laisse développer un arome particulier reconnaissable.

Plusieurs procédés ont été employés pour arriver à connaître la quantité réelle d'alcool que contiennent les vins :

1° *Œnomètre Tabarié.* — Le premier instrument qui ait été proposé pour reconnaître la richesse alcoolique des vins est un aréomètre, dont les degrés très-étendus ont été divisés chacun en dix parties, et auquel on a appliqué le nom de *pèse-vin* ou *œnomètre* centésimal (de οἶνος, vin, et μέτρον, mesure). Afin d'éluder la difficulté qu'offre, pour l'exactitude de l'essai, la présence des matières, autres que l'alcool, en dissolution dans le vin, M. le docteur *Tabarié*, de Montpellier, commençait par déterminer la densité du vin à essayer ; puis il en prenait un volume connu, qu'il faisait bouillir jusqu'à ce que tout l'alcool en fût chassé, et il ajoutait de l'eau au résidu de façon à reproduire le volume primitif. Il déterminait alors la densité de ce mélange, qui devait représenter celle qu'aurait eue le vin s'il n'eût point contenu d'alcool. La différence existant entre la densité de ce nouveau liquide et celle du vin lui-même indiquait la richesse alcoolique de ce dernier. Des tables en devaient faire connaître le chiffre ; mais il ne paraît pas que l'auteur ait terminé son travail. Un inconvénient de ce procédé provenait de ce que certains vins très-riches en alcool, et très chargés de matières extractives, offrent plus de densité que d'autres vins pauvres en alcool, mais aussi très-peu chargés de matières extractives, et *vice versâ*.

2° *Alambic Descroizilles.* — L'alambic de *Descroizilles* vint après l'œnomètre. Perfectionné par *Gay-Lussac*, ce moyen est peut-être encore, de tous les procédés, le plus exact. Il consiste à distiller trois parties du vin, à recueillir le tiers du produit, et à prendre le titre de ce dernier à l'aide de l'alcoomètre, à la température de + 15°. En divisant ce titre par 3, on a celui du vin.

Si le vin est très-riche et contient, par exemple, de 14 à 16 pour 100 d'alcool, la vinasse, ou résidu de la distillation, n'est pas épuisée en distillant le tiers; il faut alors pousser l'opération jusqu'à ce que la moitié du liquide soit passée, et alors on ne divise que par 2 le degré obtenu.

3° *Ébullioscope Conaty.* — En 1823, M. *F. Grœning*, de Copenhague, avait déjà proposé l'emploi du thermomètre pour mesurer la richesse alcoolique des liquides. Mais il n'avait construit aucun appareil particulier, et c'est cette lacune que M. *Conaty* a remplie en imaginant son *ébullioscope*. Le procédé est fondé sur le point d'ébullition des liquides alcooliques et s'applique à tous les liquides de cette nature. Le point d'ébullition de l'eau est à + 100_{oc}, sous la pression barométrique de $0^{m},76$; celui de l'alcool pur sous la même pression est à + 78^{oc}. Cela posé, il en résulte que des mélanges en proportions variées d'alcool et d'eau entrent en ébullition à des degrés différents, compris entre 78 et 100; que ce degré est d'autant plus rapproché de 100 que le liquide contient plus d'eau, et qu'il est au contraire d'autant plus rapproché de 78 qu'il renferme plus d'alcool. Une table indiquant les points d'ébullition des divers mélanges alcooliques peut dès lors fournir l'indication cherchée (Voy. t. 1, p. 56 et 57, et *planches* à la fin de ce vol.).

4° *Ébullioscope Vidal.*—M. l'abbé *Brossard-Vidal* a fait connaître, il y a déjà plusieurs années, c'est-à-dire bien avant M. Conaty, un petit bouilleur nommé *ébullioscope à cadran*, fondé sur le même principe (Voy. t. 1, p. 56). Cet appareil a reçu ultérieurement des modifications qui le rapprochent beaucoup de l'ébullioscope de M. *Conaty* (Voy. *planches* à la fin de ce vol.).

5° *Dilatomètre alcoométrique.* — M. *Silbermann* a proposé une méthode d'essai des vins qui repose sur la propriété que présente l'alcool d'être trois fois plus dilatable que l'eau, pour une égale augmentation de température entre 0^{0} et 78^{oc}. D'après cela, il ne s'agit donc, pour connaître la richesse alcoolique d'un mélange, que de connaître exactement la quantité dont il se dilate pour une élévation de température connue. En conséquence, prenant pour température originelle 25°c, parce qu'en tout temps il est facile de préparer un bain d'eau à cette température, M. *Silbermann* y plonge une sorte de thermomètre ayant la forme d'une pipette, et rempli soit d'eau, soit d'alcool, jusqu'à un trait marqué sur la tige. Chauffant ensuite par immersion dans un autre bain, jusqu'à 50°, il marque d'un trait le point où s'élève l'eau, et ensuite le point le plus élevé qu'atteint l'alcool ; essayant de même tous les mélanges par centièmes depuis 1 jusqu'à 99, l'intervalle compris entre la dilatation de l'eau et celle de l'alcool se trouve divisé en 100 parties.

Pour essayer un vin ou liquide alcoolique avec cet appareil, on remplit la pipette, dont on élève la température à 25°; on extrait l'air ou le gaz à l'aide d'un petit piston, et l'on en fait écouler une partie en pressant par une vis un petit obturateur jusqu'à ce que le niveau soit descendu au trait marqué 0°. Il suffit alors de plonger l'appareil dans un deuxième bain chauffé à 50°, pour voir le niveau s'élever dans la tige jusqu'au trait indiquant par un chiffre le nombre de centièmes d'alcool pur contenu dans le liquide essayé.

Un petit thermomètre à mercure, fixé sur la même règle de cuivre, près de la pipette, facilite l'observation du degré.

Les substances salines ou sucrées contenues dans les vins ne changent la dilatabilité ni de l'eau, ni de l'alcool ; on n'a aucune correction à faire, et quelques minutes suffisent pour un essai.

Le *vinage* est une opération qui consiste à ajouter de l'alcool au vin. Une loi affranchit de tous droits les eaux-de-vie versées sur les vins, pourvu que la quantité employée n'excède pas la proportion de cinq litres d'alcool pur par hectolitre de vin, et que les vins soumis à cette opération ne contiennent pas plus de vingt-un centièmes d'alcool pur. Ce mélange est facilité en vue de donner aux vins faibles la force et les qualités qui leur manquent pour pouvoir se conserver et pour supporter les transports. Mais ce n'est là qu'une source d'abus, et le vinage est le point de départ de toutes les falsifications; car si l'alcool appelle l'eau, l'eau appelle le bitartrate de potasse.

Le vinage est devenu aujourd'hui le moyen de falsifier le plus généralement usité et le plus profitable à ceux qui l'emploient (1). Il suffit, en effet, de faire venir du Midi des vins qui sont très-hauts en couleur, qui ont déjà été vinés aux lieux de provenance; on les vine encore plusieurs fois, soit hors barrière, soit à l'entrepôt, avec des eaux-de-vie de qualité inférieure et souvent pernicieuse; et lorsqu'ils contiennent quarante et quelquefois jusqu'à soixante pour cent d'alcool, on les fait entrer dans Paris, où ils n'acquittent que les droits ordinaires exigés pour le vin.

Cette grande vinosité sert à masquer de copieuses additions d'eau mélangée de vinaigre, de telle sorte que d'un hectolitre de vin la fraude en fait deux, trois et même quatre, qui n'ont payé pour les droits d'entrée que comme un hectolitre de vin et qui n'ont rien payé pour l'excédant d'eau-de-vie frauduleusement ajoutée, et le plus souvent fraudée elle-même, dont le droit s'élève à 85 fr. par hectolitre d'alcool pur (2).

Ce genre de falsification est d'autant plus dangereux qu'il est le plus difficile à atteindre. Quoiqu'on le distingue d'abord assez facilement au goût, lorsqu'il a été récemment employé, cependant au bout d'un certain temps, et souvent même pendant l'intervalle qui s'écoule entre la saisie et le jugement, l'alcool et l'eau se sont tellement incorporés avec le vin, qu'il devient impossible de les reconnaître.

Le fait seul des falsifications et les nombreuses condamnations auxquelles elles ont donné lieu font ressortir les abus du

(1) Le commerce des vins en détail, dans les grandes villes, est aujourd'hui basé, sans exception, sur les mélanges que permet le vinage.

(2) On doit rappeler à ce sujet le passage suivant tiré du discours remarquable prononcé par *Gay-Lussac*, le 21 juin 1844, à la chambre des Pairs : « Un hectolitre de vin et un hectolitre d'alcool rendus dans « Paris auront acquitté en droits : le premier 20 fr. 35 c., le second 82 fr. « 50 c. Or, avec un hectolitre d'alcool on pourra en produire 10 de vin « à 10 centimes, qui auraient pu rendre a l'octroi 203 fr. 50 c. Il restera « conséquemment à la fraude, dans le cas le plus défavorable, une « prime de 121 fr. pour 10 hectolitres de vin. »

vinage ; car, dans l'état actuel de la législation, l'administration ne possède pas de moyens pratiques de vérification ; et bien que ses employés ne tolèrent pas que l'on vine en leur présence au delà des limites de la loi, il est difficile de s'assurer si le vin que l'on va soumettre à cette opération ne l'a pas déjà subie plusieurs fois. La même impuissance se manifeste aux barrières, où on laisse entrer des vins surchargés d'alcool, faute de pouvoir constater les excédants.

De plus, il faut observer ici que, si le vin fortement alcoolisé et ramené à un degré naturel au moyen d'eau n'est point positivement insalubre, il n'agit pas cependant sur l'organisme comme le vin naturel : ainsi, il ne désaltère pas, donne de la sécheresse au palais et au gosier, et détermine plus promptement l'ivresse.

Voilà le vinage et ses conséquences : falsification des vins sous le couvert de la loi, à l'aide des éléments les plus dangereux ; entrée, sans payement des droits, d'alcools de toute nature dans Paris ; substitution au vin naturel de cette boisson mortelle (1) pour moitié dans la consommation générale, et particulièrement dans celle des classes peu fortunées.

Un auteur qui a voulu garder l'anonyme a indiqué le procédé suivant pour arriver à distinguer l'alcool naturel au vin de celui qu'on y ajoute souvent après le mouillage, dans le but de le réchauffer. Ce moyen d'investigation n'est réellement utile que dans le cas où l'on ne peut disposer de vin du même cru, pour point de comparaison, en les soumettant l'un après l'autre aux procédés alcoométriques que nous avons décrits.

Ce moyen est basé sur le fait bien établi, que l'alcool ajouté au vin après que celui-ci a subi la fermentation complète dans le tonneau ne s'y trouve qu'en état de mélange plus ou moins parfait. Cet alcool surajouté s'évaporant avant l'ébulli-

(1) Les vins naturellement faibles ou mouillés que l'on rehausse par leur mélange avec de l'alcool de grains, ce qui est le cas le plus ordinaire, produisent une ivresse extrêmement bruyante et malsaine. Dans ce cas, l'alcool ajouté ne se combine jamais aux autres éléments constitutifs du vin, comme dans l'acte de la fermentation : en sorte que cette mixture, introduite dans l'estomac, s'y désagrége; la partie aqueuse étant promptement absorbée, l'alcool, devenu libre et anhydre, agit sur l'économie comme le ferait de l'alcool rectifié, c'est-à-dire comme un poison (Docteur *Champouillon*).

tion du vin n'entre pas dans sa composition essentielle.

L'appareil convenable pour cette épreuve se compose d'une petite capsule ordinaire, au-dessus de laquelle on suspend, presque au niveau de la surface du liquide, une très-petite lampe, de la capacité et de la forme d'un gros dé à coudre, portant deux ou trois becs garnis chacun d'un brin de coton filé, et qui plongent dans de l'huile épurée. Le tout étant ainsi disposé, on chauffe le vin après avoir allumé la petite lampe : les vapeurs de l'alcool non combiné s'enflamment bientôt après par la rencontre des mèches, et forment un cercle de lumière rougeâtre qui répand l'odeur de l'esprit de vin.

Le même phénomène ne se produit que quelques instants plus tard par l'évaporation de l'alcool qui fait partie essentielle du vin, et alors que celui-ci est arrivé à l'état d'ébullition entière. Cependant, dans cette dernière circonstance, il convient de monter la petite lampe à quelques centimètres de plus au-dessus du liquide : c'est pour éviter que les vapeurs aqueuses, mêlées avec celles de l'alcool, venant à éteindre les petites mèches, ne donnent lieu à tirer de cette épreuve une fausse conséquence.

D'après les assertions de l'auteur anonyme, on trouve rarement des vins de liqueur qui, soumis à l'expérience ci-dessus, ne donnent la preuve d'un mélange d'eau-de-vie ou d'alcool.

Pour reconnaître la présence du sucre ordinaire ou du glucose que l'on ajoute quelquefois au vin, le meilleur moyen serait l'emploi du procédé saccharimétrique de M. *Peligot* (V. art. *Sucres*). Seulement, lorsqu'on opère sur des liquides trop colorés pour permettre d'apprécier facilement les changements de coloration du tournesol, il faut procéder à leur décoloration préalable au moyen du charbon animal.

Tous les vins renferment une certaine quantité d'acide libre, soit acétique, soit œnanthique et tartrique, suivant M. J. *Liebig*; ou malique, suivant M. *Fauré*. Quel que soit l'acide ou le mélange d'acide qui acidifie le vin, rien n'est plus facile que de se rendre compte du degré d'acidité de ce liquide comparativement avec celui d'un autre vin pris pour type; il suffit, en effet, de saturer un volume égal déterminé de l'un et de l'autre par une dissolution titrée de potasse ou de soude, jusqu'à ce que le papier ou la teinture de tournesol rouge se trouve ramené au bleu.

Le vin peut, par sa fermentation, produire une certaine proportion de vinaigre ou acide acétique faible. Aussi cette circonstance est-elle devenue la source de nouvelles fraudes, qui ont fait naître la question suivante :

Peut-on distinguer, d'une manière rigoureuse et constante, si des vins ont été acidifiés par la seule influence atmosphérique, ou bien par l'addition de vinaigre déjà produit?

MM. *Bobierre*, *Moride* et *Prevel* ont cherché à résoudre cette question, et le résultat de leurs observations les a amenés à constater les distinctions suivantes :

Par leur décomposition spontanée, les vins peuvent être classés en 3 catégories parfaitement tranchées :

1° Les vins *poussés*, qui possèdent *toujours* un mauvais goût, se recouvrent de byssus, et sont troubles et filants;

2° Les vins *piqués*, chez lesquels le goût et l'odeur acétiques commencent à se manifester;

3° Les vins *sautés*, qui ont une saveur de vinaigre parfaitement franche, et qui se trouvent, par suite, identiquement semblables à ceux dans lesquels on aurait introduit du vinaigre antérieurement fabriqué.

Il est à remarquer, d'ailleurs, que cette dernière catégorie de vins est fort distincte : car il est constant que les vins *poussés* n'arrivent jamais à l'acidification franche; ils ne donnent ni un vinaigre *fort*, ni un vinaigre de bon goût; le contact de l'air les rend noirs et épais.

Quant aux vins *piqués*, leur état ne constitue que l'une des phases par lesquelles a dû naturellement passer un vin *sauté*.

Ces chimistes ont reconnu que la proportion d'alcool est sensiblement et inversement proportionnelle à la quantité de vinaigre, lorsqu'on opère avec des vins naturellement acidifiés.

Ils ont vu également que ces mêmes vins fournissent en acide acétique un chiffre d'acidification plus élevé que le mélange opéré artificiellement.

Dans les circonstances ordinaires, il est possible de reconnaître, par la simple dégustation, un vin naturellement acidifié ou artificiellement mélangé avec du vinaigre; mais lorsqu'il s'agit d'un vin sauté, l'acidification se produit d'une manière tellement franche et tellement pareille à l'acidification artificielle, qu'il est difficile au dégustateur et au chimiste de se prononcer d'une manière rigoureuse.

La présence de l'acide tartrique libre dans les vins est un fait exceptionnel; aussi n'y existe-t-il que quand il a été ajouté (1). M. *Lassaigne* a constaté qu'en ajoutant au vin additionné d'acide tartrique deux fois son volume d'une solution de chlorure de potassium saturée à la température de + 15°c, et en agitant pendant quelque temps le mélange à l'aide d'une baguette de verre qu'on frotte vivement contre les parois du vase de verre où la réaction doit se produire, le vin laisse précipiter, dans l'espace de 8 à 10 minutes, une poudre blanche cristalline de bitartrate de potasse qu'on peut séparer par décantation.

En agissant de la même manière avec du vin naturel non additionné d'acide tartrique, le vin ne fournit aucun précipité, *du moins dans le même laps de temps*. Car la même solution de chlorure de potassium peut aussi précipiter, *au bout de plusieurs heures*, le bitartrate de potasse dissous naturellement dans le vin.

Pour s'assurer que le précipité obtenu dans le premier cas est bien formé par du bitartrate de potasse, on le dissout à chaud, dans la moindre quantité possible d'eau distillée; puis on le précipite par l'eau de chaux. Le précipité formé de tartrate de chaux se redissout par l'addition d'une petite quantité de solution aqueuse de chlorhydrate d'ammoniaque. Or, le tartrate calcaire est le seul sel qui, dans des circonstances semblables, puisse être redissous par le chlorhydrate d'ammoniaque.

Ce procédé permet de constater la présence de 1/600 d'acide tartrique ajouté au vin.

(1) Cependant M. *Liebig* assure qu'un grand nombre d'espèces de vins du Rhin contiennent de l'acide tartrique libre, surtout lorsqu'ils sont conservés depuis longtemps en tonneau; et il propose même de détruire leur acidité en ajoutant du tartrate de potasse neutre, qui forme avec l'acide tartrique libre de la crème de tartre, et en masque ainsi 0,8. Suivant le célèbre chimiste de Giessen, les vins qu'un léger excès d'acide a privés de leurs qualités reprennent alors leur bon goût.

Le tannin du raisin, qui réside dans les pepins, la grappe et les pellicules, se retrouve dans les vins en plus ou moins grande quantité. Il est styptique, d'une âpreté peu prononcée; il colore en noir les sels de fer, forme avec la gélatine et l'albumine des précipités volumineux, se dissout dans l'alcool faible, et a une si grande affinité pour la matière colorante du vin, qu'on serait tenté de le croire de même nature; car cette affinité n'est pas la même pour les principes colorants des autres fruits. La présence du tannin dans le vin est certainement très-utile, non-seulement comme principe conservateur et tonifiant, mais encore comme élément propre à la clarification du vin, en le dépouillant de l'excès de tartre, de matière colorante, de mucilage, etc., qu'il contient. Un vin entièrement dépourvu de tannin est beaucoup plus susceptible d'altération que celui qui en est pourvu, il peut facilement contracter la maladie connue sous le nom de *graisse*, ou *passage au gras*.

Voilà pourquoi l'on ajoute souvent du tannin au vin lorsque ce liquide n'en renferme pas assez (1). Aussi est-il important de pouvoir connaître la proportion de ce principe qui existe dans le vin.

Pour arriver à ce but, M. *Fauré* a conseillé l'emploi d'une solution de gélatine préparée dans des proportions telles, que 100 grammes de cette solution puissent précipiter exactement 1 gramme de tannin pur dissous dans 100 grammes d'eau distillée. On opère sur 100 grammes de chaque vin, et l'on apprécie la quantité de solution de gélatine employée pour la précipitation complète du tannin, par la différence de poids que présente le flacon renfermant cette solution avant et après l'expérience.

La recherche de la quantité d'acide carbonique libre que renferment les vins de Champagne ou le *dosage de la mousse*, est de la plus haute importance pour les fabricants de vin mousseux, qui ne doivent pas perdre de vue, ainsi que nous

(1) Souvent même cette addition se fait d'une manière déplorable. C'est ainsi qu'en 1847 un fabricant de vin d'Épernay acheta au sieur B***, sous le nom de *tannin blanc distillé*, une solution d'alun renfermant 20 grammes de ce sel par litre.

nous en sommes assuré, que le même vin arrivant dans le même pays, à des saisons différentes, s'y comporte différemment sous le rapport de la mousse, et partant sous celui de la casse.

Voici comment on détermine la quantité d'acide carbonique renfermée dans les vins:

Après avoir choisi une bouteille sur le tas que l'on se propose d'analyser, on la fait communiquer au moyen d'un siphon à robinet avec un grand flacon vide disposé de telle sorte que ce flacon puisse être rempli d'eau à la fin de l'expérience pour pouvoir en déplacer tout l'air. Ce flacon est suivi par un tube renfermant du chlorure de calcium, et destiné à dessécher le gaz carbonique. Enfin, ce tube dessiccateur est lui-même suivi d'un appareil à cinq boules, de *Liebig*, rempli à la manière ordinaire d'une solution de potasse caustique pesée très-exactement, et servant à absorber et à fixer le gaz carbonique du vin essayé. Toutes les pièces de l'appareil doivent être unies entre elles à l'aide de tubes en caoutchouc, pour lui donner plus d'élasticité. Cela fait, on ouvre le robinet du siphon qui plonge dans la bouteille, et l'on place celle-ci dans un bain d'eau froide, dont on élève graduellement la température jusqu'à l'ébullition. Lorsqu'il ne se dégage plus de gaz, on fait arriver de l'eau dans le flacon qui communique directement avec la bouteille en expérience, et l'on en déplace ainsi très-lentement le gaz, qui va lui-même barboter à travers la solution de potasse et y laisser l'acide carbonique qu'il contient. On démonte alors l'appareil, et on pèse l'appareil à boules. L'augmentation de poids indique la proportion d'acide carbonique que renfermait le volume de vin soumis à cet essai.

Souvent le vin est rendu gazeux artificiellement, et le gaz carbonique ne s'y trouve en dissolution que par suite de sa compression dans le liquide. On remarque généralement qu'un pareil vin abandonne son gaz presque aussitôt qu'il est mis en contact avec l'air; tandis que le vin qui est gazeux par suite de la fermentation, placé dans les mêmes circonstances, continue pendant longtemps à *travailler*, c'est-à-dire à laisser dégager des bulles de gaz, ce que l'on rend plus sensible par l'agitation.

La démonstration d'une petite quantité d'acide sulfurique ajoutée aux vins rouges ne peut être faite à l'aide des sels de baryte, puisque tous les vins contiennent une plus ou moins grande quantité de sulfate à base de potasse et de chaux. Pour y arriver, M. *Lassaigne* dessèche à une douce chaleur deux fragments de papier, l'un taché de vin pur; l'autre, de vin additionné d'une petite quantité d'acide sulfurique : le premier papier n'est point altéré ; le second roussit avant que le papier blanc se colore, et devient cassant, friable, par un léger froissement entre les doigts.

Le vin pur non additionné laisse, par l'évaporation spontanée, une tache bleu-violacé; tandis que le vin auquel on a ajouté 2 à 3 millièmes d'acide sulfurique donne, par la dessiccation, une tache rose-hortensia (1).

On ajoute quelquefois de l'alun aux vins, dans le but, 1° de rehausser leur couleur; 2° de leur donner une saveur âpre particulière, que l'on estime dans quelques espèces. Or, cette saveur, qui est sans danger lorsqu'elle est due à une cause naturelle, est très-nuisible lorsqu'elle est ainsi obtenue par des moyens factices.

Pour reconnaître cette falsification, on peut avoir recours à l'un ou à l'autre des procédés suivants :

1° Lorsqu'on ajoute, suivant M. *Béraud*, une petite quantité d'eau de chaux à un vin naturel, le mélange, abandonné quarante-huit heures à lui-même, donne des cristaux de tartrate de chaux : l'addition de l'alun s'opposant entièrement à cette cristallisation. Si elle ne se forme pas, on peut en conclure que le vin contient de l'alun, surtout si l'on unit à cette donnée celles qui résultent de la saveur, de la réaction avec le chlorure de baryum, etc.

2° Le procédé suivant mérite cependant la préférence : lorsque le vin fournit, par le nitrate de baryte ou le chlorure de baryum, un précipité instantané, et notablement abondant, insoluble dans l'acide nitrique et dans l'acide chlorhydrique,

(1) Le papier blanc le plus convenable pour cet essai est le papier lissé ordinaire, dans la pâte duquel existe de l'amidon ou de la fécule. Il est très-répandu aujourd'hui dans le commerce; il se colore en bleu foncé lorsqu'on le mouille avec de l'eau iodée.

on peut considérer comme probable la présence de l'alun, et l'on doit procéder à la recherche de l'alumine, ce que M. *Lassaigne* conseille de faire de la manière suivante :

On précipite par l'acétate de plomb neutre la matière colorante, plus le tartrate, les sulfates, les chlorures, le phosphate, dont les bases se trouvent ainsi transformées en acétates. On filtre et on soumet le liquide à l'action d'un courant de gaz acide sulfhydrique, pour éliminer l'excès de plomb ajouté. On chauffe ensuite pour chasser le gaz excédant, on filtre et on ajoute de l'ammoniaque, qui précipite l'alumine.

L'addition de sulfate de fer au vin, faite dans le même but que celle de l'alun, se constate avec facilité ; car, indépendamment du précipité blanc instantané que fournit le vin avec le chlorure de baryum ou le nitrate de baryte, on peut aisément reconnaître que le liquide jouit des propriétés des sels de fer.

Les vins aigris, dont l'acidité a été saturée en partie par les carbonates de potasse, de soude ou de chaux, contiennent une certaine quantité d'acétates de ces bases.

On reconnaît le vin dont on a saturé l'acide par du carbonate calcaire, à ce qu'il donne constamment un précipité d'oxalate de chaux, lorsqu'on y verse un excès d'oxalate d'ammoniaque. A la vérité, le vin naturel, contenant aussi une petite quantité de tartrate de chaux, donne également lieu à un précipité ; mais dans ce dernier cas le dépôt est à peine sensible, tandis que dans le premier il est très-abondant.

On peut aussi, pour reconnaître la même fraude, faire usage d'un moyen qui est employé également pour constater si l'acidité du vin a été neutralisée par le carbonate de potasse ou de soude.

On décolore le vin par le charbon animal purifié ; on filtre et l'on évapore à siccité. On verse sur le résidu deux ou trois fois son volume d'alcool à 75°c, qui dissout les acétates de potasse, de soude ou de chaux, et qui les sépare des sels naturellement contenus dans les vins.

L'alcool évaporé laisse pour résidu l'acétate qui existait. On en reconnaît alors facilement l'espèce ; car 1° si la chaux a été employée à la saturation, l'oxalate d'ammoniaque donne un précipité blanc avec la solution formée par ce résidu et l'eau distillée.

2° Si le carbonate de potasse a été employé, le même résidu cristallise en lamelles blanches très-légères, d'une saveur très-piquante, déliquescentes, solubles dans l'eau et l'alcool. Ce résidu, dissous dans l'eau distillée, donne un précipité blanc avec l'acide tartrique, et un précipité jaune-serin avec le bichlorure de platine.

3° Enfin, si l'on a fait usage de carbonate de soude, l'acétate obtenu peut cristalliser en prismes rhomboïdaux transparents, d'une saveur amère et piquante, efflorescents, moins solubles dans l'eau et l'alcool que l'acétate de potasse. Sa dissolution aqueuse n'exerce aucune action sur les réactifs précités, et fournit, au contraire, un précipité blanc avec une dissolution concentrée d'antimoniate de potasse.

On connaît plusieurs procédés pour distinguer la matière colorante naturelle des vins, des matières colorantes qu'on peut y ajouter (1) ; nous allons indiquer les données qui paraissent les plus positives pour la solution de cette question.

Des expériences que nous avons faites, en 1827, sur les vins des départements de la Côte-d'Or, de la Haute-Marne, de l'Hérault, de la Gironde, des Vosges, de la Meurthe, de la Meuse et de la Seine, il résulte : 1° que la potasse en solution peut être employée comme réactif pour faire connaître la couleur des vins naturels, qu'elle fait virer du rouge au vert-bouteille ou au vert brunâtre (2); 2° que le changement de coloration produit par ce réactif est différent lorsque les vins sont

(1) Dans une partie de la Champagne, on prépare avec les baies d'hièble, de sureau, de troëne, d'airelle, de phytolacca decandra, avec les mûres et les prunelles, une liqueur fermentée désignée sous le nom de *vin de Fismes*, *vin de teinte*, destinée à augmenter la couleur des vins.

Cette addition est une véritable fraude ; elle doit être punie comme telle devant les tribunaux.

(2) D'après nos recherches, la potasse donne avec les vins colorés artificiellement les précipités suivants.

	Couleur du précipité.
Vin coloré par les baies d'hièble.......	violâtre.
— les mûres..............	violâtre
— le bois d'Inde..........	rouge violacé.
— le bois de Fernambouc.	rouge.
— les betteraves.........	rouge.
— le tournesol en drapeaux	violet clair.
— les baies de troëne.....	violet bleu.
— le phytolacca..........	jaune.

plus anciens ; 3° qu'il n'y a pas de précipitation de la matière colorante par l'addition de cet alcali, et que celle-ci reste en solution ; 4° que la solution d'acétate de plomb indiquée par *Vogel* ne peut être employée comme réactif pour reconnaître si un vin est coloré artificiellement : ce sel étant susceptible de donner, avec ces liquides colorés naturellement, des précipités de couleurs variées; 5° qu'il en est de même de l'eau de chaux, du chlorure d'étain avec addition d'ammoniaque, et du sous-acétate de plomb ; 6° que l'ammoniaque peut être employée à faire reconnaître les vins naturels, les changements de couleur qu'elle détermine dans ces liquides ne variant pas d'une manière bien sensible ; 7° qu'il en est de même de la solution d'alun à laquelle on ajoute une certaine quantité de potasse en solution.

D'après M. *Nees d'Esenbeck*, la méthode la plus sûre pour essayer la couleur des vins consiste à faire deux solutions, l'une d'une partie d'alun dans onze parties d'eau distillée, l'autre d'une partie de carbonate de potasse dans huit parties d'eau distillée. On ajoute au vin un volume égal au sien de la solution d'alun ; puis on y verse peu à peu la solution de carbonate de potasse, en ayant la précaution de ne pas décomposer la totalité de l'alun. L'alumine, en se précipitant, s'unit à la matière colorante du vin, et fournit, avec celui qui est naturel, une laque d'un *gris sale* virant plus ou moins au rouge (couleur de lie) ; un excès d'alcali redissout une portion du précipité et le rend *gris cendré*. Dans les vins nouveaux, le précipité formé dans les circonstances relatées ci-dessus se distingue par la couleur verte que lui communique un excès de potasse.

D'après le même auteur, le vin rouge additionné d'un principe colorant étranger présente, avec la potasse, les colorations suivantes :

Vin coloré par le coquelicot : précipité gris-brunâtre passant au noir par un excès d'alcali.

Vin coloré par les baies de troëne : précipité violet-brunâtre.

Vin coloré par les baies de myrtille : précipité gris-bleuâtre.

Vin coloré par les baies de sureau : précipité violet.

Vin coloré par le bois de Brésil : précipité gris-violacé.

Vin coloré par le bois d'Inde : précipité rose.

En résumé, tous les vins qui, traités par les solutions d'alun et de carbonate de potasse, donnent des précipités *bleus*, *violets* ou *roses*, doivent être soupçonnés de coloration artificielle avec une matière colorante, étrangère à celle du vin. M. *Nees d'Esenbeck* a constaté que la matière colorante des baies du *Phytolacca decandra* est la seule qui se comporte avec ces réactifs comme la matière colorante des vins, et qu'il est très-difficile alors de la découvrir dans ceux-ci.

M. *Filhol*, pharmacien à Toulouse, a publié le moyen suivant pour reconnaître si la matière colorante des vins est naturelle ou non :

Si l'on verse dans une petite quantité de vin naturel quelconque assez d'ammoniaque pour que l'odeur s'en fasse légèrement sentir après le mélange, qu'on y ajoute alors quelques gouttes d'une solution concentrée de sulfhydrate d'ammoniaque, et qu'on jette le tout sur un filtre, le liquide qui passe présente une couleur verte sans mélange de bleu ni de rouge. Si le vin renfermait une matière colorante étrangère, le liquide filtré présenterait une nuance de bleu, de rouge ou de violet, bien caractérisée.

Cette méthode ne peut faire reconnaître la nature de la matière colorante employée. Les vins naturels essayés par M. *Filhol* avaient été colorés par lui à dessein avec le suc de mûres ; avec les baies d'hièble, de sureau, de troëne ; avec la teinture de tournesol ; avec les infusions de campêche, de bois de Brésil et de fleurs de coquelicot.

M. *Jacob*, pharmacien à Tonnerre, a indiqué un moyen d'essai pour rechercher si les vins ont été colorés par le bois d'Inde, le bois de Fernambouc, les pétales de coquelicot ; les baies d'hièble, de sureau, de troëne ; la teinture de tournesol.

Voici comment on opère : dans 2 gr. de vin à essayer, on verse 2 gr. d'une dissolution formée par 10 gr. de sulfate d'alumine et 100 gr. d'eau distillée ; puis on ajoute à ce mélange 12 à 16 gouttes d'un solutum alcalin préparé avec 8 gr. de carbonate d'ammoniaque et 100 gr. d'eau distillée. On obtient alors, comme par le procédé de M. *Nees d'Esenbeck*, un abondant précipité d'alumine, sous forme de laque diversement colorée, suivant la nature de la substance colorante qui se trouve dans le vin soumis à l'essai ;

Avec le vin naturel, on obtient un précipité grisâtre peu coloré ;

Avec le vin naturel et le bois d'Inde, un précipité d'un beau violet foncé ;

Avec le vin naturel et le bois de Fernambouc, un précipité d'un rose carmin plus ou moins foncé ;

Avec le vin naturel et les pétales de coquelicot, un précipité d'un gris d'ardoise plus ou moins foncé ;

Avec le vin naturel et les baies d'hièble, un précipité violet clair ;

Avec le vin naturel et les baies de sureau, un précipité gris-bleuâtre ;

Avec le vin naturel et les baies de troëne, un précipité vert clair ;

Avec le vin naturel et le tournesol, un précipité rose carminé.

Comme plusieurs de ces précipités se ressemblent tellement, qu'il serait assez difficile de se prononcer sur leur nature, M. *Jacob* a proposé l'emploi simultané d'un autre réactif, le sous-acétate de plomb, qui donne les réactions suivantes :

Vin naturel : précipité gris-bleuâtre.

Vin naturel et bois d'Inde : précipité bleu peu foncé.

Vin naturel et bois de Fernambouc : précipité rouge-vineux.

Vin naturel et pétales de coquelicot : précipité gris sale.

Vin naturel et suc récent d'hièble : précipité gris-bleuâtre dû à la matière colorante naturelle du vin ; liquide surnageant d'une belle couleur violette.

Vin naturel et suc fermenté d'hièble : précipité d'un beau vert diapré.

Vin naturel et baies de sureau : précipité vert sale peu prononcé.

Vin naturel et baies de troëne : précipité vert sale peu prononcé.

Vin naturel et tournesol : précipité gris-bleuâtre.

De cette manière, il est très-facile de reconnaître si la précipitation violette obtenue dans un vin par le sulfate d'alumine et le carbonate d'ammoniaque est due à la présence des baies d'hièble et du bois d'Inde; car, dans le premier cas, on obtient par le sous-acétate de plomb un magnifique précipité vert, ou un précipité gris-bleuâtre avec coloration violette du liquide surnageant, selon que le suc d'hièble a été employé récent ou fermenté; tandis que dans le second cas, on obtient constamment un précipité bleu peu foncé. Les mêmes réactifs permettent de distinguer le tournesol et le bois de Fernambouc, dans lesquels le sulfate d'alumine et le carbonate d'ammoniaque font naître un précipité rose, mais qui se comportent différemment sous l'influence du sous-acétate de plomb, puisque avec le tournesol il y a formation d'un précipité gris-bleuâtre, et avec le bois de Fernambouc un précipité rouge-vineux.

Suivant M. *Fauré*, la gélatine serait l'agent le plus propre à reconnaître la coloration factice des vins rouges. L'affinité qui existe entre la matière colorante du vin et le tannin est si intime, qu'on ne peut précipiter l'un sans l'autre à l'aide de la gélatine, qui est sans action sur les sucs des fruits ou des décoctions employés par les fraudeurs, comme les sucs de fruits de sureau, d'hièble, de mûrier, de phytolacca; les décoctions de bois de campêche, de Fernambouc, de fleurs de coquelicot, etc. Dans ces sucs tannifiés, traités par une solution de gélatine, il ne se précipite que la matière astringente ajoutée, accompagnée d'une faible quantité de matière colorante.

Lorsqu'on veut se livrer à la recherche des sels contenus dans un vin, la méthode analytique qu'il convient d'employer doit être basée sur la nature des différents composés salins qui existent simultanément dans ce liquide. Aussi est-il difficile d'assigner des règles précises pour exécuter un pareil travail.

Les sels fixes organiques et inorganiques que renferment ordinairement les vins sont : le bitartrate de potasse; les chlorures de potassium, de sodium, de magnésium et de calcium; le tartrate de chaux; le sulfate de potasse; le sulfate de chaux, le phosphate de chaux; le phosphate de magnésie; le tartrate d'alumine; le tartrate de fer.

La quantité de bitartrate de potasse est évaluée en traitant par l'alcool à 40° l'extrait obtenu par l'évaporation d'un volume connu de vin, recueillant la partie insoluble de cet extrait, la lavant à plusieurs reprises à l'alcool et la desséchant. Ce produit, qui représente le tartre brut ou impur, est pesé après dessiccation complète, et carbonisé ensuite dans une capsule de platine. On traite alors le charbon obtenu par l'eau chaude, qui dissout le carbonate de potasse provenant de la décomposition du tartre (1). La solution alcaline est ensuite saturée exactement par une liqueur acide titrée; la quantité de cette dernière que l'on a employée permet de calculer la proportion de carbonate et, par suite, de bitartrate de potasse. En faisant usage d'une liqueur alcalimétrique composée de 900 p. d'eau distillée et 100 p. d'acide sulfurique à 1,842 de densité, il faut $2^{c.c.},75$ de cette liqueur acide pour saturer toute la potasse qui existe dans 1 gr. de bitartrate de potasse pur, décomposé par la chaleur.

M. *E. Cottereau* a récemment proposé d'évaluer la quantité de tartre renfermée dans les vins, en faisant bouillir un volume donné de vin (rouge ou blanc) avec un excès d'alumine, ou de peroxyde de fer, ou d'oxyde d'antimoine, ou de sesquioxyde de chrome; on filtre, et on recherche dans la liqueur la proportion de l'un de ces oxydes qui a passé en dissolution.

100 grammes de crème de tartre cristallisée contiennent 70,14 gr. d'acide tartrique anhydre, et peuvent dissoudre 27,29 gr. d'alumine ou 42,51 gr. de peroxyde de fer, ou 81,32 gr. d'oxyde d'antimoine, ou 40,63 gr. de sesquioxyde de chrome, etc. En supposant, par exemple, que l'on agisse avec du peroxyde de fer, on peut arriver très-promptement à connaître la proportion de crème de tartre qui se trouvait dans la liqueur primitive, en employant pour le dosage du fer le procédé ferrométrique de M. *Margueritte*, procédé qui consiste à faire repasser le métal au minimum par l'ébullition de la liqueur avec un excès de sulfite de soude et d'acide chlorhydrique, et à y verser, après, une dissolution titrée de permanganate de potasse, jusqu'à ce que la liqueur prenne une couleur rose permanente.

Lorsque le vin renferme de l'acide acétique, il faut avoir

(1) 100 p. de bitartrate de potasse pur cristallisé fournissent 36 p. de carbonate de potasse pur.

soin de le faire bouillir préalablement, afin d'en chasser cet acide, qui, comme on le sait, pourrait dissoudre pour sa part une certaine quantité d'oxyde métallique.

Dans tous les cas, il est bon de ne se servir autant que possible que d'oxyde métallique hydraté, parce que, dans cet état, il se trouve plus facilement attaqué par la crème de tartre. Il est inutile de dire que si le vin renferme de l'alumine et du fer, il faut doser préalablement la proportion de ces corps, afin d'en faire ultérieurement la différence, ou avoir recours à l'oxyde d'antimoine.

Pour la recherche des autres sels, les méthodes varient avec les espèces de vins que l'on examine; à ce sujet, nous pensons qu'on pourra consulter avec fruit les travaux de M. *Fauré* (*Analyse chim. et comparée des vins de la Gironde.* — Bordeaux, 1844) et de M. *Filhol* sur les vins du département de la Haute-Garonne (*Journ. de chim. méd.* — 3e série, t. 2, p. 260-267).

VIOLETTE.

Les fleurs de *violette* (*viola odorata*, — Violariées) sont d'un beau bleu uniforme, à corolle irrégulière. Suivant M. *Boullay*, elles contiennent un principe immédiat, amer, la *violine*.

On les emploie en infusion contre les rhumes.

Dans le commerce de la droguerie, ces fleurs sont presque toujours mélangées avec les *fleurs de pensée* (*viola tricolor*); mais la fraude est facile à reconnaître, en ce que les fleurs de pensée sont jaunes, bleues et blanches, tandis que celles de la violette sont d'un bleu violacé uniforme.

Y

YEUX D'ÉCREVISSE. — V. PIERRES D'ÉCREVISSE.

Z

ZINC.

Ce métal est d'un blanc bleuâtre; sa structure est lamelleuse et cristalline lorsqu'il est coulé en plaques épaisses; il est malléable et très-ductile, surtout entre 100 et 150°c; mais à + 260°c il devient cassant et peut être réduit en poudre par la percussion ; sa densité, lorsqu'il a été fondu, est de 6,862 ; et, quand il a été forgé, elle est de 7,215. Le zinc entre en fusion à + 360°c, et au rouge blanc il entre en ébullition et distille dans les vases clos ; chauffé au contact de l'air, il brûle avec une flamme blanche éblouissante en produisant un oxyde sous forme de flocons blancs, légers. Les acides sulfurique et chlorhydrique étendus dissolvent le zinc à froid avec dégagement d'hydrogène.

Les zincs que l'on trouve dans le commerce sont ceux d'*Iserlohn*, de *Chine*, de *Silésie*, de la *Vieille-Montagne* (Belgique), de *France*.

Les quatre premières sortes renferment les quantités suivantes de fer et de plomb :

	ZINC.			
	D'ISERLOHN.	DE CHINE.	DE SILÉSIE.	VIEILLE-MONTAGNE (Mine de Corfali).
Fer..........	0,0035	0,0150	0,0028	0,0030
Plomb.......	0,0030	0,0080	0,0047	»

Le zinc d'Iserlohn est de médiocre qualité ; celui de Silésie est dur et difficile à laminer, il contient presque toujours du cadmium ; celui de la Vieille-Montagne est également très-difficile à laminer. Le zinc de Chine est inférieur à tous les zincs de l'Europe.

Usages. — Le zinc est employé pour couvrir les bâtiments, faire des gouttières, doubler des navires ; pour confectionner des vases à l'usage domestique, tels que seaux, baignoires, réservoirs, etc. (1), et, depuis quelque temps, des objets d'art divers, des statues, etc. Il est employé pour couvrir le

(1) On doit éviter d'employer le zinc pour la préparation ou la conservation des substances alimentaires, parce qu'il est trop facilement

fer, et préserver ce dernier métal de l'oxydation ; ce que l'on désigne improprement sous le nom de *fer galvanisé*. Il sert à préparer l'oxyde ou blanc de zinc pour la peinture. Allié

attaquable par les acides et que ses dissolutions ont la vertu émétique.

Le tableau suivant donne les résultats que M. *Schauefèle* a obtenus. en déterminant comparativement la quantité d'oxyde de zinc contenue dans un certain nombre de substances alimentaires, après quinze jours de contact avec des vases de zinc et des vases de fer galvanisé :

LIQUIDE ESSAYÉ. (1 litre).	RETIRÉ DU VASE EN ZINC.	RETIRÉ DU VASE EN FER galvanisé.
	gr.	gr.
Vinaigre	31,75	60,75
Lait	5,13	7,00
Vin	3,95	4,10
Eau salée	1,75	0,40
Eau-de-vie	0,95	0,70
Bouillon gras	0.86	1,00
Bouillon maigre	0,86	1 76
Eau de fleurs d'oranger	0,50	0,75
Eau de Seltz	0,35	0,30
Eau distillée	Traces.	Traces.
Eau commune	Rien.	Traces.
Huile d'olives	Rien.	Rien.

Tous ces précipités d'oxyde de zinc renfermaient du fer ; mais ceux produits par les liquides qui avaient séjourné dans des vases de fer galvanisé étaient bien plus ferrugineux que les autres.

Ces résultats semblent indiquer que dans le fer galvanisé, plus attaquable que le zinc, l'action s'exerce aussi bien sur le fer que sur le zinc.

Bien que, d'après les expériences de M. *Schauefèle*, l'huile d'olives ne se soit pas chargée d'oxyde de zinc, nous rappellerons néanmoins qu'il résulte, au contraire, des recherches de M. *L. V. Audouard*, de Béziers, sur le même sujet, que l'huile d'olives mise en contact avec le zinc se charge à froid d'une quantité assez considérable de ce métal, en formant avec lui des oléates et margarates insolubles, il est vrai, mais pouvant être facilement décomposés et transformés en sels solubles par les acides contenus soit dans l'estomac, soit dans les aliments pour la préparation desquels l'huile est employée.

Nous savons en outre que, en 1836, un jugement rendu par la cour royale de Toulouse fit connaître que l'on avait employé des pompes et des tuyaux en zinc pour tirer et conduire les eaux minérales (salino-gazeuses) d'Encausse (Haute-Garonne); mais que ces eaux avaient telle-

au cuivre, il constitue le laiton ou cuivre jaune; allié au mercure et à l'étain, il forme un amalgame dont on frotte quelquefois les coussins des machines électriques. A l'état de division, il sert à la préparation de pièces d'artifice; employé avec le cuivre rouge, il forme un des éléments de la pile voltaïque.

Dans les laboratoires, on l'emploie pour la préparation du gaz hydrogène; réduit en petits lingots ou en lames minces, il sert à précipiter plusieurs métaux (cuivre, plomb, étain, cadmium, antimoine, argent, etc., etc.) de leurs dissolutions salines.

Enfin, le zinc est la base de plusieurs préparations (oxyde, chlorure, sulfate, acétate) usitées en médecine.

L'usage du zinc se répand tous les jours davantage, et sa consommation a beaucoup augmenté depuis quelques années.

ALTÉRATIONS. — Le zinc du commerce n'est jamais pur, il contient du *fer*, du *plomb*, du *cuivre*, du *manganèse* (1), de l'*étain*, de l'*antimoine*, du *cadmium*, du *soufre*, des traces de *charbon* et de l'*arsenic* (2).

Pour reconnaître la présence de ces métaux étrangers, on dissout une quantité donnée de zinc dans de l'acide nitrique pur. Le fer, le cuivre, le plomb, le cadmium, le soufre et l'arsenic se trouvent ainsi dissous en même temps que le zinc.

ment réagi sur le métal, qu'au bout de six ans, les pompes et les tuyaux étaient hors de service.

Enfin, nous avons mentionné (*Journ. de Chim. méd.*, 1838, p. 265) un cas d'empoisonnement occasionné par du vin qui avait séjourné pendant quelques heures dans un vase de zinc.

(1) La présence du manganèse a été constatée, en 1847, par M. *A. Larocque*. Ce chimiste attribue en grande partie au fer et au manganèse la couleur ocracée que prend l'oxyde de zinc lorsqu'on le prépare au moyen des procédés ordinaires.

Ces métaux étrangers se retrouvent dans les résidus noirâtres que laissent les zincs du commerce, lors de leur traitement par les acides sulfurique, chlorhydrique ou acétique.

Ce résidu noir a été l'objet des recherches de plusieurs chimistes; les résultats qu'ils ont obtenus portent à croire que sa composition varie avec celle du métal qui lui a donné naissance. D'après M. *Vogel*, cette matière noire ne serait que du plomb et du cuivre; d'autres la considèrent comme un *carbure de zinc*; M. *Houton-Labillardière*, M. *Réveil*, y ont trouvé des traces d'étain et de fer; M. *Malenfant* l'a trouvé formé de sulfure de

L'étain seul, s'il s'en trouve dans le métal analysé, se dépose à l'état d'acide stannique. Cet acide, recueilli sur un filtre,

plomb ou de sous-sulfate mêlé de plomb métallique et quelquefois aussi de sulfure de cuivre.

(2) Les quantités d'arsenic trouvées par M. *Schauefèle* dans divers zincs du commerce sont les suivantes :

ARSENIC OBTENU de 1 kilog. de zinc de :	SUIVANT LA MÉTHODE DE M. VILLAIN.	SUIVANT LA MÉTHODE DE M. JACQUELAIN.
France..............	gr. 0,00126	gr. 0,019
Silésie.................	0,00097	0,008526
Vieille-Montagne........	0,00062	0,00522
Corfali.................	0,000038	0,0045675

D'après les expériences de M. *Villain*, 1 milligr. d'acide arsénieux ou 0 gr. 00075 d'arsenic peut fournir à l'appareil de Marsh 226 taches arsenicales de 2 millimètres de diamètre.

La méthode de M. *Jacquelain* consiste à doser l'arsenic à l'état de sulfure. Le gaz hydrogène dégagé par le zinc traverse une dissolution de chlorure d'or, ce sel est réduit si l'hydrogène est arsenié. Il se produit en même temps de l'acide chlorhydrique et du chlorure d'arsenic qui se décompose sous l'influence de l'eau, en donnant lieu à de l'acide arsenieux qui reste en dissolution avec l'excès de chlorure d'or non décomposé. Lorsque le dégagement est terminé, on achève, au moyen de l'acide sulfureux, la réduction de tout l'or renfermé dans le chlorure ; on filtre, et on fait passer dans la liqueur filtrée un courant de gaz acide sulfhydrique lavé, qui détermine la formation d'un précipité de sulfure d'arsenic.

Il résulte de ces recherches de M. *Schauefèle* :

1° Que le zinc de France, le plus arsenical de tous, doit être exclu pour certains usages;

2° Que, sous le rapport de la petite quantité d'arsenic, les zincs de Silésie et de la Vieille-Montagne sont susceptibles d'un usage plus général ;

3° Que le zinc originaire de la mine de Corfali, plus riche en métaux étrangers et plus rapidement soluble dans l'eau acidulée que les autres zincs, est le plus pur, sous le rapport de l'arsenic ; il pourrait donc servir dans les recherches médico-légales, sans purification préalable ; il ne lais-

lavé et chauffé au rouge, donne le poids de l'étain pur, sachant, par le calcul et la connaissance des équivalents chimiques, la quantité d'étain qui correspond à 100 d'acide stannique.

Si le zinc renferme de l'antimoine, l'acide stannique sera mêlé d'acide antimonieux ; la séparation de ces deux corps a lieu en opérant leur dissolution dans l'acide chlorhydrique pur et chauffant pendant longtemps après y avoir plongé une lame d'étain pur ; l'antimoine se précipite alors sous forme de poudre noire ; il est recueilli sur un filtre, lavé, séché et pesé. On dose l'étain par différence.

Dans une partie de la dissolution on verse un excès de chlorure de baryum qui précipite à l'état de sulfate de baryte insoluble l'acide sulfurique formé aux dépens du soufre que le zinc renfermait. Le précipité recueilli sur un filtre est lavé, séché et pesé.

Lorsque le zinc renferme beaucoup de soufre et de plomb, l'acide sulfurique produit par le traitement nitrique, donne du sulfate de plomb que l'on retrouve alors en mélange avec l'acide stannique.

Dans une seconde partie de la liqueur, on verse un excès d'ammoniaque qui ne précipite que le fer et le plomb à l'état d'oxydes, et laisse en dissolution le zinc, le cuivre, le cadmium et l'arsenic.

Le précipité d'oxyde de fer et de plomb est dissous dans l'acide nitrique pur et étendu ; puis on précipite le plomb par le sulfate de potasse ou de soude ; le précipité de sulfate de plomb est lavé, séché et pesé : son poids permet de connaître celui du plomb. Le fer resté en dissolution est précipité par l'ammoniaque. On verse un excès d'acide chlorhydrique dans la dissolution ammoniacale de zinc, de cuivre, de cadmium et d'arsenic, et on fait passer un courant d'hydrogène sulfuré qui précipite l'arsenic, le cuivre, le cadmium et qui laisse en dissolution le zinc, facile à séparer au moyen du sulfhydrate d'ammoniaque ; on lave le précipité de sulfure de

serait rien à désirer si à cette absence d'arsenic il joignait les propriétés physiques des autres zincs du commerce. Il a, en effet, un défaut que ne présentent pas les autres variétés, il renferme une certaine quantité de fer qui le rend très-cassant et impropre au laminage.

zinc, qui est ensuite redissous dans l'acide chlorhydrique et précipité à chaud par le carbonate de soude ; le précipité de carbonate de zinc est calciné et pesé ; du poids de l'oxyde de zinc on déduit facilement celui du zinc.

Quant aux sulfures de cuivre, de cadmium et d'arsenic précipités par l'acide sulfhydrique, on les redissout dans l'acide nitrique ; la dissolution est additionnée d'un excès de carbonate d'ammoniaque qui ne dissout que le cuivre et l'arsenic ; le carbonate de cadmium est recueilli, lavé et calciné ; le poids du résidu d'oxyde fait connaître celui du métal ; le cuivre est séparé de la dissolution au moyen de la potasse caustique, qui le précipite à l'état d'hydrate de bioxyde ; celui-ci est lavé, calciné et pesé ; de là on arrive au poids du métal.

On peut alors rechercher l'arsenic dans les liqueurs séparées du cuivre ; mais il est préférable d'agir sur le zinc métallique lui-même, et de le dissoudre dans de l'acide sulfurique affaibli, en ayant la précaution de faire passer le gaz hydrogène qui en résulte dans une dissolution de nitrate d'argent qui fixe l'arsenic à l'état d'arséniate ; ou bien on emploie soit la méthode de M. *Jacquelain*, indiquée ci-dessus, soit un appareil de Marsh, qui sert à obtenir l'anneau et les taches arsenicales. Par ce dernier moyen on peut, en outre, constater la présence de l'antimoine en soumettant les taches aux réactions qui permettent de distinguer si elles proviennent de l'antimoine ou de l'arsenic.

Pour avoir du zinc plus pur que celui du commerce, on le distille ordinairement dans une cornue de grès lutée, chauffée dans un fourneau à réverbère ; le col de la cornue plonge dans un vase plein d'eau. Mais, quelles que soient les précautions employées, la distillation entraîne toujours une certaine quantité de substances étrangères.

Plusieurs procédés de purification ont été proposés : M. *de Smedt* chauffe au rouge du carbonate de zinc bien pur, obtenu avec le métal débarrassé des matières étrangères par les moyens indiqués ci-dessus ; puis il réduit l'oxyde chauffé au rouge par un courant d'hydrogène pur et sec.

M. *Schauefèle* a proposé de dissoudre le zinc dans l'acide chlorhydrique, de le précipiter par un excès de sulfhydrate d'ammoniaque, de dissoudre ce précipité dans de l'acide nitrique pur, de décomposer ensuite le nitrate de zinc formé par le carbonate de soude. On obtient le zinc par la distillation d'un mélange de carbonate et de charbon.

Ce procédé est très-exact; mais il est comme celui de M. *de Smedt*, trop long et trop coûteux.

M. *Meillet* a indiqué la méthode suivante pour purifier le zinc qui doit servir dans les expertises chimico-légales. On réduit le zinc en grenailles très-fines, qu'on fait dessécher et qu'on dispose par lits dans un creuset de Hesse avec un quart de son poids de nitrate de potasse, dont on met un excès au fond et à la partie supérieure du creuset. On assujettit le couvercle, on chauffe, et une vive déflagration a lieu avec un grand dégagement de lumière. On retire le creuset du feu, on écarte les scories, et on coule le zinc dans une lingotière. Ce procédé est simple et économique.

Nous pensons qu'il sera utile de terminer cet ouvrage en transcrivant ici la loi qui fut votée par l'Assemblée législative en mars 1851, sur la proposition de MM. *Mortimer-Ternaux* et *Riché*, représentants du peuple, loi dont nous ne cessions de réclamer l'urgence depuis plus de douze ans dans plusieurs pétitions que nous avions présentées aux chambres, et, en dernier lieu, à l'Assemblée constituante. Voici le texte de cette loi :

LOI

TENDANT A LA RÉPRESSION PLUS EFFICACE DE CERTAINES FRAUDES DANS LA VENTE DES MARCHANDISES.

(Des 10, 19 et 27 mars 1851.)

L'Assemblée nationale a adopté la loi dont la teneur suit :

ART. 1er. Seront punis des peines portées par l'art. 423 du Code pénal,

1° Ceux qui falsifieront des substances ou denrées alimentaires ou médicamenteuses destinées à être vendues ;

2° Ceux qui vendront ou mettront en vente des substances ou denrées alimentaires ou médicamenteuses qu'ils sauront être falsifiées ou corrompues ;

3° Ceux qui auront trompé ou tenté de tromper, sur la quantité des choses livrées, les personnes auxquelles ils vendent ou achètent, soit par l'usage de faux poids ou de fausses mesures, ou d'instruments inexacts servant au pesage ou mesurage, soit par des manœuvres ou procédés tendant à fausser l'opération du pesage ou mesurage, ou à augmenter frauduleusement le poids ou le volume de la marchandise, même avant cette opération ; soit, enfin, par des indications frauduleuses tendant à faire croire à un pesage ou mesurage antérieur et exact.

Art. 2. Si, dans les cas prévus par l'art. 423 du Code pénal ou par l'art. 1er de la présente loi, il s'agit d'une marchandise contenant des mixtions nuisibles à la santé, l'amende sera de 50 à 500 fr., à moins que le 1/4 des restitutions et dommages-intérêts n'excède cette dernière somme ; l'emprisonnement sera de 3 mois à 2 ans.

Le présent article sera applicable même au cas où la falsification nuisible serait connue de l'acheteur ou consommateur.

Art. 3. Seront punis d'une amende de 16 à 25 fr. et d'un emprisonnement de 6 à 10 jours, ou de l'une de ces deux peines seulement, suivant les circonstances, ceux qui, sans motifs légitimes, auront dans leurs magasins, boutiques, ateliers ou maisons de commerce, ou dans les halles, foires ou marchés, soit des poids ou mesures faux, ou autres appareils inexacts servant au pesage ou au mesurage, soit des substances alimentaires ou médicamenteuses qu'ils sauront être falsifiées ou corrompues.

Si la substance falsifiée est nuisible à la santé, l'amende pourra être portée à 50 fr., et l'emprisonnement à 15 jours.

Art. 4. Lorsque le prévenu, convaincu de contravention à la présente loi ou à l'art. 423 du Code pénal, aura, dans les 5 années qui ont précédé le délit, été condamné pour infraction à la présente loi ou à l'art. 423, la peine pourra être élevée jusqu'au double du maximum; l'amende prononcée par l'art. 423 et par les art. 1 et 2 de la présente loi pourra même être portée jusqu'à 1000 fr., si la moitié des restitutions et dommages-intérêts n'excède pas cette somme; le tout sans préjudice de l'application, s'il y a lieu, des art. 57 et 58 du Code pénal.

Art. 5. Les objets dont la vente, usage ou possession constitue le délit, seront confisqués, conformément à l'art. 423 et aux art. 477 et 481 du Code pénal.

S'ils sont propres à un usage alimentaire ou médical, le tribunal pourra les mettre à la disposition de l'administration pour être attribués aux établissements de bienfaisance.

S'ils sont impropres à cet objet ou nuisibles, les objets seront détruits ou répandus, aux frais du condamné. Le tribunal pourra ordonner que la destruction ou effusion aura lieu devant l'établissement ou domicile du condamné.

Art. 6. Le tribunal pourra ordonner l'affiche du jugement dans les lieux qu'il désignera, et son insertion intégrale ou par extrait dans tous les journaux qu'il désignera, le tout aux frais du condamné.

ART. 7. L'art. 463 du Code pénal sera applicable aux délits prévus par la présente loi.

ART. 8. Les 2/3 du produit des amendes sont attribués aux communes dans lesquelles les délits auront été constatés.

ART. 9. Sont abrogés les art. 475, n° 14, et 479, n° 5, du Code pénal.

Délibéré en séance publique, à Paris, les 10, 19 et 27 mars 1851,

Le président et les secrétaires,

Signé : DUPIN, ARNAUD (de l'Ariége), LACAZE, CHAPOT. PEUPIN, BÉRARD, et HEECKEREN.

PROPRIÉTÉS CARACTÉRISTIQUES

ET RÉACTIFS DES SELS.

Sels de potasse.

1° Saveur salée, amère ou piquante, incolore quand leur acide n'est pas coloré ;

2° Avec le chlorure de platine concentré, précipité jaune de chlorure double de platine et de potassium, peu soluble dans l'eau, insoluble dans l'alcool ;

3° Avec le sulfate d'alumine concentré, alun qui se dépose bientôt en cristaux ;

4° Avec l'acide perchlorique ou le perchlorate de soude, précipité blanc et subit de perchlorate de potasse ;

5° Avec l'acide tartrique, précipité blanc, grenu, cristallin de bitartrate de potasse, qui ne tarde pas à se former, surtout dans les solutions concentrées et en agitant fortement ;

6° Avec l'acide fluosilicique, précipité gélatineux de fluosilicate de potasse ;

7° Avec noix de galle, cyanoferrure de potassium, sulfure de potassium, potasse, soude, ammoniaque, caustiques ou carbonatés, point de précipité.

Sels de soude.

Incolores, saveur salée et amère ; ils ne précipitent par aucun réactif, excepté par l'antimoniate de potasse, qui produit dans les solutions des sels de soude, neutres ou alcalines, un précipité blanc, cristallin d'antimoniate de soude, dont la formation est accélérée par l'agitation et la concentration des liqueurs.

Sels de baryte.

1° Saveur âcre, amère, piquante ;

2° Avec acide sulfurique et sulfates solubles, précipité blanc, insoluble dans les acides et dans les alcalis ;

3° Avec ammoniaque, point de précipité ;

4° Avec carbonate de potasse, de soude, d'ammoniaque, précicipité blanc et floconneux de carbonate de baryte ;

5° Avec noix de Galle, cyanoferrure de potassium, sulfure de potassium, point de précipité ;

6° Avec acide oxalique, oxalate d'ammoniaque, précipité blanc, soluble dans les acides, si les solutions sont suffisamment concentrées ;

7° Avec le succinate neutre d'ammoniaque, précipité de succinate de baryte.

8° Chauffés avec l'alcool aqueux, les sels solubles de baryte communiquent à sa flamme une teinte *jaunâtre*, peu caractéristique.

Sels de strontiane.

1° Saveur âcre et piquante ;

2° Avec acide sulfurique et sulfates solubles, précipité blanc si le sel de strontiane n'est pas étendu d'eau ; dans le cas contraire, le précipité ne se forme qu'après un certain temps ;

3° Avec ammoniaque, point de précipité ;

4° Avec carbonates de potasse, de soude ou d'ammoniaque, précipité blanc, floconneux, de carbonate de strontiane ;

5° Avec protosulfure de potassium, sulfhydrate d'ammoniaque, noix de galle, cyanoferrure de potassium, point de précipité.

6° Les sels solubles de strontiane, chauffés avec l'alcool aqueux, communiquent à sa flamme, lorsqu'on remue le mélange, une couleur *rouge purpurin*.

Sels de chaux.

1° Saveur âcre, piquante et amère;

2° Avec acide sulfurique, sulfates solubles, précipité de sulfate blanc lorsque les dissolutions calcaires sont suffisamment concentrées;

3° Avec acide oxalique, oxalate de potasse, de soude, d'ammoniaque, précipité blanc d'oxalate de chaux, qui se manifeste même dans les dissolutions très-étendues; il est soluble dans les acides nitrique et chlorhydrique;

4° Avec ammoniaque, point de précipité;

5° Avec potasse, soude, précipité blanc de chaux hydratée;

6° Avec carbonates de potasse, de soude, d'ammoniaque, précipité blanc de carbonate de chaux;

7° Avec dissolution de savon, flocons blancs d'oléate et margarate de chaux;

8° Avec acide sulfhydrique, sulfures de potassium, de sodium, cyanoferrure de potassium, noix de Galle, pas de précipité.

9° Chauffés avec l'alcool aqueux, les sels solubles de chaux communiquent à sa flamme une teinte *jaune rougeâtre* qu'il ne faut pas confondre avec celle que donnent les sels de strontiane.

Sels de magnésie.

1° Saveur amère;

2° Avec bicarbonate de potasse ou de soude, point de précipité à froid, précipité à chaud;

3° Avec carbonate de potasse ou de soude, surtout à chaud, précipité blanc de carbonate de magnésie, soluble dans un sel ammoniacal;

4° Avec potasse, soude, baryte caustiques, précipité blanc d'hydrate de magnésie, insoluble dans un excès d'alcali, soluble dans un sel ammoniacal;

5° Avec ammoniaque, décomposition de la moitié du sel s'il est neutre, précipité blanc d'hydrate de magnésie, et formation d'un sel ammoniaco-magnésien soluble; point de précipité si le sel est acide;

6° Avec phosphate d'ammoniaque, précipité blanc de phosphate ammoniaco-magnésien ;

7° Avec oxalate d'ammoniaque, précipité blanc d'oxalate de magnésie; les sels ammoniacaux empêchent sa formation ;

8° Avec sels ammoniacaux de même acide, sels doubles ammoniaco-magnésiens, indécomposables par l'ammoniaque, et toujours moins solubles que ne le sont, terme moyen, les deux sels qui les constituent ;

9° Avec sulfures de potassium, de sodium, noix de galle, cyanoferrure de potassium, point de précipité.

10° Quand on humecte de la magnésie, ou l'un de ses sels, avec une solution de nitrate de cobalt, et qu'on chauffe longtemps et fortement le mélange au chalumeau sur un charbon, il prend une couleur *rose clair* pâle, qui se manifeste surtout après le refroidissement, mais qui n'est jamais fort intense.

Sels d'alumine.

1° Saveur acide, douceâtre, astringente ; ils rougissent le tournesol ;

2° Avec la potasse et la soude, précipité blanc d'hydrate d'alumine, soluble dans un excès d'alcali ;

3° Avec ammoniaque, précipité blanc d'hydrate, insoluble dans un excès d'alcali ;

4° Avec sulfate de potasse et sulfate d'ammoniaque en dissolutions concentrées, cristaux d'alun qui se forment promptement si la dissolution du sel alumineux est elle-même concentrée ;

5° Avec protosulfure ou sulfhydrate alcalin, précipité blanc d'hydrate d'alumine, et dégagement de gaz sulfhydrique ;

6° Avec nitrate de cobalt, belle couleur *bleue d'azur* (1) au chalumeau, pourvu que les sels alumineux ne contiennent aucun des oxydes des quatre dernières sections.

Sels de protoxyde de manganèse.

1° Couleur blanche, quelquefois rosée, ce qui provient de ce que le sel contient un peu de sesquioxyde ou bioxyde ;

(1) Cette couleur n'est bien sensible qu'après le refroidissement, et paraît violette à la flamme des bougies.

2° Saveur métallique, amère et douceâtre;

3° Avec la potasse et la soude, précipité blanchâtre d'oxyde hydraté, devenant, à l'air ou par l'action du chlore, jaunâtre, rouge, brun-noir foncé;

4° Avec carbonate alcalin, précipité blanc, ne changeant point à l'air ou prenant à peine une teinte améthyste;

5° Avec ammoniaque, précipité de la moitié de l'oxyde des sels neutres à l'état d'hydrate, et formation d'un sel double soluble; point de précipité dans les sels acides;

6° Avec acide sulfhydrique, rien; à moins que l'acide du sel de manganèse ne soit très-faible;

7° Avec protosulfure ou sulfhydrate alcalin, sulfure hydraté légèrement rose, passant au brun foncé à l'air, insoluble dans le sulfhydrate d'ammoniaque et les alcalis, facilement soluble dans les acides nitrique et chlorhydrique;

8° Avec cyanure jaune de potassium et de fer, précipité blanc; il serait plus ou moins bleu si le sel de manganèse contenait du fer, ce qui arrive très-souvent;

9° Avec infusion de noix de galle, rien;

10° Avec les oxalates alcalins, précipité blanc, grenu;

11° Avec tartrates et succinates alcalins, rien.

12° Un sel de manganèse fondu au chalumeau avec le borax ou le sel de phosphore (phosphate de soude et d'ammoniaque) donne un verre transparent d'un *violet améthyste*, et avec le nitrate de potasse une masse *verdâtre*;

13° Avec métaux, point de réduction.

Sels de protoxyde de fer.

1° Couleur vert-émeraude;

2° Saveur douceâtre d'abord et astringente;

3° Avec le cyanure jaune de potassium et de fer, précipité blanc verdâtre, qui devient bleu par le contact de l'air ou du chlore;

4° Avec le cyanure rouge de potassium et de fer, précipité de bleu de Prusse;

5° Avec la noix de galle, point de précipité; mais par l'addition d'un peu de chlore, précipité noir de gallate et tannate de peroxyde;

6° Avec acide sulfhydrique, point de précipité; précipité noir partiel lorsque les solutions de sels sont neutres et à acides faibles;

7° Avec sulfure de potassium ou de sodium, etc., ou sulfhydrate d'ammoniaque, précipité noir floconneux de protosulfure hydraté;

8° Avec potasse, soude, précipité d'hydrate de protoxyde d'un blanc sale, qui, par le contact de l'air, se convertit très-promptement en hydrate vert et sesquioxyde protoxydé, puis en hydrate jaune rougeâtre de sesquioxyde pur;

9° Avec carbonate de potasse ou de soude, précipité blanc verdâtre rougissant à l'air;

10° Avec ammoniaque, mêmes phénomènes que ci-dessus, seulement l'ammoniaque retient un peu de protoxyde en dissolution;

11° Avec un peu de chlore, sels de sesquioxyde de fer protoxydé, qui précipitent en vert par les alcalis;

12° Avec excès de chlore, sels de peroxyde qui précipitent en jaune rougeâtre par les alcalis;

13° Avec acide nitrique, et autres acides qui cèdent facilement leur oxygène, même phénomène qu'avec le chlore, à la température ordinaire, et, au besoin, à l'aide d'une légère chaleur;

14° Avec dissolution d'or, précipité d'or métallique;

15° Avec sels de palladium, précipité de palladium; le sel de fer se peroxyde;

16° Par leur exposition à l'air, un sous-sel jaune de peroxyde;

17° Avec succinate d'ammoniaque ou de soude neutre, point de précipité;

Sels de sesquioxyde de fer.

1° Couleur jaune rougeâtre foncée s'ils sont neutres; claire s'ils sont acides;

2° Saveur âpre, très-astringente;

3° Avec cyanure jaune de potassium et de fer, précipité de bleu de Prusse;

4° Avec noix de galle, précipité noir bleuâtre de gallate et tannate de peroxyde;

5° Avec sulfure de potassium, de sodium, ou sulfhydrate d'ammoniaque en excès, précipité noir de sulfure de fer;

6° Avec acide sulfhydrique, dépôt de soufre, formation d'eau, et de sel de protoxyde;

7° Avec sulfocyanure de potassium, point de précipité, couleur rouge de sang;

8° Avec potasse, soude, ammoniaque, précipité d'hydrate jaune rougeâtre de sesquioxyde, sous-sel insoluble et jaune, si la base n'est point en excès; quelquefois même décomposition incomplète.

9° Avec carbonate de potasse ou de soude, précipité jaune rougeâtre;

10° Avec succinate d'ammoniaque ou de soude neutre, précipité rouge de succinate de peroxyde.

Les sels de fer donnent au chalumeau, avec le borax et le sel de phosphore, un verre *rouge foncé*, qui, chauffé à la flamme intérieure, prend une teinte *vert bouteille*, par suite du passageà l'état de protoxyde.

Sels de zinc.

1° Couleur blanche;

2° Saveur styptique métallique très-désagréable et persistante;

3° Avec potasse, soude, ammoniaque, précipité blanc d'oxyde hydraté, soluble dans un excès d'alcali;

4° Avec carbonate de potasse ou de soude, précipité blanc de carbonate de zinc, insoluble dans un excès de carbonate alcalin; ce précipité chauffé au rouge avec du nitrate de cobalt prend une coloration *verte* (vert de Rinmann);

5° Avec carbonate d'ammoniaque, précipité blanc, soluble dans un excès de réactif,

6° Avec cyanure jaune de potassium et de fer, précipité blanc de cyanure de zinc et de fer;

7° Avec cyanure rouge, précipité jaune orangé;

8° Avec monosulfure de potassium ou sodium, précipité blanc de sulfure de zinc hydraté;

9° Avec hydrogène sulfuré, idem si le sel est neutre; point de précipité si le sel est suffisamment acide;

10° Avec noix de galle, rien ;

11° Avec lame de fer ou d'autre métal, pas de réduction.

Sels de cadmium.

1° Incolores, inodores ; rougissent le tournesol ; saveur styptique très-prononcée et désagréable ;

2° Avec potasse ou soude, précipité blanc d'hydrate d'oxyde, insoluble dans un excès de réactif ;

3° Avec ammoniaque, précipité blanc, soluble dans un excès du précipitant ;

4° Avec le carbonate de potasse ou d'ammoniaque, précipité blanc, insoluble dans un excès de réactif ;

5° Avec le cyanure jaune, précipité blanc ;

6° Avec le cyanure rouge, précipité jaune orange ;

7° Avec l'acide sulfhydrique et les sulfures solubles, précipité jaune vif de sulfure de cadmium ;

8° Avec une lame de zinc, précipité de cadmium en feuilles dendritiques.

Sels de protoxyde d'étain.

1° Couleur blanche ou jaunâtre ;

2° Saveur astringente métallique, très-désagréable ;

3° Avec chlorure d'or, précipité pourpre, après addition à froid d'acide nitrique ;

4° Avec bichlorure de mercure, précipité blanc de protochlorure mercuriel, qui devient gris à l'instant, et n'est plus que du mercure ;

5° Avec sel de sesquioxyde de fer et de bioxyde de cuivre, sels de protoxyde de fer et de cuivre ;

6° Avec acide molybdique, acide tungstique, oxydes bleus de molybdène et de tungstène ;

7° Avec potasse, soude, hydrate blanc, soluble dans un excès d'alcali ;

8° Avec ammoniaque, précipité blanc, insoluble dans un excès de réactif ;

9° Avec cyanure jaune de potassium et de fer, précipité blanc ;

10° Avec sulfure ou sulfhydrate alcalin, précipité brun-chocolat de protosulfure hydraté ;

11° Avec une lame de zinc, précipité lamelleux métallique.

Sels de cobalt.

1° Couleur rose plus ou moins foncée, s'ils sont dissous ou cristallisés ; lilas ou bleu-violet, s'ils sont anhydres ; saveur âcre et styptique ;

2° Avec potasse, soude, précipité d'hydrate bleu-violet qui verdit au contact de l'air ;

3° Avec ammoniaque, point de précipité, si la liqueur est suffisamment acide, et formation d'un sel double qui colore la liqueur en acajou ; précipité bleu-lilas si la liqueur est neutre ;

4° Avec carbonate de potasse ou de soude, précipité rouge pâle de carbonate de cobalt ;

5° Avec phosphate de soude, précipité bleu-violet de phosphate ;

6° Avec arséniate de soude ou de potasse, précipité rose (fleurs de pêcher) d'arséniate ;

7° Avec acide sulfhydrique, précipité noir de protosulfure si la liqueur est neutre; point de précipité si elle est suffisamment acide ;

8° Avec protosulfure ou sulfhydrate alcalin, précipité noir de protosulfure ;

9° Avec cyanure jaune de potassium et de fer, précipité vert sale de cyanure de cobalt ferrugineux ;

10° Avec infusion de noix de galle, précipité jaunâtre ;

11° Avec l'un des métaux des quatre dernières sections, point de précipité.

12° Un sel de cobalt chauffé, au chalumeau, avec le borax ou le sel de phosphore, donne un vert limpide du plus *beau bleu.*

Sels de nickel.

1° Couleur vert émeraude ou vert pâle ; saveur sucrée, astringente, puis âcre ;

2° Avec la potasse caustique, précipité vert pomme, insoluble dans un excès ;

3° Avec le carbonate de potasse, précipité blanc-verdâtre ;

4° Avec l'ammoniaque, précipité facilement redissous par un excès du précipitant, donnant une liqueur bleue, due à la naissance d'un sel double de nickel et d'ammoniaque ;

5° Avec le cyanure jaune, précipité vert pâle ;

6° Avec l'acide sulfhydrique, rien ;

7° Avec le sulfhydrate d'ammoniaque, précipité noir de sulfure ;

8° Avec infusion de noix de Galle, précipité blanchâtre ;

9° Un sel de nickel donne au chalumeau, avec le borax et le sel de phosphore, un vert limpide, *jaune foncé*, tirant sur le rouge brun qui, par le refroidissement, s'éclaircit et devient presque incolore. Une addition de nitrate ou de carbonate de potasse fait passer cette couleur au *bleu* ou *pourpre foncé*.

Sels de protoxyde de chrôme.

1° Couleur éméraude ;

2° Saveur douceâtre astringente ;

3° Avec potasse, soude, précipité d'hydrate d'oxyde gris-verdâtre, soluble dans un excès d'alcali ;

4° Avec ammoniaque, précipité d'hydrate d'oxyde gris-verdâtre, à peine soluble dans un excès d'alcali ;

5° Avec carbonate de potasse ou de soude, précipité de carbonate vert-grisâtre, insoluble dans un excès de carbonate ;

6° Avec cyanure jaune de potassium et de fer, précipité vert de cyanure de chrôme ferrugineux ;

7° Avec protosulfure ou sulfhydrate alcalin, précipité d'hydrate d'oxyde gris-verdâtre et dégagement de gaz sulfhydrique ;

8° Avec noix de galle, précipité brun ;

9° Avec acide sulfhydrique, point de précipité ;

10° Les sels de chrôme chauffés au chalumeau avec le borax ou le sel de phosphore, donnent des perles colorées en *vert émeraude*.

Sels de protoxyde d'antimoine.

1° Couleur nulle ou légèrement jaunâtre ; saveur âcre très-faible ;

2° Avec acide sulfhydrique, précipité orangé de protosulfure d'antimoine hydraté ;

3° Avec protosulfure ou sulfhydrate alcalin, idem ;

4° Avec potasse, soude, ammoniaque, précipité blanc d'hydrate de protoxyde, soluble dans un excès de potasse ou de soude, insoluble dans un excès d'ammoniaque ;

5° Avec cyanure jaune de potassium et de fer, précipité blanc d'hydrate de protoxyde ;

6° Avec lames de zinc, de fer, d'étain, antimoine métallique, en poudre noire, qui, lorsqu'on le dessèche, prend souvent feu ;

7° En versant un sel d'antimoine dans un appareil de Marsh fonctionnant à blanc, on peut recueillir un anneau et des taches d'antimoine métallique ; en mettant cet anneau en contact avec du gaz acide sulfhydrique sec, on le changera en sulfure plus ou moins jaune-rougeâtre, qui, au contact du gaz acide chlorhydrique sec, se convertira en chlorure très-volatil ; ce dernier, recueilli dans de l'eau, sera décélé par l'acide sulfhydrique ou un sulfure alcalin.

Sels de bismuth.

1° Couleur nulle, quand l'acide est incolore ;

2° Saveur âcre, métallique ;

3° La dissolution étendue d'eau donne un précipité de sous-sel blanc ;

4° Avec potasse, soude, ammoniaque, précipité blanc d'oxyde hydraté, insoluble dans un excès du précipitant ;

5° Avec acide sulfhydrique, protosulfure, et sulfhydrate alcalin, précipité noir de sulfure ;

6° Avec cyanure jaune de potassium et de fer, précipité blanc de cyanure ferrugineux ;

7° Avec iodure de potassium, précipité brun-marron ;

8° Avec lames de fer, de zinc, d'étain, précipité de sous-sl ramené à l'état métallique par un plus long contact ;

9° Avec infusion de noix de galle, précipité jaune-orangé.

Sels de plomb.

1° Couleur blanche quand l'acide n'est pas coloré ; souvent jaune quand les sels renferment un excès de base ;

2° Saveur sucrée, puis astringente ;

3° Avec potasse, soude, précipité blanc d'oxyde de plomb hydraté, soluble dans un grand excès d'alcali ;

4° Avec ammoniaque, précipité blanc d'hydrate, insoluble dans un excès ;

5° Avec carbonate de potasse, de soude, d'ammoniaque, précipité blanc de carbonate de plomb ;

6° Avec acide sulfurique ou sulfate soluble, précipité blanc de sulfate de plomb ;

7° Avec acide chlorhydrique ou chlorure dissous, précipité blanc de chlorure de plomb, pourvu que les liqueurs ne soient pas très-étendues ;

8° Avec acide sulfhydrique, monosulfure ou sulfhydrate alcalin, précipité noir de sulfure de plomb ;

9° Avec chromate de potasse, précipité jaune de chromate de plomb, soluble dans la potasse caustique ;

10° Avec iodure de potassium, précipité d'iodure, d'un très-beau jaune ;

11° Avec cyanure jaune de potassium et de fer, précipité blanc de cyanure de plomb ferrugineux ;

12° Avec infusion de noix de Galle, précipité blanc ;

13° Avec lames de fer, de zinc, d'étain, précipité de plomb métallique.

Sels de bioxyde de cuivre.

1° Couleur bleue ;

2° Saveur âpre, métallique, très-désagréable ;

3° Avec potasse, soude, précipité bleu de bioxyde hydraté, insoluble dans un excès d'alcali ;

4° Avec ammoniaque, précipité blanc bleuâtre de sous-sel,

très-soluble dans un excès d'alcali, liqueur très-limpide et d'un beau bleu céleste ;

5° Avec carbonate de potasse ou de soude, précipité bleu-verdâtre, de carbonate de bioxyde de cuivre ;

6° Avec cyanure jaune de potassium et de fer, précipité brun-marron de cyanure de cuivre ferrugineux ;

7° Avec arsénite de potasse, précipité vert d'herbe ;

8° Avec arséniate de potasse, précipité bleuâtre ;

9° Avec acide sulfhydrique, protosulfure ou sulfhydrate alcalin, précipité brun-noir de bisulfure de cuivre ;

10° Avec lames de fer, de zinc, réduction du métal : la lame métallique prend bientôt l'aspect du cuivre ;

11° Avec lame de cuivre, sel de protoxyde de cuivre ;

12° Avec infusion de noix de galle, précipité gris.

Sels de protoxyde de mercure.

1° Couleur blanche ; jaune, lorsque le sel est basique ;

2° Saveur âcre, métallique, très-désagréable ;

3° Avec potasse, soude, ammoniaque, précipité noir, insoluble dans un excès du précipitant ;

4° Avec carbonate de potasse ou de soude, précipité blanchâtre, noircissant par l'ébullition ;

5° Avec carbonate d'ammoniaque, précipité d'un brun-noir ;

6° Avec acide chlorhydrique ou chlorure alcalin, précipité blanc de protochlorure ;

7° Avec acide sulfurique ou sulfate alcalin, précipité blanc de sulfate de protoxyde, qui ne jaunit point par l'eau ;

8° Avec protochlorure d'étain, précipité gris de mercure très-divisé. Il se dépose en même temps du bioxyde d'étain, à moins que le protochlorure d'étain ne soit chargé d'une quantité d'acide chlorhydrique, suffisante pour le dissoudre ;

9° Avec acide sulfhydrique, sulfure ou sulfhydrate alcalin, précipité noir ;

10° Avec chromate de potasse, précipité rouge de chromate de protoxyde ;

11° Avec iodure de potassium, précipité jauneverdâtre de protoiodure ;

12° Avec cyanure jaune de potassium et de fer, précipité blanc gélatineux ;

13° Avec lame de cuivre, précipité de mercure coulant sur la lame ;

Sels de bioxyde de mercure.

1° Saveur âcre, métallique très-prononcée; couleur jaune, lorsque le sel est basique;

2° Avec potasse, soude, précipité jaune de bioxyde hydraté ;

3° Avec ammoniaque, précipité blanc de bioxyde, combiné à l'ammoniaque ;

4° Avec carbonate de potasse ou de soude, précipité jaune-rougeâtre, de carbonate de bioxyde ;

5° Avec carbonate d'ammoniaque, précipité blanc ;

6° Avec protochlorure d'étain en excès, précipité de mercure métallique accompagné de bioxyde d'étain, quand le réactif n'est pas chargé d'acide chlorhydrique libre ;

7° Avec acide sulfhydrique ou sulfure alcalin, précipité blanc qui devient, par une légère addition de réactif, jaune, orange ou brun-rouge, si le réactif est employé en petite quantité; noir, dans le cas contraire ;

8° Avec chromate de potasse, précipité jaune-rouge de chromate de bioxyde ;

9° Avec iodure de potassium, précipité rouge vif de biiodure ;

10° Avec cyanure jaune, précipité blanc de cyanure de mercure ferrugineux ;

11° Avec lame de cuivre, précipité de mercure.

12° Un sel de protoxyde ou de bioxyde de mercure frotté sur une lame de cuivre décapé, la blanchit, et lui donne, par le frottement, l'éclat métallique ; la chaleur fait disparaître cette tache, le mercure se volatilise.

13° Chauffé au chalumeau dans un tube de verre avec la moitié de son poids de chaux vive en poudre ou de soude effleurie, il donne des globules de mercure métallique.

Sels d'argent.

1° Saveur âcre, métallique, très-désagréable ;

2° Avec potasse ou soude, précipité brun clair ou olive d'oxyde hydraté ;

3° Avec ammoniaque, point de précipité ;

4° Avec carbonate de potasse ou de soude, précipité blanc de carbonate d'argent ;

5° Avec acide chlorhydrique ou chlorure dissous, précipité blanc floconneux de chlorure, soluble dans l'ammoniaque, insoluble dans les acides, à moins qu'ils ne soient concentrés. Ce précipité passe au violet, puis au noir par l'action de la lumière ;

6° Avec le chlore, précipité de chlorure, dégagement de gaz oxygène ou formation de chlorate ;

7° Avec acide sulfhydrique ou sulfure alcalin, précipité noir de sulfure ;

8° Avec chromate de potasse, précipité rouge-pourpre de chromate d'argent ;

9° Avec phosphate de soude, précipité jaune-serin ;

10° Avec arsénite, idem ;

11° Avec arséniate, précipité brun-rouge d'arséniate d'argent ;

12° Avec cyanure jaune, précipité blanc de cyanure d'argent ;

13° Avec les métaux de la quatrième section et surtout avec une lame de cuivre, précipité d'argent métallique, en poudre cristalline.

Sels d'or.

1° Couleur jaune ; rougissent le tournesol ;

2° L'or est précipité par tous les métaux des cinq premières sections et par l'acide sulfureux ;

3° La dissolution de sulfate de protoxyde de fer, produit du sulfate de sesquioxyde, du chlorure de fer et un précipité d'or, en poudre brune, très-ténue ;

4° Avec le protochlorure d'étain, même résultat ;

5° Avec un mélange de proto et de bichlorure d'étain, précipité pourpre de cassius, soluble dans l'ammoniaque, insoluble dans l'acide chlorhydrique ;

6° Avec l'acide sulfhydrique, le sulfhydrate d'ammoniaque, précipité de sulfure noir ;

7° Avec la potasse, précipité jaune-rougeâtre d'oxyde d'or, insoluble dans un excès de réactif si les solutions sont concentrées ; point de précipité dans les solutions acides ;

8° Avec ammoniaque, précipité jaune-rougeâtre d'or fulminant (ammoniure d'or).

Sels de platine.

1° Couleur brun-rougeâtre ; rougissent le tournesol ;

2° Avec une dissolution de chlorure de potassium, précipité jaune de chlorure double de platine et de potassium, soluble dans beaucoup d'eau ;

3° Avec sel d'ammoniac, précipité jaune de chlorure de platine ammoniacal, soluble dans beaucoup d'eau ;

4° Avec un sel de soude, sels doubles solubles ;

5° Avec potasse ou soude caustique, décomposition très-incomplète, formation de sels doubles solubles.

6° Avec acide sulfhydrique et sulfhydrate d'ammoniaque, précipité brun-noirâtre de bisulfure ;

7° Avec zinc, fer, cuivre, etc., réduction du métal ;

8° Avec cylindre de phosphore, réduction du platine ;

9° Avec protochlorure d'étain, couleur brun-rouge très-intense ; précipité jaune, si les liqueurs sont neutres ;

10° Avec sels de protoxyde de fer, mêlés à un sel mercuriel, précipité de platine uni au mercure.

Sels ammoniacaux.

1° Saveur salée et très-piquante ; incolores ; les sels neutres ne changent pas la couleur du tournesol ;

2° Avec le chlorure de platine, précipité jaune-serin de chlorure de platine ammoniacal ;

3° Avec acide tartrique, précipité de bitartrate d'ammoniaque ;

4° Un sel ammoniacal chauffé avec une solution de potasse ou de soude, ou broyé avec de la chaux hydratée, laisse dégager du gaz ammoniac, reconnaissable à son odeur piquante, à son action sur les papiers réactifs humides, et à la formation d'un nuage blanc lorsqu'on expose une baguette de verre, imprégnée d'acide chlorhydrique, nitrique, et mieux d'acide acétique.

BOITES A RÉACTIFS

POUR LES PHARMACIENS.

Afin de pouvoir examiner les médicaments ou les produits chimiques qui leur sont livrés par le commerce, ou lorsqu'ils sont chargés, comme membres du jury, de procéder à la visite des pharmacies, magasins de drogueries, d'épiceries, etc., les pharmaciens devraient toujours avoir dans leur officine une boîte à réactifs (1) renfermant douze à quinze flacons dans lesquels sont les solutions nécessaires (*alcool*, *ammoniaque*, *sulfure de sodium*, *cyanure jaune*, *chlorure de baryum*, *potasse*, *eau iodée*, *acide sulfurique*, *acide nitrique*, *acide chlorhydrique*, *acide acétique*, *oxalate d'ammoniaque*, *nitrate d'argent*, *eau amidonnée chlorée*, *carbonate de potasse*); trois petites capsules en porcelaine, trois tubes fermés à l'une de leurs extrémités, un verre à expérience, deux petits ballons, une éprouvette graduée, un pèse-sel, une lampe à alcool, une paire de pinces, quatre baguettes de verre, des papiers de tournesol et de curcuma, une feuille de mica, une lame de fer décapé, un petit creuset de porcelaine.

Il serait nécessaire aussi que les pharmaciens eussent en leur possession l'*appareil de Marsh*, des aréomètres normaux et les divers appareils gradués qui sont chaque jour utilisés dans les analyses chimiques (2).

(1) M. *Girard*, pharmacien-droguiste, rue des Lombards, 28, a fait établir de ces boîtes à réactifs au prix de 40 fr., la boîte toute garnie.

(2) Les pharmaciens pourront s'adresser pour se procurer ces divers instruments, à M. Dinocourt, 47, rue Saint-Louis, au Marais.

Tableau indiquant la quantité de substance cherchée qui est contenue dans un gramme de substance trouvée.

Substance trouvée. (1 gr.).	Substance cherchée. (Quantité correspondante.)
	gr.
Acide antimonieux	0,80 antimoine.
— stannique	0,79 étain.
Bioxyde de cuivre	0,80 cuivre.
Oxyde de bismuth	0,90 bismuth.
Oxyde de zinc	0,80 zinc.
Sesquioxyde de fer	0,70 fer.
Protoxyde de nickel	0,79 nickel.
Oxyde de cadmium	0,87 cadmium.
Carbonate de zinc	0,52 zinc.
— de zinc	0,65 oxyde de zinc.
Chlorure d'ammonium et de platine	0,44 platine.
Chlorure d'argent	0,75 argent.
Cyanure d'argent	0,20 acide cyanhydrique anhydre
Carbonate de plomb	0,16 acide carbonique.
Oxalate de chaux	0,38 chaux.
Phosphate de baryte	0,60 phosphate de soude sec.
Sulfate de plomb	0,74 oxyde de plomb. 0,69 plomb.
Chlorhydrate d'ammoniaque	2,68 chlorure d'argent.
Chlorure de potassium	1,92 chlorure d'argent. 1,64 chlorate de potasse.
Stéarate de chaux	0,90 acide stéarique.
Sulfate d'ammoniaque	1,76 sulfate de baryte.
Sulfate de chaux	0,73 carbonate de chaux.
Sulfate de baryte	0,65 sulfate de protoxyde de fer.
Sulfate de baryte	1,30 sulfate de plomb.
Sulfate de baryte	0,34 acide sulfurique.
Sulfate de magnésie	0,70 carbonate de magnésie.
Phosphate de magnésie	0,54 sulfate de magnésie.
Phosphate de magnésie	0,37 magnésie.
Sulfate de magnésie	0,34 magnésie.

TABLE GÉNÉRALE DES MATIÈRES.

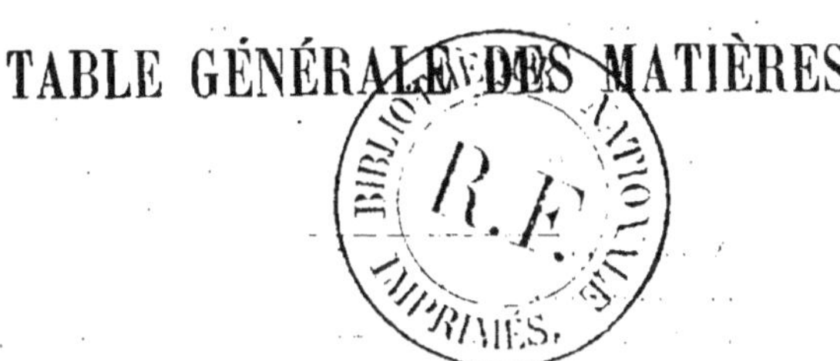

1° Substances alimentaires.

TOME I.

TOME II.

2° Substances commerciales.

TOME I.

TOME II.

3° Substances médicamenteuses.

TOME I.

TOME II.

Articles spéciaux.

TOME I.

TOME II.

FIN.

CORBEIL, IMP. DE CRÉTÉ.

LÉGENDE. — PLANCHE I.

Articles correspondants.

Fig. 1, 2, 3, 4, 5, 6.	**Lait.**
Fig. 7.	**Levure de bière.**
Fig. 8, 9, 10, 11	**Lycopode.**

Fig. 1. — Vue microscopique des *globules du lait.*

Fig. 2. — *Crémomètre.*

Fig. 3. — *Galactomètre*, de MM. *Chevallier* et *O. Henry* (V. description, p. 20.)

Fig. 4. — *Lactodensimètre*, de M. *Quevenne*. (V. description, p. 21.)

Fig. 5 et 6. — *Lactoscope*, de M. *Donné* (Coupe et plan). (V. description, p. 18.)

Fig. 7. — *Levûre de bière*, vue au microscope.

Fig. 8. — Vue microscopique des *grains de pollen.*

Fig. 9. — Vue microscopique des *granules de lycopode.*

Fig. 10. — *Microscopes* de *Stanhope*, A et B.

Fig. 11. — *Microscope* de M. *Gaudin.*

AA, Chapeau ou porte-lentille.
l, Lentille globulaire ou bi-convexe.
BB, Boisseau en gutta perka.
CC, Lames de verre ou porte-objet.

LÉGENDE. — PLANCHE II.

	Articles correspondants.
Fig. 12, 13	NOIR DE RAFFINERIE.
Fig. 14, 15	NOIX DE GALLE.
Fig. 16	OXYDE DE MANGANÈSE.

Fig. 12.—*Appareil dessiccateur*, de MM. *Moride et Bobierre*, *pour l'analyse des engrais*.

A, Tube renflé destiné à contenir la substance à dessécher; il est plongé dans un bain d'eau ou d'huile.
B, Tube à chlorure de calcium.
C, Flacon renfermant un décim. cube de solution normale sulfurique.
D, Flacon d'appel.

Fig. 13. — *Appareil* de MM. *Moride et Bobierre*, *pour le dosage du carbonate de chaux*.

A, Ballon à fond plat et mince, dans lequel on place la substance dont on veut doser le carbonate de chaux.
T, Tube très-effilé à sa partie inférieure et bouché à sa partie supérieure avec un petit morceau de cire c; il reçoit une certaine quantité d'acide nitrique pur.
T', Tube rempli de chlorure de calcium fondu, retenu par un tampon de coton cardé.

Fig. 14. — *Appareil à déplacement*, de *Robiquet*.

A, Allonge en cristal, bouchée à l'émeri.
C, Carafe.

Fig. 15. — *Appareil à déplacement*, modifié par M. *Payen*.

Fig. 16. — *Appareil pour l'essai des oxydes de manganèse du commerce*, d'après le procédé de *Gay-Lussac*.

LÉGENDE. — PLANCHE III.

Articles correspondants.

Fig. 17. . . . . Pain.
Fig. 18, 20, 21, 22, 23. . Potasses.
Fig. 19. . . . . Oxyde de manganèse, potasses.

Fig. 17. — A, B, C, *Champignons du pain.*

Fig. 18. — *Alcalimètre*, de *Gay-Lussac.*

Fig. 19. — *Appareil* de MM. *Frésénius* et *Will*, *pour l'essai des manganèses* et *pour le dosage de l'acide carbonique des potasses et autres carbonates.*

A, Ballon contenant 75 gr. d'eau, et l'oxyde de manganèse (2gr.,97), ou le carbonate à doser.

B, Ballon contenant 60 gr. d'eau et rempli à moitié d'acide sulfurique concentré.

a, Tube droit plongeant dans le liquide de A ; l'orifice est bouché par un petit tampon *b* de cire molle.

c, Tube à double courbure.

d, Tube droit qui se termine à peu de distance du bouchon.

Fig. 20. — *Procédé* de M. *Anthon*, *pour reconnaître les potasses falsifiées par la soude.*

A, Tube-éprouvette *ou* tube-mesure.

Fig. 21 et 22. — *Natromètre* de M. *Pesier.*

A, Flacon à large col, de la capacité de 600 gr. environ, contenant la solution à essayer; on en détermine la température à l'aide du thermomètre E qui y est plongé.

B, Éprouvette à pied, marquée d'un trait *mn* indiquant le niveau à atteindre pour avoir un volume de 300 centim. cubes.

N, Natromètre.

Fig. 23. — *Potassimètre* de M. *O. Henry*.

AB, Tube de verre de $0^m,60$ de longueur environ et de $0^m,004$ de diamètre, contenant la dissolution titrée de perchlorate de soude; il est fixé par deux crochets au long d'une planche graduée en 100 parties.

A, Entonnoir de verre.

r, Robinet en cuivre.

LÉGENDE. — PLANCHES IV & V.

Fig. 24. — *Saccharimètre* de M. *Soleil* (Élévation). Dans l'intervalle A se place le tube renfermant le liquide sucré que l'on veut soumettre à l'observation.

Fig. 25. — Saccharimètre muni de toutes ses pièces.

Fig. 26. — Section longitudinale de cet instrument dans le sens de son axe.

a, *Analyseur* composé d'un prisme biréfringent, vu en élévation et en coupe, fig. 28.

b, Bouton dont l'axe est armé d'un pignon qui fait glisser en sens inverse l'échelle graduée et le vernier *v* du compensateur *c*, dans les coulisses *c'c'*.

d, Prisme biréfringent, nommé *polarisateur*, vu séparément en élévation et en coupe horizontale, fig. 27.

e, Plaque à double quartz.

f, Tube à sirop.

g, Lunette; *g'*, tirage; *h*, pied de l'instrument.

i, Liquide sucré contenu dans le tube de verre épais *ll*, engagé dans le tube *f*.

o, Ouverture pratiquée à distance du polarisateur.

p, Vis pour arrêter l'analyseur *a*.

m, Ressort à boudin, placé dans l'intérieur du tube *n*, pour maintenir le tube *s*.

t, Bouton pour faire mouvoir le tube.

u, Armature de l'instrument.

Fig. 29. — Disque coloré en violet.

Fig. 30. — Disque coloré en jaune.

Fig. 31. — Disque dont la moitié gauche est rouge, et la moitié droite bleue.

Fig. 32. — Disque dont la moitié gauche est verte, et la moitié droite orangée.

Fig. 33. — Tube spécial d'observation pour les liquides acidulés, muni au milieu de sa longueur d'une tubulure dans laquelle un thermomètre T est introduit à frottement.

Fig. 34. — Matras contenant le liquide acidulé, chauffé au bain-marie.

Fig. 35. — Même matras plongé dans un vase V, rempli d'eau froide, afin de ramener le liquide à la température ambiante.

Fig. 36. — Poids ou titre normal de matière à essayer, par décilitre de dissolution.

Fig. 37. — *Tube-acétimètre.*

Fig. 38, 39. — *Appareil distillatoire* de *Gay-Lussac*, modifié dans sa construction par M. *Duval*, pour la recherche de l'alcool dans les liquides spiritueux (vins, eaux-de-vie, etc.).

E, Enveloppe en tôle formant fourneau ; elle reçoit une lampe à alcool L à 3 mèches.

C, Cucurbite destinée à recevoir le liquide à distiller.

T, Tube de cuivre se vissant d'une part à la cucurbite, et s'adaptant de l'autre à frottement avec le serpentin S, où il conduit les vapeurs alcooliques.

Ce serpentin est muni d'un entonnoir A, par lequel on verse l'eau destinée à rafraîchir le serpentin ; cette eau déplace l'eau chauffée qui sort par le tube B.

M, Petite éprouvette servant à recueillir, jusqu'au trait marqué, 1 décilitre du liquide distillé.

N, Grande éprouvette recevant le liquide de l'éprouvette M, afin d'en prendre le degré à l'alcoomètre centésimal.

Fig. 40. — *Chalumeau à bouche* dit de *Berzélius.*

t, Tube conique en tôle vernie, laiton ou maillechort, long de 0m,20 à 0m,25.

i, Embouchure en ivoire.

r, Réservoir en étain, laiton ou maillechort, servant à condenser la vapeur d'eau lancée avec l'air par les poumons ; à ce réservoir s'ajuste un petit tube *l*, terminé par un petit bec en platine *p*, percé d'un trou du diamètre d'une aiguille très-fine.

Ce petit instrument sert à faire en quelques minutes les essais par voie sèche, à l'aide desquels on reconnaît certains sels. (V. *Propriétés caractéristiques des sels.*)

ERRATA.

Tome I.

Page 3, ligne 33, au lieu de : *nitrate,* lisez : sulfate.

— 3, ligne 36, au lieu de : *nitrate*, lisez : sulfate.

— 3, ligne 36, au lieu de : *soluble*, lisez : insoluble.

— 3, ligne 37, au lieu de : *la solution de ce sel*, etc., supprimez tout ce paragraphe.

Tome II.

Page 18, ligne 22, au lieu de : $^1/_{106}$, lisez : $^1/_{100}$.

— 55, ligne 1, au lieu de : *on en connaît,* lisez : on connaît.

— 279, *art. Santoline,* au lieu de : *santoline,* lisez partout : santonine.

Page 459, ligne 8, au lieu de : *tutie*, lisez : tuthie.

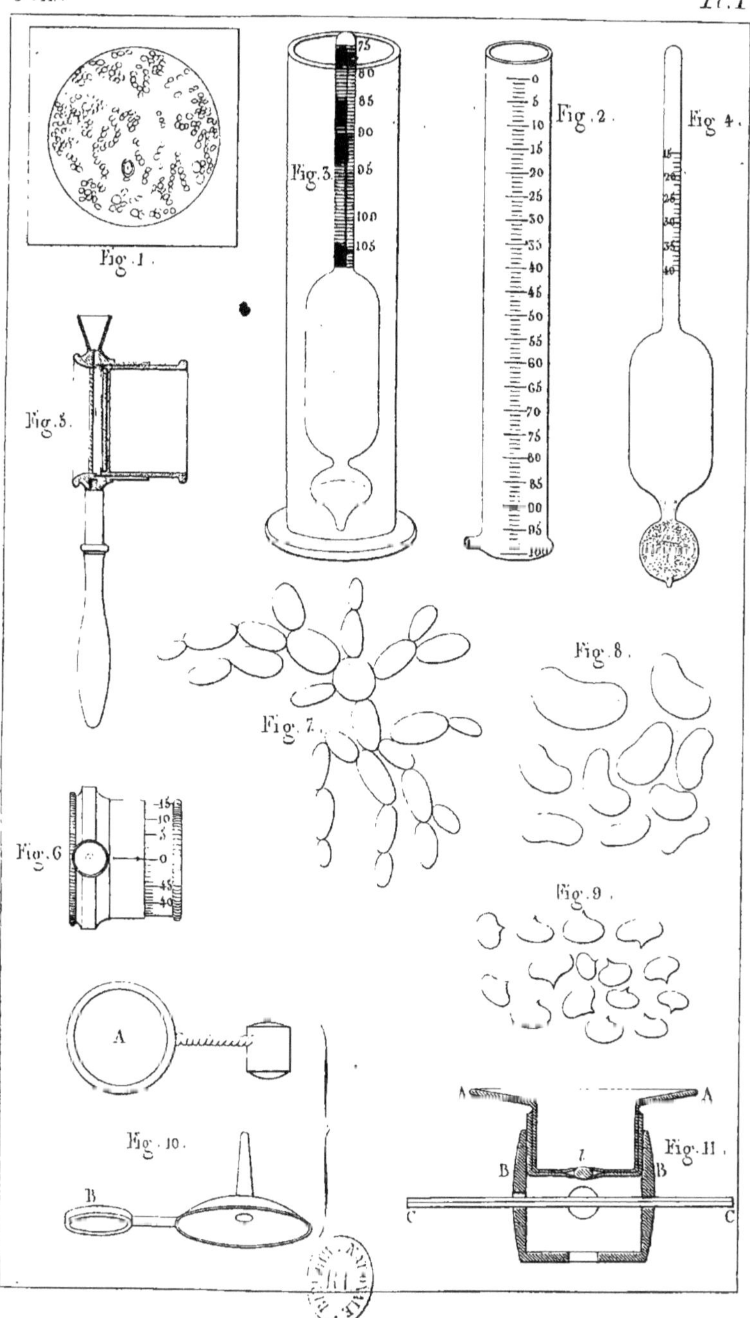
Fig. 1.
Fig. 2.
Fig. 3.
Fig. 4.
Fig. 5.
Fig. 6
Fig. 7.
Fig. 8.
Fig. 9.
Fig. 10.
Fig. 11.
A
B
C
l

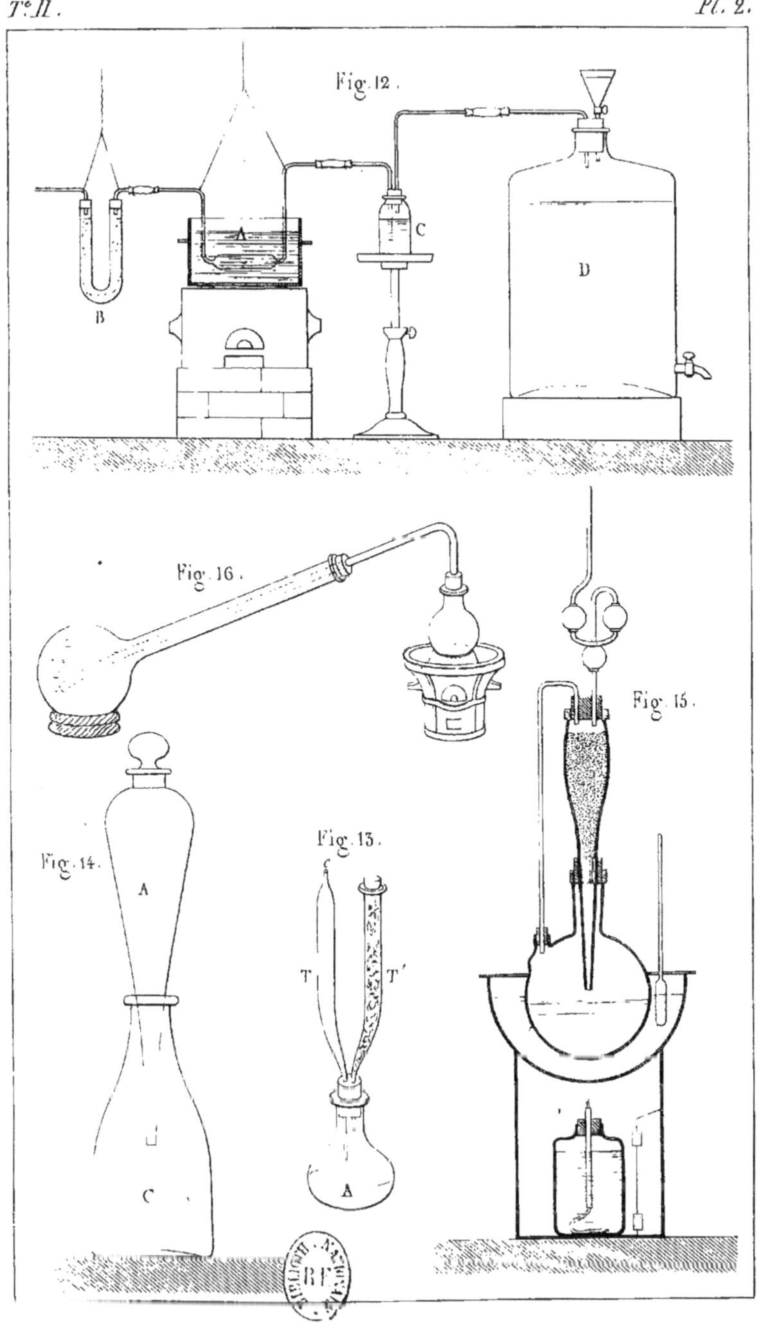
Fig. 12.
A
B
C
D
Fig. 16.
Fig. 15.
Fig. 13.
Fig. 14.
A
C
T
T′
A

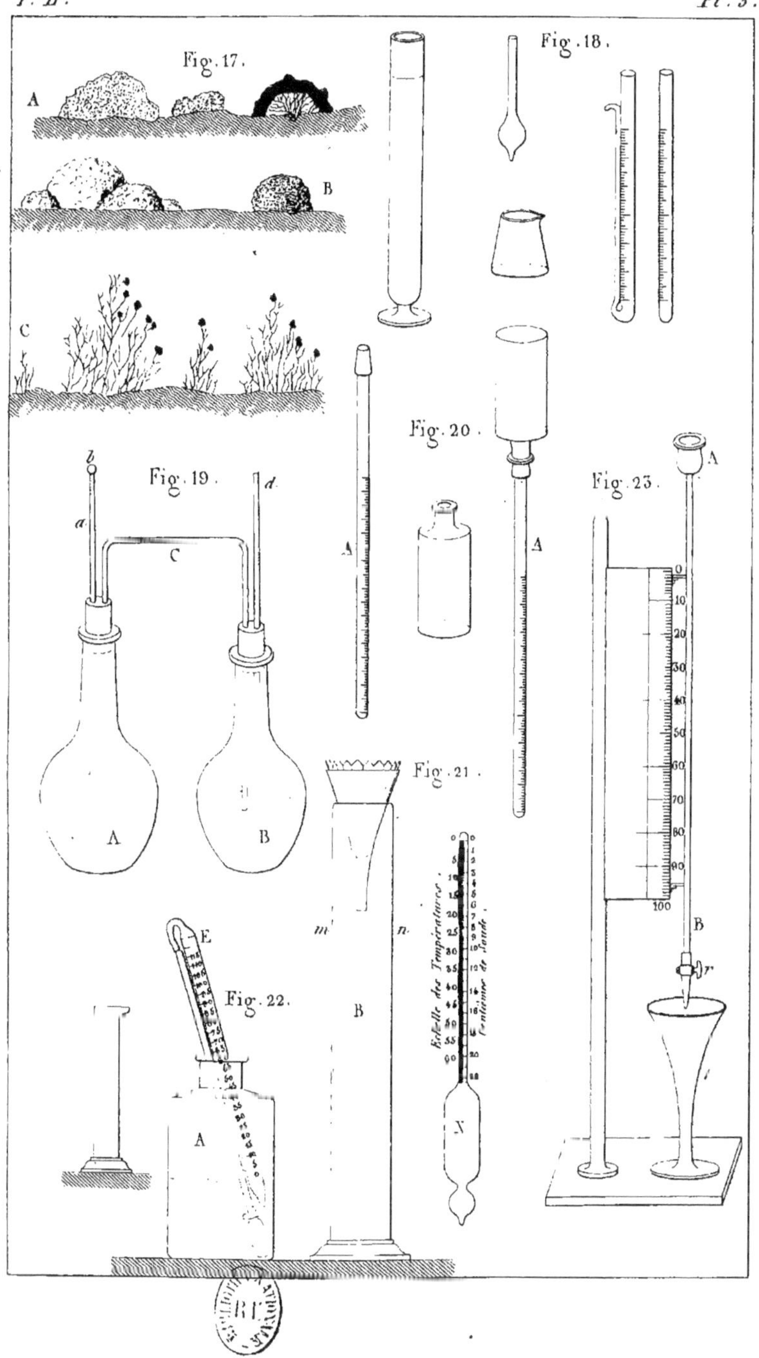
Fig. 17.
A
B
C
Fig. 18.
Fig. 19.
a
b
d
C
A
B
Fig. 20.
A
A
Fig. 21.
m
n
B
Échelle des Températures.
Centièmes de Soude.
N
Fig. 22.
E
A
Fig. 23.
A
B
r
0
10
20
30
40
50
60
70
80
90
100

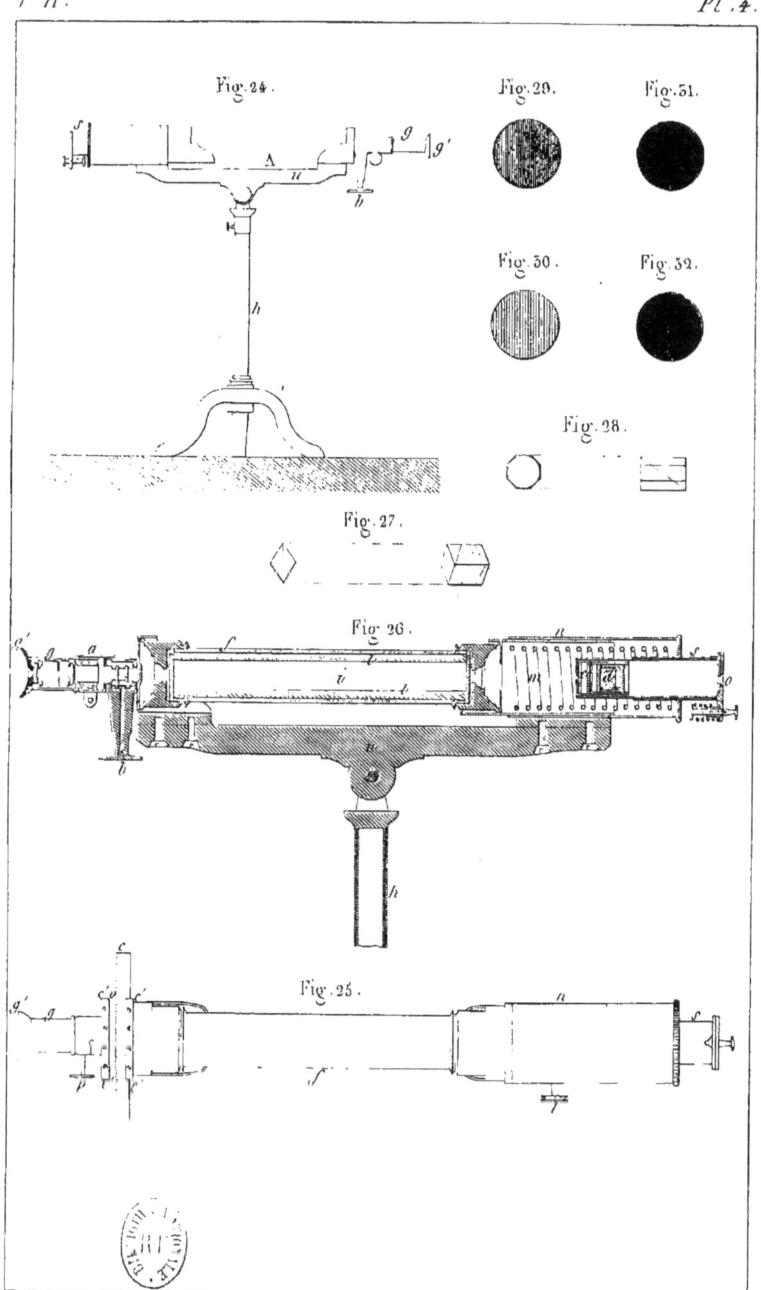
Fig. 24.
Fig. 29.
Fig. 31.
Fig. 30.
Fig. 32.
Fig. 28.
Fig. 27.
Fig. 26.
Fig. 25.

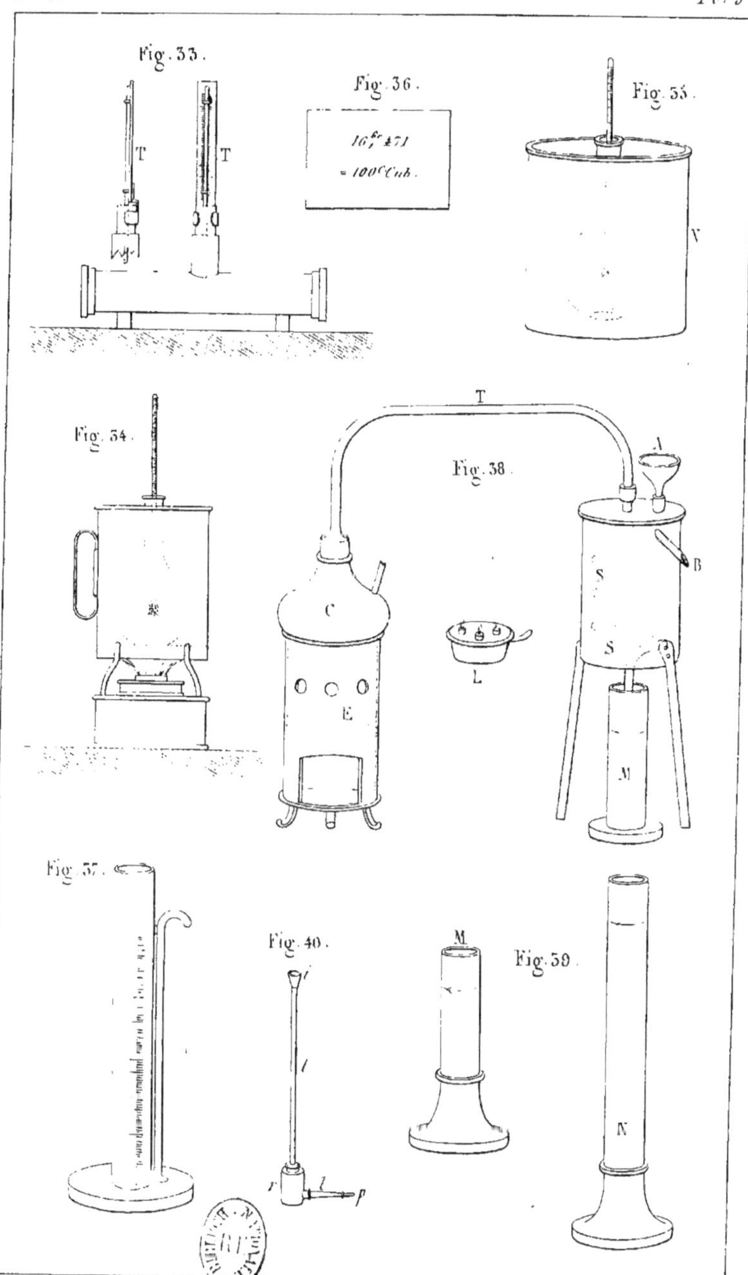

Fig. 33.
T
T
Fig. 36.
16,^{gr}471
= 100^c Cub.
Fig. 35.
V
Fig. 34.
T
Fig. 38.
A
B
S
S
C
E
L
M
Fig. 37.
Fig. 40.
l
r
p
M
Fig. 39.
N